Evidenzbasierte medizinische Trainingstherapie

Sandro Wolfram · Robin Bauer

Evidenzbasierte medizinische Trainingstherapie

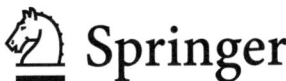 Springer

Sandro Wolfram
BWS Education GmbH
Thalheim, Deutschland

Robin Bauer
BWS-Education GmbH
Thalheim, Deutschland

ISBN 978-3-662-69585-2   ISBN 978-3-662-69586-9   (eBook)
https://doi.org/10.1007/978-3-662-69586-9

Die Deutsche Nationalbibliothek verzeichnet diese Publikation in der Deutschen Nationalbibliografie; detaillierte bibliografische Daten sind im Internet über https://portal.dnb.de abrufbar.

Planung/Lektorat: Kathrina Nißle
Springer ist ein Imprint der eingetragenen Gesellschaft Springer-Verlag GmbH, DE und ist ein Teil von Springer Nature.
Die Anschrift der Gesellschaft ist: Heidelberger Platz 3, 14197 Berlin, Germany

Vorwort

Liebe Leserinnen und Leser,

im Zuge einer immer älter werdenden Gesellschaft und dem stetigen Bestreben, die Lebensqualität durch präventive und therapeutische Maßnahmen zu steigern, haben wir, Sandro Wolfram und Robin Bauer, uns dazu entschlossen, unser Wissen und unsere langjährige Erfahrung in dem Buch „Evidenzbasierte medizinische Trainingstherapie" zusammenzutragen. Unsere Motivation ist es, Ihnen einen tiefgreifenden Einblick in die Welt der medizinischen Trainingstherapie zu geben, basierend auf soliden wissenschaftlichen Fakten, und dabei deren physiologischen Effekte sowie deren Einflüsse auf den Alterungsprozess von Organsystemen zu beleuchten.

Dieses Buch zielt darauf ab, die Aufmerksamkeit auf die Bedeutung und den Nutzen der medizinischen Trainingstherapie zu vergrößern. Es soll Ihnen eine gezielte Anleitung bieten, wie der aktuelle Kraft-, Ausdauer- und Koordinationsstatus festgestellt und entsprechend verbessert werden kann. Um die Verlässlichkeit unserer Inhalte zu gewährleisten, basieren unsere Argumente auf Metaanalysen und randomisiert kontrollierten Studien, wodurch Effekte, die lediglich auf Zufall oder Placebo zurückzuführen sind, bestmöglich ausgeschlossen werden.

Ein zentrales Anliegen dieses Buches ist es, die medizinische/therapeutische Praxis in Richtung aktiver Therapieformen zu lenken. Passive Maßnahmen sehen wir als eine wichtige Basis, um auf eine regelmäßige und zielgerichtete Trainingstherapie vorzubereiten. Die Inhalte des Buches decken nicht nur die nachgewiesenen therapeutischen Effekte bei orthopädischen, chirurgischen und inneren Erkrankungen ab, sondern sind auch präventiv einsetzbar, um Gesundheit und Wohlbefinden zu fördern.

Darüber hinaus enthält dieses Buch ergänzende Informationen zum Einfluss des mentalen Trainings, der Ernährung und des Schlafs auf die Gesundheit und Leistungsfähigkeit. Wir thematisieren ausführlich alle Kraftarten sowie Ausdauertraining, propriozeptives Training und Beweglichkeitstraining, um ein umfassendes Verständnis für die Komplexität und Effektivität der medizinischen Trainingstherapie zu schaffen. Die Theorie wird durch einige hundert Abbildungen anschaulich gemacht, was das Verständnis der vermittelten Inhalte verfeinert und vertieft.

Unser Ziel ist es, Ihnen nicht nur Wissen zu vermitteln, sondern Sie auch zu inspirieren und zu motivieren, die Prinzipien und Methoden in Ihr tägliches Leben oder Ihre professionelle Praxis zu integrieren. Wir hoffen, dass dieses Buch ein wertvoller Begleiter für Sie sein wird, egal ob Sie Fachpersonal oder interessierte Laien sind.

Abschließend wünschen wir Ihnen viel Spaß und Erfolg bei der Lektüre und Umsetzung der Inhalte dieses Buches. Möge es Ihr Leben und das Ihrer Mitmenschen positiv beeinflussen.

Kräftige und ausdauernde Grüße,
Sandro Wolfram
Robin Bauer

Inhaltsverzeichnis

Abkürzungsverzeichnis

1RM	one Repetition maximum
BDNF	Brain-derived neurotrophic factor
BMI	Body-Mass-Index
bzw.	beziehungsweise
et al.	et alii zu deutsch „und andere"
IGF-1	insulin like growth factor 1
kg	Kilogramm
M	Drehmoment aus dem Lateinischen „momentum"
m	Meter
MPa	Megapascal
N	Newton
Nm	Newtonmeter
P	Druck aus dem Lateinischen „pressura"
TNF-α	Tumornekrosefaktor Alpha
VEGF	Vascular Endothelial Growth Factor
vgl.	Vergleich
VO_2max	Maximale Sauerstoffaufnahme

Grundlagen der medizinischen Trainingstherapie

Inhaltsverzeichnis

▶ **Trailer**

Tauchen Sie ein in die faszinierende Welt der medizinischen Trainingstherapie, wo Wissenschaft und Bewegung aufeinandertreffen, um die Geheimnisse unseres Muskelapparats zu enthüllen. Beginnend mit einer packenden Einführung in die evidenzbasierte Trainingstherapie, navigiert dieses Kapitel durch die komplexe Anatomie und die vitalen Funktionen des Skelettmuskels. Erfahren Sie, wie Muskel- und Fettmasse das Körpergewicht beeinflussen und entdecken Sie die Vielfalt und Einzigartigkeit der Muskelarten.

Mit einem tiefen Tauchgang in die Muskelphysiologie öffnet sich ein Fenster zur Welt des sensomotorischen Systems, der Prozesse der Muskelkontraktion und der lebenswichtigen Energiebereitstellungsprozesse, die unsere Bewegungen antreiben. Lassen Sie sich faszinieren von der Funktionsweise der Muskelspindeln, der Golgi-Sehnen-Organe und weiterer Schlüsselrezeptoren, die unser myofasziales System zu einem Wunderwerk der Natur machen.

Erkunden Sie die Unterschiede zwischen Muskelfasertypen und ihre spezifischen Rollen in unserem Körper. Vertiefen Sie Ihr Verständnis für die verschiedenen Formen der Muskelarbeit und wie diese unsere körperliche Leistungsfähigkeit formen. Tauchen Sie ein in die Welt der trainingsbezogenen Biomechanik, erkunden Sie das Wesen des Drehmoments im Krafttraining und lernen Sie, wie biomechanische Prinzipien Ihnen helfen können, Verletzungen zu vermeiden und Ihre Trainingsziele effizienter zu erreichen.

Zum Abschluss wird der Unterschied zwischen dem offenen und geschlossenen System im Training diskutiert, ein essenzieller Aspekt für die Optimierung Ihrer Trainingsroutine. Dieses Kapitel verspricht nicht nur ein tiefgreifendes Verständnis für die Grundlagen der medizinischen Trainingstherapie, sondern auch spannende Einblicke, die Ihre Sichtweise auf Bewegung und Gesundheit revolutionieren werden. Machen Sie sich bereit, Ihr Wissen zu erweitern und Ihre Trainingspraxis auf die nächste Stufe zu heben.

1.1   Einführung in die evidenzbasierte Trainingstherapie

Der Kern einer erfolgreichen medizinischen Trainingstherapie ist eine möglichst individuelle sowie an die Zielstellung angepasste Reizsetzung. Nur durch einen überschwelligen Reiz sind die Strukturen des menschlichen Organismus in der Lage, sich im Sinne einer Leistungssteigerung zu adaptieren. Die daraus resultierende zentrale Fragestellung beschäftigt sich mit der möglichst optimalen Reizart- und deren Intensität.

Wird die erforderliche Reizintensität, welche für eine Erhaltung bzw. Leistungssteigerung der Skelettmuskulatur erforderlich ist, nicht erreicht, ist eine muskuläre Atrophie die logische Konsequenz. Diese, auf mangelnden Gebrauch basierende Anpassungsreaktion, birgt für den menschlichen Körper den vermeidlichen Vorteil der Energieeinsparung durch einen reduzierten Verbrauch von Adenosintriphosphat (vgl. Lacour 2011). Die Atrophie der Skelettmuskulatur ist als Dysbalance der Proteinsynthese bzw. des Proteinabbaus zu definieren. Aus funktioneller Sichtweise charakterisiert sie sich durch eine Schwächung des Muskels. Wird die strukturelle Ebene betrachtet, so ist neben einer Schrumpfung auch eine Verminderung der Masse des Muskels evident. Zusätzlich ist aus der histologischen Perspektive eine Abnahme der Faserquerschnittsfläche festzuhalten (vgl. Yin et al. 2021). Die beschriebenen Veränderungsmechanismen können jedoch nicht nur durch einen unterschwelligen Reiz evoziert werden, sondern ebenfalls durch einen zu starken Reiz. Während des übermäßigen Reizes kann es zu Verletzungen wie Muskelzerrungen, Muskelfaserrissen, Muskelbündelrissen oder auch Sehnenabrissen kommen (vgl. Walters et al. 2018).

Neben der Reizintensität spielt die dazwischenliegende Regenerationszeit eine Schlüsselrolle. Wird die Regenerationszeit von einer zur nächsten überschwelligen Reizsetzung zu kurz gestaltet, kann dies zu dem Zustand des muskulären Übertrainings führen. Die intramuskuläre chemische Reaktion des Übertrainings, welche vergleichbar mit dem Atrophie-Mechanismus ist, äußert sich sowohl durch oxidativen als auch durch inflammatorischen Stress und führt ebenso zum allmählichen Leistungsverlust (vgl. Cheng et al. 2020; vgl. Yin et al. 2021).

Die Person, welche für das Training verantwortlich ist, zeichnet ihre Qualität also durch möglichst aktuelles trainingsspezifisches Wissen aus. Beim Erwerb des Wissens sollte sich nicht nur ausschließlich auf „Expertenmeinungen" bzw. auf altbewährte Trainingsmethoden verlassen werden. Den höchsten Wert an zur Verfügung stehenden Informationen liefern die Forschungsergebnisse der medizinischen Trainingswissenschaft. Diese sollten als grundlegende Basis für Argumentationen herangezogen werden. Gelingt es der trainingsverantwortlichen Person jene Informationen aufzunehmen, kritisch zu hinterfragen sowie in die Praxis umzusetzen, findet das Training auf Basis der besten zur Verfügung stehenden Informationslage statt. Innerhalb der medizinischen Trainingswissenschaften existiert Literatur, welche Messverfahren unterschiedlicher Validität, Objektivität und Reliabilität beinhaltet. Praktizierende stehen somit vor der Herausforderung der qualitativen Einordnung verschiedener Publikationen bzw. Literaturarten. Mit dem Ziel der hierarchischen Anordnung unterschiedlicher Forschungsdesigns wurden sogenannte Evidenzpyramiden kreiert (Abb. 1.1). Die Wertigkeit der Aussage von randomisiert kontrollierten Studien kann lediglich durch systematische Übersichtsarbeiten bzw.

Metaanalysen übertroffen werden (vgl. Murad et al., 2016).

Das Studiendesign der randomisiert kontrollierten Studie bietet die Möglichkeit, die mittels definierter In- bzw. Exklusionskriterien gewählte Stichprobe durch die Umsetzung einer Randomisierung in Gruppen zu klassifizieren. Durch diesen Aufbau wird es dem akademisierten Fachpersonal möglich, verschiedene Einzel- oder Kombinationsinterventionen bzw. Placebo-Anwendungen gegeneinander auf Effektivität zu überprüfen. Während des festgelegten Studienzeitraums werden, durch die Anwendung von vorher festgelegten Messmethoden, quantitative Werte erhoben. Jene Werte werden in der Folge durch die Anwendung von statistischen Methoden objektiv ausgewertet und anschließend interpretiert. Der Vorteil dieses Vorgehens liegt in der zentralen Effektivitätsüberprüfung der Intervention, bei gleichzeitig bestmöglichem Ausschluss sonstiger beeinflussender

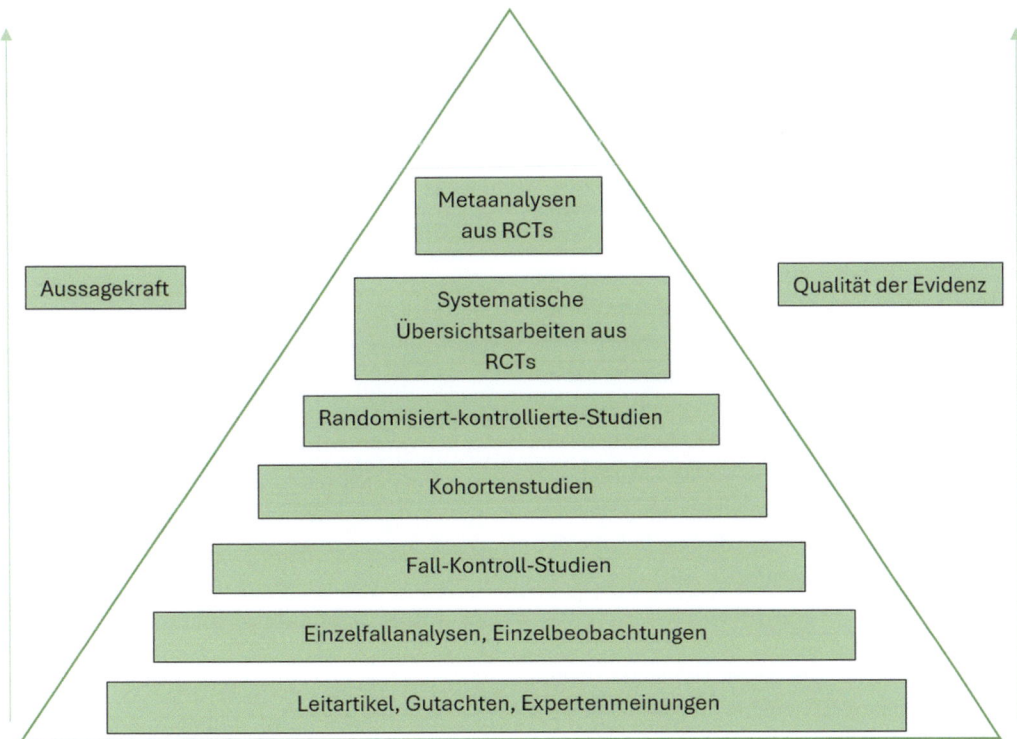

Abb. 1.1 Vereinfachte Darstellung einer Evidenzpyramide. (Eigene Darstellung 2022)

Faktoren. Randomisiert kontrollierte Studien repräsentieren den Goldstandart der Primärliteratur (vgl. Mad et al. 2008).

Das rasante Wachstum an Publikationen im Feld der medizinischen Trainingstherapie führt zu einem Mangel an Übersichtlichkeit. Für Menschen, welche in der Praxis tätig sind und nur über begrenzte Zeitfenster zur Aneignung von neuem evidenzbasiertem Wissen verfügen, sind Zusammenfassungen von Literatur, welche sich mit ähnlichen Forschungsfragen beschäftigt, von großem Wert. Dieser Aufgabe kommen sowohl systematische Übersichtsarbeiten als auch Meta-Analysen nach. Systematische Übersichtarbeiten sind somit qualitative Zusammenfassungen von Primärliteratur zu verstehen. Der Konspekt von randomisiert kontrollierten Studien mit einer möglichst hohen Homogenität an Daten, stellt dabei den Optimalfall einer systematischen Informationssynthese dar (vgl. Gartlehner et al., 2008). Ist eine ausreichende Homogenität der aus der Primärliteratur entspringenden Daten vorherrschend, kann durch die statistische Auswertung das Niveau der Meta-Analyse erreicht werden. Im Unterschied zur systematischen Übersichtsarbeit ist die Meta-Analyse als quantitative Zusammenfassung von Primärliteratur zu verstehen (vgl. Rosenthal und DiMatteo 2001).

Entspringen trainingsspezifische Informationen aus den genannten Forschungsdesigns, sind diese als die wertvollsten zur Verfügung stehenden Informationen zu interpretieren. Innerhalb der genannten Forschungsdesigns kann durch den Gebrauch von sogenannten Appraisal-Tools eine feinere Qualitätsbestimmung realisiert werden (vgl. Zeng et al. 2015). Aufgrund von stark divergierender methodischer Qualität von Forschungsarbeiten, ist der Gebrauch jener Instrumente als unabdingbar, in Bezug auf die Bestimmung der Aussagekraft der Literatur, zu betrachten.

Die Trainingsforschung unterliegt einer gewollten ständig andauernden Dynamik. Durch neue Forschungserkenntnisse modulieren sich frühere Hypothesen und gleichzeitig entspringen neue Ansichten respektive Forschungsfragen.

Aufgrund der Plastizität des trainingsspezifischen Theorems ist es aus Autorensichtweise elementar, durch lebenslanges Lernen auf einen möglichst aktuellen Wissensschatz zugreifen zu können.

Auf Grundlage der präsentierten Ausführungen soll dieses Buch einen zeitgemäßen als auch wertvollen evidenzbasierten Beitrag für das theoretische Verständnis sowie die praktische Umsetzung der medizinischen Trainingstherapie leisten. Gleichzeitig sollen Lesende dazu motiviert werden, Informationen kritisch zu hinterfragen. Durch eine kontinuierliche Selbstreflektion innerhalb der Praxis wird die beste zur Verfügung stehende trainingstherapeutische Intervention realisierbar.

1.2　Anatomie des Skelettmuskels

1.2.1　Muskel- und Fettmasse im Verhältnis zum Körpergewicht

Die Muskulatur des menschlichen Körpers lässt sich in glatte sowie quergestreifte Muskulatur einteilen. Durch die Auswertung von 500.000 Datensätzen konnten in einer Abstufung von jeweils vier Jahren die Werte von Fett- und Muskelgewebe prozentual zum Körpergewicht ermittelt werden (vgl. AG Wissenschaft 2019). Während sich die Muskelmasse bei Frauen zwischen dem 16. und 20. Lebensjahr um den Wert von 36 Prozentpunkten bewegt, sinkt dieser bei einem Alter zwischen 76 und 80 Jahren auf 22% ab. Im gleichen Zeitabschnitt stieg der Anteil der Fettmasse von 26% auf 37%. Der Trend, der sich im Laufe des Lebens prozentual zum Körpergewicht verringernden Muskelmasse, ist auch beim männlichen Geschlecht evident. Zwischen dem 16. und 20. Lebensjahr wurde beim Mann durchschnittlich eine Muskelmasse von 43% festgestellt. Im Alter zwischen 76-80 Jahre sank dieser Wert auf 32 Prozentpunkte. Im gleichen Zuge erhöhte sich die Fettmasse von 16% auf 28% (vgl. AG Wissenschaft 2019).

1.2.2 Unterteilung und Unterschiede der Muskelarten

Werden die Muskelarten betrachtet, kann eine Untergliederung in glatte und quergestreifte Muskulatur vorgenommen werden. Glatte Muskulatur findet sich im Bereich der inneren Organsysteme. Sie wird durch das vegetative Nervensystem innerviert und ist somit größtenteils nicht willkürlich rekrutierbar. Aus diesem Grund wird die glatte Muskulatur an dieser Stelle nur der Vollständigkeit wegen erwähnt, jedoch im weiteren Verlauf des Buches nicht näher thematisiert. Der Fokus liegt somit auf der Anatomie der quergestreiften Muskulatur. Diese kann wiederum in die Skelettmuskulatur und die Herzmuskulatur eingeteilt werden. Wesentliche Unterscheidungsmerkmale zwischen der Herz- und der Skelettmuskulatur kennzeichnen sich durch Unterschiede im Bereich der Anzahl der Zellkerne, dem Vorhandensein von motorischen Endplatten und eines Synzytiums sowie der Faseranlage (Abb. 1.2). Während die Herzmuskulatur über nur einen Zellkern aber keine motorischen Endplatten verfügt, finden sich in der Skelettmuskulatur viele Zellkerne sowie motorische Endplatten. Auch die zylindrische Anlage der Muskelfasern der Skelettmuskulatur und die Existenz eines Synzytiums unterscheidet sich von der verzweigten Faseranlage und des nicht anatomischen, sondern lediglich funktionellen Synzytiums der Herzmuskulatur, welches durch Gap Junctions realisiert wird. Skelettmuskeln weißen eine anatomische Verbindung zum skelettalen System auf, wohingegen die Herzmuskulatur eine Schicht der Herzwand darstellt. Die Herzmuskulatur wird neben dem herzeigenen Erregungsbildungssystem vom vegetativen Nervensystem angesteuert. Die Ansteuerung der Skelettmuskulatur erfolgt durch das somatische Nervensystem (vgl. Prabhat 2011).

1.2.3 Detaillierte Anatomie des Skelettmuskels

Die Skelettmuskulatur zeichnet sich durch sehniges Material im Ursprungs- und Ansatzbereich

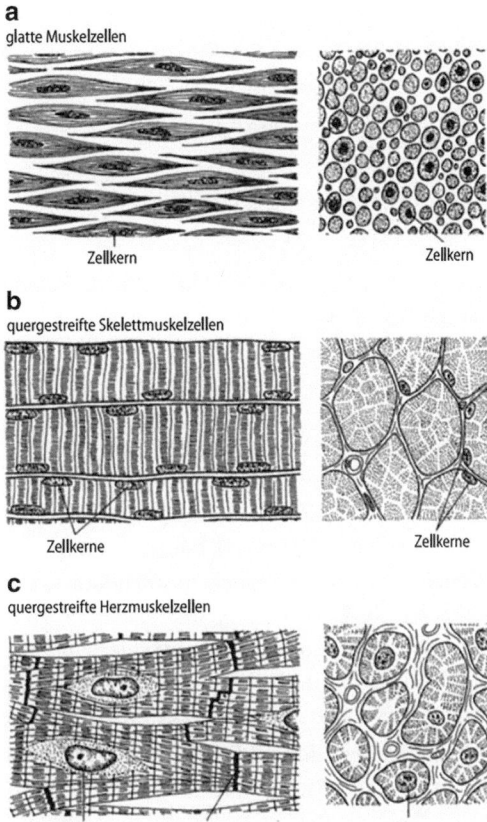

a glatte Muskelzellen

Zellkern — Zellkern

b quergestreifte Skelettmuskelzellen

Zellkerne — Zellkerne

c quergestreifte Herzmuskelzellen

Zellkern — Discus intercalaris — Zellkern

Abb. 1.2 Strukturelle Unterschiede der Skelettmuskulatur, Herzmuskulatur und glatten Muskulatur aus „Zilles, K., & Tillmann, B. (2010). Anatomie. Berlin, Heidelberg: Springer-Verlag. doi: 10.1007/978-3-540-69483-0." – Abb. 2.21a-c

sowie durch einen dazwischenliegenden Muskelbauch bzw. Muskelbäuche aus. Der Muskelursprung wird durch die proximale Lage bzw. durch das Punctum fixum bestimmt. Dementsprechend charakterisiert sich die Ansatzsehne durch die distale Lage respektive durch das Punctum mobile. In der Übergangszone zwischen den Sehnen und dem knöchernen Skelett kann in eine chondral-apophysäre sowie eine diaphysär-periostale Übergangszone unterschieden werden. Nähere Informationen zur Anatomie der Sehne können dem Abschn. 1.2.3.2 entnommen werden.

1.2.3.1 Anatomie des Muskelbauches

Wird der Skelettmuskel im Querschnitt betrachtet, kann visuell zwischen roten muskulären

Bestandteilen und weißlich in Erscheinung tretendem Hüllgewebe unterschieden werden. Die weißlich anmutenden Anteile stellen Bindegewebe dar, welches häufig auch als fasziales Gewebe betitelt wird.

Die folgenden Ausführungen beschreiben die muskuläre Anatomie von außen nach innen bzw. von der makroskopischen zur mikroskopischen Anatomie. Die Muskelfaszie umgibt den gesamten Skelettmuskel zirkulär und geht an den Enden in die Ursprungs- bzw. Ansatzsehne über. Die Körperfaszie besteht aus straffem, netzförmig angelegten Kollagengewebe sowie aus Elastin. In einem fließenden Übergang schließt sich an die Körperfaszie nach innen gehend das Epimysium an. Hierbei handelt es sich um eine, den Muskel ebenfalls zirkulär umgebende, Schicht aus lockerem Bindegewebe. Weiter in die Tiefe des Skelettmuskels gehend, befindet sich profund zum Epimysium eine weitere Schicht an Bindegewebe, das sogenannte Perimysium. Das Hauptcharakteristikum des Perimysium ist der Zug in das Innere des Muskels. Dadurch ist jene fasziale Schicht in der Lage Muskelbündel zu umhüllen. Das Perimysium externum ist dabei für die Einhüllung von Sekundärbündeln zuständig, während das Perimysium internum Primärbündel umgibt. Sekundärbündel setzen sich aus mehreren Primärbündeln zusammen. Primärbündel wiederum bestehen aus mehreren Muskelfasern. Jene Muskelfasern werden durch Endomysium, eine zirkulär um einzelne Muskelfasern laufende bindegewebige Schicht, eingefasst. An das Endomysium schließt sich nach innen die Basalmembran an, welche ebenfalls kreisförmig die Muskelfaser umgibt. Zwischen dem Endomysium und der Basalmembran sind Satellitenzellen eingefasst. Das sich nach innen anschließende Sarkolemm ist die Zellmembran des muskulären Gewebes. Die Muskelfaser selbst besteht aus vielen miteinander verschmolzenen Myoblasten und ist somit mehrkernig. Innerhalb der Muskelfaser finden sich mehrere Myofibrillen, welche parallel verlaufen. Die Myofibrille wiederum besteht aus longitudinal aneinandergereihten Sarkomeren (vgl. Müller-Wohlfahrt et al. 2010).

Das Sarkomer repräsentiert die kleinste Einheit eines Skelettmuskels, welche in der Lage ist, eine Kontraktion durchzuführen. Das Sarkomer setzt sich aus verschiedenen Strukturproteinen zusammen (vgl. Rassier 2017).

Die lateralen Begrenzungen des Sarkomers werden beidseitig durch die Z-Streifen gestellt. Mittels des Verankerungsproteins Aktinin sind die kontraktilen Aktinfilamente an den Z-Scheiben befestigt und ziehen beidseitig in Richtung der Sarkomermitte. Die Bindungsstellen der Aktinfilamente werden bei muskulärer Inaktivität von Tropomyosinfäden bedeckt. Nach jeweils sieben Aktinfilamenten finden sich an den Tropomyosinfäden drei horizontal ausgerichtete Troponinpeptide. Das Strukturprotein Nebulin umgibt die Aktinfilamente helikal und trägt dadurch zur Stabilisation des Aktins bei (vgl. Henderson et al. 2017).

Zwischen den Aktinfilamenten finden sich die Myosinfilamente. Das kontraktile Strukturprotein Myosin kann in einen Kopfteil, einen Halsteil sowie einen Schwanzteil untergliedert werden (vgl. Ojima 2019). Durch das Strukturprotein Titin werden die Myosinfilamente elastisch an den Z-Streifen fixiert (vgl. Kellermayer 2019). Das Titin wiederum, wird durch das Telethonin an den Z-Streifen befestigt. Dem Myomesin wird eine stabilisierende Funktion zwischen dem Titin und dem Myosin zugeschrieben (vgl. Lange et al. 2020).

Das Desmin erstreckt sich zwischen den einzelnen Z-Scheiben. Es umgibt die Myofibrille netzförmig und erstreckt sich über das Sarkolemm. Dadurch wird eine Verbindung zwischen den Myofibrillen hergestellt (vgl. Dayal et al. 2020).

Innerhalb eines Sarkomeres lassen sich verschiedene Bereiche voneinander abgrenzen. Die I-Bande ist der Bereich der Aktinfilamente, welcher frei von Myosinfilamenten ist. In der Mitte des I-Bandes befinden sich die Z-Streifen. Die A-Bande ist der Bereich innerhalb eines Sarkomers, in dem sich die Myosinfilamente und die in die Myosinfilamente hineinragenden Aktinfilamente befinden. Der Bereich der Sarkomermitte, welcher frei von Aktinfilamenten ist, wird als H-Zone betitelt. Die M-Linie kennzeichnet den

Mittelpunkt der A-Bande (vgl. Henderson et al. 2017).

Zweckdienliche Visualisierungen können der Abb. 1.3 und 1.4 entnommen werden.

1.2.3.2 Anatomie der Sehne

Innerhalb der Sehne bündeln sich Kollagenmoleküle vom Typ 1 zu Kollagenmikrofibrillen. Diese wiederum setzen sich zu Kollagenfibrillen zusammen (vgl. Silver et al. 2003). Durch eine versetzte Anordnung der Kollagenmoleküle ist longitudinal die sogenannte Fibrillenperiodik zu beobachten (vgl. Canty und Katler 2002). Die Kollagenfibrillen schließen sich zu Kollagenfasern zusammen. Zwischen den Kollagenfasern finden sich in langen Reihen positionierte Tenozyten. Durch die zellulären Fortsätze der Tenozyten entsteht ein zelluläres Netzwerk (vgl. Zschäbitz 2005). Im Ruhezustand treten die Kollagenfasern aufgrund des Zuges der elastischen Fasern leicht wellenförmig in Erscheinung (Abb. 1.5). Von außen wird eine Sehne vom sogenannten Paratendineum umgeben. Hierbei handelt es sich um eine, die Sehne zirkulär umgebende, Schicht aus lockerem und gut vaskularisiertem Bindegewebe. Im Sinne der Reibungsminderung kann Paratendineum bei längeren Sehnen mit Flüssigkeit gefüllte Gleitschichten ausprägen (vgl. O'Brien 1997). An das Paratendineum schließt sich nach innen eine Schicht aus kräftigem Bindegewebe, dem sogenannten Epitendineum, an. Das sich nach innen anschließende Peritendineum kann als dichteres Hüllgewebe verstanden werden. Jene Schicht kann in ein Peritendineum externum und Peritendineum internum untergliedert werden. Das Peritendineum externum umgibt die Sehne zirkulär. Das Peritendineum internum zieht ausgehend vom Peritendineum externum mit mehreren Strängen in die Tiefen der Sehne. Dadurch werden verschieden große Bündel von Kollagenfasern umgeben. Bündel

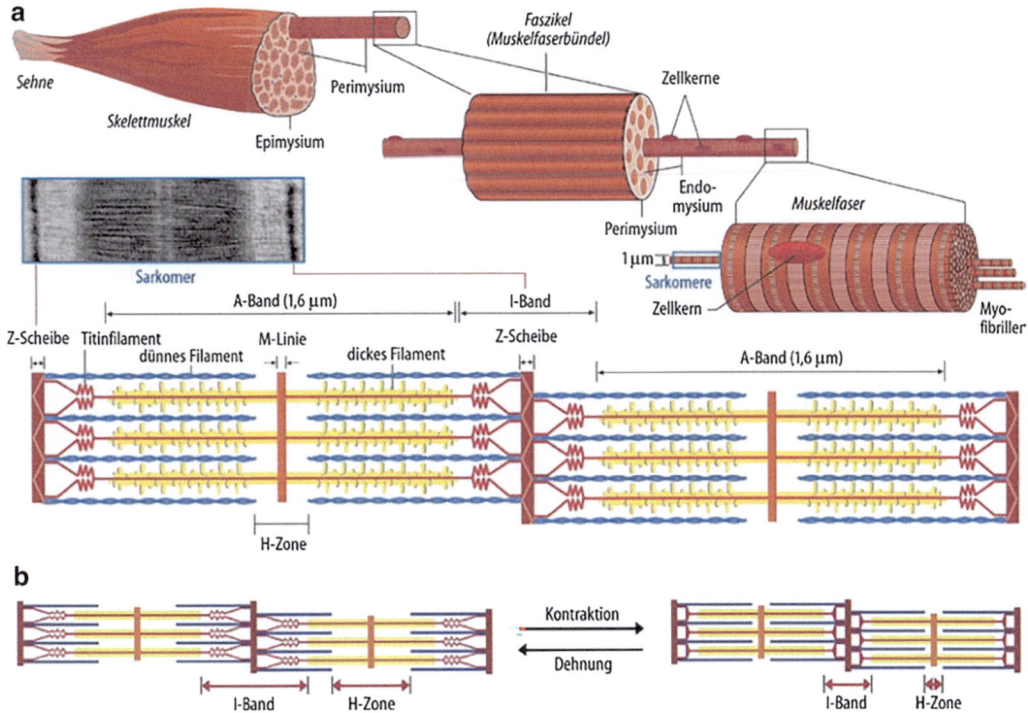

Abb. 1.3 Querschnitt des Skelettmuskels und anatomische Darstellung des Sarkomers aus „Ferrauti, A. (2020). Trainingswissenschaft für die Sportpraxis. Berlin, Heidelberg: Springer-Verlag. doi: 10.1007/978-3-662-58227-5" – Abb. 4.7a-b

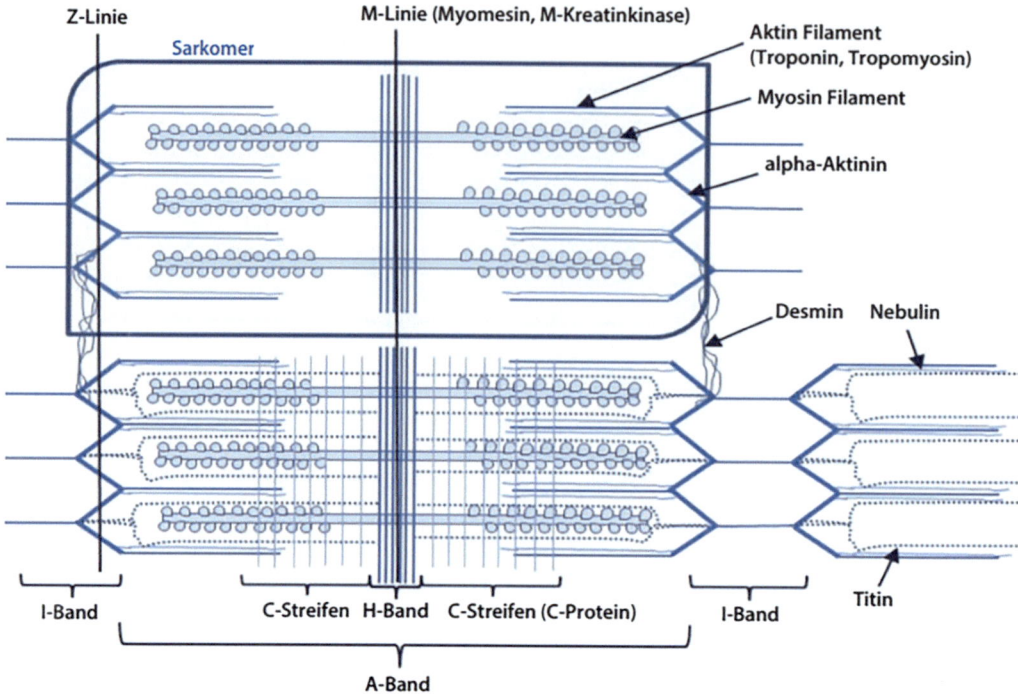

Abb. 1.4 Schematische Darstellung des Sarkomers aus „Bachl, N., Löllgen, H., Tschan, H., Wackerhage, H., & Wessner, B. (2018). Molekulare Sport- und Leistungsphysiologie. Vienna: Springer-Verlag. doi: 10.1007/978-3-7091-1591-6" – Abb. 5.3

mit einem Durchmesser von 1-3mm werden als Tertiärbündel bezeichnet, während Bündel mit einem Durchmesser zwischen 150–1000 µm als Sekundärbündel zu verstehen sind. Sowohl Tertiär- als auch Sekundärbündel werden zirkulär von den Bestandteilen des Peritendineum umschlossen. Die Primärbündel, welche sich durch einen Durchmesser von 15–400 µm charakterisieren, werden vom Endotendineum umgeben (Abb. 1.6). Hierbei handelt es sich um eine Schicht aus lockerem Bindegewebe (vgl. Zschäbitz 2005). Der Wassergehalt der Sehne kann mit 60-70% beziffert werden. Jene hohe Wasserbindungskapazität begründet sich aus der hohen Anzahl an Proteoglykanen innerhalb der Sehnenstruktur (vgl. Benjamin und Ralphs, 2000).

Sehnenscheiden finden sich im Bereich des Unterarms bzw. der Hand als auch im Areal des Unterschenkels respektive des Fußes. Werden Sehnen in ihrem Verlauf in Knochennähe umgelenkt, finden sich in jenen Regionen Sehnenscheiden. Anatomisch besteht eine Sehnenscheide aus dem außenliegendem Stratum fibrosum und dem innenliegendem Stratum synoviale. Im Bereich des Handgelenkes bzw. des oberen Sprunggelenkes wird das Stratum fibrosum durch das Retinaculum extensorum bzw. das Retinaculum musculorum extensorum inferius verstärkt. Auch die Ligamenta anularia der Finger sind als verstärkende Einrichtungen zu interpretieren. Das innere Blatt des Stratum synoviale ist mit dem Epitendineum verwachsen. Das äußere Blatt des Stratum synoviale steht strukturell mit dem Stratum fibrosum in Verbindung. Die Cavitas synoviales des Stratum synoviale ist mit Synovia gefüllt. Das Mesotendineum dient an einigen Stellen der linearen Verbindung zwischen den beiden Blättern des Stratum synoviale (Abb. 1.7). Im Bereich der Finger sind mehrere schmale Bänder anatomisch mit dem Mesotendineum verbunden. Diese werden als Vincula breve bzw. longum bezeichnet. Über die bindegewebigen Brücken des

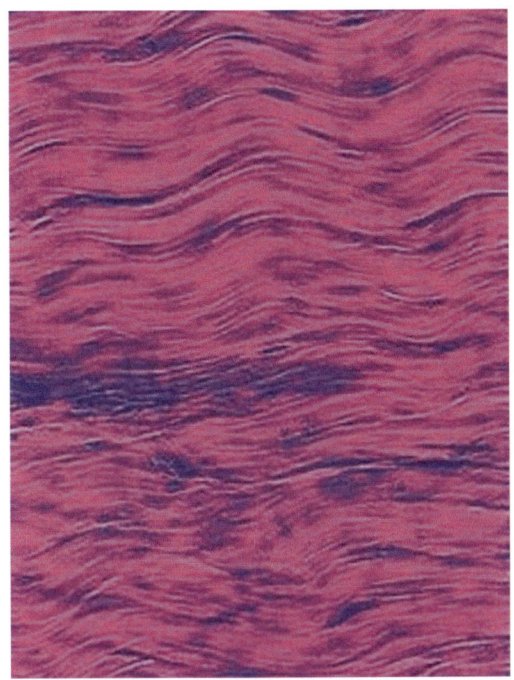

gum gelingt es Blutgefäßen und Nerven in die Sehne zu ziehen (vgl. Zschäbitz 2005).

Im Bereich des Übergangs zwischen dem Muskelbauch und der Ursprungs- bzw. Ansatzsehne fächern sich die Muskelzellen auf und dienen somit der Expansion der Kontaktfläche. Diese wird durch die beschriebene Gegebenheit um das 10-20fache vergrößert. Es kommt zu einer Verflechtung den muskulären und sehnigen Anteilen (vgl. Ovalie, 1987, Abb. 1.8).

Im Bereich der Sehnenursprünge bzw. der Sehneninsertionen kann zwischen einem periostal-diaphysären und einem chondral-apophysären Übergang in den Knochen unterschieden werden. Abb. 1.9 präsentiert den chondral-apophysären Sehnenknochenübergang des Musculus triceps brachii in das Olecranon. Im Vergleich dazu würde sich bei periostal-diaphysären Knochensehnenübergang anstatt von Knorpelgewebe elastisches Bindegewebe finden.

Abb. 1.5 Wellenförmige Anordnung der Kollagenfasern innerhalb der Sehnenbündel aus „Zschäbitz, A. (2005). Anatomie und Verhalten von Sehnen und Bändern. Der Orthopäde, 34, S. 516–525. doi: 10.1007/s00132-005-0799-4" – Abb. 1.8

1.2.3.3 Gefäßversorgung und Gefäßentsorgung des Muskels

Für die arterielle Versorgung der Skelettmuskulatur mit Blut geben zunächst größere Arterien

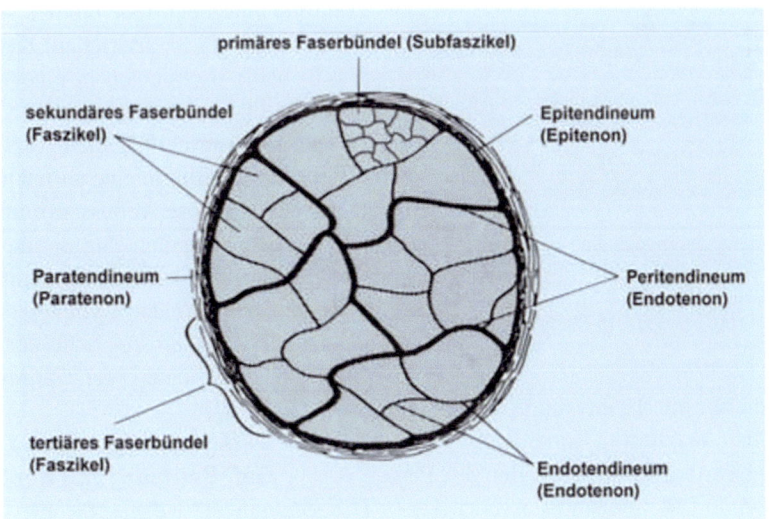

Abb. 1.6 Schematisch dargestellte Anatomie der Sehne im Querschnitt aus „Zschäbitz, A. (2005). Anatomie und Verhalten von Sehnen und Bändern. Der Orthopäde, 34, S. 516–525. doi: 10.1007/s00132-005-0799-4" – Abb. 1.9
Mesotendineums bzw. der Vincula breve et lon-

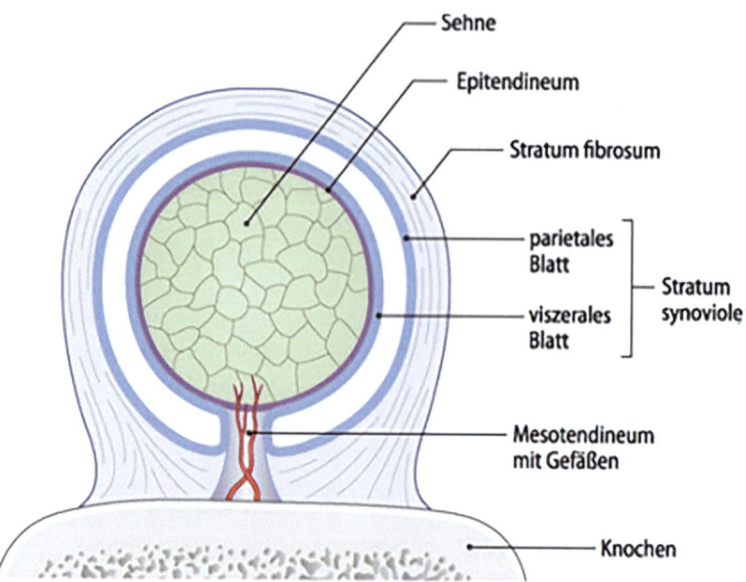

Abb. 1.7 Schematische Darstellung eines Sehnenscheidenquerschnitts aus Zilles, K., & Tillmann, B. (2010). Anatomie. Berlin, Heidelberg: Springer-Verlag. doi: 10.1007/978-3-540-69483-0" – Abb. 4.18.

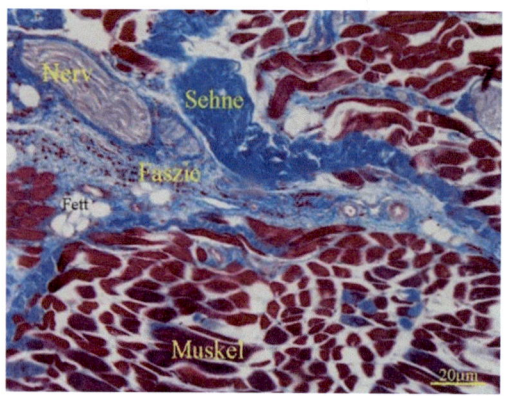

Abb. 1.8 Anatomie des myotendinösen Übergangs aus „Jirikowski, G. (13. January 2016). Faszien und Aponeurosen des Bewegungsapparats. Manuelle Medizin, 54, S. 10–13. doi: 10.1007/s00337-015-0086-3" – Abb. 1.1

Kapillaren hervor. Die arteriellen Kapillaren, welche aus einer terminalen Alveole entspringen, werden als mikrovaskuläre Einheit bezeichnet (Abb. 1.10). Diese stellt die kleinste funktionelle Einheit dar, welcher einer Blutflusskontrolle unterliegt. Jede mikrovaskuläre Einheit besteht aus 15-20 arteriellen Kapillaren, welche in beide Richtungen in einer Distanz unter einem Millimeter verlaufen.

Die sich anschließenden venösen Kapillaren führen das Blut in eine aufnehmende Venole. Der weitere venöse Abfluss stimmt mit dem beschriebenen arteriellen Zufluss überein (vgl. Latroche et al. 2015). Auch der lymphatische Abfluss, mit den initialen Lymphgefäßen als Ausgangspunkt, verläuft innerhalb der deskribierten Bindegewebsschichten (vgl. Causey et al. 2012).

1.2.3.4 Gefäßversorgung und Gefäßentsorgung der Sehne

Die Blutgefäße, welche für die Speisung der Sehne verantwortlich sind, laufen zunächst im Paratendineum bzw. bei der Anwesenheit von Sehnenscheiden im Mesotendineum respektive der Vinculi. Vom Paratendineum ziehen die Blutgefäße über das Peritendineum

Äste ab, welche im Epimysium verlaufen. Von dort ziehen netzförmig miteinander verbundene Arkadenarteriolen in die Tiefen des Perimysiums. Von dort aus stoßen transversal verlaufenden Arteriolen in das Endomysium vor. Diese wiederum zweigen sich zu asymmetrisch angelegten terminalen Arteriolen auf. Aus jenen terminalen Arteriolen gehen, die parallel zu den Muskelfasern verlaufenden, arteriellen

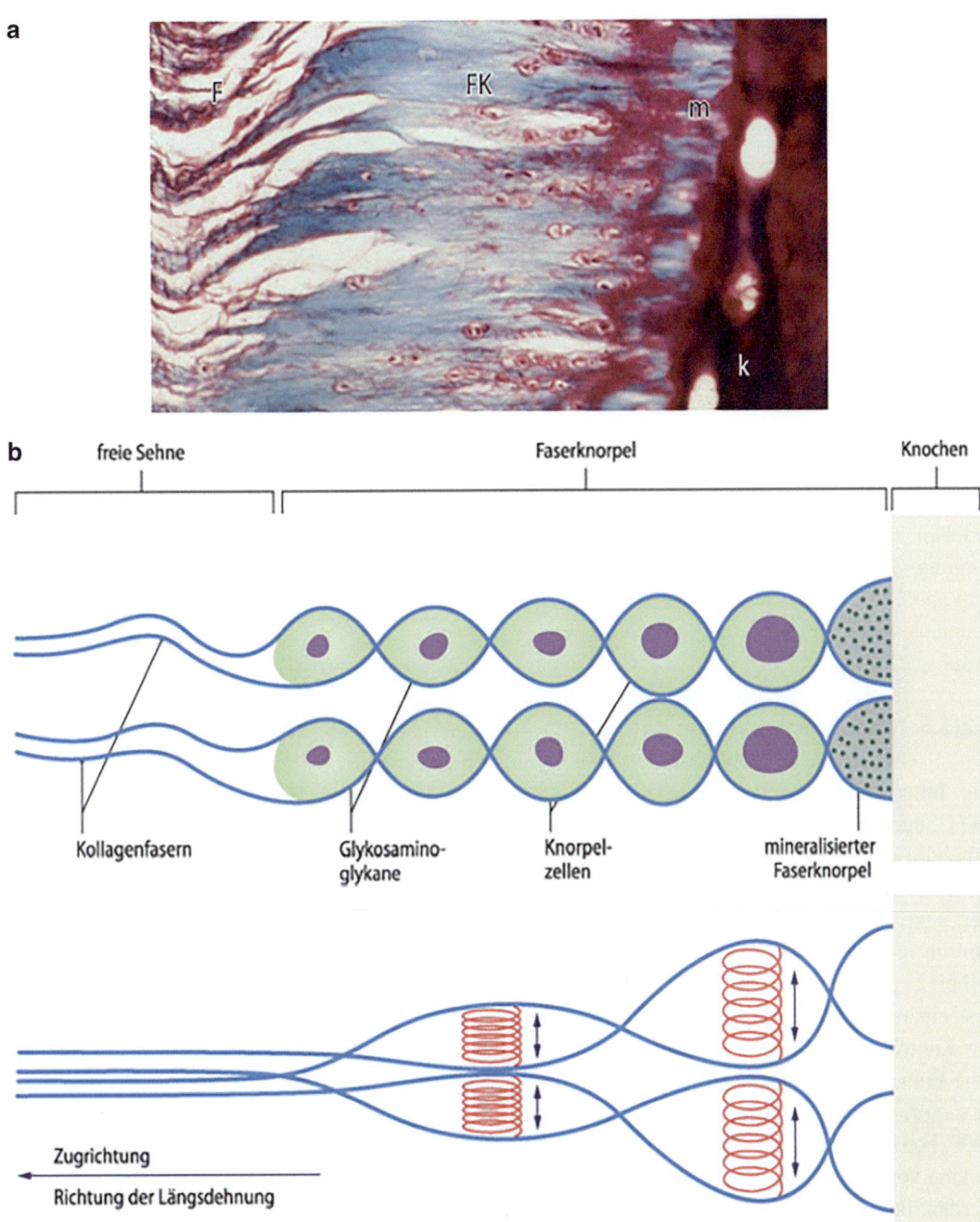

Abb. 1.9 Anatomie des chondral-apophysären Sehnenüberganges am Beispiel der Einstrahlung der Musculus tricpes brachii in das Olecranon aus „Zilles, K., & Tillmann, B. (2010). Anatomie. Berlin, Heidelberg: Springer-Verlag. doi: 10.1007/978-3-540-69483-0" – Abb. 4.17a-b

zum Endotendineum. Der Verlauf der Blutgefäße ist als parallel zu den Kollagenfasern zu beschreiben (vgl. Petersen et al. 2000). Die Vaskularisationsintensität innerhalb der Sehne ist abhängig vom Areal der Sehne und deren individueller Anatomie. Im Bereich des myotendinealen Übergangs ist die Blutversorgung intensiv. Findet die Sehnenverankerung im Knochen

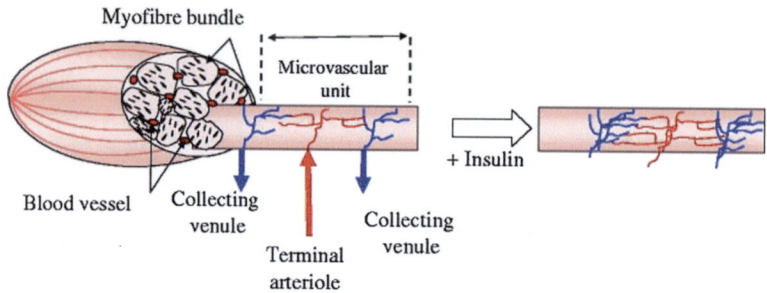

Abb. 1.10 Schematische Darstellung einer mikrovaskulären Einheit aus „Barrett, E., Eggleston, E., Inyard, A., Wang, H., Li, G., Chai, W., & Liu , Z. (13. March 2009). The vascular actions of insulin control its delivery to muscle and regulate the rate-limiting step in skeletal muscle insulin action. Diabetologia, 52, S. 752–764. doi: 10.1007/s00125-009-1313-z" – Figure 4

über einen periostal-diaphysären Übergang statt, ist die Versorgung mit Blutgefäßen als hoch anzusehen. Im Vergleich dazu ist die Blutversorgung über das Perichondrium bei chrondral-apophysären Sehnenknochenübergangszonen wesentlich reduzierter (vgl. Benjamin und Ralphs, 2000).

1.2.3.5 Nervale Innervation der Muskulatur bzw. der Sehne

Die Innervation der Skelettmuskulatur erfolgt über sogenannte motorische Einheiten. Ausgehend von motorischen alpha-Motoneuronen, welche im Vorderhorn des Rückenmarks lokalisiert sind, werden je Neuron eine bestimmte Anzahl an in die Peripherie ziehende Axone kontrolliert (vgl. Murrant et al. 2021). Der Verbund aus einem alpha-Motoneuron und unter dessen Kontrolle stehenden Axone wird als motorische Einheit bezeichnet (Abb. 1.11). Die Anzahl an motorischen Einheiten kann zwischen 10 und 1000 betragen. Die Anzahl von Muskelfasern, welche von einer motorischen Einheit rekrutiert werden, bewegen sich je nach Muskel zwischen 5 und 1500 (vgl. Heckman und Enoka 2012).

Vergleichbar mit der vaskulären Versorgung ziehen auch die den Muskel innervierenden nervalen Strukturen innerhalb der bindegewebigen Strukturen. Sie enden über die Synapsen an der motorischen Endplatte im Areal des Sarkolemm (vgl. Nishimune und Shigemoto 2018).

Die Sehne versorgende Nerven gelangen über das Paratenon bzw. das Epitenon in das Innere der Sehne. Bei der Existenz von Sehnenscheiden gelangen nervale Strukturen über das Mesotenon in das Sehnengewebe. Anschließend ziehen die Nervenäste über das Peritenon zum Endotenon (vgl. O'Brien 2005).

1.2.3.6 Rezeptorenversorgung der Muskulatur

Innerhalb des Muskelbauches finden sich Muskelspindeln. Während die Muskelfasern, welche zur Arbeitsmuskulatur zählen, als extrafusale Muskelfasern bezeichnet werden, ist für die Muskelfasern, welche über Muskelspindeln verfügen, der Begriff der intrafusalen Muskelfasern vorgesehen. In einem Skelettmuskel finden sich sowohl extra- als auch intrafusale Muskelfasern. Anatomisch können Muskelspindeln, je nach Anlage der Zellkerne, in Kernkettenfasern und Kernsackfasern eingeteilt werden (Abb. 1.12, Abb. 1.13). Bei Kernkettenfasern liegen die Zellkerne kettenförmig in einer Reihe, wohingegen sie bei den Kernsackfasern auf einer Stelle angesammelt sind (vgl. Kröger und Watkins, 2021). Innerhalb der bindegewebigen Anteile des Muskels sind Mechanorezeptoren als auch Nozizeptoren vorzufinden (vgl. Laube, 2020). Zu den Rezeptoren des muskulären Bindegewebes zählen Golgi-Rezeptoren, Vater-Pacini-Körperchen, Ruffini-Körperchen sowie freie Nervenendigungen (vgl. Schleip 2003a, b).

Abschn. 1.3.4 bietet einen Einblick in die Funktion der Muskelspindeln.

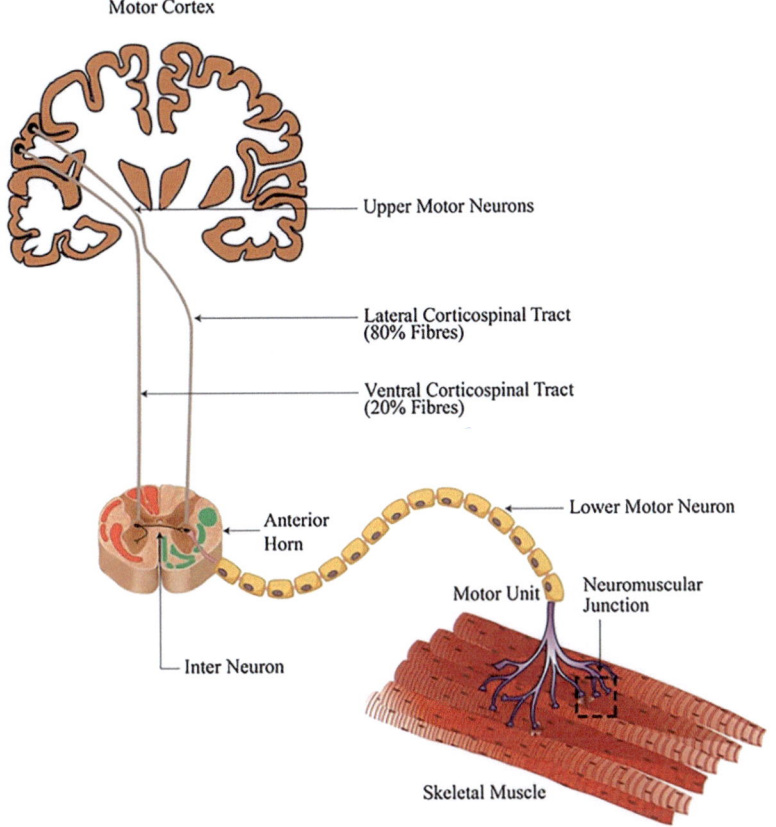

Abb. 1.11 Schematische Darstellung einer motorischen Einheit aus „Verma, S., Khurana, S., Vats, A., Sahu, B., Ganguly, N., Chakraborti, P., . . . Taneja, V. (8. January 2022). Neuromuscular Junction Dysfunction in Amyotrophic Lateral Sclerosis. Molecular Neurobiology, 59, S. 1502–1527. doi: 10.1007/s12035-021-02658-6" – Abb. Figure 1a

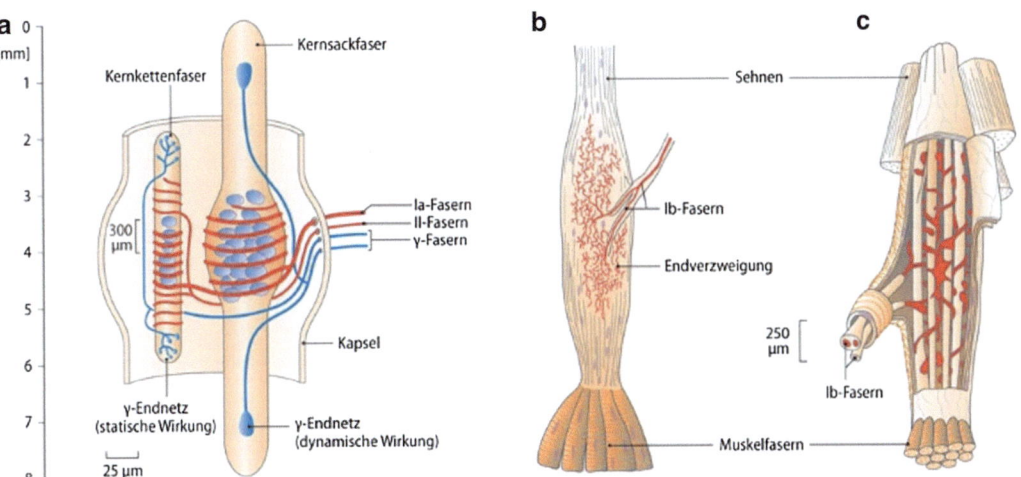

Abb. 1.12 Schematische Darstellung der Muskelspindel aus „Brandes, R., Lang, F., & Schmidt, R. (2019). Physiologie des Menschen. Berlin, Heidelberg: Springer-Verlag. doi: 10.1007/978-3-662-56468-4" – Abb. 4.53 a-c

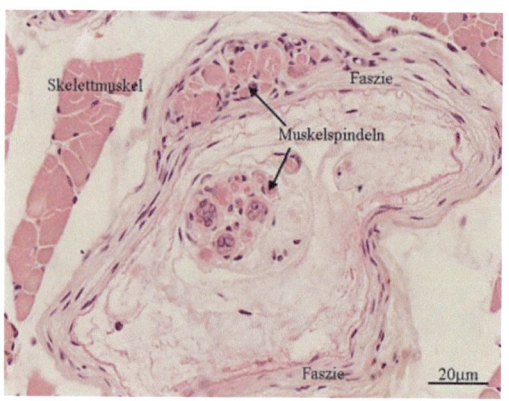

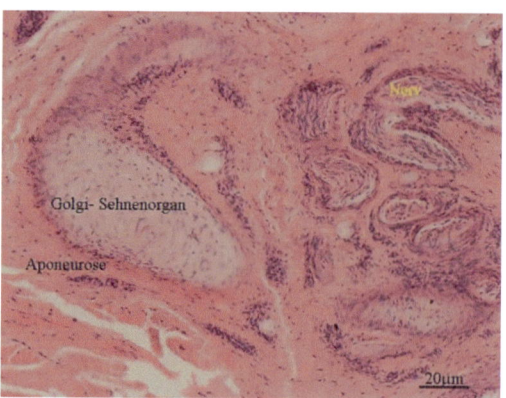

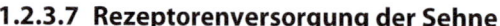

Abb. 1.13 Anatomie der Muskelspindel aus „Jirikowski, G. (13. January 2016). Faszien und Aponeurosen des Bewegungsapparats. Manuelle Medizin, 54, S. 10–13. doi: 10.1007/s00337-015-0086-3" – Abb. 1.2

Abb. 1.14 Anatomie des Golgi-Sehnenorgans aus „Jirikowski, G. (13. January 2016). Faszien und Aponeurosen des Bewegungsapparats. Manuelle Medizin, 54, S. 10– 13. doi: 10.1007/s00337-015-0086-3" – Abb. 1.3

1.2.3.7 Rezeptorenversorgung der Sehne

Afferent agierende Rezeptoren im Sehnengewebe finden sich fokussiert im muskulotendinösen Übergang (vgl. O'Brien 1992). Rezeptoren können sich sowohl an der Oberfläche als auch im Inneren der Sehne finden. Insgesamt können vier verschiedene Rezeptoren voneinander unterschieden werden. Bei den Typ 1 Rezeptoren handelt es sich um Ruffini-Körperchen. Typ 2 Rezeptoren werden von Vater-Paccini-Körperchen repräsentiert. Während Typ 3 Rezeptoren als Golgi-Sehnen-Organe erkannt werden können, handelt es sich bei den Typ 4 Rezeptoren um Nozizeptoren (Abb. 1.14).

Abschn. 1.3.5 bietet einen Einblick in die Funktion der Rezeptoren der Sehne.

1.3 Muskelphysiologie

1.3.1 Das sensomotorische System

Unter dem sensomotorischen System wird eine kreisförmige Assoziation zwischen Sensoren, afferenten Leitungsbahnen, zentral gelegenen Nervenzellnetzwerken, efferenten Leitungsbahnen und der Muskulatur verstanden. Die Kreierung eines motorischen Programmes ist auf interne bzw. externe Informationen

angewiesen. Dadurch wird ersichtlich, dass es sich bei der Sensorik bzw. der Motorik nicht um zwei voneinander getrennte Systeme handelt. Vielmehr sind sie als ein zusammenarbeitendes System, welches in ständiger Wechselwirkung steht, zu interpretieren (vgl. Baek et al. 2019). Das Verständnis über das sensomotorische System dient als grundlegender Baustein für die medizinische Trainingstherapie. Abb. 1.15 visualisiert die Funktionsweise sowie wichtige Zusammenhänge des sensomotorischen Systems.

1.3.1.1 Entstehung und Weiterleitung von afferenten Informationen

Sensoren sind unter anderem in der Haut, in Gelenkkapseln, in Bändern, dem Muskelbauch, der Sehne sowie im Bindegewebe vorzufinden. Die unterschiedlichen Rezeptoren sind in der Lage in der Peripherie vorhandene Informationen in Aktionspotenziale zu transformieren. Die daraus resultierenden Afferenzen werden, abhängig von der jeweiligen Art der Afferenz, auf unterschiedlichen Bahnen zum Gehirn geleitet. Hierbei kann zwischen verschiedenen afferenten Nervenfasern unterschieden werden. Aα-Fasern leiten afferente Informationen der Muskelspindel bzw. der Golgisehnenorgane mit einer Geschwindigkeit von 70–120m/s. Aβ-Fasern leiten Afferenzen aus Hautrezeptoren in Bezug auf Berührung, Druck und Vibration mit einer

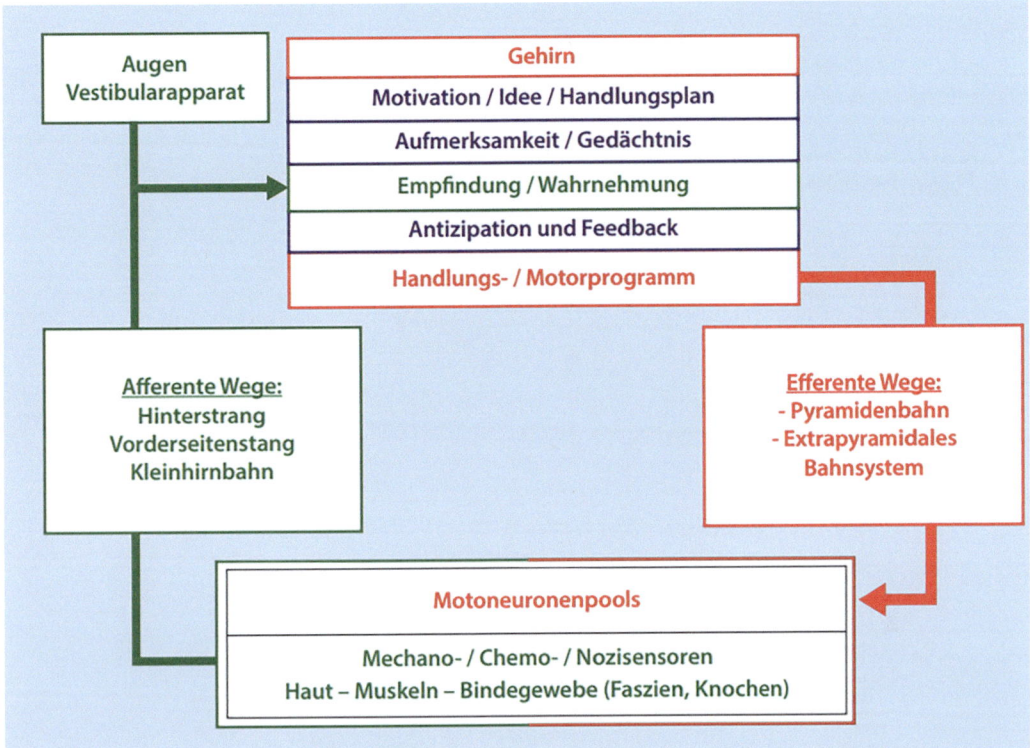

Abb. 1.15 Schematische Darstellung des sensomotorischen Systems aus „Laube, W. (2020). Sensomotorik und Schmerz: Wechselwirkung von Bewegungsreizen und Schmerzempfinden. Berlin - Heidelberg: Springer." – Abb. 2.1

Geschwindigkeit von 30-70m/s. Aδ-Fasern leiten afferente Informationen aus der Haut in Bezug Temperatur und schnelle Nozizeption mit einer Geschwindigkeit von 12-30m/s. C-Fasern leiten afferente Informationen über Thermorezeptoren und langsame Nozizeption mit einer Geschwindigkeit von 0,2-0,5m/s (vgl. Perl 1994). Über die afferenten peripheren Nervenfasern erreichen die Reize das Rückenmark. Aγ und B Fasern spielen in diesem Kontext keine zentrale Rolle und werden daher nicht näher beschrieben.

Ein afferenter Weg existiert über die Hinterstrangbahn (Funiculus posterior). Im Bereich der Hinterstrangbahn findet sich die Leitungsbahn des Tractus spinobulbaris. Der Tractus spinobulbaris ist ein Zusammenschluss aus dem Fasciculus cuneatus und dem Fasciculus gracilis (Abb. 1.16). Durch jene Leitungsbahnen laufen epikritisch-sensible Afferenzen, die unter anderem aus den Rezeptoren von Muskeln, Sehnen und Gelenken

entspringen. Dadurch wird die Feinwahrnehmung in Bezug auf Berührungs-, Druck- und Vibrationsreize möglich. Während der Fasciculus gracilis aus Fasern des Sakral- und Lumbalmarks entstammt, entspringen die Fasern des Fasciculus cuneatus aus dem Thorakal- bzw. Zervikalmark (vgl. Ayabe et al. 2005). Das erste sensible Neuron ist im Ganglion spinale lokalisiert. In den entsprechenden Kerngebieten der Medulla oblongata erfolgt anschließend eine Umschaltung auf das zweite sensible Neuron. Nach der darauffolgenden Kreuzung zur Gegenseite laufen die Fasern durch den Hirnstamm und werden im Nucleus ventralis posterior des Thalamus dorsalis auf das dritte Neuron verschalten. Letztendlich münden die Fasern über die Capsula interna an der primären somatosensiblen Cortex im Areal des Gyrus postcentralis das Telencephalon (Abb. 1.16).

Der Vorderseitenstrang (Funiculus anterolateralis) führt hauptsächlich protopathisch-sensible Informationen. Dazu zählen fokussiert

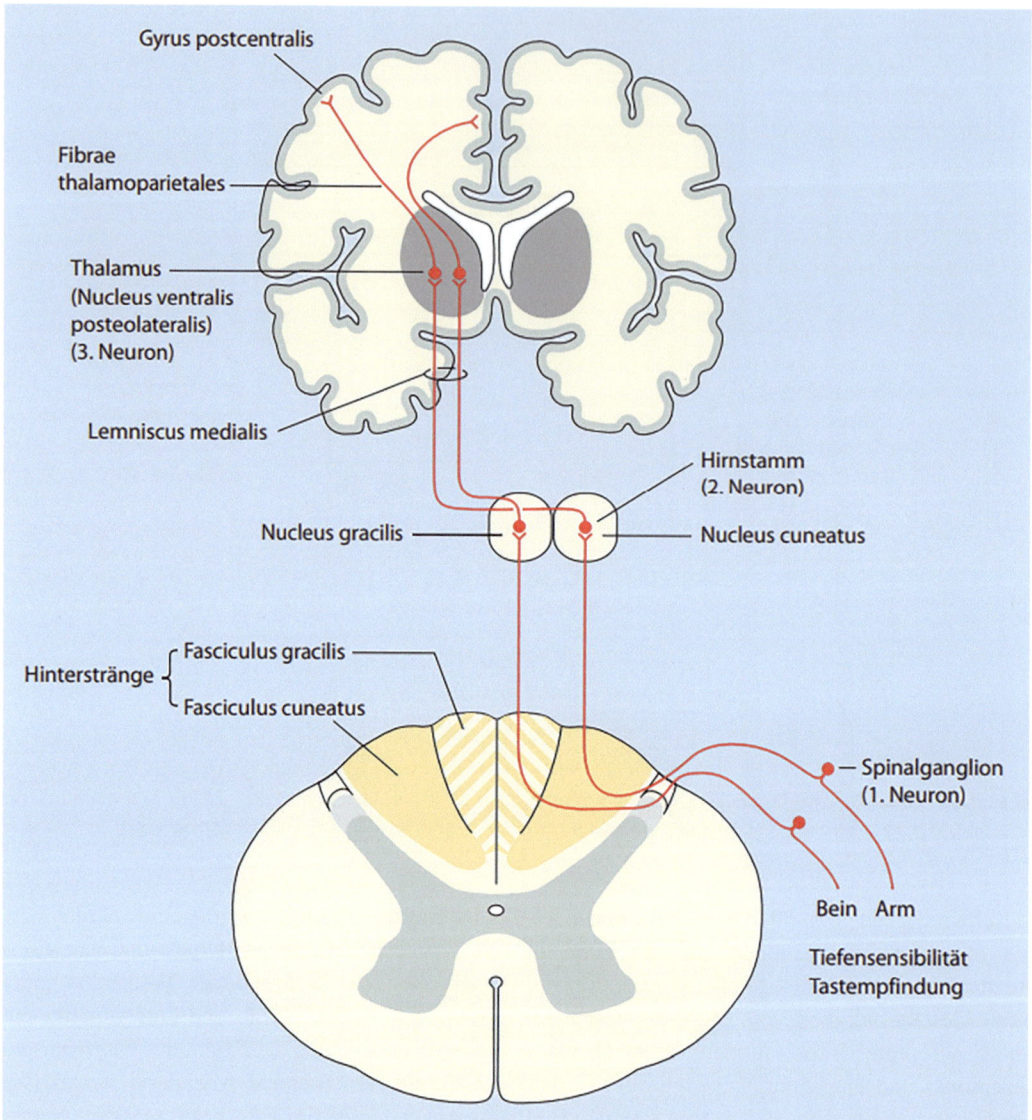

Abb. 1.16 Schematische Darstellung des Tractus spinobulbaris aus „Kirsch, J. (2018). Schmerz, lass' nach! Berlin, Heidelberg: Springer-Verlag. doi: 10.1007/978-3-662-55358-9" – Abb 6.3

grobe Druck- und Berührungsreize sowie Afferenzen aus Thermo- und Nozizeptoren (vgl. Bowsher, 2005). Die Vorderseitenstrangbahn setzt sich aus vier Fasersträngen zusammen. In die Vorderseitenstrangbahn inbegriffen sind der Tractus spinothalamicus anterior et lateralis (Abb. 1.17-1.18), der Tractus spinoreticularis als auch der Tractus spinotectalis. Nach der Verschaltung auf das erste sensible pseudouni-

polare Neuron im Spinalganglion, erfolgt die Verschaltung auf das zweite sensible Neuron im Hinterhorn des Rückenmarks. Anschließend kreuzen die Axone über die Commisura alba anterior zur Gegenseite. Fasern des Tractus spinoreticularis können gekreuzt als auch ungekreuzt verlaufen. Die Umschaltung auf das dritte Neuron erfolgt je nach Faserstrang im Thalamus dorsalis, der Formatio reticularis

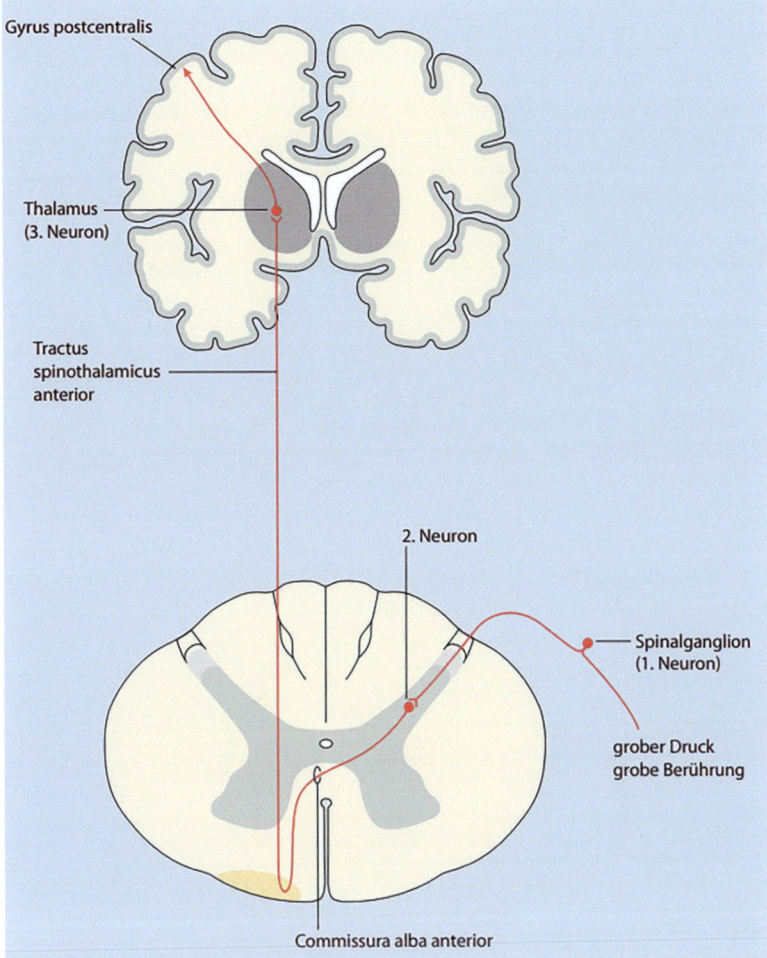

Abb. 1.17 Schematische Darstellung des Tractus spinothalamicus anterior aus „Kirsch, J. (2018). Schmerz, lass' nach! Berlin, Heidelberg: Springer-Verlag. doi: 10.1007/978-3-662-55358-9" – Abb 6.4

oder dem Tectum. Von dort aus werden die Informationen zur somatosensiblen Cortex, dem Hirnstamm bzw. dem Mesencephalon projiziert respektive weitergeleitet.

Die Kleinhirnseitenstrangbahn (Tractus spinocerebellaris) umfasst den Tractus spinocerebellaris anterior et posterior und den Tractus spinocerebellaris rostralis (vgl. Baek et al. 2019). Sie dient der Übermittlung von propriozeptiven Informationen aus der Peripherie. Die Umschaltung auf das erste sensible Neuron geschieht im Spinalganglion. Nach der Umschaltung auf das zweite sensible Neuron im Hinterhorn des Rückenmarks zieht der Tractus spinocerebellaris anterior kontralateral nach kranial, um anschließend wieder zur ipsilateralen Seite zurückzukehren. Der Tractus spinocerebellaris posterior sowie der Tractus spinocerebellaris rostralis ziehen ohne Kreuzung ipsilateral zum Kleinhirn.

Neben den beschriebenen afferenten Informationswegen wird das Gehirn über Reize aus dem visuellen sowie dem vestibuloauditiven System unterrichtet (vgl. Laube, 2020).

Das Verständnis über die afferente Informationsübermittlung bietet eine Grundlage für die Steuerung der medizinischen Trainingstherapie.

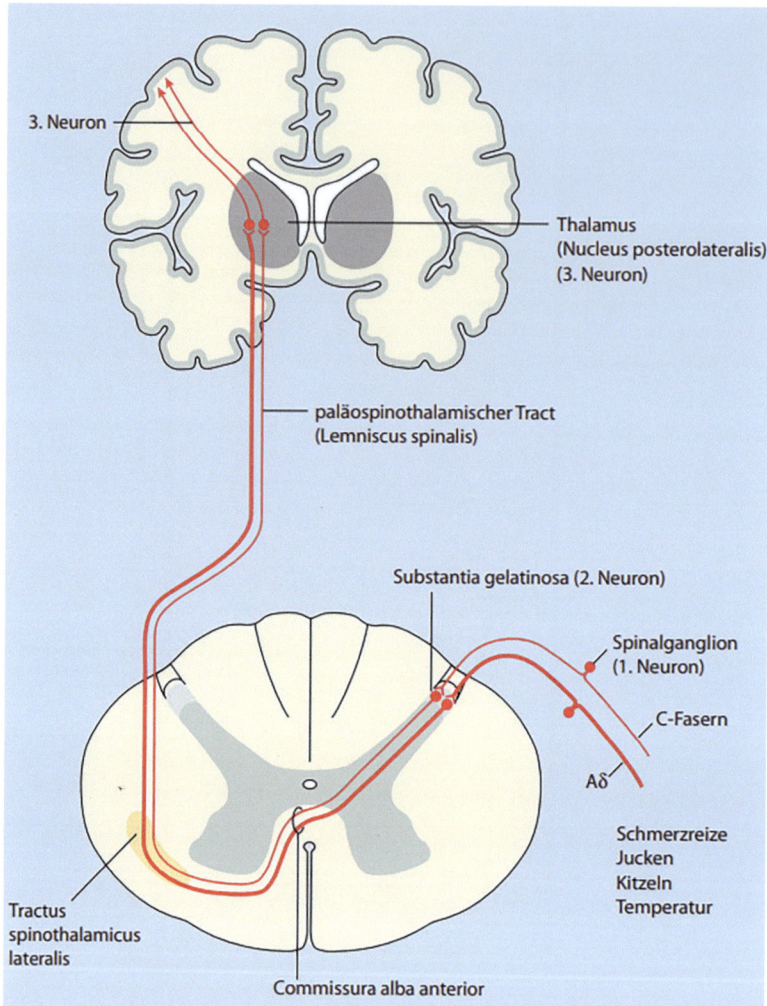

3. Neuron

Thalamus
(Nucleus posterolateralis)
(3. Neuron)

paläospinothalamischer Tract
(Lemniscus spinalis)

Substantia gelatinosa (2. Neuron)

Spinalganglion
(1. Neuron)

C-Fasern

Aδ

Schmerzreize
Jucken
Kitzeln
Temperatur

Tractus
spinothalamicus
lateralis

Commissura alba anterior

Abb. 1.18 Schematische Darstellung des Tractus spinothalamicus lateralis aus „Kirsch, J. (2018). Schmerz, lass'
nach! Berlin, Heidelberg: Springer-Verlag. doi: 10.1007/978-3-662-55358-9" – Abb 6.5

1.3.1.2 Informationsinterpretation und Bewegungsplanung im zentralen Nervensystem

Die Aufgabe des zentralen Nervensystems ist
es, eingehende Afferenzen nach Relevanz zu
interpretieren bzw. zu gewichten und wenn notwendig dem Bewusstsein zukommen zu lassen.
Neben der afferenten Informationsdichte kann
das Gehirn auf im Gedächtnis gespeicherte Inhalte zurückgreifen. Der Verbund von Afferenzen aus der Peripherie und Gedächtnisinhalten
stellt die Basis für die Bewegungsplanung dar.
Die Bewegungsplanung kann durch Motivation,

Ideen, Aufmerksamkeit und auch Antizipation
unterstützt werden. Diese Bausteine werden in
dem präfrontalen Cortex vereint. Neben der Integration von afferenten Informationen ist der prä-
frontale Cortex für die motorische Kontrolle verantwortlich (vgl. Chafee und Heilbronner 2022).
Dem präfrontalen Cortex untergeordnet sind die
prämotorische-, die supplementär motorische-,
sowie die Assoziationscortex. Außerdem machen
die Basalganglien, das Cerebellum sowie der
Hirnstamm ihren motorischen Einfluss geltend. Im Zusammenspiel sorgen sie für die Bewegungsplanung (vgl. Laube, 2020). Im Bereich

der Motorcortex findet sich das erste motorische Neuron. Hier entstehende Informationen werden über efferente Bahnen des zentralen Nervensystems an das periphere Nervensystem übertragen.

▶ **Praxisbezug** Physisches Training wirkt sich positiv auf die Kognition sowie die Neuroplastizität des Gehirns aus. Ein kontinuierliches Training der kardiovaskulären Fitness kann zur Erhaltung der trainingsinduzierten Effekte beitragen (vgl. Hötting und Röder, 2013).

1.3.1.3 Weiterleitung von efferenten Informationen

Efferente Bahnen können in das laterale absteigende sowie das ventromedial absteigende System eingeordnet werden. Die Axone des lateralen Systems entspringen aus der motorischen Hirnrinde und Anteilen des Nucleus ruber. Wie es der Name erkennen lässt, laufen die Bahnen des lateral absteigenden Systems vor allem in der lateralen Substantia alba des Rückenmarks. Die Axone des ventrolateralen Systems hingegen, finden ihren Ausgangspunkt an den kaudalen Anteilen des Hirnstamms und erstrecken sich in ihrem Verlauf hauptsächlich im vorderen Strang der Substantia alba des Rückenmarks. Ferner kann das laterale System zum größten Teil dem pyramidalen System zugeordnet werden, während die Hauptanteile des ventromedialen Systems dem extrapyramidalen System angehören. Generell kann sowohl eine Unterteilung in ein lateral bzw. ventromedial absteigendes respektive eine Untergliederung in ein pyramidales und extrapyramidales System, der Komplexität der realen Anatomie und deren Funktionalität nur ungenügend gerecht werden. Jene Unterteilungen sind somit als Simplifizierung zu interpretieren.

Funktionell ist das lateral absteigende System für die harmonische Steuerung der distalen Extremitätenmuskulatur zuständig. Das ventromedial absteigende System hingegen sorgt für eine Aktivierung der proximalen Extremitätenmuskulatur und der Rumpfmuskulatur.

Zu den Bahnen, welche dem lateral absteigenden System zugeordnet werden können, zählen der Tractus corticospinalis lateralis et anterior sowie der Tractus rubrospinalis. Bestandteile des ventromedial absteigenden Systems sind der Tractus recticulospinalis sowie der Tractus tectospinalis. Abb. 1.19 liefert einen vereinfachten Überblick über die efferenten Bahnensysteme. Diese übertragen die von ihnen geführten Informationen auf das zweite motorische Neuron, welches je nach motorischer Bahn im Hirnstamm bzw. im Vorderhorn des Rückenmarks lokalisiert ist (vgl. Huggenberger et al. 2019). Anschließend erfolgt über das periphere Nervensystem eine Weitergabe der motorischen Information an die jeweiligen motorischen Endplatten der Muskulatur. Dies geschieht maßgeblich über Aα-Fasern sowie Aγ-Fasern. Während die Aα-Fasern die extrafusale Muskulatur steuern, übernehmen die Aγ-Fasern die efferente Informationsgabe für die intrafusale Muskulatur.

Das Verständnis über die efferente Informationsweitergabe bietet eine entscheidende Grundlage für die Steuerung der medizinischen Trainingstherapie.

Praxisbezug

Bei Patienten, welche sich einer Rekonstruktion des vorderen Kreuzbandes unterzogen haben, konnte eine Volumenabnahme und eine verringerte Erregbarkeit des Tractus corticospinalis festgestellt werden (vgl. Lepley et al., 2020). In der Literatur finden sich auch Hinweise dafür, dass Schmerzen zu einer verminderten Erregbarkeit des Tractus corticospinalis führen (vgl. Rohel et al. 2021).

1.3.2 Prozess der Muskelkontraktion

Ausgehend von der motorischen Endplatte wird im Folgenden der Prozess der Muskelkontraktion beschrieben. An der motorischen Endplatte eintreffende Aktionspotenziale führen an den Synapsen zu einer Ausschüttung von Acetylcholin. Dieser Neurotransmitter ergießt sich in den synaptischen Spalt und wird anschließend von Acetylcholin-Rezeptoren aufgenommen.

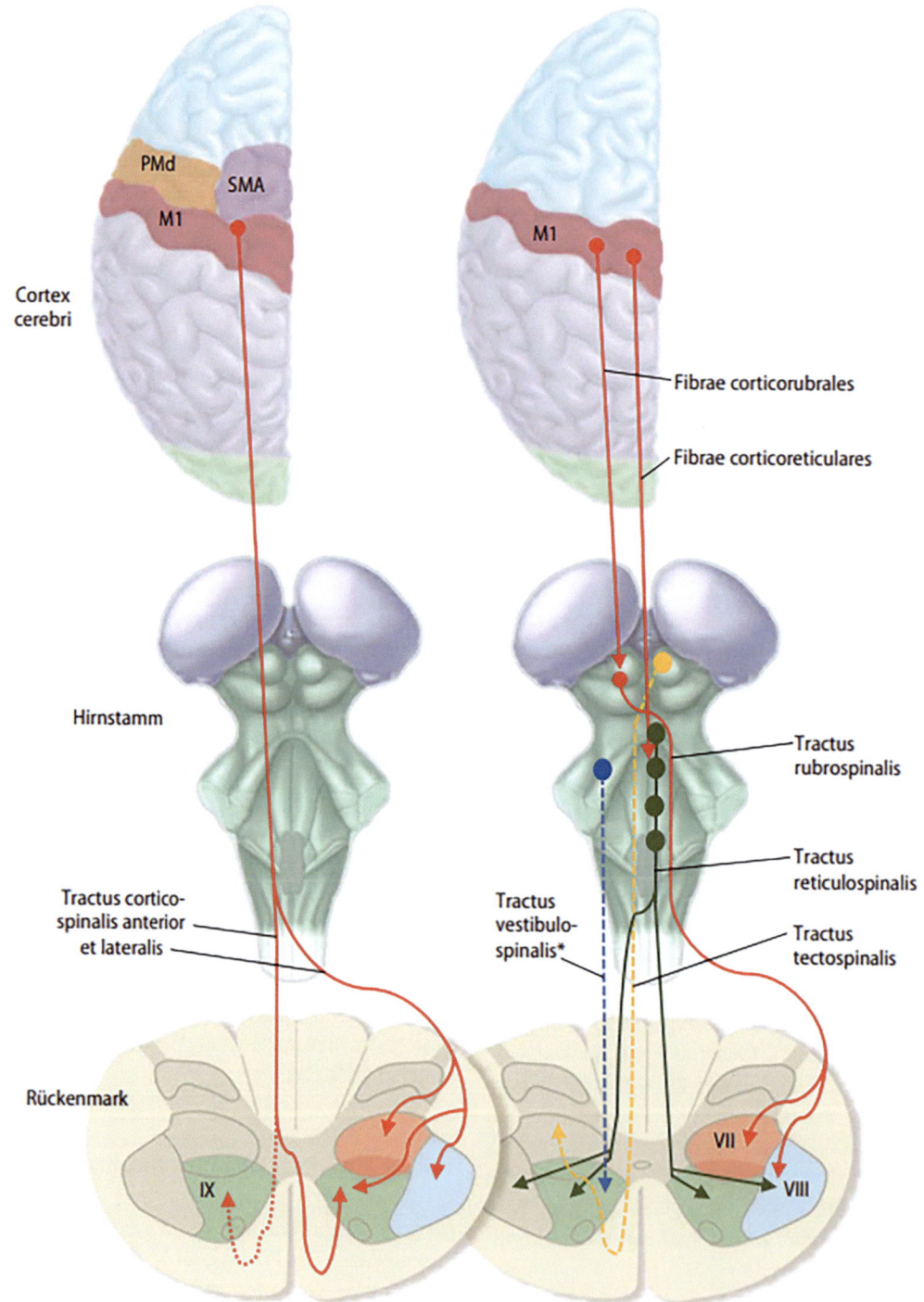

Abb. 1.19 Schematische und vereinfachte Darstellung der somatomotorischen Leitungsbahnen (Abkürzungen: M1, Primär-motorischer Kortex; PMd, Dorsales prämotorisches Areal; SMA, Supplementär-motorischer Kortex) aus „Huggenberger, S., Moser, N., Schröder, H., Cozzi, B., Granato, A., & Merighi, A. (2019). Neuroanatomie des Menschen. Berlin, Heidelberg: Springer-Verlag." – Abb. 5.4

Diese leiten das Signal für die bevorstehende Muskelkontraktion an das sarkoplasmatische Retikulum weiter (Abb. 1.20). Aufgrund jener eintreffenden Reize kommt es zu einer Ausschüttung von Calcium aus dem sarkoplasmatischen Retikulum. Daraufhin entfaltet das Calcium seine Wirkung im Bereich des Troponins respektive des Tropomyosins. Es kommt zu einer Verschiebung jener Regulatorproteine mit dem Ergebnis, dass die Bindungsstellen des Aktins freigelegt werden (vgl. Schmidt et al., 2005). Im Bereich des Myosinkopfes wird eingelagertes Adenosintriphosphat über den Prozess der Hydrolyse zu Adenosindiphosphat und Phosphat aufgespalten. Durch diesen Prozess wird der Kopfteil des Myosinfilamentes so ausgerichtet, dass eine Kontaktaufnahme zum Aktin möglich wird. Die anschließende Kontaktaufnahme des Myosinkopfes zu der Bindungsstelle des Aktins ist zunächst durch eine leichte Affinität gekennzeichnet. Durch den Verbrauch von Phosphat stärkt sich jene Affinität. Unter dem Verbrauch von Adenosintriphosphat kommt es zu einem etwa 45-gradigen Kraftschlag des Myosinkopfes in Richtung der Sarkomermitte. Die Aktinfilamente gleiten somit von beiden Sarkomerenden

in Richtung der Sarkomermitte (Abb. 1.21). Die folgende Anreicherung des Myosinköpfchens mit Adenosintriphosphat führt zu einer Entkopplung des Myosinköpfchens von den Bindungsstellen des Aktins. Anschließend wiederholt sich der Querbrückenzyklus, sodass eine Vielzahl von Myosinköpfchen durch wiederkehrende Kraftschläge zu einer etwa 20-prozentigen Verkürzung des Sarkomers beitragen. Dies führt dazu, dass sich die Z-Scheiben aufeinander zubewegen während gleichzeitig die I-Bande sowie die H-Zone an Länge abnehmen. Durch die Summation jenes Prozesses kommt es zu einer sichtbaren Kontraktion des Skelettmuskels.

▶ **Praxisbezug** Für eine Entspannung der Skelettmuskulatur ist das Vorhandensein von Adenosintriphosphat am Myosinkopf unabdingbar. Für die stetige Versorgung der Skelettmuskulatur sind Energiereserven sowie eine kontinuierliche Durchblutung Voraussetzung. Ist dies nicht gegeben, können lokale Tonuserhöhungen bzw. muskuläre Krämpfe auftreten. Des Weiteren kann es nach statischem Dehnen der Muskulatur der unteren Extremität und somit deren Sarkomere

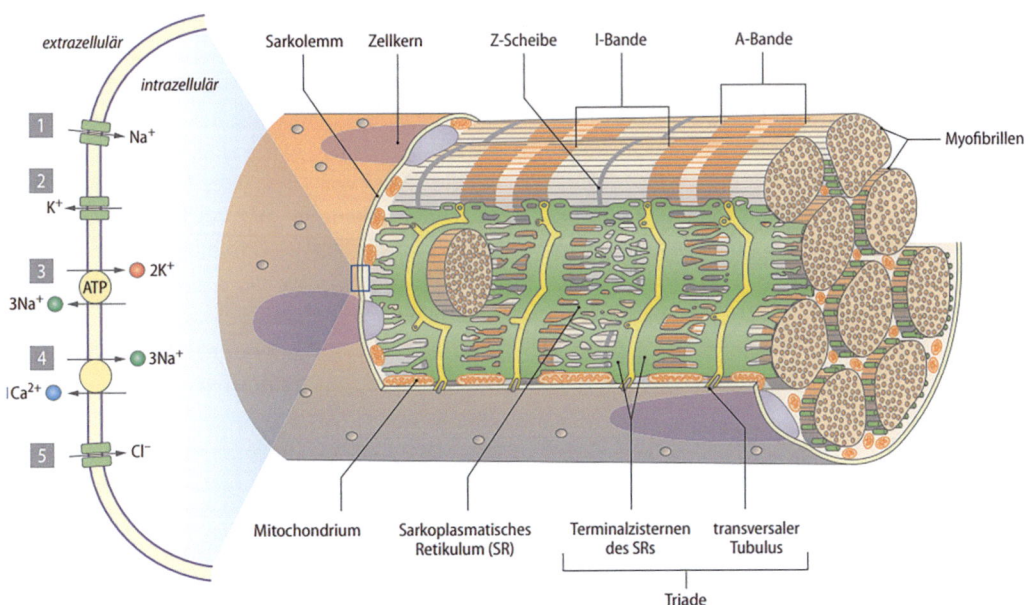

Abb. 1.20 Schematische Darstellung des sarkoplasmatischen Retikulums aus Brandes, R., Lang, F., & Schmidt, R. (2019). Physiologie des Menschen. Berlin, Heidelberg: Springer Verlag. – Abb. 13.5

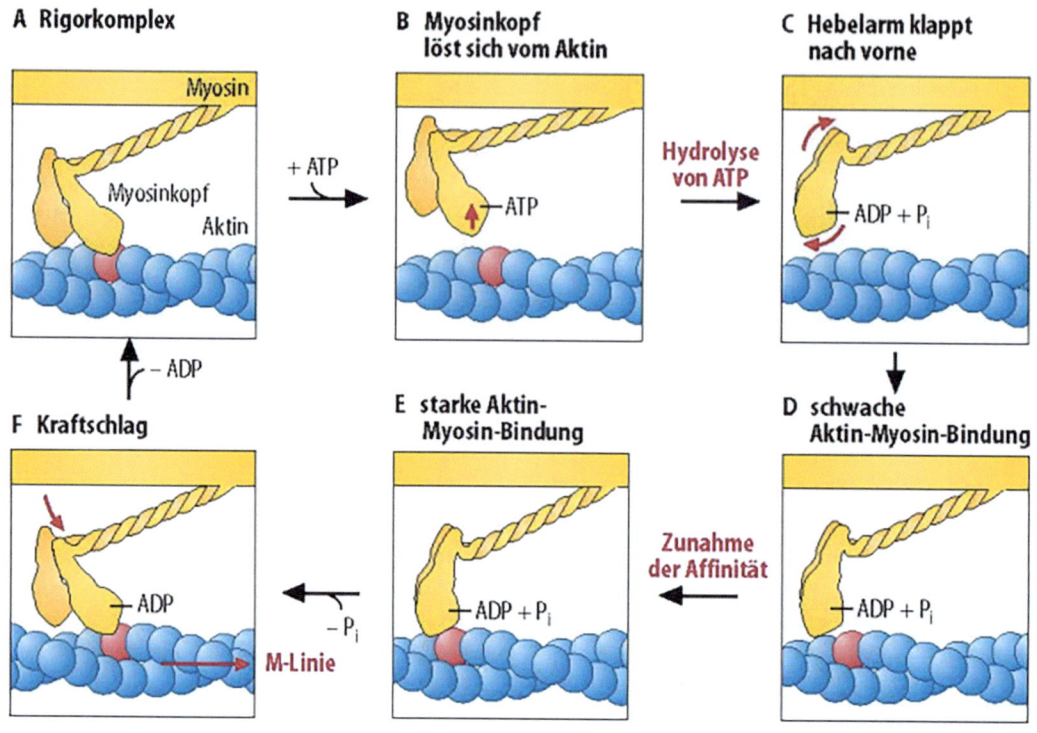

Abb. 1.21 Schematische Darstellung des Querbrückenzyklus aus „Schmidt, R., Lang, F., & Thews, G. (2005). Physiologie des Menschen. Berlin Heidelberg: Springer-Verlag. doi: 10.1007/b137547" – Abb. 6.3

zu einer akuten Kraftminderung kommen (vgl. Rubini et al., 2007). Der Effekt von einer Leistungsminderung bei erhöhtem Energieverbrauch konnte ebenfalls bei trainierten Ausdauerläufern beobachtet werden (vgl. Wilson et al. 2010). Das akute Zeitfenster nach einer Dehnung verlassend, können durch kontinuierliches Dehnen chronische Effekte wie Muskelhypertrophie sowie eine Steigerung der Maximalkraft erreicht werden (vgl. Warneke et al., 2022).

1.3.3   Energiebereitstellungsprozesse der Skelettmuskulatur

Um Muskelarbeit verrichten zu können, ist die kontinuierliche Versorgung der Muskulatur mit Adenosintriphosphat Voraussetzung. Für die Erreichung des Zieles der ständigen Adenosintriphosphatresynthese stehen dem menschlichen Körper verschiedene Energiebereitstellungsprozesse zur Verfügung. Abb. 1.22 visualisiert jene Prozesse schematisch. Die einzelnen Energiebereitstellungsprozesse weißen keine hierarchische Anordnung auf und laufen parallel zueinander ab. Der Fokus der Energiebereitstellung ist von der jeweiligen körperlichen Aktivität abhängig. Bei hochintensiven sowie kurzen körperlichen Aktivitäten greift der Körper auf die Hydrolyse von Kreatinphosphat zurück. Dieser Stoffwechselprozess ist als alaktazid sowie anaerob zu verstehen. Zudem kann bei kurzweiligen, intensiven Belastungen auf die anaerobe Glykolyse zurückgegriffen werden. Bei diesem Prozess wird Glukose, welches wiederum aus aufgenommenen Kohlenhydraten entstammt, ohne den Verbrauch von Sauerstoff verarbeitet. Die anaerobe Glykolyse ist ein laktazider Energiebereitstellungsprozess. Werden Aktivitäten hingegen über einen längeren Zeitraum mit einer moderaten Intensität durchgeführt, treten die Prozesse der aeroben

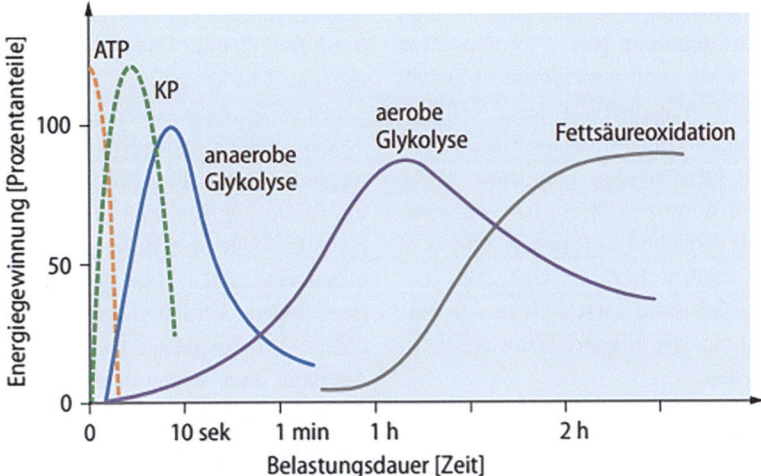

Abb. 1.22 Schematische Darstellung der Energiebereitstellungprozesse (Abkürzungen: KP: Kreatinphosphat, ATP: Adenosintriphosphat) aus „Brandes, R., Lang, F., & Schmidt, R. (2019). Physiologie des Menschen. Berlin, Heidelberg: Springer Verlag." – Abb. 44.2

Glykolyse sowie die Fettsäureoxidation in den Vordergrund. Hierbei wird die Energie, welche aus Kohlenhydraten und Fettsäuren entstammt, unter dem Verbrauch von Sauerstoff über die Mitochondrien gewonnen. Diese Prozesse laufen weitestgehend alaktazid ab (vgl. Brandes et al., 2019). Bei starker Unterernährung kann auch Eiweiß, welches eigentlich als Baustoff im menschlichen Körper zu verstehen ist, als Energieträger herangezogen werden.

▶ **Praxisbezug** Die Reizsetzung in der medizinischen Trainingstherapie kann darüber entscheiden, welche Energiebereitstellungsprozesse vorrangig aktiviert werden. Die körperlichen Anpassungsmechanismen unterscheiden sich je nach Intensität und Dauer der Reizsetzung.

1.3.4 Funktionsweise der Muskelspindeln

Alle Rezeptoren des myofaszialen Systems sind in der Lage individuelle Reize aufzunehmen und diese in ein für das Nervensystem verständliches Aktionspotenzial zu transkribieren. Im Bereich des Muskelbauches finden sich die Muskelspindeln. Muskelspindeln bilden sich aus sogenannten intrafusalen Muskelfasern und können aufgrund der Anordnung der Nuclei in Kernsackfasern sowie Kernkettenfasern eingeteilt werden. Weiterführend kann bei den Kernsackfasern eine funktionelle Untergliederung in dynamische sowie statische Kernsackfasern vorgenommen werden. Muskelspindeln verstehen sich als Detektoren der Muskellänge. Sie registrieren in welcher Geschwindigkeit und welcher Intensität es zu einer Längenänderung des Skelettmuskels kommt (vgl. Kröger und Watkins, 2021). Dynamische Kernsackfasern sind dafür zuständig die relative Änderung der Länge der Muskelfasern wahrzunehmen. Somit kann in jeder beliebigen Ausgangslage die Geschwindigkeit der Längenänderung registriert werden. Durch diese Funktion erhält der Skelettmuskel die Fähigkeit der dynamischen Sensitivität (vgl. Bewick und Banks 2015). Statische Kernsackfasern sowie Kernkettenfasern unterscheiden sich lediglich optisch aufgrund der unterschiedlichen Anlage der Perikarien. Funktionell sind beide Einrichtungen für die Erkennung der absoluten Muskellänge zuständig. Sie erfüllen somit die Aufgabe der statischen Sensitivität (vgl. Bewick und Banks 2015).

Das Ziel der Muskelspindeln ist eine ständige Informierung des zentralen Nervensystems über die aktuelle bzw. die sich verändernde Muskellänge. Durch die Verarbeitung jener afferenten Informationen, können entsprechende Efferenzen kreiert werden (vgl. Dimitriou 2014). Das Ziel dieser Efferenzen ist ein harmonisches Zusammenspiel zwischen Agonisten und Antagonisten bei motorischer Aktivität. Der beschriebene Regelkreislauf lässt sich in der Praxis bei der Testung von Eigenreflexen anschaulich nachvollziehen.

▶ **Praxisbezug** Eine dynamisch progressive passive Dehnung des Musculus extensor digitorum führt zu einer etwa dreifach höheren Entladungsrate von dynamischen Kernsackfasern als eine dynamisch progressive Dehnung bei gleichzeitiger Aktivierung des antagonistisch wirkenden Musculus flexor digitorum superficialis et profundus. Neben einer verminderten Entladungsrate der dynamischen Kernsackfasern bei der Aktivierung der antagonistischen Muskulatur ist auch eine verminderte EMG-Aktivität feststellbar (vgl. Dimitriou 2014). Angesichts dieser Erkenntnisse erscheint bei der Dehnung des agonistischen Muskels eine gleichzeitige Aktivierung der antagonistischen Muskulatur als sinnvoll.

1.3.5   Funktionsweise der Golgi-(Sehnen-)Organe

Während Muskelspindeln Informationen über die Muskellänge liefern, sind die Golgi-Sehnen-Organe für die Registrierung der Spannungssituation verantwortlich (vgl. Mileusnic und Loeb, 2009). In vielen Fachbüchern wird den Golgi-Sehnen-Organen bei hohen Spannungsverhältnissen die Funktion der autogenen Inhibition zugeschrieben. Diese Hypothese geht davon aus, dass durch die muskuläre Inhibition drohende Verletzungen verhindert werden können. An dieser Stelle ist zu erwähnen, dass es zu dieser Annahme im Bereich der Humanforschung keine entsprechenden Erkenntnisse gibt (vgl. Chalmers 2007). Golgi-Sehnen-Organe spielen in Kombination mit Muskelspindeln eine wichtige Rolle für die neuromuskuloskelettale Dynamik. Informationen, welche aus Muskelspindeln bzw. Golgi-Sehnen-Organen entspringen, scheinen im zentralen Nervensystem eng zusammengefasst interpretiert zur werden. Durch ihre propriozeptiven Afferenzen tragen sie zur Kontrolle der Gelenkposition, der Haltung sowie von Bewegungen bei (vgl. Kistemaker et al. 2013). Nur etwa 10% der Golgi-Organe finden sich innerhalb von Sehnen. Die restlichen 90% lokalisieren sich in den muskulären Anteilen, dem myotendinösen Übergang, Ansatzzonen von Aponeurosen, Kapseln und Ligamenten (vgl. Schleip 2003). Neben der Registrierung von Spannungszuständen bei Aktivität wird den Golgi-Organen auch eine gleichgewichtserhaltende Funktion während des Stehens und Gehens zugeschrieben (vgl. Dietz et al., 1992).

▶ **Praxisbezug** Die Dehntechnik der postisometrischen Relaxation kann zu signifikanten Verbesserungen in Bezug auf den Behinderungsgrad, Schmerzen, Beweglichkeit sowie der Lebensqualität beitragen (vgl. Khan et al., 2022). Die Wirkweise der Technik kann aktuell nicht zufriedenstellend mit einer Reflexaktivität der Golgi-Sehnen-Organe erklärt werden. Das Erklärungsmodell der verbesserten Wahrnehmung durch wiederholtes An- und Entspannen rückt somit in den Vordergrund.

1.3.6   Funktionsweise weiterer Rezeptoren des myofaszialen Systems

Neben den Golgi-(Sehnen-)Organen finden sich im myofaszialen System Vater-Pacini-Körperchen. Diese Rezeptoren werden bei schnellen bzw. dynamischen Druckveränderungen respektive Vibrationen zur Produktion von Aktionspotenzialen veranlasst. Bei den Ruffini-Körperchen handelt es sich um langsam adaptierende Mechanorezeptoren, welche auf langanhaltenden Druck reagieren (vgl. Schleip 2003). Zusammenfassend zählen die bisher vorgestellten Rezeptoren zu den Typ 1 bzw. Typ

2 Rezeptoren. Daneben existieren meist freie Nervenendigungen, welche entweder myelinisiert (Typ 3, 10%) oder unmyelinisiert (Typ 4, 90%) sind. Diese Rezeptoren sind ebenfalls als Mechanorezeptoren zu interpretieren, welche niederschwellige oder hochschwellige Druckreize wahrnehmen können. Durch thermische, chemische bzw. mechanische Reize können jene Rezeptoren aufgrund der Ausschüttung von entsprechenden Neuropeptiden zu Nozizeptoren umfunktioniert werden. Zudem werden den Typ 3 und Typ 4 Rezeptoren autonome Funktionen, wie die Regulation des Blutdrucks und somit die Feinregulierung der myofaszialen Durchblutung zugeschrieben (vgl. Coote und Perez-Gonzalez 1970).

▶ **Praxisbezug** Durch die medizinische Trainingstherapie können Schmerzen reduziert werden. Dieser Effekt wird auch als trainingsinduzierte Hypoalgesie bezeichnet. Aufgrund von mechanosensitiven Afferenzen kommt es zu einer Aktivierung von deszendierenden zentralen opioiden sowie cannabinoiden Systemen (vgl. Vaegter und Jones, 2020).

1.3.7 Definition, Signalwege und Funktionen der Myokine

Aus physiologischer Betrachtungsweise kann ein Skelettmuskel weit mehr als durch Kontraktion Kraft zu entfalten, Gelenke zu bewegen und Wärme zu erzeugen. So ist es Muskelfasern der Skelettmuskulatur möglich, bei Aktivität Zytokine und andere Peptide freizusetzten. Zusammenfassend können jene aus der Muskulatur ausgeschütteten Stoffe als Myokine bezeichnet werden. Durch Myokine wird eine Kommunikation zwischen der Skelettmuskulatur und anderen Organen bzw. Zellen möglich (vgl. Severinsen und Pedersen 2020).

Myokine sind in der Lage an der Skelettmuskulatur die Proliferation, die Differenzierung sowie die Hypertrophie zu beeinflussen und sind somit ein wichtiger Faktor für den Erhalt und das Training der Muskelmasse respektive der Muskelkraft (vgl. Lee und Jun, 2019).

Ein Organ, welches ebenfalls auf verschiedenen Ebenen von Myokinen profitieren kann, ist das Gehirn (vgl. Mattson 2012). Erickson et al (2011) konnten erforschen, dass durch Training eine Vergrößerung des Hippocampus, eine verbesserte Neurogenese, eine erhöhte Neuroplastizität als auch eine verbesserte Gedächtnisfunktion erreicht werden kann. Bestehende Evidenz deutet des Weiteren darauf hin, dass durch muskuläre Aktivierung der Appetit positiv regulierend beeinflusst werden kann (vgl. Blundell et al. 2015). Zudem konnte ein positiver Einfluss auf verschiedene Schlafparameter nachgewiesen werden (vgl. Kelley und Kelley 2017). Eine Publikation von Crush et al. (2017) gibt darüber Aufschluss, dass durch Training auch die allgemeine Stimmungslage positiv beeinflusst werden kann. Die Ausschüttung von Myokinen kann des Weiteren als Prophylaxe einer vaskulären Demenz angesehen werden (vgl. Aarsland et al. 2011). An dieser Stelle sind auch positive Beeinflussungen durch Training in Bezug auf Angststörungen, Depressionen und Stress zu erwähnen (vgl. Pedersen und Saltin 2015).

Myokine sind ebenso in der Lage mit dem subkutanen bzw. viszeralen Fettgewebe zu kommunizieren. So kann durch muskuläre Aktivität der Prozess der Lipolyse angeregt werden. Daraus resultiert eine Verringerung der Fettspeicher, insbesondere des viszeralen Fettes (vgl. Nordby et al. 2012). Gelingt es durch die medizinische Trainingstherapie das abdominale Fettgewebe zu reduzieren ist dies als Prophylaxe gegen Diabetes mellitus Typ 2 (vgl. Bays 2009), Demenz (vgl. Whitmer et al. 2008), cardiovaskuläre Erkrankungen (vgl. Haffner 2007), Kolonkarzinome (vgl. Giovannucci 2007) sowie Brustkrebs (vgl. Xue und Michels 2007) zu verstehen. Es wird vermutet, dass Myokine des Weiteren eine Rolle bei der Umstrukturierung von braunem in weißes Fettgewebe spielen können (vgl. Severinsen und Pedersen 2020).

Zusätzlich wird das Knochengewebe von Myokinen beeinflusst. Sie üben einen regulierenden Einfluss auf die Knochenformation aus und beteiligen sich dementsprechend am Knochenstoffwechsel. Eine verringerte Ausschüttung von Myokinen ist im zunehmenden Lebensalter sowie bei physischer Inaktivität zu beobachten und stellt einen Risikofaktor für die Ausprägung einer Osteopenie respektive Osteoporose dar (vgl. Perrini et al. 2010).

Unter anderem veranlassen Myokine die Leber während körperlicher Aktivität zur vermehrten Produktion von Glukose (vgl. Febbraio et al. 2004). Somit kann ein konstanter Blutzuckerspiegel gewährleistet werden. Daneben konnte ein hormoneller Regelkreislauf von Myokinen und des Insulinstoffwechsels festgestellt werden. Über Myokine erfolgt ein Informationsaustausch zwischen insulinempfindlichen Geweben und den Inseln des Pankreas. Somit kann der Insulinbedarf an die aktuellen Erfordernisse angepasst werden. Im gleichen Zuge wird einem diabetischen Stoffwechsel vorgebeugt (vgl. Ellingsgaard et al. 2011).

Forschungsergebnisse lassen ebenso positive Effekte auf das vaskuläre System vermuten. Ouchi et al. (2008) beschreiben durch die Ausschüttung von Myokinen eine verbesserte endotheliale Zellfunktion und erwähnen eine Stimulation der Revaskularisation.

Über Signalwege, welche durch die Sekretion von Myokinen bei Aktivität stimuliert werden, kann auch das Hautgewebe positiv beeinflusst werden. Vor allem durch Ausdauertraining können somit altersassoziierte Veränderungen stark verlangsamt werden, während sich die Regenerationsfähigkeit verbessert (vgl. Crane et al. 2015).

Langandauernde intensive muskuläre Aktivität ist in der Lage einen immunregulierenden Einfluss auszuüben (vgl. Pedersen und Hoffman-Götz 2000). Der dadurch aktivierte Regelkreislauf zieht in den Nebennieren eine vermehrte Produktion von Kortisol nach sich. Während dadurch eine Verringerung der Lymphozytenanzahl verzeichnet werden kann, steigt im Gegenzug die Menge an neutrophilen Granulozyten (vgl. Steensberg et al. 2003). Zusätzlich kann durch physische Aktivität eine antiinflammatorische Wirkung evoziert werden. Neben weiteren trainingsinduzierten antientzündlichen Prozessen ist die Inhibition des Tumornekrosefaktors-alpha hervorzuheben (TNF-α) (vgl. Schindler et al. 1990).

Durch das Freiwerden von Myokinen kann das Risiko von verschiedenen Tumorerkrankungen reduziert werden (vgl. Christensen et al. 2018). Es wird vermutet, dass dieser antionkologische Effekt unter anderem auf eine Verringerung der niedergradigen Entzündungssituation zurückzuführen ist (vgl. Hojman et al. 2018). Menschen, welche an Prostata-, Kolorektal- oder Brustkarzinomen erkrankt sind, weißen bei einer aktiven Lebensführung eine höhere Überlebensrate auf (vgl. Pedersen 2019).

Zusammenfassend kann festgehalten werden, dass die Skelettmuskulatur über die Ausschüttung von Myokinen mit anderen Organen kommuniziert und jene positiv beeinflusst. Dies zeigt, dass die medizinische Trainingstherapie nicht nur lokale Anpassungsmechanismen bewirkt, sondern darüber hinaus einen wichtigen Beitrag zur Gesunderhaltung bzw. Leistungssteigerung von anderen Organsystemen leistet. Zukünftige Forschungsarbeiten sollten medizinische Trainingsinterventionen und die daraus resultierende spezifische Myokinausschüttung sowie bestehende Einflussfaktoren noch präziser untersuchen. Mithilfe dieser Erkenntnisse wird es möglich, dass Training noch charakteristischer auf bestehende Erkrankungen respektive zur Prävention einzusetzen.

1.4   Muskelfasertypen

Muskelfasern der Skelettmuskulatur sind grundsätzlich gleich aufgebaut. Sie können durch die Isoformen von schweren Myosinketten in verschiedene Subtypen klassifiziert werden (vgl. Talbot und Maves 2016). Es finden sich jedoch auch weitere Unterschiede in Verhältnis der Menge von Myofibrillen, Mitochondrien sowie dem Sarkoplasma. Außerdem variiert der Gehalt an Glykogen, Fett und Myoglobin. Aufgrund dieser Gegebenheiten kann eine funktionelle Untergliederung in verschiedene Muskelfasertypen erfolgen. Neben den Typ 1 Fasern kann in Typ 2 Fasern sowie Intermediärfasern unterschieden werden (vgl. Zimmer und Appell 2021). ´

Die Anlage von Typ 1 Fasern ist als dünn zu beschreiben. Im Vergleich zu anderen Muskelfasern besitzen Typ 1 Fasern viel Sarkoplasma, welches sich wiederum durch einen hohen Anteil an Fetteinlagerungen und Myoglobin auszeichnet. Myoglobin tritt als roter Muskelfarbstoff in Erscheinung. Daher werden Typ 1 Fasern häufig auch als rote Muskelfasern bezeichnet. Zwischen den Myofibrillen finden sich umfangreich in Reihe angelegte Mitochondrien. Typ 1 Fasern charakterisieren sich durch einen hohen oxidativen Metabolismus. Aus funktioneller Sichtweise können Fasern vom Typ 1, mittels langsamer Verkürzungsgeschwindigkeiten, optimal Ausdaueraktivitäten durchführen. Die Ermüdbarkeit ist als gering einzustufen. Die ersten Fasern, welche bei einer muskulären Kontraktion aktiviert werden, sind jene vom Typ 1. Sie sind somit „die Ersten die kommen und die Letzten, die gehen" (vgl. Zimmer und Appell 2021).

Die Typ 2 Fasern sind in ihrer Anlage mächtiger und besitzen mehr Myofibrillen. Im Vergleich zu den Typ 1 Fasern findet sich eine verringerte Mitochondrienanzahl sowie ein reduzierter Myoglobingehalt. Dadurch erscheinen jene Fasern weißlich und werden dementsprechend auch als weiße Muskelfasern bezeichnet. Stoffwechselprozesse in den weißen Muskelfasern laufen vorwiegend anaerob ab. Funktionell können durch die Fasern über einen kurzen Zeitraum Schnellkraft- bzw. Maximalkraftaktivitäten bewältigt werden. Die Ermüdbarkeit der Typ 2 Fasern ist als hoch einzuschätzen (vgl. Zimmer und Appell 2021).

Letztendlich kann in einen Intermediärtyp unterschieden werden, welcher aufgrund seiner Anatomie und Funktion eine Mittelstellung zwischen Typ 1 und Typ 2 Fasern einnimmt. Typ 1 und Typ 2 Fasern zeichnen sich durch die Expression von einer einzigen schweren Myosinkettenisoform aus. Bei Intermediärfasern (o.a. Hybridfasern) finden sich mindestens zwei oder mehrere schwere Myosinkettenisoforme (vgl. Pette und Staron 2000). Mit einem Anteil von 25% und höher stellen die intermediären Muskelfasern ein funktionelles Kontinuum zwischen den verschiedenen Muskelfasertypen sicher (vgl. Medler, 2019).

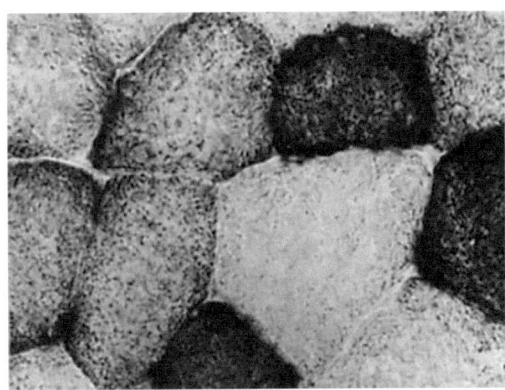

Abb. 1.23 Eine Einfärbung der Mitochondrien lässt eine Differenzierung zwischen den Muskelfasertypen im lichtmikroskopischen Querschnitt zu. Dunkel: Typ 1 Fasern, Weiß: Typ 2 Fasern, Mischform: Intermediärfasern – aus Zimmer, P., & Appell, H.-J. (2021). Funktionelle Anatomie. Berlin, Heidelberg: Springer-Verlag. – Abb. 2.4

Eine Visualisierung der vorangegangenen Beschreibungen bietet Abb. 1.23.

▶ **Praxisbezug** Durch die Anwendung von Reizen in der medizinischen Trainingstherapie können plastische Prozesse der Muskelfasern angeregt werden. So kann durch Ausdauertraining die Funktionsfähigkeit der Typ 1 Fasern gesteigert werden, während die Anpassungsmechanismen durch Krafttraining sich fokussiert an den Typ 2 Fasern äußern. Zudem können Intermediärfasern sich funktionell, je nach Trainingsreizen, durch eine vorhandene Plastizität Typ 1 bzw. Typ 2 Fasern annähern (vgl. Qaisar et al. 2016). Die vorangegangene Klassifikation wird der realen Plastizität des myofaszialen Systems nicht vollständig gerecht und ist daher als grobe Einteilung zu interpretieren.

1.5 Muskelarbeitsformen

Bei den Muskelarbeitsformen können zunächst haltende und dynamische Komponenten voneinander unterschieden werden. Die haltenden Komponenten repräsentiert die isometrische Muskelarbeit. Hierbei kommt es unter der Verrichtung von muskulärer Arbeit bei eventuellen

Spannungsveränderungen zu keiner Veränderung der Muskellänge zwischen Ursprung und Ansatz. Bei den dynamischen Muskelarbeitsformen hingegen, kann die exzentrische Muskelarbeit von der konzentrischen Muskelarbeit unterschieden werden.

Die Exzentrik versteht sich als bremsende Muskelarbeitsform. Dies bedeutet, dass sich Ursprung und Ansatz des arbeitenden Muskels während der Aktivität voneinander entfernen. Die konzentrische Muskelarbeitsform zeichnet sich hingegen dadurch aus, dass sich Ursprung und Ansatz des arbeitenden Muskels während der Verrichtung der muskulären Aktivität aufeinander zubewegen (Abb. 1.24).

Bei Dehn- und Verkürzungszyklen können sich exzentrische sowie die konzentrische Muskelarbeit abwechseln (vgl. Ferrauti, 2020). Bei den Arbeitsformen der Konzentrik sowie Exzentrik kann bei gleichbleibender muskulärer Spannung auch von einer isotonischen Kontraktion gesprochen werden. Diese ist im Alltag jedoch nahezu nicht vorzufinden. Weil sich neben der Muskellänge nahezu immer auch die muskuläre Spannung verändert, sind auxotone Kontraktionen als praxisnäher zu interpretieren.

▶ **Praxisbezug** Je nach vorliegendem Krankheitsbild kann die gewählte Muskelarbeitsform innerhalb der medizinischen Trainingstherapie signifikante Unterschiede in Bezug

auf den Erfolg der Intervention bergen (vgl. Peterson et al., 2014). Dieser Faktor sollte für die Gewährleistung der besten aktuell zur Verfügung stehenden Praxis berücksichtigt werden. Zudem kann der Fall auftreten, dass zwei verschiedene Muskelarbeitsformen zu nicht signifikant unterschiedlichen Ergebnissen führen und somit gleichwertig in die Therapie integriert werden können (vgl. van Ark et al. 2016).

Aufgrund von variablen Pathophysiologien und Symptome, welche durch unterschiedliche Erkrankungen hervorgerufen werden, ist die Frage der optimalen Muskelarbeitsform unter anderem auch von der entsprechenden Diagnosestellung abhängig. Hierbei ist hervorzuheben, dass konzentrisches sowie exzentrisches Muskeltraining als Einzelintervention aber ebenso in einer Interventionskombination angewendet werden können. Es besteht also die Möglichkeit, dass die Kombination aus dem exzentrischen und konzentrischen Ansatz der jeweiligen Einzelanwendung statistisch signifikant bzw. klinisch relevant überlegen, gleichgestellt bzw. unterlegen ist (vgl. Teissier et al. 2020). Um Aussagen dieser Art treffen zu können, sind wissenschaftliche Publikationen mit der Forschungsfrage entsprechenden Outcomemessungen eine zwingende Voraussetzung. Diese Aussagen gelten neben der konzentrischen und exzentrischen

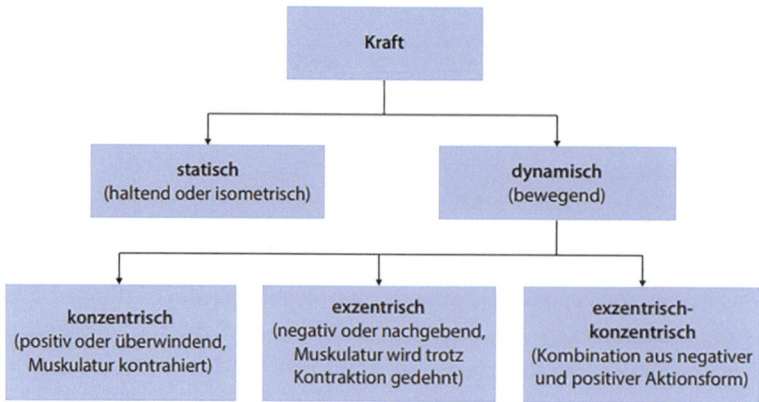

Abb. 1.24 Schematische Darstellung der Muskelarbeitsformen aus „Ferrauti, A. (2020). Trainingswissenschaft für die Sportpraxis. Berlin, Heidelberg: Springer-Verlag. doi: 10.1007/978-3-662-58227-5" – Abb. 4.2

Muskelarbeitsform selbstverständlich auch für die isometrische Muskelaktivierung (vgl. Stasinopoulos D. und Stasinopoulos I. 2017).

Diese Ausführungen lassen sich gut anhand der Diagnose der Tendinopathie der Patellasehne illustrieren. In der Literatur finden sich Vergleichsstudien zwischen isometrischen und isotonischen Trainingsansätzen. Rio et al. (2015) konnten bei Volleyball-Athleten mit jenem Krankheitsbild eine Schmerzlinderung sowie eine Reduktion der muskulären Inhibition des Musculus quadriceps femoris durch die Anwendung von starker isometrischer Spannung hervorrufen. Die Feststellung der Überlegenheit des isometrischen Trainings gegenüber des isotonischen Therapieansatzes bezüglich der Schmerzintensität bei vorhandener Tendinopathie der Patellasehne, konnten zwei Jahre später bestätigt werden (vgl. Rio et al. 2017). Vang und Niznik (2020) weißen auf eine signifikante Wirkung sowohl von isometrischen als auch von isotonischen Muskelaktivitäten hin, stellen dabei aber die Überlegenheit des isometrischen Trainingsansatzes heraus.

Eine systematische Übersichtsarbeit mit integrierter Metaanalyse aus dem Jahr 2009 stellte exzentrisches Training in Bezug auf Muskelkraft und Muskelmasse einem konzentrischen Trainingsansatz gegenüber. Zwanzig randomisiert kontrollierte Studien wurden in das Elaborat integriert. Die Auswertung der gewonnen Daten führte zu dem Ergebnis, dass exzentrisches Training bei hoher Intensität, dem konzentrischen Training bei der Steigerung der totalen Muskelkraft sowie der exzentrischen Muskelkraft signifikant überlegen war. Auch bei der Vergrößerung der Muskelmasse und dem Muskelquerschnitt war der exzentrische Ansatz dem konzentrischen Ansatz überlegen (vgl. Roig et al. 2009). Eine aktuellere systematische Übersichtsarbeit mit einer zusätzlichen metaanalytischen Auswertung konzentrierte sich lediglich auf die Erhöhung der Muskelmasse. Die Auswertung der Daten aus fünfzehn randomisiert kontrollierten Studien ergab, dass durch exzentrisches Training eine durchschnittliche Erhöhung der Muskelmasse von 10% hervorgerufen werden konnte. Im Vergleich dazu,

konnte durch konzentrisches Training lediglich eine durchschnittliche Erhöhung von 6,8% errechnet werden. Exzentrisches Training verfügt somit über eine höhere Effektgröße, dennoch wurde kein signifikanter Unterschied zwischen beiden Trainingsmethoden festgestellt (vgl. Schoenfeld et al., 2017).

1.6 Trainingsbezogene Biomechanik

Praxisbezogenes biomechanisches Wissen dient der gezielten Trainingssteuerung. Werden die Ergebnisse der Forschung, welche aus der Humanbiomechanik entspringen, angemessen in den klinischen Alltag integriert, können Trainingsinhalte im Sinne einer möglichst optimalen Leistungssteigerung bei gleichzeitiger Verletzungsprophylaxe durchgeführt werden. Ein Transfer von theoretischen Erkenntnissen in die Praxis stellt die Grundlage für ein qualitativ hochwertiges medizinisches Trainingsangebot dar.

1.6.1 Relevanz des Drehmomentes beim Krafttraining

Das Drehmoment (M) berechnet sich aus dem Produkt von Kraft (F) und dem Hebelarm (a). Die daraus resultierende Formel $M = F \times a$ stellt einen Grundpfeiler für die Überlegungen zur Ausführung von Kräftigungsübungen dar.

Zum besseren Verständnis wird die Berechnung des Drehmomentes am Beispiel des menschlichen Ellenbogengelenkes graphisch illustriert. Abb. 1.25 zeigt ein 90° flektiertes Ellenbogengelenk mit einer Last in der Hand, welche durch eine Kurzhantel erzeugt wird. Das Gewicht der Kurzhantel beträgt 10 Kilogramm. Umgerechnet und gerundet entsprechen 10 Kilogramm (kg) 100 Newton (N). Die Gewichtskraft des Unterarms wird in diesem Beispiel vernachlässigt, da dies keine individuell veränderbare Variable ist. Die genaue Gewichtskraft beträgt 9,81 Meter pro Sekunde im Quadrat. Zur Vereinfachung wurde dieser Wert auf 10 Meter pro Sekunde im Quadrat gerundet. Im Beispiel

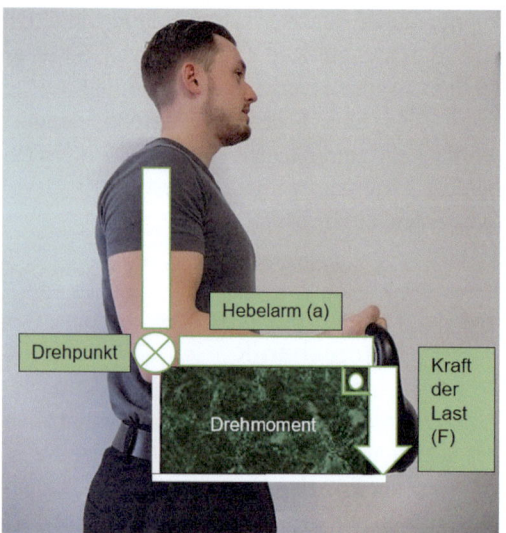

Abb. 1.25 Visuelle Darstellung des Drehmomentes. (eigene Darstellung 2023)

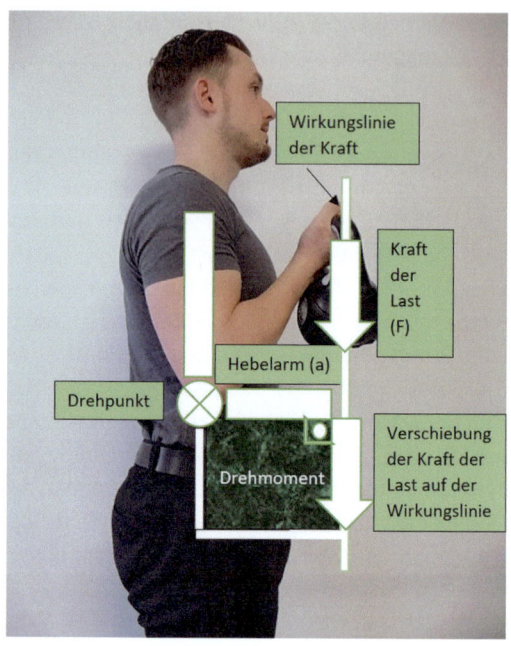

Abb. 1.26 Visuelle Darstellung der Verkleinerung des Drehmomentes bei Flexion über 90°. (eigene Darstellung 2023)

entspricht der Drehpunkt dem Ellenbogengelenk und der Hebelarm, bei 90° Ellenbogenflexion, der Länge des Unterarmes. Generell ist festzuhalten, dass der Hebelarm immer der senkrechte Abstand des Drehpunktes zur Wirklinie der Last respektive der Kraft ist. Beträgt die Länge des Hebelarmes (a) in Abb. 1.25 beispielsweise 0,3 Meter (m), sind für die Berechnung des Drehmomentes (M) alle relevanten Informationen vorhanden. Die Berechnung lautet somit M = 0,3m x 100 N. Somit ist das Drehmoment (M) mit 30 Newtonmeter (Nm) anzugeben.

▶ **Praxisbezug** In Abb. 1.25 ist der Hebelarm (a), welcher gleichzeitig den Lastarm darstellt, am längsten. Somit ist, unter diesen Voraussetzungen, die Kraft die aufgewendet muss, um das Gewicht isometrisch halten zu können in 90° Ellenbogenflexion am höchsten.

In Abb. 1.26 ist eine vermehrte Flexionsstellung des Ellenbogengelenkes zu beobachten. Dies führt bei einer identischen Last von 10kg zu einer deutlichen Verkleinerung des Hebelarmes (a). Durch die Verringerung des Hebelarmes (a) kommt es zwangsläufig zu einer Reduzierung des Drehmomentes. Somit ist die Kraft, die

von der Muskulatur aufgewendet werden muss, um das Gewicht isometrisch zu halten, trotz des identischen Trainingsgewichtes, bemerkenswert um ca. 38,5% im Vergleich zu Abb. 1.25 reduziert.

▶ **Praxisbezug** Seilzüge verfügen über äußerst variable Einstellungsmöglichkeiten. Neben dem Trainingsgewicht kann auch der Winkel, in dem mit der Last gearbeitet werden soll, an die Anforderungen adaptiert werden.

1.6.2 Errechnung der erforderlichen Kraft und des daraus entstehenden Drucks auf Körperstrukturen

Mit dem Vorwissen aus dem Abschn. 1.6.1 stellt sich die Frage nach der Höhe der erforderlichen Kraft, welche Körperstrukturen während des Trainingsprozesses aufbringen müssen. Diese kann mit der folgenden Gleichung „Kraft x

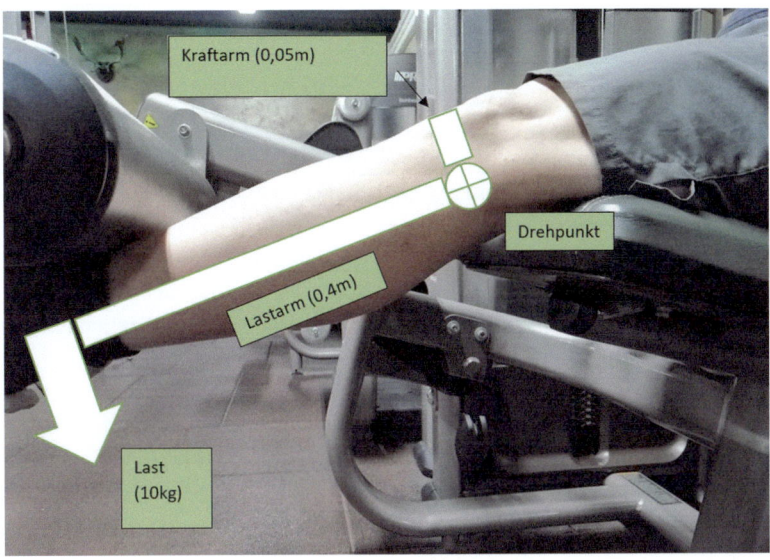

Abb. 1.27   Einbeiniges Training am Beinstrecker. (eigene Darstellung 2023)

Kraftarm = Last x Lastarm angegeben werden. In Abb. 1.27 ist das einbeinige Training am Beinstreckergerät zu sehen. Der Musculus quadriceps femoris hat durch die resistive Bewegung in Knieextension ein Gewicht von 10kg bewegt und hält dieses nun in Extension. Gerundet entsprechen jene 10kg einer Last von 100N. Der Drehpunkt wird durch das Articulatio femorotibialis repräsentiert. Bei Knieextension erstreckt sich der Lastarm mit einer Länge von angenommen 0,4m im Verlauf des Unterschenkels und bildet somit eine Senkrechte zur Kraft der Last, welche zum Drehpunkt verläuft. Der Kraftarm wird durch eine Senkrechte des Ligamentum patellae gebildet, welche zum Drehpunkt im Bereich des Articulatio femorotibialis verläuft. Für den Kraftarm wird eine Länge von 0,05m angenommen. In der Folge kann die Gleichung mit den vorgestellten Daten gefüllt werden. Kraft x 0,05m = 100N x 0,4m. Durch die Lösung der Gleichung kann der Kraftwert des Musculus quadriceps femoris bzw. des Ligamentum patellae mit 800N angegeben werden. An diesem Beispiel wird erkenntlich, dass die Patella als Hypomochlion agiert.

Die Formel für Druck (P) lautet Druck (P) = Kraft (F): Fläche (A). Es bestehen Hin-

weise darauf, dass unterschiedliche muskuläre Rekrutierungsmuster in der Lage sind, Druckverhältnisse innerhalb eines Gelenkes zu modellieren. Dies konnte von Canals et al. (2019) an Leichnamen im Bereich der Ellenbogengelenke demonstriert werden (vgl. Canals et al., 2019).

▶ **Praxisbezug** Bereits im Jahr 1993 konnten Jensen und Graf (1993) zeigen, dass es durch die Injektion einer Kochsalzlösung ins Kniegelenk zu einer Inhibition des Musculus quadriceps femoris bei gleichzeitiger intraartikulärer Druckerhöhung des Articulatio femorotibialis kommt. Bei dem Vorhandensein von Gelenkschwellungen sollte somit die Methode der medizinischen Trainingstherapie entsprechend überdacht werden (vgl. Jensen und Graf (1993). Generell sind Belastungen auf Körperstrukturen als formative Bildungsreize und somit als positiv zu interpretieren. Die Grenze zur Überlastung ist multifaktoriell sowie individuell unterschiedlich. Somit sollte vor der Schlussfolgerung einer pathophysiologischen Kausalität eine eventuell existente Korrelation zwischen Belastungswerten und pathophysiologische Folgeerscheinungen wissenschaftlich abgeklärt werden.

1.6.3 Feste und lose Rollen am Seilzug

Innerhalb der medizinischen Trainingstherapie-praxis stellen Kabelzüge wertvolle Trainings-geräte dar. Aufgrund Ihrer mannigfaltigen Einstellungsmöglichkeiten können unzählige Übungsausführungen durchgeführt werden. Biomechanisch wichtig ist dabei das Verständnis über lose bzw. feste Rollen. Findet sich an einem Kabelzug lediglich eine feste Rolle ist diese als Umlenkrolle zu verstehen. Dies bedeutet, dass bei einem Gewicht von 10kg eine Kraft von gerundet 100N aufgebracht werden muss, um das Gewicht zu bewegen. Die entstehende Reibung wird in diesem Beispiel vernachlässigt. Der Zugweg entspricht hierbei dem Lastweg.

Ist an dem Kabelzug jedoch beispielsweise eine feste Rolle und gleichzeitig eine lose Rolle vorhanden, müssen nur noch gerundete 50N aufgebracht werden, um das Gewicht von 10kg zu bewegen. Auch hier wird der Einfluss der Reibung vernachlässigt. Die Kraft, die beim Vorhandensein einer losen Rolle aufgewendet werden muss, um das Gewicht zu bewegen, halbiert sich somit (FZ=FL/2). Gleichzeitig verdoppelt sich der Zugweg (sZ=2 x sL). Es ist also nicht lediglich das Trainingsgewicht am Seilzug entscheidend für die Intensität, sondern zusätzlich auch die Kenntnis über die Anzahl von festen bzw. losen Rollen.

▶ **Praxisbezug** Beim Training am Seilzug sollte das Vorhandensein sowie die Anzahl von losen Rollen überprüft werden. Bei ärztlich vorgegebenen Höchstbelastungen in Bezug auf das Gewicht sollte berücksichtigt werden, dass sich der Krafteinsatz, um die Last zu bewegen, durch die Existenz von losen Rollen reduziert. Lose Rollen bieten aufgrund der Vergrößerung des Zugweges den Vorteil über einen großen Bewegungsweg gegen einen Widerstand zu arbeiten.

1.6.4 Biomechanische Faktoren bei Kniebeugen

Das Forschungsteam rund um Lorenzetti (2018) untersuchte den Einfluss der Fußstellung und Standweite auf die Beweglichkeit sowie die Belastung der Hüftgelenke bzw. der Kniegelenke.

Werden beide Füße parallel zueinander mit einem Abstand von 10% zwischen der Strecke des Trochanter major und dem Boden im Stand positioniert, wurden die geringsten Kniemomente in der sagittalen Ebene gemessen. Gleichzeitig wurden in dieser Position die höchsten Hüftmomente in der sagittalen Ebene verzeichnet. Die Beweglichkeit in die Hüft- und Knieflexion reduzierte sich. Diese Ergebnisse sind von der Ausführung von ungeübten Personen, welche mit einer Holzstange in die Kniebeuge gingen, auf die Gruppe welche zusätzlich 50% Ihres Körpergewichtes über eine Langhantel bewegten, übertragbar.

Jene Parameter wurden auch in einer Position beurteilt, in der die Füße der Teilnehmenden in einem Abstand voneinander positioniert wurden, welcher dem doppelten Abstand zwischen der Spinae iliacae anterior superior entsprach. Gleichzeitig wurden die Füße 42° nach außen rotiert. Diese Position führte zu den höchsten sagittalen Kniemomenten, während die sagittalen Hüftmomente sich auf die kleinste Intensität reduzierten. Die Bewegungsexkursion in Hüft- und Knieflexion vergrößerte sich ebenfalls in beiden Gruppen (vgl. Lorenzetti et al., 2018).

Neben der Fußposition kann auch die Kniestellung einen modulierenden Einfluss auf die Kräfteverteilung ausüben. Befinden sich die Kniegelenke während der Kniebeuge hinter den Zehenspitzen, kann das Kniegelenk dadurch entlastet werden. Es ist jedoch davon auszugehen, dass jene Kräfte auf das Hüftgelenk bzw. den unteren Rücken umverteilt werden. Daher kann geschlussfolgert werden, dass eine leicht anteriore Positionierung der Kniegelenke zu einer harmonischen Belastungsverteilung zwischen den Körperabschnitten beitragen kann (vgl. Fry et al. 2003).

Diese Arbeiten illustrieren eindrucksvoll, welch hohen biomechanischen Stellenwert die Fuß- und Kniepositionierung bei der Ausführung von Kniebeugen innehat.

In Bezug auf die extensorischen Momente des Sprung- und Kniegelenks kann durch die Verlagerung des Körpergewichts nach anterior bzw. posterior eine Modulation erreicht werden.

Im Vergleich zur posterioren Verlagerung des Körpergewichtes, konnte bei der anterioren Verlagerung eine signifikante Zunahme des extensorischen Momentes der Sprunggelenke bei gleichzeitiger Abnahme des extensorischen Momentes der Kniegelenke registriert werden (vgl. Ishida et al. 2022).

▶ **Praxisbezug** Extreme Positionierungen der Standbreite und des Fußrotationswinkels führen je nach Gelenk sowohl zu Belastungs- als auch Entlastungsspitzen. Vor diesem Hintergrund wird deutlich, dass die möglichst „optimale" Kniebeugeposition individuell abhängig ist. Lorenzetti et al. (2018) empfehlen 20° Fußrotation bei etwa schulterbreit positionierten Füßen.

Aus einem Konglomerat aus Einzelstudien wird ersichtlich, dass auf das Ligamentum cruciatum posterius während der Kniebeuge leichte bis mittlere posteriore Scherkräfte einwirken. In einem Bewegungsausmaß zwischen 0-60° Knieflexion sind ebenfalls leichte anteriore Scherkräfte zu beobachten, diese werden hauptsächlich durch das Ligamentum cruciatum anterius absorbiert. Bei der Übungsdurchführung konnten leichte bis intensive Kompressionskräfte im Bereich des femoropatellaren bzw. femorotibialen Gelenkes festgestellt werden. Diese erhöhen sich progressiv bei vermehrter Flexionsbewegung des Kniegelenkes und erreichen Spitzenwerte bei nahezu vollständiger Beugestellung. Im Verlauf der Extensionsbewegung kommt es zu einer stetigen Verringerung der Kompressionskräfte. Scherkräfte sowie Translationsbewegungen des Kniegelenkes können durch vermehrte Kompression, welche durch zusätzliches Trainingsgewicht erzeugt wird, minimiert werden (vgl. Escamilla 2001).

▶ **Praxisbezug** Kniebeugen bzw. das Arbeiten an einer Beinpresse in einem Ausmaß von 0-50° Flexion bietet sich im Rehabilitationsverlauf aufgrund der geringen strukturellen Stresssituation an. Nach der Rehabilitation kann im Kniegelenk so weit in Flexion bewegt werden, bis die Oberschenkel parallel zum Boden stehen. Ein Weiterbewegen aus dieser Position in vermehrte Knieflexion ist nicht als unmittelbare Kontraindikation zu bewerten, es soll an dieser Stelle jedoch auf das erhöhte Verletzungspotential in Bezug auf die Menisci und den Kreuz- bzw. Seitenbändern hingewiesen werden (vgl. Escamilla 2001).

1.6.5 Biomechanische Faktoren der Disci intervertebrales

Durch eine In-vivo-Studie von Wilke et al. (1999) wurde es möglich die Druckverhältnisse des Discus intervertebralis zwischen L4 und L5 bei verschiedenen alltäglichen Bewegungen zu messen. In selbstloser und heroischer Manier stimmte eine Versuchsperson zu, sich unter radiologischer Kontrolle einen Drucksensor in das Zentrum der Bandscheibe zwischen L4 und L5 implantieren zu lassen. Durch eine Befestigung des in der Bandscheibe befindlichen Drucksensor über einen Gürtel um den Rumpf, wurde die Versuchsperson angewiesen verschiedene Alltagsbewegungen auszuführen. Währenddessen konnten Messwerte des intradiskalen Drucks aufgezeichnet werden.

Die geringsten Messwerte wurden durch das Liegen in Rückenlage hervorgerufen. Hierbei wurde ein Druck von 0,1 Megapascal (MPa) gemessen.

In der Ausgangsstellung Sitz konnte bei einer entspannten Sitzhaltung ohne Kontakt zur Stuhllehne ein Wert von 0,46 MPa festgestellt werden. Bei aktiver Aufrichtung des Rumpfes im Sitz erhöhte sich der Wert auf 0,55 MPa. Eine weitere Steigerung der Druckwerte konnte durch eine maximale Rumpfflexion im Sitzen erzeugt werden. Dabei stieg der intradiskale Druck des Discus intervertebralis zwischen L4 und L5 auf 0,83 MPa. Der geringste Wert in der Ausgangsstellung Sitz von 0,27 MPa konnte durch eine gekrümmte Position während des Sitzens hervorgerufen werden. Während des Transfers vom Sitz in den Stand wurde ein Wert von 1,10 MPa gemessen.

Das entspannte Stehen führte zu einem intradiskalen Druck von 0,5 MPa. Durch eine

Rumpfflexion konnte der Druck im Stand auf 1,10 MPa gesteigert werden. Das im Stand durchgeführte Vasalva-Manöver führte zu einem Druckwert von 0,92 MPa (vgl. Wilke et al., 1999).

▶ **Praxisbezug** Es konnte gezeigt werden, dass das Vasalva-Manöver den intradiskalen Druck erhöht. Zusätzlich kann durch das Vasalva-Manöver der intraabdominale Druck erhöht werden (vgl. Hackett und Chow 2013). Durch hohe Belastungen während des Krafttrainings tritt das Vasalva-Manöver reflexartig auf und ist somit in der Lage die Rumpfstabilität zu erhöhen und Wirbelsäulenverletzungen vorzubeugen. Dies führt neben einer Erhöhung der Rumpfstabilität auch zu hämodynamischen Veränderungen. Dies kann bei Menschen, welche eine Anfälligkeit für Herz-Kreislauf-Erkrankungen, zerebrovaskuläre Pathologien bzw. Hernien haben, ein Gesundheitsrisiko darstellen. Nach ärztlicher Abklärung wird jenen Menschen ein Vasalva-Manöver von maximal drei Sekunden empfohlen. Bei erfahrenen Kraftsportlern können weniger hämodynamische Unterschiede gegenüber unerfahrenen Kraftsportlern festgestellt werden. Daher wird zunächst ein herantastendes Krafttraining unter 80% des one-repetition-maximum (1RM) empfohlen. Für kraftsportliche Hochleistungen ist das Vasalva-Manöver als relevant anzusehen und nicht zwangsläufig als negativ zu betrachten. Bei zu langer respektive zu intensiver Belastung können Symptome wie Schwindel bzw. Ohnmacht auftreten.

Die Druckverhältnisse bei der Aktivität des Gehens innerhalb der Bandscheibe zwischen L4 und L5 schwankten zwischen 0,53 – 0,65 MPa. Die Werte blieben beim Tragen von Tennisschuhen identisch zu Barfußgehen.

Beim Joggen mit Tennisschuhen wurden Werte zwischen 0,35–0,85 MPa gemessen, während das Tragen von härteren Straßenschuhen Werte zwischen 0,35–0,95 MPa hervorrief.

Eine Treppenstufe hinaufsteigen führte zu Werten von 0,5-0,7 MPa. Wurden hingegen zwei Treppenstufen gleichzeitig nach oben gestiegen führte dies zu Werten zwischen 0,3 bis 1,20 MPa. Eine Treppenstufe nach unten zu steigen, führte zu einem Druck von 0,38-0,6 MPa. Wurden zwei Treppenstufen gleichzeitig nach unten gestiegen, variierte der Wert zwischen 0,30-0,90 MPa.

Wurden ein Gewicht von 20kg mit nach vorn gelehntem sowie flektiertem Rumpf angehoben, führte dies zu einem Druck von 2,3 MPa. Wurde die Flexion während des Hebens aufgehoben, verringerte sich der Wert auf 1,7 MPa. Das isometrische Halten der 20 Kilo nah am Rumpf evozierte einen Druckwert von 1,1 MPa. Bei Vergrößerung der Distanz zwischen der 20kg schweren Last und dem Rumpf um 60cm, kam es zu einem intradiskalen Druckanstieg auf 1,80 MPa.

▶ **Praxisbezug** Die vorgestellten Messwerte liefern biomechanische Erkenntnisse, welche sich auf die medizinische Trainingstherapie übertragen lassen. Dabei sollte nicht der Interpretationsfehler begangen werden, hohe Druckwerte zwangläufig als negativ einzustufen. Für einen angemessenen Metabolismus ist das Bandscheibenmaterial auf einen Wechsel zwischen Kompression und Entlastung angewiesen. Bei adäquater Dosierung sind dies die formativen Reize, welche das Gewebe dazu anregen sich an zukünftige Belastungen zu adaptieren. Wichtige Faktoren hierbei sind eine allmähliche Steigerung der Belastung sowie ein Gleichgewicht zwischen katabolen und anabolen Stoffwechselphasen (vgl. Kirnaz et al., 2022). Ist die Regenerationsphase zwischen Trainingseinheiten zu kurz, stellt dies neben zu intensiv gewählten Belastungen einen Risikofaktor für strukturelle Schäden dar. Das Ziel der medizinischen Trainingstherapie ist eine überschwellige Reizsetzung bei gleichzeitiger Überlastungs- bzw. Verletzungsvermeidung.

1.6.6 Vermeidung von verriegelten Gelenkstellungen unter hoher Gewichtsbelastung

Eine verriegelte Gelenkstellung zeichnet sich durch eine hohe Spannung des Kapsel-Band-Apparates, wenig bis kein Gelenkspiel sowie durch einen hohen intraartikulären Druck aus. Es wird ersichtlich, dass jene Faktoren zu einem hohen Maß an Gelenkstabilisierung führen. Gleichzeitig ist der muskuläre Aufwand in der verriegelten Stellung minimal.

Besteht innerhalb der medizinischen Trainingstherapie der Wunsch, Muskulatur mittels Trainingsgewicht zu kräftigen, erscheint ein Bewegen in die verriegelte Stellung wenig positive Effekte mit sich zu bringen. Es besteht vielmehr die Gefahr einer strukturellen Schädigung, da das Verletzungsrisiko proportional mit der Erhöhung des intraartikulären Drucks ansteigt. Diesbezüglich rücken das Articulatio femorotibialis sowie das Articulatio humeroulnaris in den Vordergrund.

Die verriegelte Stellung des Articulatio femorotibialis ist die maximale Extension (vgl. McGinty et al. 2000). Wird in die maximale Streckung bewegt, kommt es zur sogenannten Schlussrotation. Wird die Streckung im offenen System vollzogen, kommt es zu einer leichten Außenrotationsbewegung der Tibia während den letzten Graden des Streckens. Wird die Kniestreckung jedoch im Stand durchgeführt, kommt es biomechanisch zu einer leichten Innenrotationsbewegen im Hüftgelenk und somit zur relativen Außenrotation im Kniegelenk (vgl. Böhni et al. 2012).

▶ **Praxisbezug** Bei Kniebeugen mit Gewichtsbelastung sowie beim Training in der Beinpresse unter hoher Gewichtsbelastung sollte auf das Bewegen in maximale Kniestreckung aufgrund der hohen intraartikulären Kompression bei gleichzeitig geringer muskulärer Rekrutierung verzichtet werden.

Bei der maximalen Extensionsstellung im Ellenbogengelenk, erfährt das Articulatio humeroulnaris die höchste Kompression (vgl. Chantelot et al. 2008). EMG-Messung beim Pangorilla zeigen die deutlich verminderte Rekrutierung der Oberarmmuskulatur während der Ellenbogenextension (vgl. Tuttle und Basmajian 1974).

▶ **Praxisbezug** Wird an der Brustpresse trainiert oder Bankdrücken praktiziert, sollte auf eine endgradige Ellenbogenextension unter hoher Gewichtsbelastung aufgrund der hohen intraartikulären Kompression verzichtet werden.

1.7 Das offene und geschlossene System

Innerhalb der medizinischen Trainingstherapie stehen sowohl das offene als auch das geschlossene System für die Kräftigung der Skelettmuskulatur zur Verfügung. Im Folgenden werden beide Systeme vorgestellt sowie Vor- bzw. Nachteile präsentiert.

1.7.1 Das offene System

Ein Training im offenen System zeichnet sich durch verschiedene Charakteristika aus. Zunächst ist festzuhalten, dass beim offenen System das distale Ende der zu trainierenden Extremität nicht fixiert ist. Beispiele für das Training der unteren Extremität im offenen System sind das Beinstreckergerät sowie das Beinbeugergerät. Bei der Übungsausführung wird deutlich, dass der Fuß nicht am Boden bzw. dem Gerät selbst fixiert wird.

Weiterhin bietet das offene System die Möglichkeit, Skelettmuskeln möglichst isoliert trainingstherapeutisch anzusprechen. So kann beim Beinstreckergerät fokussiert eine Reizsetzung auf den Musculus quadriceps femoris erfolgen, während beim Beinbeugergerät ein möglichst isoliertes Training der Musculi ischiocrurale erfolgt.

Ein weiteres Charakteristikum des offenen Systems ist das fokussierte Bewegen in einem Gelenk. Am Beispiel des Beinstrecker- bzw. Beinbeugergeräts wird erkennbar, dass vorrangig das Articulatio femorotibialis bewegt.

1.7.2 Das geschlossene System

Ein Training im geschlossenen System zeichnet sich durch verschiedene Charakteristika aus. Zunächst ist festzuhalten, dass beim geschlossenen System das distale Ende der zu trainierenden Extremität fixiert ist. Beispiele für das Training der unteren Extremität im geschlossenen System sind die Durchführung von Kniebeugen oder auch das Training an der Beinpresse. Bei der Übungsausführung wird deutlich, dass der Fuß am Boden bzw. dem Gerät fixiert wird.

Weiterhin bietet das geschlossene System die Möglichkeit, Skelettmuskeln trainingstherapeutisch in Ketten anzusprechen. Am Beispiel von Kniebeugen kann somit gleichzeitig der Musculus quadriceps femoris, die Musculi ischiocrurale sowie der Musculus gluteus maximus als auch weitere Skelettmuskeln angesprochen werden.

Ein weiteres Charakteristikum des geschlossenen Systems ist das gleichzeitige Bewegen in mehreren Gelenken. Am Beispiel der Kniebeuge wird erkennbar, dass sowohl das obere Sprunggelenk, das Kniegelenk sowie das Hüftgelenk gleichzeitig bewegt.

1.7.3 Vergleich zwischen dem offenen und dem geschlossenen System

Die Wahl zwischen einem Training im offenen bzw. geschlossenen System ist abhängig vom Status der Wundheilung sowie dem zugrunde liegenden Krankheitsbild. Somit kann eine möglichst konkrete Aussage bzw. Handlungsanweisung nur nach einer individuellen Literaturrecherche sowie der Auffindung und Interpretation von Forschungsarbeiten erfolgen. Einige Elaborate kommen zu dem Ergebnis, dass es keine Unterschiede zwischen der Anwendung von Übungen aus der Gattung des offenen bzw. geschlossenen Systems gibt (vgl. Jewiss et al., 2017). Andere Studien kommen zu dem Schluss, dass die Kombination aus einem Training im offenen und geschlossenen System, der jeweiligen Einzelanwendung überlegen ist (vgl. Fleming et al. 2005). Innerhalb von Ver-

gleichsstudien kann jedoch auch eine Überlegenheit von dem Training einen gegenüber dem anderen System festgestellt werden (vgl. Bakhtiary et al. 2008).

Die Verweise für die Entscheidungsfindung, welches Training bei verschiedenen Diagnosen bzw. klinischen Bildern aus Sicht der Wissenschaft zu favorisieren ist, finden sich in Kap. 5 und 6.

Literatur

Aarsland D, Sardahaee F, Anderssen S, Ballard C, Alzheimer's Society Systematic Review group (May 2010) Is physical activity a potential preventive factor for vascular dementia? A systematic review. *Aging Ment Health* 14(4):386–395. https://doi.org/10.1080/13607860903586136

AG Wissenschaft (2019) *Egofit.* https://www.egofit.de/biadata-org/. Zugegriffen: 5. Okt. 2022

Ayabe S-I, Goto N, Atsumi T, Goto J, Suzuki J (August 2005) Morphometric evaluation of posterior funiculus nerve fibers in relation to aging. Okajimas Folia Anat Jpn 82(2):35–38. https://doi.org/10.2535/ofaj.82.35

Böhni U, von Heymann W, Locher H, Habring M, (22. (April 2012) Biomechanik und Dysfunktion. Man Med 50:102–116. https://doi.org/10.1007/s00337-012-0902-y

Bachl N, Löllgen H, Tschan H, Wackerhage H, Wessner B (2018) Molekulare Sport- und Leistungsphysiologie. Springer-Verlag, Vienna. https://doi.org/10.1007/978-3-7091-1591-6

Baek M, Menon V, Jessell T, Hantman A, Dasen J (May2019) Molecular Logic of Spinocerebellar Tract Neuron Diversity and Connectivity. Cell Rep 27(9):2620–2635. https://doi.org/10.1016/j.celrep.2019.04.113

Bakhtiary A, Fatemi E (February 2008) Open versus closed kinetic chain exercises for patellar chondromalacia. Br J Sports Med 42(2):99–102. https://doi.org/10.1136/bjsm.2007.038109

Barrett E, Eggleston E, Inyard A, Wang H, Li G, Chai W, Liu Z, (13 March 2009) The vascular actions of insulin control its delivery to muscle and regulate the rate-limiting step in skeletal muscle insulin action. Diabetologia 52:752–764. https://doi.org/doi.org/10.1007/s00125-009-1313-z

Bays H (January 2009) „Sick fat," metabolic disease, and atherosclerosis. Am J Med 122(1 Suppl):26–37. https://doi.org/10.1016/j.amjmed.2008.10.015

Benjamin M, Ralphs J (2000) The cell and developmental biology of tendons and ligaments. Int Rev Cytol 196:85–130. https://doi.org/10.1016/s0074-7696(00)96003-0

Bewick G, Banks R (January 2015) Mechanotransduction in the muscle spindle. Pflugers Arch 467(1):175–190. https://doi.org/10.1007/s00424-014-1536-9

Blundell J, Gibbons C, Caudwell P, Finlayson G, Hopkins M (February 2015) Appetite control and energy balance: impact of exercise. Obes Rev 16(Suppl 1):67–76. https://doi.org/10.1111/obr.12257

Bowsher D (2005) Representation of somatosensory modalities in pathways ascending from the spinal anterolateral funiculus to the thalamus demonstrated by lesions in man. Eur Neurol 54(1):14–22. https://doi.org/10.1159/000086884

Brandes R, Lang F, Schmidt R (2019) Physiologie des Menschen. Springer-Verlag, Berlin, Heidelberg. https://doi.org/10.1007/978-3-662-56468-4

Canals X, Claramunt A, Jou M, Abad M, Muñoz D, Baeza A (3 December 2019). Study of intraarticular pressures in the elbow joints. J Biomech 97:109378. https://doi.org/10.1016/j.jbiomech.2019.109378

Canty E, Kadler K (December 2002) Collagen fibril biosynthesis in tendon: a review and recent insights. Comp Biochem Physiol A Mol Integr Physiol 133(4):979–985. https://doi.org/10.1016/s1095-6433(02)00212-x

Causey L, Cowin S, Weinbaum S (June2012) Quantitative model for predicting lymph formation and muscle compressibility in skeletal muscle during contraction and stretch. Proc Natl Acad Sci U S A 109(23):9185–9190. https://doi.org/10.1073/pnas.1206398109

Chafee M, Heilbronner S (April 2022) Prefrontal cortex. Curr Biol 32(8):R346–R351. https://doi.org/10.1016/j.cub.2022.02.071

Chalmers G, (20 July 2007) Strength training Do Golgi tendon organs really inhibit muscle activity at high force levels to save muscles from injury, and adapt with strength training? Sports Biomechanics 1(2):239–249. https://doi.org/10.1080/14763140208522800

Chantelot C, Wavreille G, Remedios C, Landejerit B, Fontaine C, Hildebrand H (March 2008) Intra-articular compressive stress of the elbow joint in extension: an experimental study using Fuji films. Surg Radiol Anat 30(2):103–111. https://doi.org/10.1007/s00276-007-0297-y

Cheng A, Jude B, Lanner J (August 2020) Intramuscular mechanisms of overtraining. Redox Biol, 35:101480. https://doi.org/10.1016/j.redox.2020.101480

Christensen J, Simonsen C, Hojman P (13 December 2018) Exercise Training in Cancer Control and Treatment. Compr Physiol 9(1):165–205. https://doi.org/10.1002/cphy.c180016

Coote J, Perez-Gonzalez J (June 1970) The response of some sympathetic neurones to volleys in various afferent nerves. J Physiol 208(2):261–278. https://doi.org/10.1113/jphysiol.1970.sp009118

Crane J, MacNeil L, Lally J, Ford R, Bujak A, Brar I, Tarnopolsky M (August 2015) Exercise-stimulated interleukin-15 is controlled by AMPK and regulates skin metabolism and aging. Aging Cell 14(4):625–634. https://doi.org/10.1111/acel.12341

Crush E, Frith E, Loprinzi P (15 March 2018) Experimental effects of acute exercise duration and exercise recovery on mood state. J Affect Disord 229:282–287. https://doi.org/10.1016/j.jad.2017.12.092

Dayal A, Medvedeva N, Nekrasova T, Duhalin S, Surin A, Minin A (30 October 2020). Desmin Interacts Directly with Mitochondria. Int J Mol Sci 21(21):8122. https://doi.org/10.3390/ijms21218122

Dietz V, Gollhofer A, Kleiber M, Trippel M (1992) Regulation of bipedal stance: dependency on „load" receptors. Exp Brain Res 89(1):229–231. https://doi.org/10.1007/BF00229020

Dimitriou M (18 October 2014) Human Muscle Spindle Sensitivity Reflects the Balance of Activity between Antagonistic Muscles. J Neurosci 34(41):13644–13655. https://doi.org/10.1523/JNEUROSCI.2611-14.2014

Ellingsgaard H, Hauselmann I, Schuler B, Habib A, Baggio L, Meier D, Donath M (30. (October 2011) Interleukin-6 enhances insulin secretion by increasing glucagon-like peptide-1 secretion from L cells and alpha cells. Nat Med 17(11):1481–1489. https://doi.org/10.1038/nm.2513

Erickson K, Voss M, Prakash R, Basak C, Szabo A, Chaddock L, Kramer A (15 February 2011) Exercise training increases size of hippocampus and improves memory. Proc Natl Acad Sci U S A 108(7):3017–3022. https://doi.org/10.1073/pnas.1015950108

Escamilla R (January 2001) Knee biomechanics of the dynamic squat exercise. Med Sci Sports Exerc 33(1):127–141. https://doi.org/10.1097/00005768-200101000-00020

Febbraio M, Hiscock N, Sacchetti M, Fischer C, Pedersen B (July 2004) Interleukin-6 is a novel factor mediating glucose homeostasis during skeletal muscle contraction. Diabetes 53(7):1643–1648. https://doi.org/10.2337/diabetes.53.7.1643

Ferrauti A (2020) Trainingswissenschaft für die Sportpraxis. Springer-Verlag, Berlin, Heidelberg. https://doi.org/10.1007/978-3-662-58227-5

Fleming B, Oksendahl H, Beynnon B (July 2005) Open- or closed-kinetic chain exercises after anterior cruciate ligament reconstruction? Exerc Sport Sci Rev 33(3):134–140. https://doi.org/10.1097/00003677-200507000-00006

Fry AC, Smith JC, Schilling BK. Effect of knee position on hip and knee torques during the barbell squat. J Strength Cond Res. 2003 Nov;17(4):629–33. https://doi.org/10.1519/1533-4287(2003)017<0629:eokpoh>2.0.co;2. PMID: 14636100.

Gartlehner G, Wild C, Mad P (February 2008) Systematische Übersichtsarbeiten und Meta-Analysen. Wien Med Wochenschr 158:127–133. https://doi.org/10.1007/s10354-007-0499-2

Giovannucci E (September 2007) Metabolic syndrome, hyperinsulinemia, and colon cancer: a review. Am J Clin Nutr 86(3):836–842. https://doi.org/10.1093/ajcn/86.3.836S

Hötting, K., & Röder, B. (November 2013). Beneficial effects of physical exercise on neuroplasticity and cognition. Neurosci Biobehav Rev, 37(9 Pt B):2243-57. https://doi.org/10.1016/j.neubiorev.2013.04.005

Hackett D, Chow C-M (August 2013) The Valsalva Maneuver Its Effect on Intra-abdominal Pressure and Safety Issues During Resistance Exercise. J Strength Cond Res 27(8):2338–2345. https://doi.org/10.1519/JSC.0b013e31827de07d

Haffner S (September 2007) Abdominal adiposity and cardiometabolic risk: do we have all the answers? Am J Med 120(9 Suppl 1):10–16. https://doi.org/10.1016/j.amjmed.2007.06.006

Heckman C, Enoka R (October 2012) Motor unit. Compr Physiol 4:2629–2682. https://doi.org/10.1002/cphy.c100087

Henderson C, Gomez C, Novak S, Mi-Mi L, Gregorio C, (18. (June 2017) Overview of the Muscle Cytoskeleton. Compr Physiol 7(3):891–944. https://doi.org/10.1002/cphy.c160033

Hojman P, Gehl J, Christensen J, Pedersen B (9 January 2018) Molecular Mechanisms Linking Exercise to Cancer Prevention and Treatment. Cell Metab 27(1):10–21. https://doi.org/10.1016/j.cmet.2017.09.015

Huggenberger S, Moser N, Schröder H, Cozzi B, Granato A, Merighi A (2019) Neuroanatomie des Menschen. Springer-Verlag, Berlin, Heidelberg

Ishida T, Samukawa M, Endo D, Kasahara S, Tohyama H (September 2022) Effects of Changing Center of Pressure Position on Knee and Ankle Extensor Moments During Double-Leg Squatting. J Sports Sci Med 21(3):341–346. https://doi.org/10.52082/jssm.2022.341

Jensen K, Graf B (1993) The effects of knee effusion on quadriceps strength and knee intraarticular pressure. Arthroscopy 9(1):52–56. https://doi.org/10.1016/s0749-8063(05)80343-3

Jewiss D, Ostman C, Smart N (2017) Open versus Closed Kinetic Chain Exercises following an Anterior Cruciate Ligament Reconstruction: A Systematic Review and Meta-Analysis. J Sports Med (Hindawi Publ Corp):1–10. https://doi.org/10.1155/2017/4721548

Jirikowski G (13 January 2016) Faszien und Aponeurosen des Bewegungsapparats. Man Med 54:10–13. https://doi.org/10.1007/s00337-015-0086-3

Kellermayer D, Smith J 3rd, Granzier H (May 2019) Titin mutations and muscle disease. Pflugers Arch 471(5):673–682. https://doi.org/10.1007/s00424-019-02272-5

Kelley G, Kelley K (February 2017) Exercise and sleep: a systematic review of previous meta-analyses. J Evid Based Med 10(1):26–36. https://doi.org/10.1111/jebm.12236

Khan Z, Ahmed S, Baig A., Farooqui W (13. June 2022). Effect of post-isometric relaxation versus myofascial release therapy on pain, functional disability, rom and qol in the management of non-specific neck pain: a randomized controlled trial. BMC Musculoskelet Disord 23(1):567. https://doi.org/10.1186/s12891-022-05516-1

Kirnaz S, Capadona C, Wong T, Goldberg J, Medary B, Sommer F, Härtl R (January 2022) Fundamentals of Intervertebral Disc Degeneration. World Neurosurg 157:264–273. https://doi.org/10.1016/j.wneu.2021.09.066

Kirsch J (2018) Schmerz, lass' nach! Springer-Verlag, Berlin, Heidelberg. https://doi.org/10.1007/978-3-662-55358-9

Kistemaker D, Van Soest A, Wong J, Kurtzer I, Gribble P (February 2013) Control of position and movement is simplified by combined muscle spindle and Golgi tendon organ feedback. J Neurophysiol 109(4):1126–1139. https://doi.org/10.1152/jn.00751.2012

Kröger S, Watkins B (7 January 2021). Muscle spindle function in healthy and diseased muscle. Skelet Muscle 11(1):3. https://doi.org/10.1186/s13395-020-00258-x

Lacour J-R (December 2011) Muscle activity and energy expenditure. Rev Mal Respir 28(10):1278–1292. https://doi.org/10.1016/j.rmr.2011.06.014

Lange S, Pinotsis N, Agarkova I, Ehler E (March 2020). The M-band: The underestimated part of the sarcomere. Biochim Biophys Acta Mol Cell Res 1867(3):118440. https://doi.org/10.1016/j.bbamcr.2019.02.003

Latroche C, Gitiaux C, Chrétien F, Desguerre I, Mounier R, Chazaud B (November 2015) Skeletal Muscle Microvasculature: A Highly Dynamic Lifeline. Physiology (Bethesda) 30(6):417–427. https://doi.org/10.1152/physiol.00026.2015

Laube W (2020). Sensomotorik und Schmerz: Wechselwirkung von Bewegungsreizen und Schmerzempfinden. Springer, Berlin – Heidelberg.

Lee J, Jun H.-S. (30. January 2019). Role of Myokines in Regulating Skeletal Muscle Mass and Function. Front Physiol 10:42. https://doi.org/10.3389/fphys.2019.00042

Lepley A., Ly M, Grooms D, Kinsella-Shaw J, Lepley L (2020). Corticospinal tract structure and excitability in patients with anterior cruciate ligament reconstruction: A DTI and TMS study. Neuroimage Clin 25:102157. https://doi.org/10.1016/j.nicl.2019.102157

Lorenzetti S, Ostermann M, Zeidler F, Zimmer P, Jentsch L, List R, Schellenberg F (17. July 2018). How to squat? Effects of various stance widths, foot placement angles and level of experience on knee, hip and trunk motion and loading. BMC Sports Sci Med Rehabil 10:14. https://doi.org/10.1186/s13102-018-0103-7

Müller-Wohlfahrt H-W, Ueblacker P, Hänsel L (2010) Muskelverletzungen im Sport. Georg Thieme Verlag KG, Stuttgart

Mad P, Felder-Puig R, Gartlehner G (May 2008) Randomisiert kontrollierte Studien. Wien Med Wochenschr 158:234–239. https://doi.org/10.1007/s10354-008-0526-y

Mattson M (12. December 2012) Energy intake and exercise as determinants of brain health and vulnerability to injury and disease. Cell Metab 16(6):706–722. https://doi.org/10.1016/j.cmet.2012.08.012

McGinty G, Irrgang J, Pezzullo D (March 2000) Biomechanical considerations for rehabilitation of the knee. Clin Biomech (Bristol, Avon) 15(3):160–166. https://doi.org/10.1016/s0268-0033(99)00061-3

Medler S (29. November 2019). Mixing it up: the biological significance of hybrid skeletal muscle fibers. J Exp Biol, 222(Pt 23):jeb200832. https://doi.org/10.1242/jeb.200832

Mileusnic M, Loeb G (June 2009) Force estimation from ensembles of Golgi tendon organs. J Neural Eng 6(3):036001. https://doi.org/10.1088/1741-2560/6/3/036001

Murad M, Asi N, Alsawas M, Alahdab F (August 2016) New evidence pyramid. Evid Based Med 21(4):125–127. https://doi.org/10.1136/ebmed-2016-110401

Murrant C, Fletcher N, Fitzpatrick E, Gee K (May2021) Do skeletal muscle motor units and microvascular units align to help match blood flow to metabolic demand? Eur J Appl Physiol 121(5):1241–1254. https://doi.org/10.1007/s00421-021-04598-4

Nishimune H, Shigemoto K (May2018) Practical Anatomy of the Neuromuscular Junction in Health and Disease. Neurol Clin 36(2):231–240. https://doi.org/10.1016/j.ncl.2018.01.009

Nordby P, Auerbach P, Rosenkilde M, Kristiansen L, Thomasen J, Rygaard L, Stallknecht B (November 2012) Endurance training per se increases metabolic health in young, moderately overweight men. Obesity (Silver Spring) 20(11):2202–2212. https://doi.org/10.1038/oby.2012.70

O'Brien M (July 1992) Functional anatomy and physiology of tendons. Clin Sports Med 11(3):505–520

O'Brien M (April 1997) Structure and metabolism of tendons. Scand J Med Sci Sports 7(2):55–61. https://doi.org/10.1111/j.1600-0838.1997.tb00119.x

O'Brien M (June 2005) The anatomy of the Achilles tendon. Foot Ankle Clin 10(2):225–238. https://doi.org/10.1016/j.fcl.2005.01.011

Ojima K (July 2019) Myosin: Formation and maintenance of thick filaments. Anim Sci J 90(7):801–807. https://doi.org/10.1111/asj.13226

Ouchi N, Oshima Y, Ohashi K, Higuchi A, Ikegami C, Izumiya Y, Walsh K, (21. (November 2008) Follistatin-like 1, a secreted muscle protein, promotes endothelial cell function and revascularization in ischemic tissue through a nitric-oxide synthase-dependent mechanism. J Biol Chem 283(47):32802–32811. https://doi.org/10.1074/jbc.M803440200

Ovalie W (1987) The human muscle-tendon junction. Anat Embryol 176:281–294. https://doi.org/10.1007/BF00310184

Pedersen B, (10. February 2019) The Physiology of Optimizing Health with a Focus on Exercise as Medicine. Annu Rev Physiol 81:607–627. https://doi.org/10.1146/annurev-physiol-020518-114339

Pedersen B, Hoffman-Goetz L (July 2000) Exercise and the immune system: regulation, integration, and adaptation. Physiol Rev 80(3):1055–1081. https://doi.org/10.1152/physrev.2000.80.3.1055

Pedersen B, Saltin B (December 2015) Exercise as medicine – evidence for prescribing exercise as therapy in 26 different chronic diseases. Scand J Med Sci Sports 25(Suppl 3):1–72. https://doi.org/10.1111/sms.12581

Perl E (July 1994) The 1944 Nobel Prize to Erlanger and Gasser. FASEB J 8(10):782–783. https://doi.org/10.1096/fasebj.8.10.8050679

Perrini S, Laviola L, Carreira M, Cignarelli A, Natalicchio A, Giorgino F (June 2010) The GH/IGF1 axis and signaling pathways in the muscle and bone: mechanisms underlying age-related skeletal muscle wasting and osteoporosis. J Endocrinol 205(3):201–210. https://doi.org/10.1677/JOE-09-0431

Petersen W, Bobka T, Stein V, Tillmann B (April 2000) Blood supply of the peroneal tendons: injection and immunohistochemical studies of cadaver tendons. Acta Orthop Scand 71(2):168–174. https://doi.org/10.1080/000164700317413148

Peterson, M., Butler , S., Eriksson, M., & Svärdsudd, K. (September 2014). A randomized controlled trial of eccentric vs. concentric graded exercise in chronic tennis elbow (lateral elbow tendinopathy). Clin Rehabil 28(9):862–872. https://doi.org/10.1177/0269215514527595

Pette D, Staron R, (15. (September 2000) Myosin isoforms, muscle fiber types, and transitions. Microsc Res Tech 50(6):500–509. https://doi.org/10.1002/1097-0029(20000915)50:6<500::AID-JEMT7>3.0.CO;2-7

Prabhat S. (20. February 2011). *differencebetween.net*. http://www.differencebetween.net/science/health/difference-between-cardiac-and-skeletal-muscle/. Zu gegriffen: 5. Okt. 2022

Qaisar R, Bhaskaran S, Remmen H (September 2016) Muscle fiber type diversification during exercise and regeneration. Free Radic Biol Med 98:56–67. https://doi.org/10.1016/j.freeradbiomed.2016.03.025

Rassier D (August 2017) Sarcomere mechanics in striated muscles: from molecules to sarcomeres to cells. Am J Physiol Cell Physiol 313(2):134–145. https://doi.org/10.1152/ajpcell.00050.2017

Rio E, Kidgell D, Purdam C, Gaida J, Moseley G, Pearce A, Cook J (October 2015) Isometric exercise induces analgesia and reduces inhibition in patellar tendinopathy. Br J Sports Med 49(19):1277–1283. https://doi.org/10.1136/bjsports-2014-094386

Rio E, van Ark M, Docking S, Moseley G, Kidgell D, Gaida J, Cook J (May2017) Isometric Contractions Are More Analgesic Than Isotonic Contractions for Patellar Tendon Pain: An In-Season Randomized Clinical Trial. Clin J Sport Med 27(3):253–259. https://doi.org/10.1097/JSM.0000000000000364

Rohel A, Bouffard J, Patricio P, Mavromatis N, Billot M, Roy J-S, Masse-Alarie H (July2021) The effect of experimental pain on the excitability of the corticospinal tract in humans: A systematic review and meta-analysis. Eur J Pain 25(6):1209–1226. https://doi.org/10.1002/ejp.1746

Roig M, O'Brien K, Kirk G, Murray R, McKinnon P, Shadgan B, Reid W (August 2009) The effects of eccentric versus concentric resistance training on muscle strength and mass in healthy adults: a systematic review with meta-analysis. Br J Sports Med 43(8):556–568. https://doi.org/10.1136/bjsm.2008.051417

Rosenthal R, DiMatteo M (February 2001) Meta-Analysis: Recent Developments in Quantitative Methods for Literature Reviews. Annu Rev Psychol 52(59–82):59–82. https://doi.org/10.1146/annurev.psych.52.1.59

Rubini E, Costa A, Gomes P (2007) The effects of stretching on strength performance. Sports Med 37(3):213–224. https://doi.org/10.2165/00007256-200737030-00003

Schindler R, Mancilla J, Endres S, Ghorbani R, Clark S, Dinarello C (1. (January 1990) Correlations and interactions in the production of interleukin-6 (IL-6), IL-1, and tumor necrosis factor (TNF) in human blood mononuclear cells: IL-6 suppresses IL-1 and TNF. Blood 75(1):40–47

Schleip R (April 2003a) Fascial plasticity – a new neurobiological explanation Part 2. J Bodyw Mov Ther 7(2):104–116. https://doi.org/10.1016/S1360-8592(02)00076-1

Schleip R (2003b) Fascial plasticity – a new neurobiological explanation: Part 1. J Bodyw Mov Ther 7(1):11–19. https://doi.org/10.1016/S1360-8592(02)00067-0

Schmidt R, Lang F, Thews G (2005) Physiologie des Menschen. Springer-Verlag, Berlin Heidelberg. https://doi.org/10.1007/b137547

Schoenfeld B, Ogborn D, Vigotsky A, Franchi M, Krieger J (September 2017). Hypertrophic Effects of Concentric vs. Eccentric Muscle Actions: A Systematic Review and Meta-analysis. J Strength Cond Res 31(9):2599–2608. https://doi.org/10.1519/JSC.0000000000001983

Severinsen M, Pedersen B (August 2020) Muscle-Organ Crosstalk: The Emerging Roles of Myokines. Endocr Rev 41(4):594–609. https://doi.org/10.1210/endrev/bnaa016

Silver F, Freeman J, Seehra G (October 2003) Collagen self-assembly and the development of tendon mechanical properties. J Biomech 36(10):1529–1553. https://doi.org/10.1016/s0021-9290(03)00135-0

Stasinopoulos D, Stasinopoulos I (January-March 2017) Comparison of effects of eccentric training, eccentric-concentric training, and eccentric-concentric training combined with isometric contraction in the treatment of lateral elbow tendinopathy. J Hand Ther 30(1):13–19. https://doi.org/10.1016/j.jht.2016.09.001

Steensberg A, Fischer C, Keller C, Møller K, Pedersen B (August 2003) IL-6 enhances plasma IL-1ra, IL-10, and cortisol in humans. Am J Physiol Endocrinol Metab 285(2):E433–E437. https://doi.org/10.1152/ajpendo.00074.2003

Talbot J, Maves L (July2016) Skeletal muscle fiber type: using insights from muscle developmental biology to dissect targets for susceptibility and resistance to muscle disease. Wiley Interdiscip Rev Dev Biol 5(4):518–534. https://doi.org/10.1002/wdev.230

Teissier V, Leclercq R, Schiano-Lomoriello S, Nizard R, Portier H (June 2020) Does eccentric-concentric resistance training improve early functional outcomes compared to concentric resistance training after total knee arthroplasty? Gait Posture 79:145–151. https://doi.org/10.1016/j.gaitpost.2020.04.020

Tuttle R, Basmajian J (July 1974) Electromyography of brachial muscles in Pan gorilla and hominoid evolution. Am J Phys Anthropol 41(1):71–90. https://doi.org/10.1002/ajpa.1330410110

Vaegter H, Jones M (23 September 2020) Exercise-induced hypoalgesia after acute and regular exercise: experimental and clinical manifestations and possible mechanisms in individuals with and without pain. Pain Rep 5(5):e823. https://doi.org/10.1097/PR9.0000000000000823

van Ark M, Cook J, Docking S, Zwerver J, Gaida J, van den Akker-Scheek I, Rio E (September 2016) Do isometric and isotonic exercise programs reduce pain in athletes with patellar tendinopathy in-season? A randomised clinical trial. J Sci Med Sport 19(9):702–706. https://doi.org/10.1016/j.jsams.2015.11.006

Vang C, Niznik A (October 2020) The Effectiveness of Isometric Contractions Compared With Isotonic Contractions in Reducing Pain For In-Season Athletes With Patellar Tendinopathy. J Sport Rehabil 30(3):512–515. https://doi.org/10.1123/jsr.2019-0376

Verma S, Khurana S, Vats A, Sahu B, Ganguly N, Chakraborti P, Taneja V, (8. (January 2022) Neuromuscular Junction Dysfunction in Amyotrophic Lateral Sclerosis. Mol Neurobiol 59:1502–1527. https://doi.org/10.1007/s12035-021-02658-6

Walters B, Read C, Estes A (September 2018) The effects of resistance training, overtraining, and early specialization on youth athlete injury and development. J Sports Med Phys Fitness 58(9):1339–1348. https://doi.org/10.23736/S0022-4707.17.07409-6

Warneke K, Brinkmann A, Hillebrecht M, Schiemann S (25. May 2022). Influence of Long-Lasting Static Stretching on Maximal Strength, Muscle Thickness and Flexibility. Front Physiol, 13:878955. https://doi.org/10.3389/fphys.2022.878955

Whitmer R, Gustafson D, Barrett-Connor E, Haan M, Gunderson E, Yaffe K (30. September 2008) Central obesity and increased risk of dementia more than three decades later. Neurology 71(14):1057–1064. https://doi.org/10.1212/01.wnl.0000306313.89165.ef

Wilke H, Neef P, Caimi M, Hoogland T, Claes L (April 1999). New in vivo measurements of pressures in the intervertebral disc in daily life. Spine (Phila Pa 1976), 24(8):755-62. https://doi.org/10.1097/00007632-199904150-00005

Wilson J, Hornbuckle L, Kim J-S, Ugrinowitsch C, Lee S-R, Zourdos M, Panton L (September 2010) Effects of static stretching on energy cost and running endurance performance. J Strength Cond Res 24(9):2274–2279. https://doi.org/10.1519/JSC.0b013e3181b22ad6

Xue F, Michels K (September 2007) Diabetes, metabolic syndrome, and breast cancer: a review of the current evidence. Am J Clin Nutr 86(3):823–835. https://doi.org/10.1093/ajcn/86.3.823S

Yin L, Li N, Jia W, Wang N, Liang M, Yang X, Du G (October 2021). Skeletal muscle atrophy: From mechanisms to treatments. Pharmacol Res 172:105807. https://doi.org/10.1016/j.phrs.2021.105807

Zeng X, Zhang Y, Kwong J, Zhang C, Li S, Sun F, Du L (February 2015) The methodological quality assessment tools for preclinical and clinical studies, systematic review and meta-analysis, and clinical practice guideline: a systematic review. J Evid Based Med 8(1):2–10. https://doi.org/10.1111/jebm.12141

Zilles K, Tillmann B (2010) Anatomie. Springer-Verlag, Berlin, Heidelberg. https://doi.org/10.1007/978-3-540-69483-0

Zimmer P, Appell H-J (2021) Funktionelle Anatomie. Springer-Verlag, Berlin, Heidelberg

Zschäbitz A (2005) Anatomie und Verhalten von Sehnen und Bändern. Orthopade 34:516–525. https://doi.org/10.1007/s00132-005-0799-4

Teilbereiche der medizinischen Trainingstherapie

2

Inhaltsverzeichnis

▶ **Trailer**

Entdecken Sie die Vielfalt und Tiefe der medizinischen Trainingstherapie in diesem aufschlussreichen zweiten Kapitel, das die Kernelemente körperlicher Fitness durchleuchtet. Von der Ausdauer der Muskeln bis zur Spitzenkraft, dieses Kapitel deckt das gesamte Spektrum ab und liefert fundiertes Wissen, das auf neuesten Forschungserkenntnissen basiert.

Beginnen Sie Ihre Reise mit einem Einblick in das Kraftausdauertraining, wo Sie die entscheidenden Parameter und die beeindruckenden Vorteile dieser Trainingsform kennenlernen. Tauchen Sie ein in aktuelle Forschungsergebnisse, die das Verständnis

und die Anwendungen des Kraftausdauertrainings erweitern.

Weiter geht es mit der Maximalkraft – dem
Zenit der körperlichen Stärke. Erfahren Sie,
wie Sie Ihre Kraftgrenzen sicher erweitern
können und welche wissenschaftlichen Erkenntnisse die Effektivität des Maximalkrafttrainings untermauern.

Das Kapitel führt Sie dann in die Welt der
Schnellkraft ein, einer entscheidenden Kom-
ponente für explosive Bewegungen. Verstehen Sie die Grundlagen des Schnellkrafttrainings und wie aktuelle Studien die Methoden und Ergebnisse dieses Trainingsbereichs
beleuchten.

Erfahren Sie mehr über die Reaktivkraft, eine oft übersehene, aber wesentliche Fähigkeit für dynamische und re-
aktive Bewegungen. Durchdringen Sie die
Definitionen, Parameter und die neuesten
Forschungserkenntnisse, die die Bedeutung
des Reaktivkrafttrainings hervorheben.

Das Ausdauertraining wird in seiner ganzen Breite dargestellt, von den Grundlagen bis
hin zu spezifischen Trainingsmethoden und
Belastungszonen. Ein besonderer Fokus liegt
auf den neuesten wissenschaftlichen Erkenntnissen, die zeigen, wie Ausdauer die Gesundheit und Leistungsfähigkeit beeinflusst.

Propriozeptives Training, ein Schlüssel-
element zur Verbesserung der Körperwahrnehmung und Verletzungsprävention, wird
detailliert erläutert. Entdecken Sie die Prinzipien und Vorteile dieser Trainingsform und
wie Forschung die Praxis formt.

Schließlich wirft das Kapitel ein Licht auf
das Training der Beweglichkeit, ein fundamentaler Aspekt für die Gesamtfunktionalität
des Körpers. Erfahren Sie mehr über Ursachen
eingeschränkter Gelenkbeweglichkeit und in-
novative Methoden zu ihrer Verbesserung
wie beispielsweise aus dem Bereich der Dehnung sowie der Anwendung der Faszienrolle.

Dieses Kapitel ist ein Muss für jeden, der
ein tiefes und breites Verständnis der verschiedenen Aspekte der medizinischen
Trainingstherapie erlangen möchte. Mit fun-
diertem Wissen und neuesten Einblicken

aus der Forschung bietet es eine unschätz-
bare Ressource für Praktiker, Studenten und
Enthusiasten gleichermaßen. Machen Sie
sich bereit, Ihr Wissen zu vertiefen und Ihre
Trainingsansätze zu revolutionieren.

In diesem Kapitel werden zunächst die verschiedenen Kraftarten vorgestellt. Je nach Kraftart, erfolgen unterschiedliche physiologische
Reaktionen des menschlichen Körpers. Diese
werden bei der jeweiligen Kraftart präsentiert und dienen als wichtiges theoretisches
Fundament für die Auswahl der erforderlichen
Trainingsmethode. Im Anschluss werden kraft-
artspezifisch Wiederholungs- sowie Satzzahlen
als auch Pausenzeiten, Belastungsintensitäten
sowie Kontraktionsgeschwindigkeiten thematisiert. Weitere Bestandteile stellen das Ausdauertraining, das propriozeptive Training sowie das
Training der Beweglichkeit dar.

2.1 Kraftausdauer

2.1.1 Definition und Parameter des Kraftausdauertrainings

Zum Begriff der Kraftausdauer existieren voneinander divergierende Definitionen. Die Definition, welche von Schmidtbleicher (1989) aufgestellt wurde, umfasst sowohl qualitative als
auch quantitative Informationen (vgl. Fröhlich et al. 2001). Wörtlich beschreibt Schmidtbleicher Kraftausdauer als „… die Fähigkeiten
des neuromuskulären Systems, eine möglichst
große Impulssumme in einem definierten Zeitraum (längstens 2 min bei maximaler Aus-
lastung) gegen höhere Lasten (mehr als 30 %
der Maximalkraft) zu produzieren und dabei
die Reduktion der produzierten Impulse im Verlauf der Belastung möglichst gering zu halten"
(Schmidtbleicher 1989, S. 13). Die Kraftart der
Kraftausdauer lässt sich in zwei Bestandteile
untergliedern. Hierbei ist zum einen die Intensität des Einzelkraftstoßes aufzuführen. Zum anderen die Befähigung die Reduzierung der

Kraftstoßsumme möglichst niedrig stattfinden zu lassen bzw. die Ermüdungsresistenz zu erhöhen (vgl. Güllich und Schmidtbleicher 1999). Die Komponenten, welche maßgeblich über die Intensität des Einzelkraftstoßes bestimmen, sind die entfaltbare Maximal- bzw. Explosivkraft. Zur nur langsamen Minderung der Kraftstoßsumme tragen neben einer hohen neuronalen Ermüdungsresistenz auch eine ausgeprägte Pufferkapazität bezüglich der Laktatkonzentration bei (vgl. Bigland-Ritchie 1981; vgl. Hultman et al. 1981). Sportarten, welche eine kraftausdauernde Leistung erfordern, sind beispielsweise Schwimmen, Ringen sowie der Kanurennsport (vgl. Schnabel et al. 1997).

Ehlenz et al. (1998) unterscheiden bezüglich der Reizintensität in insgesamt drei Formen des Kraftausdauertrainings. Kraftausdauertraining mit einer Reizintensität von über 75 % der Maximalkraft bezeichnen Sie als Maximalkraftausdauer. Die submaximale Kraftausdauer charakterisiert sich zwischen 75 % und 50 % der Maximalkraft. Wird das Trainings mit einer Reizintensität zwischen 50 % und 30 % der Maximalkraft realisiert, kann auch von einem Training der aeroben Kraftausdauer gesprochen werden (vgl. Ehlenz et al. 1998). Die Wiederholungszahl wird von Güllich und Schmidtbleicher (1999) mit einer Spanne zwischen 20 und 40 bei einer langsamen bis zügigen Durchführungsgeschwindigkeit angegeben. Wird im Kraftausdauertraining eine von Serie zu Serie einheitliche Wiederholungszahl vorgegeben, ist es erforderlich das Trainingsgewicht im Verlauf zu reduzieren (vgl. Fröhlich et al. 2001). Zwischen den 6–8 Serien sollten Pausenzeiten zwischen 30 s und einer Minute eingehalten werden (vgl. Güllich und Schmidtbleicher 1999). Die Regenerationszeit kann mit einer Dauer von 24–48 h angegeben werden. Somit ergeben sich wöchentlich 2–3 Therapieeinheiten (vgl. Haas und Fox 2005). Abb. 2.1 stellt eine Übersicht der beschriebenen Parameter des Kraftausdauertrainings dar.

2.1.2 Forschungserkenntnisse des Kraftausdauertrainings

Eine Publikation aus dem Jahr 2004 von Fröhlich et al. beschäftigt sich mit den metabolischen sowie kardiovaskulären Reaktionen, welche durch Kraftausdauertraining hervorgerufen werden. Mit der Sportart als Grundlage wurden Ringer, Leichtathleten sowie Freizeitsportler in drei verschiedene Gruppen eingeteilt. Das Kraftausdauertraining wurde in 6 Serien mit einer Wiederholungszahl von 20 an einer Multipresse im Sinne von Bankdrücken durchgeführt. Eine Outcomemessung stellte die physikalische Arbeit dar. Diese berechnet sich aus dem Produkt durchgeführten Wiederholungen, der bewältigten Last sowie der Hubhöhe. An dieser Stelle ist anzumerken, dass sich die Verrichtung der physikalischen Arbeit gruppenübergreifend lediglich von der ersten auf die

Reizintensität (vgl. Ehlenz et al., 1998)	> 75% = Maximalkraftausdauer 75%-50% = submaximale Kraftausdauer 50%-30% = aerobe Kraftausdauer
Wiederholungszahl (vgl. Güllich & Schmidtbleicher, 1999)	20-40
Serien (vgl. Güllich & Schmidtbleicher, 1999)	6-8
Pausenzeit (vgl. Güllich & Schmidtbleicher, 1999)	30 Sekunden – 1 Minute
Durchführungsgeschwindigkeit (vgl. Güllich & Schmidtbleicher, 1999)	Langsam bis zügig
Regenerationszeit (vgl. Haas & Fox, 2005)	24-48 Stunden
Therapieeinheiten pro Woche (vgl. Haas & Fox, 2005)	2-3

Abb. 2.1 Übersicht der Parameter des Kraftausdauertrainings. (Eigene Darstellung 2023)

zweite Serie signifikant reduzierte. In Bezug auf die Verrichtung von physikalischer Arbeit unterschieden sich die Sätze 3–6 nicht voneinander (vgl. Fröhlich et al. 2004).

▶ Praxisbezug Wird beim Ausdauertraining eine feste Wiederholungszahl vorgegeben, sollte fokussiert zwischen der ersten und der zweiten Serie auf eine adäquate Anpassung des Trainingsgewichtes geachtet werden.

Die Laktatproduktion stieg während der Serien 1–3 in allen drei Gruppen signifikant an. Zwischen 4. ($6,4 \pm 1,0$ mmoll $1 \cdot l^{-1}$) und der 5. ($6,7 \pm 1,0$ mmoll $1 \cdot l^{-1}$) Serie war kein signifikanter Unterschied feststellbar. Ebenso nicht zwischen den 5. und 6. ($6,7 \pm 1,0$ mmoll $1 \cdot l^{-1}$) Serie (vgl. Fröhlich et al. 2004).

Die Herzfrequenz lag während den 6 Serien ca. bei 144 Schlägen pro Minute. In einer ähnlichen Arbeit, welche ebenfalls Kraftausdauertraining anhand der Übung Bankdrücken untersuchte, konnte bei 15 ± 3 Wiederholungen im Mittel eine Herzfrequenz von 121 ± 20 Schlägen pro Minute festgestellt werden (vgl. Buskies 1999). Der systolische Blutdruck zeigte, bis auf eine Steigerung von der ersten ($124,6 \pm 14,5$) zur vierten Serie ($133,9 \pm 17,1$), mit einem p-Wert kleiner als 0,05, keine signifikanten Veränderungen zwischen den Serien. Der myokardiale Sauerstoffbedarf stieg gruppenübergreifend zwischen den einzelnen Serien an (vgl. Fröhlich et al. 2004).

▶ Praxisbezug Bei Freizeit- sowie Leistungssportlern scheint Kraftausdauertraining keine negativen gesundheitlichen Konsequenzen mit sich zu bringen. Selbst bei normotensiven Herzerkrankten kann, unter entsprechender Überwachung, ein Kraftausdauertraining positiv zum Rehabilitationsprozess beitragen (vgl. Urhausen et al. 2000). Der Blutdruckanstieg während des Trainings stellt die wichtigste Größe zur Abschätzung eines potenziellen Risikos dar. In der Praxis konnte bei einem Kraftausdauertraining mit 40–60 % der Maximalkraft bei 15–20 Wiederholungen

eine akzeptable Blutdruckerhöhung festgestellt werden. Diese ist vergleichbar mit der Blutdruckerhöhung bei aerobem Ausdauertraining (vgl. Bjarnason-Wehrens et al. 2004).

Eine Vergleichsstudie von Hillebrecht et al. (2012) untersuchte den Effekt von Hypertrophietraining sowie Kraftausdauertraining bei Personen mit der Diagnose des Diabetes mellitus Typ 2. Nach einem sechsmonatigen Trainingszeitraum konnte bei beiden Trainingsmethoden ein signifikanter antidiabetischer Effekt nachgewiesen werden. In einer follow-up-Messung nach weiteren sechs Monaten war der antidiabetische Effekt des Kraftausdauertrainings dem Hypertrophietraining hochsignifikant ($p>0,003$) überlegen (vgl. Hillebrecht et al. 2012). Passend dazu konnten positive Effekte auf das metabolische Syndrom durch Kraftausdauertraining nachgewiesen werden. Konkret wurde eine Verbesserung des Glukosestoffwechsels sowie eine signifikante Verbesserung der Leistungsfähigkeit durch eine zehnwöchige Kraftausdauerintervention nachgewiesen (vgl. Lehmann et al. 2011).

Führen Frauen mit einem Alter von über 65 Jahren ein Kraftausdauertraining 2- bis 3-mal wöchentlich bei einer Intensität von 40 % der Maximalkraft durch, hat dies nach einem sechswöchigen Zeitraum positive Konsequenzen für das Immunsystem. Konkret konnte eine trainingsinduzierte hemmende Wirkung auf die Seneszenz von T-Zellen konstatiert werden (vgl. Dinh et al. 2019).

Thiele et al. (2020) untersuchten den Effekt von Kraftausdauertraining bei Ruderathletinnen. In einem Zeitraum von neun Wochen wurde ein Kraftausdauertraining, welches den gesamten Körper umfasste, durchgeführt. Dabei konnte, durch 4 Serien, 30 Wiederholungen und einer Intensität von 50–60 % der Maximalkraft, eine signifikante Verbesserung der sportspezifischen Leistungsfähigkeit erreicht werden (vgl. Thiele et al. 2020). Dies geschieht aufgrund einer verbesserten Durchblutungssituation und eines damit einhergehenden verbesserten Stoffwechsels als auch durch eine Hypertrophie der ST-Muskelfasern. Für die möglichst optimale Ausschöpfung der Hypertrophie-Effekte wird eine Intensität des Kraftausdauertrainings von 65–80 % rekommandiert (vgl. Haas und Fox 2005).

Zusammenfassend kann festgehalten werden, dass Kraftausdauertraining eine Wechselwirkung zu anderen Kraftarten aufweist. Des Weiteren können Trainierende, bezogen auf den Stoffwechsel, von antidiabetischen sowie myokininduzierten Effekten profitieren. Ebenso empfiehlt sich jene Trainingsform, um die spezifische kraftausdauernde Leistungsfähigkeit bei Aktivität bzw. Sport zu erhöhen. Bei entsprechenden Voraussetzungen können auch Herzerkrankte eine Indikation für Kraftausdauertraining aufweisen. Auch der bewusst erzeugte strukturelle Schaden der Muskulatur, welcher durch Maximalkrafttraining hervorgerufen wird, scheint eher eine unausweichliche Konsequenz des Trainings als ein Stimulus der Hypertrophie zu sein (vgl. Gonzalez 2016).

2.2 Maximalkraft

2.2.1 Definition und Parameter des Maximalkrafttrainings

Als Maximalkraft kann die Fähigkeit des neuromuskulären Systems verstanden werden, eine maximale Kraftentwicklung gegen einen äußeren Widerstand auszuführen (vgl. Hollmann und Hettinger, 2000). Dabei kommt es zu einer maximalen Kontraktion der aktivierten Skelettmuskulatur (vgl. Thompson et al. 2019). Innerhalb des Maximalkrafttrainings kann in ein gezieltes Training der intramuskulären Koordination sowie ein Training der Hypertrophie unterschieden werden.

Das Training der intramuskulären Koordination zielt darauf ab, die Anzahl der gleichzeitig aktivierten motorischen Einheiten innerhalb eines Muskels während der Kraftanstrengung zu erhöhen. Dieses Ziel wird erreicht, indem sich die neuronale Ansteuerung des zu trainierenden Muskels verbessert (vgl. Holzgreve et al. 2022).

Beim Hypertrophietraining hingegen, steht die Volumenzunahme sowie die Anzahlerhöhung von Myofibrillen des Skelettmuskels im Vordergrund. Diese Anpassungsmechanismen werden maßgeblich durch die Einlagerung von Sarkomerproteinen wie Myosin-, Aktin- und Titinfilamenten erreicht (vgl. Raeder et al. 2020).

Die Parameter des Trainings der intramuskulären Koordination sowie des Hypertrophietrainings unterscheiden sich in einigen Punkten voneinander. Das Hypertrophietraining kann mit einer Belastungsintensität zwischen 60–90 % der dynamischen Maximalkraft durchgeführt werden (vgl. Fry 2004). Die Wiederholungszahl wird mit 6–15 Wiederholungen angegeben (vgl. Schoenfeld 2020). Hierbei ist anzumerken, dass aufgrund der Ermüdungssituation nach der letzten Wiederholung möglichst keine weitere Wiederholung durchgeführt werden kann. Von Schoenfeld (2020) wird eine Serienanzahl von 3–6 empfohlen. In Bezug auf die Pausenzeiten zwischen den Serien finden sich, je nach Publikation, unterschiedliche Zeiträume. Während Fröhlich (2011) einen Pausenzeitraum von 1,5–2 min definiert, geben Raeder et al. (2020) eine Zeitspanne von 2–5 min vor. Zu dieser Thematik kann angefügt werden, dass sich die Innervationsfähigkeit der zu trainierenden Muskulatur mit zunehmender Pausenzeit verbessert (vgl. Wirth und Schmidtbleicher 2002). Kürzere Pausenzeiten fokussieren die gezielte Ermüdung des Skelettmuskels. Längere Pausenzeiten hingegen, konzentrieren sich auf die maximale Kraftentfaltung während der Übungsdurchführung.

Aus einer Regenerationszeit von 48 bis 72 h zwischen den Reizsetzungen ergeben sich 2–3 wöchentliche Therapieeinheiten (vgl. Haas und Fox 2005). Abb. 2.2 stellt eine Übersicht der beschriebenen Parameter des Hypertrophietrainings dar.

Die Parameter des Trainings der intramuskulären Koordination weichen zum Teil von denen des Hypertrophietrainings ab. So propagieren Haas und Fox (2005) eine Trainingsintensität von 90–100 % des One-Repetition-Maximums. Daraus ergeben sich Wiederholungszahlen von 1–3 je Serie. Die Geschwindigkeit der

Reizintensität (vgl. Fry, 2004)	60-90%
Wiederholungszahl (vgl. Schoenfeld, 2020)	6-15
Serien (vgl. Schoenfeld, 2020)	3-6
Pausenzeit (vgl. Fröhlich, 2011 / Raeder et al., 2020)	1,5-2 Minuten / 2-5 Minuten
Durchführungsgeschwindigkeit (vgl. Ferrauti & Remmert, 2020)	langsam bis zügig
Regenerationszeit (vgl. Haas & Fox, 2005)	48-72 Stunden
Therapieeinheiten pro Woche (vgl. Haas & Fox, 2005)	2-3

Abb. 2.2 Übersicht der Parameter des Hypertrophietrainings. (Eigene Darstellung 2023)

Durchführung soll so explosiv wie möglich gestaltet werden. Zwischen den 3–5 Serien sollten Pausenzeiten von 6–10 min eingehalten werden. Wurde eine Trainingseinheit bezüglich der intramuskulären Koordination abgeschlossen, wird eine Pausenzeit von ca. 72 h empfohlen. Daraus ergeben sich wöchentlich 2 bis maximal 3 Trainingseinheiten (vgl. Haas und Fox 2005). Hierbei ist anzufügen, dass sich die Regenerationszeit nur auf die trainierten Muskelgruppen bezieht. Lässt es der Allgemeinzustand zu, kann während der Regenerationszeit einer Muskelgruppe eine weitere trainiert werden. Dieser Grundsatz ist auf alle Kraftarten übertragbar. Abb. 2.3 bietet einen Überblick über die Parameter des Trainings der intramuskulären Koordination.

2.2.2 Forschungserkenntnisse des Maximalkrafttrainings

In der Untersuchung von Staniszewski et al. (2020) wurde der Ansatz des Hypertrophie-trainings mit dem Ansatz des Trainings der intramuskulären Koordination verglichen. Konkret wurde der Musculus biceps brachii trainiert. Nach einem achtwöchigem Trainingszeitraum konnte bei beiden Trainingsformen ein Zuwachs des One-Repetition-Maximums von über 20 % eruiert werden. Bei einem diesbezüglichen Gruppenvergleich konnten keine signifikanten Unterschiede errechnet werden. Während sich der Oberarmumfang nach der achtwöchigen Trainingsdurchführung bei der Hypertrophiegruppe signifikant steigerte, konnte bei der Gruppe, welche das Training der intramuskulären Koordination praktizierte, keine signifikante Umfangszunahme festgestellt werden. Bei den Partizipierenden der intramuskulären Trainingsgruppe konnte im Vergleich zur Hypertrophiegruppe eine deutlichere Verringerung der Hautfaltendicke über dem Musculus biceps brachii und dem Musculus triceps brachii gemessen werden.

Die Wissenschaftler um Nicholson et al. (2016) untersuchten die Unterschiede zwischen

Reizintensität (vgl. Haas & Fox, 2005)	90-100%
Wiederholungszahl (vgl. Haas & Fox, 2005)	1-3
Serien (vgl. Haas & Fox, 2005)	3-5
Pausenzeit (vgl. Haas & Fox, 2005)	6-10 Minuten
Durchführungsgeschwindigkeit (vgl. Haas & Fox, 2005)	möglichst explosiv
Regenerationszeit (vgl. Haas & Fox, 2005)	72 Stunden
Therapieeinheiten pro Woche (vgl. Haas & Fox, 2005)	2-3

Abb. 2.3 Übersicht der Parameter des Trainings der intramuskulären Koordination. (Eigene Darstellung 2023)

dem Training der intramuskulären Koordination und dem Hypertrophietraining anhand der Kniebeuge mit Langhantel und Zusatzgewicht. Neben einer erhöhten Zeit unter Spannung sowie Impulsgenerierung, konnte durch das Training der intramuskulären Koordination das One-Repetition-Maximum signifikant besser als durch Hypertrophietraining gesteigert werden.

Hypertrophietraining führt im Vergleich zum Training der intramuskulären Koordination zu einer signifikant höheren Ausschüttung von anabolen Hormonen (vgl. Crewther et al. 2008). Hierzu zählen neben Wachstumshormonen (vgl. Smilios et al. 2003) auch Testosteron (vgl. McCaulley et al. 2009) sowie das anti-inflammatorisch wirkende Cortisol (vgl. Uchida et al. 2009). Diese vorübergehende vermehrte Ausschüttung der aufgezählten Hormone führt zu positiven Effekten auf den Gesamtorganismus, scheint die muskuläre Proteinsynthese jedoch nicht zu stimulieren (vgl. Gonzalez et al. 2016). Die während des Trainings erzeugte Hypoxie innerhalb der Muskulatur ist die Folge einer stark eingeschränkten arteriellen Blutversorgung. Diese hält beim Hypertrophietraining bedeutend länger als beim Training der intramuskulären Koordination an. Daher scheint die Hypothese des metabolischen Stresses, erzeugt durch länger anhaltende Hypoxie und höhere Laktatwerte im Vergleich zur intramuskulären Koordination, als Treiber der muskulären Hypertrophie durchaus berechtigt. Für die Identifizierung der exakten Mechanismen bedarf es weiterer Forschungsarbeit (vgl. Schoenfeld 2013).

2.3 Schnellkraft

2.3.1 Definition und Parameter des Schnellkrafttrainings

Die Schnellkraft definiert sich als die Fähigkeit des neuromuskulären Systems einen möglichst hohen Kraftimpuls innerhalb einer möglichst kurzen Zeitspanne durchzuführen (vgl. Güllich und Schmidtbleicher 1999). Innerhalb der Schnellkraftentwicklung kann zwischen der Startkraft sowie der Explosivkraft unterschieden werden. Die Startkraft konzentriert sich auf den möglichst hohen Kraftanstieg zu Beginn einer Bewegung (vgl. Werchoshanskij 1972). Bezüglich der definierten Dauer der Startkraft nach Kontraktionsbeginn liegen in der Literatur divergierende Zeitangaben vor. Bührle et al. (1983) definieren als Wert der Startkraft die Kraftentwicklung, welche 30 ms nach Kontraktionsbeginn entfaltet wurde. Müller (1987) hingegen nimmt den Kraftwert, welcher 50 ms nach Kontraktionsbeginn gemessen werden kann als Startkraft an. Unter der Explosivkraft wird, der sich an die Startkraft anschließende, größte Anstieg der Kraft-Zeit-Kurve verstanden (Bührle et al. 1983).

Wenn ein Skelettmuskel auf viele schnellkontrahierende Muskelfasern zurückgreifen kann, ist dieser in der Lage eine intensivere Schnellkraftentwicklung zu realisieren als ein Muskel, welcher im Verhältnis mehr langsam kontrahierende Muskelfasern besitzt.

Für die optimale Entwicklung der Schnellkraft sollten möglichst viele motorische Einheiten zeitgleich durch das zentrale Nervensystem rekrutiert werden. Hierbei spielen die Motoneurone, welche Aktionspotenziale in unterschiedlichen Frequenzen erzeugen können, eine entscheidende Rolle. Kleine motorische Einheiten, welche ST-Fasern beinhalten, werden mit einer Aktionspotentialfrequenz von bis zu 20 Hz angesteuert. Die Innervation von größeren motorischen Einheiten, welche FT-Fasern beinhalten, erfolgt hingegen mit einer Frequenz von bis zu 50 Hz (vgl. Haas und Fox 2005).

Die Intensität des Schnellkrafttrainings sollte mit 90–100 % hoch angesetzt werden. Die Wiederholungszahlen bewegen sich in einem Bereich zwischen 1–3. Die Serienanzahl wird mit 3–5 angegeben. Zwischen den einzelnen Sätzen wird eine Pausenzeit von 6–10 min empfohlen. Die Durchführungsgeschwindigkeit während der Übungsausführung sollte explosiv sein. Aus einer ungefähren Regenerationszeit von 72 h zwischen den einzelnen Trainingseinheiten ergeben sich wöchentlich 2–3

Reizintensität (vgl. Haas & Fox, 2005)	90-100%
Wiederholungszahl (vgl. Haas & Fox, 2005)	1-3
Serien (vgl. Haas & Fox, 2005)	3-5
Pausenzeit (vgl. Haas & Fox, 2005)	6-10 Minuten
Durchführungsgeschwindigkeit (vgl. Haas & Fox, 2005)	explosiv
Regenerationszeit (vgl. Haas & Fox, 2005)	72 Stunden
Therapieeinheiten pro Woche (vgl. Haas & Fox, 2005)	2-3

Abb. 2.4 Übersicht der Parameter des Trainings der Schnellkraft. (Eigene Darstellung 2023)

Trainingsdurchgänge. Abb. 2.4 stellt eine Übersicht der beschriebenen Parameter des Schnellkrafttrainings dar.

2.3.2 Forschungserkenntnisse des Schnellkrafttrainings

In einer randomisiert kontrollierten Studie stellten Hendrey et al. (2018) ein Schnellkrafttraining in einem sechswöchigem Interventionszeitraum einem konventionellen Übungsprogramm bei Patienten mit subakutem Schlaganfall gegenüber. Dabei konnte durch das Schnellkrafttraining der unteren Extremität die komfortable Ganggeschwindigkeit, die maximale Sprunghöhe sowie die schnellste Ganggeschwindigkeit signifikant verbessert werden.

Eine Metaanalyse von Tschopp und Sattelmayer (2011) untersuchte die Effektivität von Schnellkrafttraining im Vergleich zu konventionellem Krafttraining. Dabei wurde deutlich, dass Schnellkrafttraining der unteren Extremität mit einer Intensität von ca. 20 % ältere Menschen in Bezug auf eine Verbesserung der Beweglichkeit sowie des Gleichgewichts profitieren lässt.

Stengel et al. (2005) konnten bei Frauen im postmenopausalen Stadium nachweisen, dass Schnellkrafttraining einem konventionellem Krafttraining in Bezug auf die Veränderung der trainingsinduzierten Knochenmineraldichte im Bereich der Lendenwirbelsäule sowie des proximalen Femurs überlegen ist. Im Untersuchungszeitraum konnte durch den Einfluss des Schnell-

krafttrainings keine Erhöhung von Schmerzen festgestellt werden.

2.4 Reaktivkraft

2.4.1 Definition und Parameter der Reaktivkraft

Unter Reaktivkraft wird ein Kraftimpuls verstanden, welcher innerhalb eines schnell aufeinanderfolgenden Dehn- und Verkürzungszyklus generiert wird (vgl. Bührle 1989). Der Dehn- und Verkürzungszyklus beschreibt eine Kombination aus exzentrischer mit kurz darauffolgender konzentrischer Muskelaktivität. Wird ein aktivierter Muskel gedehnt bzw. ein Muskel passiv gedehnt, ist das myofasziale System in der Lage einen gewissen Teil an Energie zu speichern. Diese Energie wird in der darauffolgenden konzentrischen Aktivierung des Skelettmuskels frei und stellt somit einen leistungserhöhenden Beitrag zur Muskelarbeit dar. Ein Beispiel für einen Dehn- und Verkürzungszyklus ist ein Sprung vom Stand in die beidseitige Kniebeuge und wieder zurück. Beim Sprung in die Kniebeuge leistet die aktivierte Skelettmuskulatur exzentrische Arbeit und speichert zusätzlich Energie. Werden die Muskeln kurz darauf konzentrisch in Richtung Kniestreckung aktiviert, kann die zwischengespeicherte Energie freiwerden und die konzentrische Kraftentwicklung unterstützen.

Durch das gezielte Reaktivkrafttraining kommt es zu einem Inhibitionsabbau bei gleichzeitiger Reflexförderung der trainierten Skelettmuskulatur. Zudem wird die Funktionalität des Bindegewebes so optimiert, dass Kräfte während der Exzentrik besser eingespeichert und im Anschluss wieder freigesetzt werden können. Aufseiten der neuronalen Adaptation wird wie beim Schnellkrafttraining die Rekrutierung von motorischen Einheiten, die Frequentierung von Motoneuronen sowie die Synchronisation von motorischen Einheiten verbessert (vgl. Haas und Fox 2005).

Die Intensität des Reaktivkrafttrainings sollte an die Leistungsfähigkeit der zu trainierenden Person angepasst werden. Das Spektrum der Wiederholungszahlen ist mit 10–12 anzugeben. Zwischen den 3–5 Serien werden Satzpausen von 6–10 min empfohlen. Die Charakteristik der Durchführung ist als explosiv zu beschreiben. Auf die Trainingseinheit sollte eine ca. 72-stündige Erholungsphase folgen. Daraus ergeben sich wöchentlich 2–3 durchführbare Trainingseinheiten. Abb. 2.5 stellt eine Übersicht der beschriebenen Parameter des Reaktivkrafttrainings dar.

2.4.2 Forschungserkenntnisse des Reaktivkrafttrainings

Büsch et al. (2015) untersuchten den Einfluss von Reaktivkrafttraining der unteren Extremität bei Nachwuchsleitungssportlern im Bereich Handball mit einem Alter zwischen 16–18 Jahren. Eine Trainingsdurchführung auf einem stabilen Untergrund wurde einer Realisierung der Übungen auf einem instabilen Untergrund gegenübergestellt. Während des Interventions-

zeitraumes traten trotz 100–150 Sprüngen pro Trainingseinheit keine trainingsbedingten Verletzungen auf. Beide Gruppen konnten signifikante Verbesserungen, bezogen auf die Sprunghöhe sowie die Schnelligkeit bei Sprints, erreichen. Der instabile Untergrund führte zu keinen additiv positiven Ergebnissen, weswegen eine Trainingsdurchführung auf einem stabilen Untergrund empfohlen wird.

Damit wurden die Ergebnisse von Matavulj et al. (2001) bestätigt. Diese erforschten den Einfluss von plyometrischem Training der unteren Extremität bei Nachwuchsbasketballern. Auch in dieser Arbeit verbesserte sich die vertikale Sprunghöhe durch das Reaktivkrafttraining signifikant. Zusätzlich wurde in dieser Arbeit festgestellt, dass sich die Effekte zwischen einer Sprunghöhe von 50 cm zu 100 cm nicht unterscheiden.

Eine Metaanalyse aus dem Jahr 2016 untersuchte den Effekt von verschiedenen Sprungdurchführungen in Bezug auf eine Veränderung der Fertigkeit der Richtungsänderung während der Fortbewegung. Es wurde eine signifikante Verbesserung nach einem siebenwöchigem Trainingszeitraum mit zwei wöchentlichen Einheiten erforscht. Diesbezüglich wird eine moderate Intensität bei 100 Sprüngen je Trainingseinheit propagiert. Eine korrekte Übungsdurchführung, die Variation von verschiedenen Sprungausführungen sowie ein gutes Fitnesslevel sind Faktoren, welche die Effektivität des plyometrischen Trainings steigern können (vgl. Asadi et al. 2016).

In einer Übersichtsarbeit von Grgic et al. (2021) wird die Fragestellung verfolgt, ob Unterschiede zwischen konventionellem Krafttraining und plyometrischen Training in Bezug auf

Reizintensität (vgl. Haas & Fox, 2005)	angepasst
Wiederholungszahl (vgl. Haas & Fox, 2005)	10-12
Serien (vgl. Haas & Fox, 2005)	3-5
Pausenzeit (vgl. Haas & Fox, 2005)	6-10 Minuten
Durchführungsgeschwindigkeit (vgl. Haas & Fox, 2005)	möglichst explosiv
Regenerationszeit (vgl. Haas & Fox, 2005)	72 Stunden
Therapieeinheiten pro Woche (vgl. Haas & Fox, 2005)	2-3

Abb. 2.5 Übersicht der Parameter des Trainings der Reaktivkrafttrainings. (Eigene Darstellung 2023)

muskuläre Hypertrophie existieren. Zusammenfassend kann konstatiert werden, dass in einem Trainingszeitraum von unter 12 Wochen similäre sowie signifikante Effekte bei beiden Methoden in Bezug auf Muskelhypertrophie hervorrufbar sind. Diese Aussage bezieht sich auf die Skelettmuskulatur der unteren Extremität bei untrainierten Menschen und Freizeitsportlern.

2.5   Ausdauer

2.5.1   Definition des Ausdauertrainings

Die Ausdauerfähigkeit definiert sich als die Funktion von Myozyten, bei aktiver Muskelkontraktion, ATP in einem angemessenen Ausmaß zu resynthetisieren (vgl. Haber und Tomasits 2006). Wird das Ausdauertraining näher betrachtet, kann es durch die Informationen des prozentualen Maßes der eingesetzten Muskulatur, der Energiebereitstellung sowie der Arbeitsweise der Muskulatur näher spezifiziert werden. Wird während der Ausdauerleistung unter etwa 15 % der gesamten Skeletmuskelmasse eingesetzt, kann von einem lokalen Ausdauertraining gesprochen werden. Wird im Gegensatz dazu mehr als etwa 15 % der Skelettmuskulatur durch Aktivierung in das Ausdauertraining integriert, kann von einem allgemeinen Ausdauertraining gesprochen werden. Bezüglich der Trainingsadaptionsprozesse führt ein lokales Ausdauertraining fokussiert zu einer Anpassung der eingesetzten Arbeitsmuskulatur. So ist die Skelettmuskulatur lokal in der Lage, den Myoglobingehalt sowie die Kapillarisierung der Arbeitsmuskulatur leistungssteigernd zu adaptieren. Zusätzlich können trainingsbedingt Steigerungen der Glykogen- und Kreatinphosphatspeicher sowie des Enzymbesatzes hervorgerufen werden (vgl. Ferrauti 2020). Während die lokale Ausdauer die Herzfrequenz nur geringfügig im Sinne einer Steigerung beeinflusst, finden sich bei einer allgemeinen Ausdauerbelastung deutlichere Anstiege.

▶ **Praxisbezug** Das Wissen über die unterschiedlichen Reaktionen des kardiopulmonalen Systems bei lokaler und allgemeiner Ausdauerbelastung kann im Sinne der Belastungssteuerung genutzt werden. Lokales Ausdauertraining belastet das kardiopulmonale System weniger. Allgemeines Ausdauertraining hingegen ist in der Lage, sowohl eine lokale Leistungssteigerung der Arbeitsmuskulatur als auch Anpassungsmechanismen des kardiopulmonalen Systems in Gang zu setzen.

In Bezug auf die Bereitstellung von Energie kann der aerobe Stoffwechsel vom anaeroben Metabolismus unterschieden werden. Zur Resynthese von ATP stehen der Skelettmuskulatur verschieden Energielieferanten zur Verfügung. Neben Kreatinphosphat kann auf Glukose und freie Fettsäuren zurückgegriffen werden. Ist die Belastungsintensität so hoch, dass die Energie durch die Oxidation der Nährstoffe gewonnen werden kann, wird vom aeroben Stoffwechsel gesprochen. Steigt die Belastungsintensität während des Ausdauertrainings über das Maß der maximalen Aufnahme von Sauerstoff an, wird fokussiert der anaerobe Stoffwechsel zur Energiegewinnung genutzt.

▶ **Praxisbezug** Durch eine trainingsinduzierte Erhöhung der maximalen Sauerstoffaufnahme (VO2max) die bei einer Ausbelastung vom menschlichen Körper aufgenommen werden kann, kann der Übergang vom aeroben zum anaeroben Stoffwechsel nach hinten verschoben werden. Eine Erhöhung des VO2max geht mit einer Erhöhung des Mitochondrienvolumens einher (vgl. Hoppeler 2018).

Bei den Muskelarbeitsweisen des Ausdauertrainings kann zwischen der statischen sowie der dynamischen Beanspruchung unterschieden werden. Hierbei sollte beachtet werden, dass die Versorgung mit Sauerstoff aufgrund des dauerhaft erhöhten intramuskulären Drucks bei der statischen Muskelarbeitsform herabgesetzt ist. Während dynamischen Kontraktionen und dem damit einhergehenden Wechsel zwischen An- und Entspannung ist eine arterielle Ver- sowie venöslymphatische Entsorgung im Vergleich vereinfacht möglich. Nähere Informationen zur Praxis bietet Kap. 5 und 6.

Je nach zeitlicher Dauer der Ausdauertätigkeit kann in die Kurzzeitausdauer, die Mittelzeitausdauer sowie die Langzeitausdauer unterschieden werden. Die Kurzzeitausdauer beschränkt sich auf eine Zeitspanne von 35sek – 2 min. Die Mittelzeitausdauer schließt sich mit einer Zeitspanne von 2–10 min an. Ab 10 min wird das Ausdauertraining der Langzeitausdauer zugeschrieben. Innerhalb der Langzeitausdauer ist eine weitere Untergliederung in weitere Unterkategorien möglich (vgl. Zintl und Eisenhut 2009). Genaue Informationen über die individuelle Steuerung der Langzeitausdauer sind krankheitsspezifisch Kap. 5 und 6 zu entnehmen.

2.5.2 Belastungszonen des Ausdauertrainings

Belastungsbezogen kann das Training der Ausdauer in vier Zonen eingeteilt werden. Die Phase mit der niedrigsten Intensität ist die Regenerations- bzw. Kompensationsphase. Charakteristisch für diese Trainingsform ist eine niedrige Intensität sowie eine geringe Trainingsdauer. Die ausgeschöpfte prozentuale Anzahl des VO2max liegt in einem Bereich von 45–65 %. Die Produktion von Laktat variiert zwischen einer Spanne von 0,8–1,5 mmol/l. Die maximale Herzfrequenz wird zu 55–75 % ausgeschöpft (vgl. Ferrauti 2020).

▶ **Praxisbezug** Die Regenerations- bzw. Kompensationsphase kann nach einer intensiven Belastung oder auch zwischen Trainingsintervallen innerhalb einer Einheit mit der Zielstellung der leichten Anregung des Stoffwechsels bzw. der aktiven Erholung durchgeführt werden.

Die nächsthöhere Intensitätsstufe wird als Grundlagenausdauer 1 betitelt. Die Intensität ist niedrig bis mittelmäßig anstrengend bei einer mittleren bis hohen Trainingsdauer. Das VO2max wird zwischen 66–80 % genutzt. Der Laktatwert schwankt in einer Spanne von 1,5–2,5 mmol/l. Die maximale Herzfrequenz wird zu 75–85 % ausgenutzt (vgl. Seiler und Tönnessen 2009).

▶ **Praxisbezug** Wird im Bereich der Grundlagenausdauer 1 trainiert, kann die aerobe Leistungsfähigkeit angehoben werden. Die lokalen Anpassungen der Muskulatur beziehen sich hauptsächlich auf die Skelettmuskulatur, welche den größten Teil der Arbeit verrichtet. So profitiert beim Fahrradfahren das gesamte kardiopulmonale System, während sich die lokalen Adaptionsprozesse fokussiert auf die untere Extremität konzentrieren.

An die Trainingsmethodik der Grundlagenausdauer 1 schließt sich die Grundlagenausdauer 2 an. Die Intensität ist mittelmäßig bis hoch bei einer mittleren Zeitdauer. Hierbei wird eine Ausschöpfung des VO2max von 81–87 %definiert. Der Laktatwert bewegt sich in einer Spanne von 2,5–4 mmol/l. Die maximale Herzfrequenz wird zu 85–90 % ausgenutzt (vgl. Seiler und Tönnessen 2009).

▶ **Praxisbezug** Bei der Grundlagenausdauer 2 steht das Training des Zusammenspiels zwischen dem aeroben und anaeroben Stoffwechsel im Vordergrund.

Als intensivste Form des Ausdauertrainings definieren Seiler und Tönnessen (2009) das wettkampfspezifische Ausdauertraining. Bei geringer bis mittlerer Dauer wird bei dieser Methode mit hoher Intensität trainiert. Bezüglich der Ausschöpfung des VO2max wird mit Werten von 88–100 % trainiert. Der Laktatwert liegt zwischen etwa 4–10 mmol/l. Die maximale Herzfrequenz wird zu 90–100 % genutzt.

▶ **Praxisbezug** Durch das wettkampfspezifische Ausdauertraining kann eine Verbesserung der Ausdauerfähigkeit im anaeroben Stoffwechsel hervorgerufen werden.

2.5.3 Methoden des Ausdauertrainings

Bei den Methoden des Ausdauertrainings kann die Dauermethode von der Intervallmethode abgegrenzt werden.

2.5.3.1 Dauermethoden

Die Dauermethode kennzeichnet sich durch eine kontinuierliche Ausdauerbelastung, welche hauptsächlich im aeroben Stoffwechsel absolviert wird (vgl. Adler et al. 2016). Innerhalb der Dauermethode kann das extensive Ausdauertraining vom intensiven sowie dem variablen Ausdauertraining unterschieden werden.

Die extensive Dauermethode zeichnet sich durch eine Ausschöpfung der maximalen Herzfrequenz von 50–80 % aus. Der Laktatwert von etwa 2 mmol/l wird dabei nicht überschritten. Von einer kurzen Belastungsdauer, welche beispielsweise bei der Regeneration sinnvoll ist, kann über mehrere Stunden im Fettstoffwechsel gearbeitet werden. Neben einer Verbesserung und Festigung der Grundlagenausdauer 1 führt die extensive Dauermethode zu einer verbesserten Kapillarisierung der Arbeitsmuskulatur und verleiht den Mitochondrien dieser mehr Volumen. Zudem wird der Fettmetabolismus angeregt (vgl. Ferrauti 2020).

Die intensive Dauermethode ähnelt der extensiven Dauermethode, grenzt sich jedoch bei der Trainingsintensität nach oben ab. So wird die maximale Herzfrequenz, je nach individuellem Leistungsstand, zu 70–90 % ausgenutzt. Der Laktatwert bewegt sich in einem Bereich zwischen 2,5 und 4 mmol/l. Durch diese Variante des Ausdauertrainings wir der Stoffwechsel zwischen der aeroben und anaeroben Energiebereitstellung trainiert. Neben einer verbesserten Kapillarisierung und Mitochondrienvolumenzunahme der Arbeitsmuskulatur, wird die maximale Sauerstoffaufnahme (VO2max) sowie die Grundlageausdauer 2 verbessert.

Die variable Dauermethode versteht sich als Mischform der extensiven und intensiven Dauermethode. Hierbei schwankt die Intensität während des Ausdauertrainings bezogen auf die maximale Herzfrequenz zwischen 60–90 %. Die Blutlaktatwerte schwanken in einem Bereich von etwa 3–6 mmol/l. Die physiologischen trainingsinduzierten Wirkungen der extensiven und intensiven Dauermethode vermischen sich. Bei der variablen Dauermethode gelingt es, die Umstellungsfähigkeit der Energiebereitstellungsprozesse zu akzentuieren (vgl. Ferrauti 2020).

2.5.3.2 Intervallmethoden

Bei der Ausdauertrainingsform der Intervallmethoden wechseln sich festgelegte Belastungsphasen mit Entlastungsphasen ab. Während der Entlastungsphasen kommt es dabei nicht zu einem völligem Trainingsabbruch, sondern zu sogenannten „lohnenden Pausen", welche sich durch ein Maß an geringerer Belastung auszeichnen (vgl. De Marées 2002). Der geplante Wechsel zwischen Phasen höherer und niedriger Belastung führt dazu, dass auch die Herzfrequenz wiederkehrend ansteigt, um dann in den Phasen der lohnenden Pausen wieder abzufallen. Ein zentrales Ziel der Intervallmethode ist die Verbesserung der Ermüdungswiderstandsfähigkeit (vgl. Ferrauti und Remmert, 2020). Durch die Variablen der Belastungsintensität bzw. der Belastungsdauer kann die Intervalltrainingsmethode in eine extensive, intensive sowie hochintensive Form unterschieden werden.

Bei der extensiven Intervallmethode wird die maximale Herzfrequenz in einem relativ langen Umfang zwischen 60–80 % beansprucht. Der Blutlaktatwert sollte dabei unter 6 mmol/l bleiben. Zu den Zielstellungen der extensiven Intervallmethode zählt eine Festigung und Weiterentwicklung der Grundlagenausdauer 2, eine Optimierung des aeroben bzw. anaeroben Mischstoffwechsels, des Trainings der Stoffwechselumstellung in Bezug auf die Energiebereitstellungsprozesse sowie die Erhöhung der maximalen Sauerstoffaufnahme (vgl. Ferrauti 2020).

Bei der intensiven Intervallmethode, welche in einem kurzen bis mittelmäßigem Umfang praktiziert wird, erhöht sich die Intensität bezogen auf die maximale Herzfrequenz auf

80–90 % bei gleichzeitigen Blutlaktatwerten zwischen 4–6 mmol/l. Dies führt zu einer Optimierung des anaeroben Metabolismus bei einem gleichzeitigen schnelleren Abbau von Laktat sowie einer Erhöhung der Tolerierbarkeit von erhöhten Laktatwerten (vgl. Ferrauti 2020).

Die Effekte der intensiven Intervallmethode lassen sich mit der hochintensiven Intervallmethode weiter ausweiten. Hierbei wird die maximale Herzfrequenz zu 80–90 % ausgeschöpft und die Blutlaktatkonzentration über einen 30-45minütigen Zeitraum zwischen 4–10 mmol/l gehalten (vgl. Ferrauti 2020).

2.5.4 Forschungserkenntnisse des Ausdauertrainings

In einer Publikation von König und Berg (2012) konnte gezeigt werden, dass sowohl isoliertes Ausdauertraining als auch die Kombination von Ausdauer- und Krafttraining zur Therapie und Prävention von Diabetes mellitus Typ 2 beitragen kann. Bei entsprechender ärztlicher Indikationsstellung kann auch ein hochintensives Intervalltraining bei Menschen mit Diabetes melltius Typ 2 zum Erfolg führen (vgl. Brinkmann 2019). Francesconi et al. (2016) erwähnen, dass die Verringerung der Insulinresistenz sowie die verbesserte Insulinproduktion bei Verringerung des Risikos an kardiovaskulären Erkrankungen eine wöchentliche Mindestaktivität von 150 min Kraft- bzw. intensiver Ausdauertätigkeit erfordert. Diese trainingsinduzierten Effekte können nur durch eine kontinuierliche körperliche Betätigung aufrechterhalten werden.

Einen guten Einblick in die Wirkungen von Ausdauertraining auf das kardiovaskuläre System gibt die Metaanalyse von Lopes et al. (2021). Es konnte gezeigt werden, dass Ausdauertraining bei Menschen mit Hypertonie zu einer Reduzierung der arteriellen Steifigkeit führt. Außerdem kann bei Menschen mit Bluthochdruck der ambulante Blutdruck durch die Praktizierung von aerobem Austraining gesenkt werden (vgl. Saco-Ledo et al. 2020).

In einer Metaanalyse aus dem Jahr 2022 weißen Pearce et al. (2022) auf den signifikant positiven Effekt von körperlicher Aktivität auf die Psyche hin. Weiterführend kann die antidepressive Wirkung von körperlicher Aktivität und regelmäßigem Training bestätigt werden (vgl. Kandola et al. 2019).

Eine weitere Metaanalyse aus dem Jahr 2021 untersuchte anhand von 45 Primärarbeiten mit einer Gesamtpopulationszahl von 3566 die optimale Trainingsform für Fettleibige in Bezug auf die Veränderung der gesundheitsförderlichen Körperzusammensetzung sowie die Optimierung der kardiopulmonalen Leistungsfähigkeit. Nach statistischer Auswertung der Datensätze, wird das regelmäßige hochintensive Ausdauertraining neben dem kontinuierlichen Widerstandstraining bei hoher Intensität als optimale Trainingsstrategie empfohlen (vgl. O'Donoghue et al. 2021). Daneben konnte bei krankhaft übergewichtigen Jugendlichen in einer Metaanalyse von García-Hermoso et al. (2018) ebenfalls die Kombination aus Ausdauer und Krafttraining als optimale Trainingsform erforscht werden. Neben einer verbesserten Körperzusammensetzung konnte eine signifikante Verbesserung des metabolischen Status als auch eine antiinflammatorische Wirkung nachgewiesen werden. Die gleichen Effekte konnten bei einer randomisiert kontrollierten Untersuchung bei Erwachsenen festgestellt werden. In diesem Zusammenhang erwähnen Dâmaso et al. (2014) die signifikante Wirkung der Kombination von Kraft- und Ausdauertraining auf die Reduzierung von viszeralem Fettgewebe.

Am Beispiel des chronischen nicht spezifischen Rückenschmerzes konnte gezeigt werden, dass sowohl progressives Kraft- als auch Ausdauertraining in der Lage sind, die Schmerzintensität signifikant zur reduzieren (vgl. Wewege und Booth 2018). García-Correa et al. (2021) bestätigen diese Ergebnisse und fügen eine positive Wirkung auf die Lebensqualität sowie eine Verbesserung der aeroben Kapazität durch Ausdauertraining hinzu. Ähnliche Effekte lassen sich bei der Diagnose der Fibromyalgie beobachten (vgl. Bidonde et al. 2017).

Kap. 5 und 6 geben krankheitsspezifische Einblicke in den Einsatz des Ausdauertrainings.

2.6   Propriozeptives Training

2.6.1   Definition und Parameter des propriozeptiven Trainings

Verfolgt die Trainingstherapie die Zielstellung sensomotorische Fähigkeiten in Bezug auf Prävention, Rehabilitation sowie körperlicher Leistungsfähigkeit zu verbessern, kann vom propriozeptiven Trainingsansatz gesprochen werden (vgl. Pfeifer et al. 2009). Risberg et al. (2001) erwähnen, dass die Bezeichnungen des sensomotorischen bzw. neuromuskulären Trainings synonym zur Benennung des propriozeptiven Trainings herangezogen werden können. Taube et al. (2008) ergänzen die Begriffe des Gleichgewichts- und Balancetrainings als sinngleich. Das sensomotorische Training zielt auf eine Optimierung der neuromuskulären Rekrutierung ab. Zusätzlich soll die Motorik der Bewegungs- und Haltungskontrolle optimiert werden. Durch das sensomotorische Training kommt es zu einer peripheren Reizung von Rezeptoren. Zu den Propriozeptoren zählen Muskelspindeln, Golgi-Sehnenorgane sowie Ruffini- und Vater-Pacini-Körperchen. Während die Muskelspindeln in der Lage sind die Muskellänge zu detektieren, sind die Golgi-Sehnenapparate in der Lage die Information der Muskelspannung in ein afferentes Aktionspotenzial zu transkribieren. Ruffini-Körperchen und Vater-Pacini-Körperchen sind in der Haut, in ligamentären Strukturen sowie der Gelenkkapsel lokalisiert und für die Wahrnehmung der Gelenkstellung bzw. der Gelenkbewegung verantwortlich (vgl. Riemann und Lephart 2002). Über Afferenzen erhält das Gehirn Informationen von den Propriozeptoren, jeglichen anderen peripheren Rezeptoren, dem visuellen System als auch aus dem vestibulären System. Jene Informationen werden über das Rückenmark und den Hirnstamm an das Gehirn geleitet und von den zuständigen Neuronen interpretiert. Aus dieser Interpretation afferenter Informationen erzeugt das Gehirn während des propriozeptiven Trainings motorische Bewegungsmuster. Diese werden efferent vom Gehirn über das Rückenmark und das periphere Nervensystem zu der Zielmuskulatur weitergeleitet. Die Zielmuskulatur führt als Effektor das Bewegungsmuster aus und schließt somit den ständig ablaufenden sensomotorischen Kreislauf (vgl. Steib et al. 2014).

Das sensomotorische Training wird über Gleichgewichtsübungen realisiert. Dazu zählen konkret Übungsauswahlen, welche das Ziel der aktiven Gelenkstabilisierung verfolgen. Eine Kombination dieser Übungen mit kräftigenden bzw. plyometrischen Trainingskomponenten ist gängige Praxis. Auch Gewandtheitsübungen stellen eine probate Kombinationsvariante dar (vgl. Granacher et al. 2011; Hübscher et al. 2010; Zech et al. 2009).

Bezüglich der Erforschung von optimalen Trainingsparametern des propriozeptiven Trainings steht aktuell wenig hochwertige Literatur zur Verfügung. Einen Anhaltspunkt für die Wahl der Belastungssteuerung bietet die Empfehlung des American College of Sports Medicine (vgl. Garber et al. 2011). Die folgenden Aussagen, welche die Trainingssteuerung des propriozeptiven Trainings betreffen, beziehen sich auf die Veröffentlichung von Steib et al. (2014). Das sensomotorische Training sollte mit einer etwa zehnminütigen Erwärmung beginnen. Bezüglich der Reizdauer wird eine Zeitspanne von 20–40 s rekommandiert. Die Pausenzeiten zwischen den einzelnen Sätzen wird mit 20–40 s angegeben. Die Pausenzeit zwischen den einzelnen Übungen divergiert zwischen 30 s und fünf Minuten. Der Gesamtumfang des Trainings umfasst 2–10 Übungen bei je 1–10 Wiederholungen. Wöchentlich werden zwei bis drei Trainingseinheiten angeraten. Die Dauer einer Trainingseinheit sollte zwischen 15–45 min betragen. Die Reizintensität sollte so gewählt werden, dass sie für die zu trainierende Person fordernd ist. Abb. 2.6 bietet eine Übersicht der beschriebenen Parameter des propriozeptiven Trainings.

Erwärmung (vgl. Steib et al., 2014)	10 Minuten
Reizdauer (vgl. Steib et al., 2014)	20–40 Sekunden
Reizdichte (vgl. Steib et al., 2014)	20–40 Sekunden zwischen den Serien / 30 Sekunden bis fünf Minuten zwischen den Übungen
Reizumfang (vgl. Steib et al., 2014)	2–10 Übungen / 1–10 Wiederholungen
Reizintensität (vgl. Steib et al., 2014)	individuell fordernd
Dauer einer Trainingseinheit (vgl. Steib et al., 2014)	15–45 Minuten
Therapieeinheiten pro Woche (vgl. Steib et al., 2014)	2–3

Abb. 2.6 Übersicht der Parameter des propriozeptiven Trainings. (Eigene Darstellung 2023)

2.6.2 Forschungserkenntnisse des propriozeptiven Trainings

Eine systematische Übersichtsarbeit mit anschließender Aufstockung zur Metaanalyse kam zu dem Schluss, dass propriozeptives Training eine Therapiekomponente bei Knietotalendoprothesen darstellt, um das Gleichgewicht sowie die Funktionalität zu verbessern (vgl. Domínguez-Navarro et al. 2018). Diese Ergebnisse konnten im Jahr 2020 in einer weiteren Metaanalyse, welche sich auf sieben randomisiert kontrollierte Studien zusammensetzt, bestätigt werden (vgl. Zhang und Xiao 2020). Auch ein präoperatives propriozeptives Training vor der Einsetzung einer Knietotalendoprothese führt dazu, dass sich die Standbalance sechs Wochen nach der Operation signifikant verbessert (vgl. Gstoettner et al. 2011). Auch unabhängig von einer Operation können Betroffene von Kniearthrose in Bezug auf Schmerz und alltäglicher Funktionalität von einem propriozeptiven Training profitieren (vgl. Jeong et al. 2019).

Durch propriozeptives Training kann das Risiko von Supinationstraumata des Sprunggelenkes bei Sportlern reduziert werden. Dies gilt vor allem für Personen, welche in der Vergangenheit schon Supinationstraumen erlitten haben (vgl. Schiftan et al. 2015). Neben einer Reduzierung der Häufigkeit von Supinationstraumen bei Athleten kann durch propriozeptives Training die neuromuskuläre Kontrolle trainiert sowie das Haltungsschwanken reduziert werden. Zusätzlich kann das Gefühl der Gelenkstellung des oberen Sprunggelenkes verfeinert werden (vgl. Souza de Vasconcelos et al. 2018).

Ältere gesunde Menschen können durch propriozeptives Training ihr statisches sowie dynamisches Gleichgewicht verbessern. Auch konnten die untersuchten Personen bei Gleichgewichtstestbatterien besser abschneiden (vgl. Lesinski et al. 2015). Ähnliche Effekte wurden auch bei älteren Menschen mit diabetischer peripherer Neuropathie festgestellt (vgl. Ahmad et al. 2019). Nach einem zwölfwöchigen propriozeptiven Training konnte bei älteren Menschen eine verbesserte posturale Kontrolle, ein verbessertes statisches und dynamisches Gleichgewicht sowie eine bessere Gangfähigkeit festgestellt werden. Es ist hervorzuheben, dass in diesem Zusammenhang ein reduziertes Sturzrisiko bei älteren Menschen ab 65 Jahren erzielt wurde (vgl. Martínez-Amat et al. 2013). Neben älteren Menschen können auch Kinder ab einem Alter von sechs Jahren von propriozeptivem Training profitieren (vgl. Wälchli et al. 2018).

2.7 Training der Beweglichkeit

2.7.1 Ursachen für eingeschränkte Gelenkbeweglichkeit

Die Einschränkung von Beweglichkeit kann facettenreiche Ursachen mit sich bringen. Neben strukturellen Veränderungen des myofaszialen, kapsuloligamentären sowie des neuromeningealen Systems scheint auf sich auch die kortikale Verarbeitung von Afferenzen aus dem Bewegungsapparat modulierend auf das erreichbare Bewegungsausmaß auszuwirken. Hierbei scheinen vor allem nozizeptive sowie proprio-zeptive Afferenzen eine entscheidende Rolle zu spielen. Neben diesen strukturellen und funktio-nellen Veränderungen ist auch der Einfluss der personenbezogenen- bzw. Umweltfaktoren nicht außer Acht zu lassen. Wird durch intrinsische psychische Prozesse des Betroffenen bzw. durch externe Personen mittels Kommunikation das Phänomen der Kinesiophobie erzeugt, kann dies alleinig zu einer vorzeitigen Limitierung der Be-wegungsexkursion führen. Besteht demnach das Ziel die Beweglichkeit zu trainieren bzw. zu er-höhen sollten die bestehenden Einflussfaktoren innerhalb der Befundung möglichst präzise ge-klärt werden.

Myofasziale Strukturen sollten hierbei der Pal-pation sowie Dehn- und Widerstandstestungen unterzogen werden. Bänder sollten ebenfalls einer Palpation als auch einer gezielten Spannungs-erhöhung ausgesetzt werden. Die Gelenkkapsel kann durch eine gezielte Traktion, so zumindest in der Theorie, holistisch einer Lösung bzw. Straf-fung bzw. Dehnung unterzogen werden. Sol-len nur spezifische kapsuläre Anteile unter ver-mehrten Zug gesetzt werden, empfiehlt sich die Anwendung von Gleittestungen aus dem Bereich der manuellen Therapie. Durch eine vermehrte Spannungsaufnahme im neuromeningealen Sys-tem mittels Nervenspannungstestungen kann des-sen möglicher Einfluss auf eine Beweglichkeits-einschränkung geklärt werden.

Bieten diese Testungen keinen Aufschluss über die Ursachen einer Hypomobilität sollte ein genauerer Blick auf die Gelenkarchitektur ge-worfen werden. Die Frage nach der Beschaffen-heit des hyalinen Gelenkknorpels und mög-liche Osteophyten bzw. Tumore im Bereich des Gelenkspaltes, sofern dieser noch vorhanden ist, sollte genauso geklärt werden wie die An-wesenheit von möglichen freien Gelenkkörper (vgl. Venbrocks et al. 1988). Auch Schwellun-gen, die bei einer klassischen Entzündungs-reaktion auftreten, können einen großen Ein-fluss auf die Reduzierung der Gelenkbeweglich-keit haben. Besondere Vorsicht ist dann geboten, wenn Entzündungszeichen nach der eigentlichen Inflammationsphase nicht abklingen oder erneut

auftreten. Diese Gegebenheiten finden sich bei-spielsweise bei dem complex regional pain syn-drom oder Infektion des betroffenen Gelenkes (vgl. Shim et al. 2019; Rohde 2014).

Einen weiteren beitragenden Faktor spielt die Form und Ausrichtung der Gelenkflächen sowie der Nachbargelenke, der Spannungszustand von Bandplastiken sowie der Sitz von Osteosynthese-material bzw. Endoprothesen im Knochen.

Gerade aus den letzten beiden Absätzen wird deutlich, dass die medizinische Trainings-therapie nicht bei Hypomobilität direkt oder überhaupt indiziert ist. Eine Abklärung der Rele-vanz sowie der Voraussetzungen für ein beweg-lichkeitsförderndes Training ist daher unbedingt notwendig.

2.7.2 Beweglichkeitsfördernde Instrumente der medizinischen Trainingstherapie

2.7.2.1 Dehnen

Ein probates Mittel, um einen bewegungs-fördernden Einfluss auf das myofasziale System nehmen zu können, ist die muskuläre Dehnung (vgl. Diemer 2018). Mit dem Ziel der Beweg-lichkeitserhöhung und dessen langfristigen Er-halt, empfehlen McHugh und Cosgrave (2010) eine Dehndauer von 4 min pro Muskelgruppe. Die Dehnmethode scheint diesbezüglich keine große Bedeutung zu haben. So kann neben sta-tischen und dynamischen Dehnmethoden auch postisometrische Variationen oder auch der Ef-fekt der reziproken Hemmung genutzt wer-den. Um die mobilitätsfördernde Wirkung zu er-halten, sollten die Dehnintervention der myo-faszialen Zielstrukturen mindestens zweimal wöchentlich durchgeführt werden.

Soll die Dehnung als Vorbereitung für ein darauffolgendes Haupttraining dienen, sollte die Dehnzeit pro Muskelgruppe zwischen 1–2 min nicht übersteigen. Die Durchführung der Deh-nung sollte dynamisch gestaltet werden (vgl. Opplert und Babault 2018).

Soll mit der Intervention des Dehnens das Ziel der Verletzungsprävention verfolgt werden, so wird von Behm et al. (2016) eine Dehndauer der zu therapierenden Muskelgruppe von 5 min empfohlen. Die Art der Dehnung kann statisch sein oder auch mit der postisometrischen Relaxation bzw. dem Effekt der reziproken Hemmung durchgeführt werden. Durch die Art der Anwendung kann das Verletzungsrisiko um ca. 54 % reduziert werden (vgl. Behm et al. 2016).

Generell ist zu empfehlen, dass nicht die Person, welche das Training anleitet, die Dehnungen ausführt, sondern vielmehr die zu trainierende Person dazu anleitet selbst die Dehnung auszuführen. Dies versetzt die zu trainierende Person in die Lage jederzeit selbst und unabhängig die entsprechenden Übungen durchzuführen.

2.7.2.2 Faszienrolle

Ein weiteres Instrument, um durch eine myofasziale Reizsetzung einen beweglichkeitserhöhenden Effekt zu erzielen ist die Faszienrolle (vgl. Wiewelhove et al. 2019). Die zitierte Metaanalyse kommt zu dem Schluss, dass sich die Anwendung der Faszienrolle fokussiert beim Aufwärmen eignet um in dieser Phase die Flexibilität zur steigern. Eine regenerationsbeschleunigende Wirkung konnte nicht festgestellt werden. In dem Elaborat von Konrad et al. (Juli 2022) wird festgestellt, dass es in Bezug auf die akute Verbesserung der Gelenkbeweglichkeit keinen Unterschied zwischen der Anwendung einer Faszienrolle und einer Dehnintervention gibt. Beide Mittel sind gleichwertig in der Lage die Mobilität von Gelenken zu erhöhen. Nach aktueller Evidenzlage wird ein Training mit der Faszienrolle von mehr als vier Wochen empfohlen, um langfristige Beweglichkeitserweiterungen hervorrufen zu können. Der mobilitätsfördernde Effekt scheint des Weiteren abhängig von der zu therapierenden Muskelgruppe zu sein. Während das Rollen im Bereich des Musculus quadriceps femoris sowie im Areal der ischiocruralen Muskulatur in der Lage war die Mobilität zur erhöhen, konnte die Anwendung der Faszienrolle im Bereich des Musculus triceps surae keine nachweisbare Erweiterung des Bewegungsausmaßes hervorrufen (vgl. Konrad et al. Oktober 2022).

Cheatham und Stull (2018a, b) empfehlen während des Rollens eine gleichzeitig aktive Bewegung des Gelenkes, bei welchem das Bewegungsausmaß erhöht werden soll. Gefurchte Faszienrollen scheinen in Bezug auf die akute Erhöhung der Bewegungsexkursion des Kniegelenkes einen besseren Effekt als Faszienrollen mit einer glatten Oberfläche zu haben (vgl. Cheatham und Stull 2019). Eine Untersuchung, welche drei verschiedene Härtegrade von Faszienrollen untersuchte, konnte bei jedem Härtegrad einen signifikanten beweglichkeitsfördernden Effekt feststellen. Zwischen den einzelnen Härtegraden konnten keine signifikanten Unterschiede errechnet werden. Dies lässt darauf schließen, dass der Härtegrad keine bedeutende therapeutische Rolle in Bezug auf die Mobilitätsverbesserung spielt (vgl. Cheatham und Stull 2018a, b). Bezüglich der Mobilität im Knie- und Hüftgelenk war die Verwendung einer vibrierenden Faszienrolle der einer nicht vibrierenden Faszienrolle überlegen (vgl. Park et al. 2021).

Literatur

Adler S, Glöckl R, Jarosch I, Kenn K (2016) Effekte eines Laufbandtrainings nach der Intervall- versus Dauermethode bei COPD-Patienten – eine randomisierte, kontrollierte Pilotstudie. Pneumol 70:145 https://doi.org/10.1055/s-0036-1572179

Ahmad I, Noohu M, Verma S, Singla D, Hussain M (October 2019) Effect of sensorimotor training on balance measures and proprioception among middle and older age adults with diabetic peripheral neuropathy. Gait Posture 74:114–120 https://doi.org/10.1016/j.gaitpost.2019.08.018

Asadi A, Arazi H, Young W, de Villarreal E (July 2016) The Effects of Plyometric Training on Change-of-Direction Ability: A Meta-Analysis. Int J Sports Physiol Perform 11(5):563–573 https://doi.org/10.1123/ijspp.2015-0694

Bührle M (1989) Maximalkraft – Schnellkraft – Reaktivkraft. Sportwissenschaft 19(3):311–325

Bührle M, Schmidtbleicher D, Ressel H (1983) Die spezielle Diagnose der einzelnen Kraftkomponenten im Hochleistungssport. Leistungssport 13:11–16

Büsch D, Pabst J, Mühlbauer T, Ehrhardt P, Granacher U (2015) Effects of plyometric training using unstable surfaces on jump and sprint performance in young sub-elite handball players. Sports Orthop Traumatol 31(4):299–308 https://doi.org/10.1016/j.orthtr.2015.07.007

Behm D, Blazevich A, Kay A, McHugh M (January 2016) Acute effects of muscle stretching on physical performance, range of motion, and injury incidence in healthy active individuals: a systematic review. Appl Physiol Nutr Metab 41(1):1–11 https://doi.org/10.1139/apnm-2015-0235

Bidonde J, Busch A, Schachter C, Overend T, Kim S, Góes S, Foulds H (21 June 2017) Aerobic exercise training for adults with fibromyalgia. Cochrane Database Syst Rev 6(6):CD012700 https://doi.org/10.1002/14651858.CD012700

Bigland-Ritchie B (1981) EMG and fatigue of human voluntary and stimulated contractions. In: Porter R, Whelan J (Hrsg) Human muscle fatigue: physiological mechanisms. Novartis Foundation Symposia, London, S. 130–148 https://doi.org/10.1002/9780470715420.ch9

Bjarnason-Wehrens B, Mayer-Berger W, Meister E, Baum K, Hambrecht R, Gielen S (2004) Einsatz von Kraftausdauertraining und Muskelaufbautraining in der kardiologischen Rehabilitation. Z Kardiol 93(5):357–370 https://doi.org/10.1007/s00392-004-0063-7

Brinkmann C (2019) Hochintensives Intervalltraining (HIIT) und Typ-2-Diabetes mellitus. Bewegungstherapie und Gesundheitssport 35(02):62–65. https://doi.org/10.1055/a-0860-1300

Buskies W (1999) Sanftes Krafttraining. Sport und Buch Strauß, Köln

Cheatham S, Stull K (June 2018) COMPARISON OF THREE DIFFERENT DENSITY TYPE FOAM ROLLERS ON KNEE RANGE OF MOTION AND PRESSURE PAIN THRESHOLD: A RANDOMIZED CONTROLLED TRIAL. Int J Sports Phys Ther 13(3):474–482

Cheatham S, Stull K (July 2018) Comparison of a foam rolling session with active joint motion and without joint motion: A randomized controlled trial. J Bodyw Mov Ther 22(3):707–712 https://doi.org/10.1016/j.jbmt.2018.01.011

Cheatham S, Stull K (July 2019) Roller massage: Comparison of three different surface type pattern foam rollers on passive knee range of motion and pain perception. J Bodyw Mov Ther 23(3):555–560 https://doi.org/10.1016/j.jbmt.2019.05.002

Crewther B, Cronin J, Keogh J, Cook C (January 2008) The salivary testosterone and cortisol response to three loading schemes. J Strength Cond Res 22(1):250–255 https://doi.org/10.1519/JSC.0b013e31815f5f91

Dâmaso A, da Silveira CR, Caranti D, de Piano A, Fisberg M, Foschini D, de Mello M (2014) Aerobic plus resistance training was more effective in improving the visceral adiposity, metabolic profile and inflammatory markers than aerobic training in obese adolescents. J Sports Sci 32(15):1435–1445 https://doi.org/10.1080/02640414.2014.900692

De Marées H (2002) Sportphysiologie. Sport & Buch Strauss, Köln

Diemer F (2018) Evidenz-Update Dehnen – Dehnen – oder nicht? Physiopraxis 16(03):22–25 https://doi.org/10.1055/s-0043-121837

Dinh H, Njemini R, Onyema O, Beyer I, Liberman K, Dobbeleer L, Bautmans I (13 November 2019) Strength Endurance Training but Not Intensive Strength Training Reduces Senescence-Prone T Cells in Peripheral Blood in Community-Dwelling Elderly Women. J Gerontol 74(12):1870–1878 https://doi.org/10.1093/gerona/gly229

Domínguez-Navarro F, Igual-Camacho C, Silvestre-Muñoz A, Roig-Casasús S, Blasco J (May 2018) Effects of balance and proprioceptive training on total hip and knee replacement rehabilitation: A systematic review and meta-analysis. Gait Posture 62:68–74 https://doi.org/10.1016/j.gaitpost.2018.03.003

Ehlenz H, Grosser M, Zimmermann E (1998) Krafttraining.Grundlagen, Methoden, Übungen, Leistungssteuerung, Trainingsprogramme. BLV-Verlagsgesellschaft Münchenṅ

Ferrauti A, Remmert H (2020) Grundlagenwissen zum sportlichen Training. In: Ferrauti A (Hrsg) Trainingswissenschaft für die Sportpraxis. Springer, Berlin, Heidelberg, S. 21–65 https://doi.org/10.1007/978-3-662-58227-5_2

Ferrauti A (2020) Trainingswissenschaft für die Sportpraxis. Springer-Verlag, Berlin, Heidelberg. https://doi.org/10.1007/978-3-662-58227-5

Fröhlich M (2011) Methodik des Krafttrainings-Stand der Dinge. Die Säule 21(4):2

Fröhlich M, Klein M, Emrich E, Schmidtbleicher D (January 2001) Arbeit als Bruttokriterium der Belastung im Kraftausdauertraining. Leistungssport 2(01)

Fröhlich M, Schmidtbleicher D, Emrich E (2004) Metabolische und kardiovaskuläre Beanspruchung im Kraftausdauertraining. Sportverletz Sportschaden 18(3):136–141. https://doi.org/10.1055/s-2004-813050

Francesconi C, Lackinger C, Weitgasser R, Haber P, Niebauer J (April 2016) Körperliche Aktivität und Training in der Prävention und Therapie des Typ 2 Diabetes mellitus. Wien Klin Wochenschr 128:141–145

Fry A (2004) The role of resistance exercise intensity on muscle fibre adaptations. Sports Med 34(10):663–679. https://doi.org/10.2165/00007256-200434100-00004

Güllich A, Schmidtbleicher D (1999) Struktur der Kraftfähigkeiten und ihrer Trainingsmethoden. Dtsch Z Sportmed 50(7+8):223–234

Garber C, Blissmer B, Deschenes M, Franklin B, Lamonte M, Lee I-M, American College of Sports Medicine (July 2011) American College of Sports Medicine position stand. Quantity and quality of exercise for developing and maintaining cardiorespiratory, musculoskeletal, and neuromotor fitness in apparently healthy adults: guidance for prescribing exercise. Med Sci Sports Exerc 43(7):1334–59 https://doi.org/10.1249/MSS.0b013e318213fefb

García-Correa H, Sánchez-Montoya L, Daza-Arana J, Ordoñez-Mora L (5 August 2021) Aerobic Physical Exercise for Pain Intensity, Aerobic Capacity, and Quality of Life in Patients With Chronic Pain: A Systematic Review and Meta-Analysis. J Phys Act Health 18(9):1126–1142 https://doi.org/10.1123/jpah.2020-0806

García-Hermoso A, Ramírez-Vélez R, Ramírez-Campillo R, Peterson M, Martínez-Vizcaíno V (February 2018) Concurrent aerobic plus resistance exercise versus aerobic exercise alone to improve health outcomes in paediatric obesity: a systematic review and meta-analysis. Br J Sports Med 52(3):161–166. https://doi.org/10.1136/bjsports-2016-096605

Gonzalez A (October 2016) Acute Anabolic Response and Muscular Adaptation After Hypertrophy-Style and Strength-Style Resistance Exercise. J Strength Cond Res 30(10):2959–2964. https://doi.org/10.1519/JSC.0000000000001378

Gonzalez A, Hoffman J, Stout J, Fukuda D, Willoughby D (May 2016) Intramuscular Anabolic Signaling and Endocrine Response Following Resistance Exercise: Implications for Muscle Hypertrophy. Sports Med 46(5):671–685 https://doi.org/10.1007/s40279-015-0450-4

Granacher U, Muehlbauer T, Zahner L, Gollhofer A, Kressig R (1 May 2011) Comparison of traditional and recent approaches in the promotion of balance and strength in older adults. Sports Med 41(5):377–400 https://doi.org/10.2165/11539920-000000000-00000

Grgic J, Schoenfeld B, Mikulic P (September 2021) Effects of plyometric vs. resistance training on skeletal muscle hypertrophy: A review. J Sport Health Sci 10(5):530–536 https://doi.org/10.1016/j.jshs.2020.06.010

Gstoettner M, Raschner C, Dirnberger E, Leimser H, Krismer M (August 2011) Preoperative proprioceptive training in patients with total knee arthroplasty. Knee 18(4):265–270 https://doi.org/10.1016/j.knee.2010.05.012

Hübscher M, Zech A, Pfeifer K, Hänsel F, Vogt L, Banzer W (March 2010) Neuromuscular training for sports injury prevention: a systematic review. Med Sci Sports Exerc 42(3):413–421 https://doi.org/10.1249/MSS.0b013e3181b88d37

Haas H-J, Fox T (2005) Muskelaufbau Schritt für Schritt. Physiopraxis 3(1):26–28 https://doi.org/10.1055/s-0032-1307863

Haber P, Tomasits J (2006) Medizinische Trainingsberatung Anleitung für die Praxis. Springer-Verlag, Wien

Hendrey G, Clark R, Holland A, Mentiplay B, Davis C, Windfeld-Lund C, Williams G (December 2018) Feasibility of Ballistic Strength Training in Subacute Stroke: A Randomized, Controlled, Assessor-Blinded Pilot Study. Arch Phys Med Rehabil 99(12):2430–2446 https://doi.org/10.1016/j.apmr.2018.04.032

Hillebrecht A, Zeißler S, Frech T, Rechner M, Haas U, Mooren F, Hamar D (2012) Vergleich der Effekte von zwei Krafttrainingsmethoden als spezifische Trainingsintervention bei Patienten mit Diabetes mellitus Typ 2– Hypertrophiekrafttraining versus Kraftausdauertraining. Diabetol Stoffwechs 7:128 https://doi.org/10.1055/s-0032-1314625

Hollmann W, Hettinger T (2000) Sportmedizin. Grundlagen für Arbeit, Training und Präventivmedizin. Schattauer, Stuttgart

Holzgreve F, Schulte L, Germann U, Wanke E (11 August 2022) Krafttraining als Verhaltenspräventionsmaßnahme bei berufsbedingten muskuloskeletalen Beschwerden. Zentralblatt für Arbeitsmedizin, Arbeitsschutz und Ergonomie 72:236–240 https://doi.org/10.1007/s40664-022-00476-8

Hoppeler H (2018) Anpassung an Ausdauertraining. Bachl N, Löllgen H, Tschan H, Wackerhage H, Wessner B (Hrs) Molekulare Sport- und Leistungsphysiologie. Springer-Verlag, Wien, S 291–304

Hultman E, Sjöholm H, Sahlin K, Edström L (1981) Glycolytic and oxidative energy metabolism and contraction characteristics of intact human muscle. In: Porter R, Whelan J (Hrsg) Human muscle fatigue: physiological mechanisms. Novartis Foundation Symposia, London, S. 19–35 https://doi.org/10.1002/9780470715420.ch9

Jeong H, Lee S-C, Jee H, Song J, Chang H, Lee S (April 2019) Proprioceptive Training and Outcomes of Patients With Knee Osteoarthritis: A Meta-Analysis of Randomized Controlled Trials. J Athl Train 54(4):418–428 https://doi.org/10.4085/1062-6050-329-17

König D, Berg A (2012) Bewegung als Therapie bei Diabetes mellitus Typ 2. Der Internist 53(6):678–687 https://doi.org/10.1007/s00108-011-2936-y

Kandola A, Ashdown-Franks G, Hendrikse J, Sabiston C (December 2019) Physical activity and depression: Towards understanding the antidepressant mechanisms of physical activity. Neurosci Biobehav Rev 107:525–539 https://doi.org/10.1016/j.neubiorev.2019.09.040

Konrad A, Nakamura M, Tilp M, Donti O, Behm D (October 2022) Foam Rolling Training Effects on Range of Motion: A Systematic Review and Meta-Analysis. Sports Med 52(10):2523–2535 https://doi.org/10.1007/s40279-022-01699-8

Konrad A, Nakamura M, Paternoster F, Tilp M, Behm D (July 2022) A comparison of a single bout of stretching or foam rolling on range of motion in healthy adults. Eur J Appl Physiol 122(7):1545–1557 https://doi.org/10.1007/s00421-022-04927-1

Lehmann S, Blüher M, Peschel P, Kugler J, Oberbach A (2011) Kombinierter Präventionskurs zur nachhaltigen Risikominimierung des Metabolischen Syndroms? Effekte von Kraft und Kraftausdauer im Follow-up. Diabetol Stoffwechs 6:261 https://doi.org/10.1055/s-0031-1277532

Lesinski M, Hortobágyi T, Muehlbauer T, Gollhofer A, Granacher U (December 2015) Effects of Balance Training on Balance Performance in Healthy
Older Adults: A Systematic Review and Meta-analysis. Sports Med 45(12):1721–1738 https://doi.
org/10.1007/s40279-015-0375-y

Lopes S, Afreixo V, Teixeira M, Garcia C, Leitão C,
Gouveia M, Ribeiro F (February 2021) Exercise trai-
ning reduces arterial stiffness in adults with hyper-
tension: a systematic review and meta-analysis. J
Hypertens 39(2):214–222 https://doi.org/10.1097/
HJH.0000000000002619

Müller K-J (1987) Statische und dynamische Muskelkraft: Beiträge zur Sportwissenschaft, Bd 7. Verlag
Harri Deutsch, Frankfurt a. M., S 151

Martínez-Amat A, Hita-Contreras F, Lomas-Vega R, Ca-
ballero-Martínez I, Alvarez P, Martínez-López E (August 2013) Effects of 12-week proprioception training program on postural stability, gait, and balance
in older adults: a controlled clinical trial. J Strength
Cond Res 27(8):2180–2188 https://doi.org/10.1519/
JSC.0b013e31827da35f

Matavulj D, Kukolj M, Ugarkovic D, Tihanyi J, Jaric S
(June 2001) Effects of plyometric training on jum-
ping performance in junior basketball players. J
Sports Med Phys Fitness 41(2):159–164

McCaulley G, McBride J, Cormie P, Hudson M, Nuzzo
J, Quindry J, Triplett N (March 2009) Acute hormonal and neuromuscular responses to hypertrophy, strength and power type resistance exercise. Eur J Appl Physiol 105(5):695–704 https://doi.
org/10.1007/s00421-008-0951-z

McHugh M, Cosgrave C (April 2010) To stretch or not to
stretch: the role of stretching in injury prevention and
performance. Scand J Med Sci Sports 20(2):169–181
https://doi.org/10.1111/j.1600-0838.2009.01058.x

Nicholson G, Ispoglou T, Bissas A (October 2016) The
impact of repetition mechanics on the adaptations re-
sulting from strength-, hypertrophy- and cluster-type
resistance training. Eur J Appl Physiol 116(10):1875–
1888 https://doi.org/10.1007/s00421-016-3439-2

O'Donoghue G, Blake C, Cunningham C, Lennon O,
Perrotta C (February 2021) What exercise prescription is optimal to improve body composition and cardiorespiratory fitness in adults living with obesity?
A network meta-analysis. Obes Rev 22(2):e13137
https://doi.org/10.1111/obr.13137

Opplert J, Babault N (February 2018) Acute Effects of
Dynamic Stretching on Muscle Flexibility and Performance: An Analysis of the Current Literature.
Sports Med 48(2):299–325 https://doi.org/10.1007/
s40279-017-0797-9

Park S-J, Lee S-I, Jeong H-J, Kim B-G (23 August 2021)
Effect of vibration foam rolling on the range of motion in healthy adults: a systematic review and meta-
analysis. J Exerc Rehabil 17(4):226–233 https://doi.
org/10.12965/jer.2142322.161

Pearce M, Garcia L, Abbas A, Strain T, Schuch F, Go-
lubic R, Woodcock J (1 June 2022) Association Between Physical Activity and Risk of Depression: A
Systematic Review and Meta-analysis. JAMA Psy-
chiat 79(6):550–559 https://doi.org/10.1001/jamapsy-
chiatry.2022.0609

Pfeifer K, Banzer W, Hänsel F, Hübscher M, Vogt L,
Zech A (2009) Wissenschaftliche Expertise „Senso-
motorisches Training-Propriozeptives Training".
Sportverlag Strauß, Köln

Raeder C, Vuong J-L, Ferrauti A (2020) Trainingswissenschaft für die Sportpraxis. Springer, Berlin
Heidelberg https://doi.org/10.1007/978-3-662-58227-
5_4

Riemann B, Lephart S (January 2002) The sensorimotor
system, part I: the physiologic basis of functional
joint stability. J Athl Train 37(1):71–79

Risberg M, Mork M, Jenssen H, Holm I (2001) Design
and implementation of a neuromuscular training program following anterior cruciate ligament reconstruction. J Orthop Sports Phys Ther 31(11):620–663

Rohde H (2014) Freund und Feind: Hautbakterien als
Erreger von Krankenhausinfektionen. In: Fischer M
(Hrsg) Neue und alte Infektionskrankheiten. Springer Spektrum, Wiesbaden, S. 79–105 https://doi.
org/10.1007/978-3-658-04124-3_4

Saco-Ledo G, Valenzuela P, Ruiz-Hurtado G, Rui-
lope L, Lucia A (15 December 2020) Exercise Re-
duces Ambulatory Blood Pressure in Patients With
Hypertension: A Systematic Review and Meta-
Analysis of Randomized Controlled Trials. J Am
Heart Assoc 9(24):e018487 https://doi.org/10.1161/
JAHA.120.018487

Schiftan G, Ross L, Hahne A (May 2015) The effectiveness of proprioceptive training in preventing ankle
sprains in sporting populations: a systematic review
and meta-analysis. J Sci Med Sport 18(3):238–244
https://doi.org/10.1016/j.jsams.2014.04.005

Schmidtbleicher D (1989) Zum Problem der Definition
des Begriffs Kraftausdauer. In: Carl K, Starischka S,
Storck H-M (Hrsg) Kraftausdauer. Sport und Buch
Strauß, Köln, S. 10–30

Schnabel G, Harre D, Borde A (1997) Trainingswissenschaft. Leistung – Training – Wettkampf. Sportverlag
Berlin

Schoenfeld B (2020) Science and development of muscle
hypertrophy. Human Kinetics Champaign, Illinois,
USA

Schoenfeld B (March 2013) Potential mechanisms for
a role of metabolic stress in hypertrophic adaptations to resistance training. Sports Med 43(3):179–194
https://doi.org/10.1007/s40279-013-0017-1

Seiler S, Tönnessen E (2009) Intervals, thresholds, and
long slow distance: The role of intensity and duration
in endurance training. Sportscience 13:32–53

Shim H, Rose J, Halle S, Shekane P (August 2019) Complex regional pain syndrome: a narrative review for

the practising clinician. Br J Anaesth 123(2):e424–e433 https://doi.org/10.1016/j.bja.2019.03.030

Smilios I, Pilianidis T, Karamouzis M, Tokmakidis S (April 2003) Hormonal responses after various resistance exercise protocols. Med Sci Sports Exerc 35(4):644–654 https://doi.org/10.1249/01.MSS.0000058366.04460.5F

Souza de Vasconcelos G, Cini A, Sbruzzi G, Lima C (December 2018) Effects of proprioceptive training on the incidence of ankle sprain in athletes: systematic review and meta-analysis. Clin Rehabil 32(12):1581–1590 https://doi.org/10.1177/0269215518788683

Staniszewski M, Mastalerz A, Urbanik C (7 February 2020) Effect of a strength or hypertrophy training protocol, each performed using two different modes of resistance, on biomechanical, biochemical and anthropometric parameters. Biol Sport 37(1):85–91 https://doi.org/10.5114/biolsport.2020.92517

Steib S, Pfeifer K, Zech A (2014) Sensomotorisches Training. In: Kempf H-D (Hrsg) Funktionelles Training mit Hand- und Kleingeräten. Springer-Verlag, Berlin, Heidelberg, S 13–19

Stengel S, Kemmler W, Pintag R, Beeskow C, Weineck J, Lauber D, Engelke K (2005) Power training is more effective than strength training for maintaining bone mineral density in postmenopausal women. J Appl Physiol 99(1):181–188 https://doi.org/10.1152/japplphysiol.01260.2004

Taube W, Gruber M, Gollhofer A (June 2008) Spinal and supraspinal adaptations associated with balance training and their functional relevance. Acta Physiol (Oxf) 193(2):101–116 https://doi.org/10.1111/j.1748-1716.2008.01850.x

Thiele D, Prieske O, Lesinski M, Granacher U (21 July 2020) Effects of Equal Volume Heavy-Resistance Strength Training Versus Strength Endurance Training on Physical Fitness and Sport-Specific Performance in Young Elite Female Rowers. Front Physiol 11:888 https://doi.org/10.3389/fphys.2020.00888

Thompson S, Rogerson D, Ruddock A, Barnes A (11 December 2019) The Effectiveness of Two Methods of Prescribing Load on Maximal Strength Development: A Systematic Review. Sports Med 50:919–938 https://doi.org/10.1007/s40279-019-01241-3

Tschopp M, Sattelmayer M (September 2011) Is power training or conventional resistance training better for function in elderly persons? A meta-analysis. Age Ageing 40(5):549–556 https://doi.org/10.1093/ageing/afr005

Uchida M, Crewther B, Ugrinowitsch C, Bacurau R, Moriscot A, Aoki M (1 October 2009) Hormonal responses to different resistance exercise schemes of similar total volume. J Strength Cond Res 23(7):2003–2008 https://doi.org/10.1519/jsc.0b013e3181b73bf7

Urhausen A, Schwarz M, Stefan S, Schwarz L, Gabriel H, Kindermann W (2000) Kardiovaskuläre und metabolische Beanspruchung durch einen Kraftausdauerzirkel in der ambulanten Herztherapie. Dtsch Z Sportmed 51(4):130–136

Venbrocks R, Münzenberg K, Kempis V (January-February 1988) Comparison and evaluation of conservative and surgical therapeutic possibilities in osteochondrosis dissecans of the knee joint. Z Orthop Ihre Grenzgeb 121(1):30–33 https://doi.org/10.1055/s-2008-1044863

Wälchli M, Ruffieux J, Mouthon A, Keller M, Taube W (1 February 2018) Is Young Age a Limiting Factor When Training Balance? Effects of Child-Oriented Balance Training in Children and Adolescents. Pediatr Exerc Sci 30(1):176–184 https://doi.org/10.1123/pes.2017-0061

Werchoshanskij J (1972) Grundlagen des speziellen Krafttrainings. In: Adam K, Werchoshanskij J (Hrsg) Modernes Krafttraining im Sport. Bartels & Wernitz KG, Berlin, S 37–148

Wewege M, Booth J (2018) Aerobic vs. resistance exercise for chronic non-specific low back pain: A systematic review and meta-analysis. J Back Musculoskelet Rehabil 31(5):889–899 https://doi.org/10.3233/BMR-170920

Wiewelhove T, Döweling A, Schneider C, Hottenrott L, Meyer T, Kellmann M, Ferrauti A (9 April 2019) A Meta-Analysis of the Effects of Foam Rolling on Performance and Recovery. Front Physiol 10:376 https://doi.org/10.3389/fphys.2019.00376

Wirth K, Schmidtbleicher D (2002) Trainingshäufigkeit beim Hypertrophietraining unter Berücksichtigung des Leistungsniveaus. Bundesinstitut für Sportwissenschaften Bonn, Deutschland

Zech A, Hübscher M, Vogt L, Banzer W, Hänsel F, Pfeifer K (October 2009) Neuromuscular training for rehabilitation of sports injuries: a systematic review. Med Sci Sports Exerc 41(10):1831–1841 https://doi.org/10.1249/MSS.0b013e3181a3cf0d

Zhang W-C, Xiao D (3 November 2020) Efficacy of proprioceptive training on the recovery of total joint arthroplasty patients: a meta-analysis. J Orthop Surg Res 15(1):505 https://doi.org/10.1186/s13018-020-01970-6

Zintl F, Eisenhut A (2009) Ausdauertraining. Grundlagen, Methoden, Trainingssteuerung BLV Sportwissen, 7., überarb. Aufl., Neuausg Ausg. BLV, München

Altersabhängige bzw. krankheitsassoziierte Veränderungen der Organsysteme und die Wirkung der medizinischen Trainingstherapie

3

Contents

▶ **Trailer**

In diesem aufschlussreichen dritten Kapitel entfaltet sich eine umfassende Analyse darüber, wie Alterung und Krankheiten unsere lebenswichtigen Organsysteme beeinflussen und wie gezielt eingesetzte medizinische Trainingstherapie als ein effektreicher Gegenspieler wirken kann. Erforschen Sie die faszinierenden Wechselwirkungen zwischen körperlicher Aktivität und dem Wohlbefinden unserer Organe, von Herz und Lunge bis hin zu Muskeln und Nervensystem.

Beginnend mit dem Herz-Kreislaufsystem, dem Lebensmotor, offenbart dieses Kapitel, wie alters- und krankheitsbedingte Veränderungen dieses zentrale System beeinträchtigen und wie Trainingstherapien zur Revitalisierung und Stärkung beitragen können. Ein tiefgehender Blick in das Blut- und Immunsystem zeigt, wie Training nicht nur unsere Abwehrkräfte stärkt, sondern auch die Qualität unseres Blutes verbessern kann.

Das Lymph- und Atemsystem werden ebenfalls unter die Lupe genommen, wobei die entscheidende Rolle der Trainingstherapie in der Förderung der lymphatischen und respiratorischen Gesundheit hervorgehoben wird. Durch das Verständnis, wie Bewegung die Fließeigenschaften des Lymphsystems verbessern und die Atemeffizienz erhöhen kann, öffnen sich neue Türen zur Krankheitsprävention und -management.

Die Analyse erstreckt sich weiter auf das muskuläre System, wo Sie lernen, wie altersbedingte Muskelatrophie umgekehrt und die Muskelkraft durch gezieltes Training erhalten oder sogar gesteigert werden kann. Die Bedeutung der Trainingstherapie erstreckt sich auch auf das zentrale und periphere Nervensystem, indem sie die Neuroplastizität fördert und zur Erhaltung kognitiver Funktionen beiträgt.

Dieses Kapitel beleuchtet zudem, wie die medizinische Trainingstherapie auf die Verdauungs- und Ausscheidungssysteme, das Geschlechtssystem sowie auf Haut und Hormonhaushalt einwirkt. Jeder Abschnitt verbindet sorgfältig die Punkte zwischen alters- oder krankheitsbedingten Veränderungen und den positiven Auswirkungen regelmäßiger, zielgerichteter körperlicher Aktivität.

Schließlich lädt dieses Kapitel dazu ein, die transformative Kraft der medizinischen

Trainingstherapie in der Prävention, Behandlung und dem Management von alters- und krankheitsbedingten Zuständen zu erkunden. Es bietet eine Quelle der Hoffnung und des Handelns für alle, die durch bewusste Bewegung ihre Gesundheit verbessern möchten. Bereiten Sie sich darauf vor, inspiriert zu werden und die vielfältigen Möglichkeiten zu entdecken, wie evidenzbasierte medizinische Trainingstherapie Leben verändern kann.

3.1 Herz-Kreislaufsystem

3.1.1 Altersabhängige bzw. krankheitsassoziierte Veränderungen des Herz-Kreislaufsystems

Im Alterungsprozess kommt es zu morphologischen Veränderungen des Herzens. So ist mit zunehmendem Alter eine Dickenzunahme des Myokards zu beobachten. Diese äußert sich fokussiert im Bereich des linken Herzventrikels (vgl. Marcomichelakis et al. 1983). Als Hauptursache für die Myokardhypertrophie des Ventriculus sinister wird der mit dem Alter kontinuierlich ansteigende systolische Blutdruck angesehen. Zusätzlich können eine Aktivierung des sympathischen Nervensystems sowie des Renin-Angiotensin-Aldosteron-Systems als auch eine eventuell bestehende Insulinresistenz als Einflussfaktoren betrachtet werden (vgl. Tsunoda et al. 1986). Aus funktioneller Sichtweise kommt es beim Myokard während der Systole zu einer verlangsamten Kontraktionsgeschwindigkeit sowie zu einer verzögerten Relaxation während der diastolischen Herzaktivität. Wei et al. (1984) führen diese Gegebenheit auf eine verschlechterte Calcium-Myosin-ATPase-Reaktion des sarkoplasmatischen Retikulums zurück.

Eine weitere alterungsbedingte Veränderung des Herzens ist der Niedergang von Schrittmacherzellen des Erregungsbildungs- bzw. Erregungsleitungssystems. Ausgehend vom zwei-

ten Lebensjahrzehnt verringert sich die Anzahl der Schrittmacherzellen bis zum achten Lebensjahrzehnt um bis zu 90 % (vgl. James 1964; Lev 1954). Die funktionellen Folgen dieser morphologischen Veränderung äußern sich in einer Reduzierung der Herzfrequenzvariabilität als auch durch eine fortlaufende Verminderung der maximalen Herzfrequenz während Belastungssituationen (vgl. Lakatta 1986).

Weitere alterungsbedingte Veränderungen des Myokards führen zu einer verminderten Auswurffraktion der Herzkammern. Dadurch wird das Herzzeitvolumen eingeschränkt, wodurch die maximale Sauerstofftransportkapazität des Herz-Kreislaufsystems in Belastungssituationen abnimmt (vgl. Rogers et al. 1990).

Aufseiten des arteriellen Gefäßsystems ist eine fortlaufende Verdickung der Intima (innerste Gefäßschicht) zu verzeichnen. Die Endothelzellen der Intima weisen mit zunehmenden Alter Veränderungen in Bezug auf Größe, Form und Anordnung dar. So sind neben hypertrophischen Prozessen eine uneinheitliche Anordnung und somit eine nicht mehr glatte Oberflächenbeschaffenheit existent. Zusätzlich finden sich subendothelial vermehrt Ablagerungen von Phospholipiden, Kalzium und Cholesterin (vgl. Wei 1992). Mit zunehmendem Lebensalter kommt es zu einer Reduktion von elastischen Fasern innerhalb der arteriellen Blutgefäße. Von diesem Prozess sind Arterien vom elastischen Typ hauptsächlich betroffen (vgl. Huonker et al. 2014). Zusätzlich sind vermehrt Kollagen und Calciumeinlagerungen existent (vgl. Kitzman et al. 1990). Arterien vom muskulären Typ hingegen kennzeichnen sich im Alterungsprozess vorrangig durch eine Zunahme der glatten Muskulatur. Zusammenfassend kann konstatiert werden, dass es zu einer verschlechterten Gefäßelastizität kommt (vgl. Gaballa et al. 1998). Dies äußert sich in einem Anstieg des systolischen Ruheblutdrucks, der Blutdruckamplitude sowie einer eingeschränkten Möglichkeit die betroffenen Blutgefäße während einer Belastungssituation in eine Vasodilatation einzustellen (vgl. Huonker et al. 2014).

3.1.2 Wirkungen der medizinischen Trainingstherapie auf das Herz-Kreislaufsystem

In einer Arbeit von Levy et al. (1993) wurde der Einfluss von aerobem Ausdauertraining auf das Herz-Kreislaufsystem untersucht. Die Interventionsgruppe umfasst herzgesunde ältere Männer in einem Alter zwischen 60 und 82 Jahren. Die Kontrollgruppe wurde durch jüngere Männer mit einer Alterspanne von 24 bis 32 Jahren repräsentiert. Beide Gruppen absolvierten wöchentlich in vier bis fünf Einheiten ein aerobes Ausdauertraining. Nach einem sechsmonatigem Interventionszeitraum konnte bei der älteren Interventionsgruppe eine vermehrte passive linksventrikuläre Füllung gemessen werden. Gleichzeitig konnte eine Abnahme der aktiven spätdiastolischen Füllung während Ruhe- und Belastungssituationen erforscht werden. Durch das Training konnte die Herzfrequenzvariabilität um 68 % sowie die VO2max von auf $28,8 \pm 1,3$ ml· kg^{-1} auf $35,1 \pm 1,0$ ml· kg^{-1} erhöht werden. Die Ruheherzfrequenz fiel nach dem Interventionszeitraum um neun Schläge pro Minute.

McKenzie (2012) unterscheidet bei den Anpassungsreaktionen des Herz-Kreislauf-Systems in strukturelle und funktionelle Veränderungen. Zu den strukturellen Veränderungen zählt eine Vergrößerung des linksventrikulären Hohlraumes, eine Verdickung der linksventrikulären Myokardschicht, einer Vergrößerung der Herzmasse, eine verbesserte linksventrikuläre Flexibilität sowie eine Ausmaßvergrößerung des linken Vorhofs. Auf funktioneller Ebene sind eine verbesserte Kontraktilität des Myokards, ein erhöhtes Schlagvolumen, eine höhere Herzleistung, eine verbesserte diastolische Funktion, eine Verringerung des peripheren Widerstandes sowie ein verbesserter venöser Rücktransport zu beobachten.

In einer Vergleichsstudie konnte Vaitkevicius (1993) evaluieren, dass ältere trainierte Menschen eine geringere Wandsteifigkeit im Bereich der Aorta bzw. der Arteria carotis communis aufweisen als gleichaltrige Untrainierte. Zudem war die Pulswellengeschwindigkeit bei den Trainier-

ten messbar langsamer (vgl. Vaitkevicius et al. 1993). Bei Messungen der Dilatationsmöglichkeit der Arteria brachialis im Vergleich von älteren ausdauertrainierten zu untrainierten älteren Menschen, konnte eine signifikant verbesserte Vasoreaktivität zugunsten der trainierten Population erkannt werden (vgl. Rywik et al. 1999). Beere et al. (1999) stellten nach einem dreimonatigen aeroben Ausdauertraining, welches dreimal wöchentlich mittels des Radergometers praktiziert wurde, eine Steigerung der maximalen Beindurchblutung während einer Belastungssituation fest. Jene Steigerung betrug 50 % und wurde an älteren gesunden Männern erforscht.

Auch im Bereich der peripheren arteriellen Verschlusskrankheit (PAVK) stellt die medizinische Trainingstherapie einen elementaren Therapiebaustein dar. McDermott (2018) stellt in Ihrer Metaanalyse die Wichtigkeit von Gang- und Laufbandtraining bei Betroffen im Areal der unteren Extremität dar.

In einem systematischen Cochrane Review mit anschließender Metaanalyse wird deutlich, dass die aktivitätsorientierte Rehabilitation nach Myokardinfarkt, Revaskularisation, Angina pectoris oder koronarer Herzkrankheit entscheidende Vorteile mit sich bringt. Neben einer Verringerung der Mortalitätsrate und der Zahl von Krankenhauseinlieferungen kann Training zu einer Verbesserung der Lebensqualität beitragen (vgl. Anderson et al. 2016).

Die Wirkung der medizinische Trainingstherapie äußert sich nicht nur bei bestehenden Erkrankungen des Herz-Kreislaufsystems. Vielmehr kann durch das regelmäßige körperliche Training eine kardiovaskulär-protektive Wirkung erzeugt werden. Somit wird die Relevanz der medizinischen Trainingstherapie innerhalb der Prävention verdeutlicht (vgl. Valenzuela et al. 2023; Fiuza-Luces et al. 2018).

▶ **Praxisbezug** Ein kontinuierliches Training des kardiovaskulären Systems ist in der Lage Alterungsprozesse deutlich zu verlangsamen, pathophysiologische Veränderungen zu reduzieren sowie präventive gesundheitsfördernde Wirkungen hervorzurufen.

3.2 Blut- und Immunsystem

3.2.1 Altersabhängige bzw. krankheitsassoziierte Veränderungen des Blut- und Immunsystem

Mit steigendem Lebensalter reduziert sich die Funktionalität des menschlichen Immunsystems. Äußere Barrieren wie die Haut und Schleimhäute vermindern aufgrund von strukturellen und funktionellen Veränderungen ihre Fähigkeit Erreger an dem Eindringen in das Körperinnere zu hindern. Diese Veränderung kann durch chronischen Stress beschleunigt werden, da die Antikörperproduktion im Bereich der Schleimhäute heruntergeregelt wird (vgl. Freese und Proschinger 2020). Hierzu zählen neben den Schleimhäuten des urogenitalen Systems auch insbesondere die Schleimhäute des Verdauungssystems. Die Ursache liegt darin begründet, dass die Barrierefunktion des Epithels abnimmt und gleichzeitig Veränderungen des pH-Werts auf der Oberfläche sowie der Lipitkomposition und eine reduzierte Hydration des Stratum corneum zu verzeichnen sind. Durch diese Faktoren steigt die Gefahr von Infektionen an. Zusätzlich ist es dem unspezifischen Immunsystem nicht mehr so gut möglich auf die im Alter weiter ansteigende chronische niedergradige Entzündung des Körpers zu reagieren. So können in den Körper eingedrungene Pathogene schlechter von Granulozyten, Makrophagen, dendritischen Zellen bzw. humoralen Mechanismen wie dem Komplementsystem bekämpft werden. Aufseiten des spezifischen Immunsystems kommt es zu einer verminderten Bildung von naiven T-Lymphozyten, B-Lymphozyten sowie einer verschlechterten Diversität der Zellen sowie der produzierten Antikörper jener Blutzellen (vgl. Großkopf und Simm 2022). Dies ist vor allem auf die Reduzierung des hämopoetischen Gewebes im Knochenmark zurückzuführen (vgl. Djukic et al. 2014). Die beschriebenen Veränderungen können unter dem Begriff der Immunseneszenz zusammengefasst werden.

3.2.2 Wirkungen der medizinischen Trainingstherapie auf das Blut- und Immunsystem

Freese und Proschinger (2020) erwähnen, dass das Blut- und Immunsystem in jedem Alter trainierbar ist. Voraussetzung sind adäquate Belastungen im Bereich des Ausdauer- und Koordinationstrainings. Auch ein gut gesteuertes hochintensives Intervalltraining (HIIT) kann den gewünschten Effekt erzielen. Insbesondere die Intervalltrainingsform scheint einen positiven Einfluss auf das Immunsystem zu haben. Die Person, welche das Training durchführt, sollte angepasst auf ihren Fitnesszustand belastet werden. Gleichzeitig sollten Regenerationsphasen (siehe Kap. 2), adaptiert an die Intensität des Trainings, genau eingehalten werden. Den Prozessen der Immunseneszenz kann somit entgegengearbeitet werden. Bloch (2019) ergänzt in diesem Zusammenhang, dass durch eine regelmäßige sportliche Belastung, eine Verschiebung der Freisetzung von proinflammatorischen Zytokinen hin zu einer vermehrten Produktion von antiinflammatorischen Zytokinen erreicht werden kann. Somit kann die im Alter an Intensität gewinnende systematische niedergradige Entzündung elegant eingebremst werden. Neben den verschiedensten Organsystemen und Strukturen wie Gefäße, Muskulatur, Bindegewebe und Herz profitiert insbesondere das Gehirn durch eine reduzierte Neurodegeneration aufgrund des positiven immunologischen Einflusses (vgl. Bloch 2019).

In Bezug auf Höhentraining ergänzen Gatterer und Faulhaber (2019), dass die intermittierende Hypoxie ein geeignetes Mittel ist, um die Erythrozytenanzahl und somit die Sauerstofftransportkapazität zu erhöhen. Hierzu wird eine passive Hypoxieexposition von 4–12 h in einer (simulierten Höhe) von 2000–3000 m oder höher empfohlen. Der Trainingsansatz folgt der Philosophie des „live high – train low". Der zeitliche Ansatz der Intervention beträgt mehrere Wochen und erfolgt an Einzeltagen bis täglich. McKenzie (2012) ergänzt sowohl eine trainingsinduzierte Erhöhung des Plasmavolumens als auch des totalen Blutvolumens.

Zimmer et al. (2016) erforschten den Effekt der Durchführung eines Halbmarathons bei Frauen, welche sich in der Rehabilitation nach Brustkrebs befanden. Als Kontrollgruppe agierte eine gesunde Population. Es konnte gezeigt werden, dass die Belastung in Form eines Halbmarathons bei beiden Gruppen zu einer erhöhten Anzahl an T-Killerzellen und T-Gedächtniszellen führt. Da diese Zellen in der Lage sind Tumorzellen zu identifizieren als auch zu eliminieren bzw. wiederzuerkennen kann einer verbesserten Ausdauerleistung eine effektivere Immunabwehr zugeschrieben werden. Zusätzlich konnten durch das Training weitere antiinflammatorische Effekte gemessen werden. Otto und Ebner (2016) ergänzen in diesem Zusammenhang eine Verminderung des C-reaktiven-Proteins, welche durch ein sechswöchiges hoch intensives Ausdauertraining hervorgerufen werden konnte.

Für die Erhöhung der T-Killerzellen ist jedoch nicht zwingend die Halbmarathondistanz erforderlich. Beim 15-wöchigem Training auf dem Fahrradergometer konnte ebenfalls eine Steigerung der Anzahl von T-Killerzellen bei postmenopausalen Brustkrebspatientinnen in der Nachsorge festgestellt werden. Die Intensität wurde bei 70–75 % des maximalen Sauerstoffverbrauches angesetzt. In den ersten drei Wochen wurde wöchentlich dreimal für jeweils 15 min trainiert. Die Trainingszeit wurde alle drei Wochen um 5 min erhöht. So umfasste die Trainingszeit in den Wochen 13–15 jeweils 35 min (vgl. Fairey et al. 2005).

In den Richtlinien des American College of Sports Medicine werden Überlebenden einer Krebsdiagnose wöchentlich 3–5 Einheiten moderate körperliche Aktivität von jeweils mehr als 30 min empfohlen. Ebenso werden an drei Tagen pro Woche intensive Belastungen von mehr als 20 min befürwortet (vgl. Schmitz et al. 2010).

3.3   Lymphsystem

3.3.1   Altersabhängige bzw. krankheitsassoziierte Veränderungen des Lymphsystems

Das wohl deutlichste Symptom eines dysfunktionalen Lymphsystems ist das Lymphödem. Hierbei kann zwischen der primären und der sekundären Form unterschieden werden. Bei der primären Form führen genetische Faktoren zu einer suboptimalen Ausprägung des Lymphgefäßsystems. Neben insuffizienten Lymphgefäßklappen können Lymphgefäße, je nach Ursache, hyper- oder hypoplastische Veränderungen aufweisen. Sekundäre Lymphödeme hingegen entstehen aufgrund einer Verstopfung von Lymphgefäßen. Obstruktionen können neben fortschreitenden degenerativen Prozessen bzw. einer qualitativ schlechten Ernährung auch durch Operationen, Bestrahlungen oder Infektionen ausgelöst werden (vgl. Cueni und Detmar 2008).

Erkrankungen des Lymphsystems stehen des Weiteren in starkem Zusammenhang mit Adipositas. Die Fettleibigkeit wiederum stellt einen erheblichen Risikofaktor für die Ausprägung eines metabolischen Syndroms bis hin zum Diabetes mellitus Typ 2 dar. Auch das Risiko für kardiovaskuläre Erkrankungen steigt stark an (vgl. Jiang et al. 2019). Durch die Existenz des Lymphsystems wird sowohl eine Aufnahme von Fetten aus der Nahrung als auch der periphere Cholesterinabbau ermöglicht. Der Transport wird maßgeblich durch die autonom gesteuerte glatte Muskulatur der Lymphangione gewährleistet.

Das Lymphgefäßsystem ist somit das integrale Verbindungsstück zwischen dem Dünndarm und dem restlichen Körper in Bezug auf die Resorption und den Transport von Lipiden. Es gibt Hinweise darauf, dass die Morphologie der Lymphkapillaren im Bereich des Dünndarms einen Einfluss auf die Entwicklung einer Adipositas haben könnten (vgl. McDonald 2018). Weiter kann in Bereichen des Körpers, in denen eine Schädigung des Lymphsystems vorliegt, gehäuft die Anlagerung von Fett im Areal des Lymphödems beobachtet werden (vgl. Jiang et al. 2018). Durch die Anhäufung von Lymphflüssigkeit im Areal von dysfunktionalen Lymphgefäßen wird die Anhäufung von immunologischen Zellen deutlich verringert. Somit kann von einer reduzierten Immunfunktion im Bereich von Lymphödemen ausgegangen werden (vgl. Chakraborty et al. 2019). Liegt ein diabetischer Stoffwechsel vor, reagiert das Lymphsystem womöglich aufgrund des gestiegenen interstitiellen Drucks mit einer Lymphangiogenese sowie einem beschleunigten Lymphtransport (vgl. Mottillo et al. 2010; Haemmerle et al. 2013). Zusammenfassend kann also festgestellt werden, dass ein dysfunktionales Lymphsystem einen Risikofaktor für die Ausprägung von Übergewicht darstellt und gleichzeitig das Übergewicht die Funktionalität des lymphatischen Systems weiter einschränkt.

3.3.2 Wirkungen der medizinischen Trainingstherapie auf das Lymphsystem

Neudecker und Baumann (2016) empfehlen die Durchführung eines dynamischen Krafttrainings bei Frauen in der Rehabilitation nach Mammakarzinom. Durch die Praktizierung von Krafttraining kann die Verschlechterung eines bestehenden Lymphödems verhindert werden (vgl. Schmitz et al. 2009). Zudem führt Krafttraining bei einer Resektion von mindestens fünf Lymphknoten zu einer 70-%igen Reduzierung des Risikos ein sekundäres Lymphödem zu entwickeln (vgl. Schmitz et al. 2010). Während des Krafttrainings sollten große Muskelgruppen dynamisch angesprochen werden, um den Effekt der Muskelpumpe maximal auszunutzen (vgl. Nelson 2016). Bezüglich der Intensität sollte 8–12

Wiederholungen bei zwei bis drei Sätzen und 60–80 % Belastung gewählt werden (vgl. Neudecker und Baumann 2016).

Neben dem verdeutlichten Effekt der Muskelpumpe an Extremitäten kann auch das bewusste Atmen einen rückflussfördernden Einfluss auf das lymphatische System ausüben. Entscheidend ist hierbei eine tiefe Einatmung mit einer möglichst hohen Aktivierung des respiratorischen Diaphragmas sowie der inspiratorischen Hilfsmuskulatur (vgl. Moriondo et al. 2005).

3.4 Atemsystem

3.4.1 Altersabhängige bzw. krankheitsassoziierte Veränderungen des Atemsystems

Altersbedingte Veränderungen des Atemsystems erstrecken sich sowohl über die oberen als auch die unteren Atemwege. Im Bereich des Pharynx bildet sich die muskuläre Unterstützung zurück. Dies kann zu einer Obstruktion führen (vgl. Berry et al. 1987). Zudem ist eine Abnahme der Reflexaktivität beim Husten und Schlucken beobachtbar. Dies ist vermutlich auf eine Verringerung der Afferenzen aus dem Bereich des Pharynx als auch auf eine reduzierte zentrale Reflexaktivität zurückzuführen. Diese Gegebenheit erhöht das Risiko der Aspiration (vgl. Pontoppidan und Beecher 1960).

Das Lungengewebe erfährt einen allmählichen Rückgang der kapillären Versorgung, dadurch kann sich der arterielle Blutdruck in den verbleibenden Kapillaren um bis zu 30 % erhöhen, während der pulmonale Gefäßwiderstand um bis zu 80 % ansteigt (vgl. Davidson und Fee 1990). In Bezug auf die Alveolaroberfläche ist zwischen dem 20. und dem 70. Lebensjahr eine Reduktion von etwa 30 % zu erwarten (vgl. Kenney 1989). Der Bronchialbaum sowie die Alveolargänge dilatieren mit zunehmendem Alter. Diese Veränderungen werden als Duktekasie bezeichnet (vgl. Ryan et al. 1965). Das Lungenparenchym verliert also allmählich seine Stützfunktion, wodurch sich die Lufträume weiten. Diese Veränderung kann auch als „seniles Emphysem" beschrieben werden (vgl. Sharma und Goodwin 2006). Sobin et al. (1988) ergänzen, dass der Anteil an Kollagengewebe in Lungen von älteren Menschen ansteigt. Durch eine ansteigende Proteolyse von Elastin kommt es zu einer Reduzierung von Querverbindungen und einer veränderten Menge und Zusammensetzung des Lungensurfactants.

Im Bereich des Thorax ist neben einer sich erhöhenden Steifheit, durch die Kalzifikation von Rippengelenken auch eine muskuläre Atrophie der Atemmuskulatur zur beobachten (vgl. Turner et al. 1968). Das respiratorische Diaphragma verliert im Alterungsprozess an Leistungsfähigkeit (vgl. Tolep et al. 1995). Zudem weißen die Bandscheiben der Brustwirbelsäule eine altersbedingte Höhenminderung auf, welche mit einer zunehmenden Kyphose einhergehen können (vgl. Sharma und Goodwin 2006). Die Mobilitätsminderung des Thorax in Verbindung mit einer zunehmend eingeschränkten Extensionsfähigkeit der Brustwirbelsäule führen zu einer progredienten Verschlechterung der Expasionsfähigkeit der Lungenflügel während der Inspiration.

Durch die erwähnten strukturellen Veränderungen kommt es zu einer verminderten Difussionskapazität, zu einer Erhöhung des anatomischen und physiologischen Totraums, zu einer Erhöhung der Gefahr einer trachiobronchialen Instabilität mit dem vorzeitigen Verschließen kleinerer Atemwege, zur Ausprägung eines Fassthorax, zu veränderten Lungenvolumina als auch zu einem Missverhältnis zwischen Ventilation und Perfusion mit einer fortschreitenden Verringerung der arteriellen Sauerstoffversorgung. Im Normalfall kommt es jedoch zu keiner arteriellen Sauerstoffunterversorgung (vgl. Grinton 1994). Während die arterielle Sauerstoffversorgung mit zunehmendem Alter immer weiter absinkt, ist die Abgabe von Kohlenstoffdioxid unverändert möglich (vgl. Raine und Bishop 1963). Während sich

das Residualvolumen sowie das funktionelle Residualvolumen mit zunehmendem Lebensalter erhöht, verringert sich im gleichen Zuge das inspiratorische sowie das exspiratorische Reservevolumen (vgl. Zaugg und Lucchinetti 2000). Der Höhepunkt der maximalen Sauerstoffaufnahme (VO2max) siedelt sich im dritten Lebensjahrzehnt an. Nach dem dreißigsten Lebensjahr wird pro Jahr ungefähr ein Prozent des VO2max eingebüßt. Hier gilt es zu erwähnen, dass der VO2max-Wert stark vom individuellen Trainingszustand abhängig ist. McClaran et al. (1995) untersuchten bei 18 sehr gut trainierten Männern in einem Zeitraum von sechs Jahren die Veränderung des VO2max. Das Ausgangsalter betrug im Schnitt 67 Jahre. Der durchschnittliche VO2max-Wert betrug 45 ml.kg-1.min-1. Dieser Wert entspricht in Bezug auf das Lebensalter dem ungefähr doppelten Normalwert. In dem Zeitraum von sechs Jahren fiel dieser durchschnittlich um $11.2 \pm 3.4\,\%$.

3.4.2 Wirkungen der medizinischen Trainingstherapie auf das Atemsystem

Wird die Minutenventilation betrachtet, kann diese bei starker körperlicher Belastung auf einen bis zu 20-fachen Wert ansteigen. Das Atemsystem verfügt somit auch beim untrainierten Menschen über eine sehr hohe Anpassungsfähigkeit gegenüber physischen Herausforderungen. Diese Gegebenheit unterscheidet das Atemsystem stark von dem Herzkreislaufsystem und dem muskulären System. Durch die von Natur aus hohe Belastungstoleranz des Atemsystems ist es wenig verwunderlich, dass das Atemsystem strukturell auf Trainingsreize nahezu nicht reagiert (vgl. McKenzie 2012).

Funktionell kann durch Formen des Ausdauertrainings die Ausdauerfähigkeit der Atemmuskulatur verbessert werden. Zudem kann die Atemmuskulatur durch Training zu einer Steigerung der Kraftentfaltung bewegt werden. Diese muskulären Anpassungen tragen neben einer verbesserten Ventilation in Zusammenspiel mit dem Herzkreislaufsystem, dem Blut- und Immunsystem sowie dem muskulären System zu einer verbesserten maximalen Sauerstoffaufnahme bei (vgl. McKenzie 2012).

Souza et al. (2014) untersuchten den Effekt eines achtwöchigen Kräftigungstrainings bei älteren Frauen im Alter zwischen 60 und 80 Jahren. Das Training wurde über den zweimonatigen Interventionszeitraum täglich zweimal mit einem Threshold-IMT-Atemtrainer durchgeführt. Die Intensität wurde bei ca. 40 % angesetzt. Durch das Training erhöhte sich der Inspirationsdruck um 37 %, während sich der Exspirationsdruck um 13 % verbesserte. Die Dicke des respiratorischen Diaphragmas erhöhte sich um 11 %. Zusätzlich steigerte sich die Mobilität des respiratorischen Diaphragmas um 9 %. Im Vergleich zur Kontrollgruppe waren die erzeugten Werte der Interventionsgruppe signifikant überlegen. Ähnliche Effekte lassen sich auch bei Menschen im dritten Lebensjahrzehnt beobachten, wenn die Intensität auf 80 % erhöht wird (vgl. Enright et al. 2006).

Langer et al. (2018) stellten fest, dass ein gezieltes Training der inspiratorischen Atemmuskulatur eine Dyspnoe, bei Menschen, welche an COPD erkrankt sind, während körperlichen Trainings reduzieren kann.

3.5 Muskuläres System

3.5.1 Altersabhängige bzw. krankheitsassoziierte Veränderungen des muskulären Systems

Veränderungen und Maladaptationen des muskulären Gewebes während des Alterungsprozesses können unter dem Begriff der Sarkopenie zusammengefasst werden. Hierbei handelt es sich um ein geriatrisches Syndrom, welches sich durch eine Reduzierung der Muskelmasse bei gleichzeitigen Funktionsverfall kennzeichnet (vgl. Ferrari und Drey 2020). Eine Hauptursache für die muskuläre Degeneration stellt die körperliche Inaktivität dar, welche sich mit zunehmendem Lebensalter in vielen Fällen erhöht. Zusätzlich machen sowohl metabolische als auch endokrinologische Veränderungen im Alter ihren Einfluss geltend (vgl. Seefried und Genest 2017). Kemmler et al. (2018) ergänzen, dass sich zudem sowohl genetische als auch epigenetische Faktoren, Fehl- und Mangelernährung, chronische Entzündung sowie eine Expansion der hemmenden Faktoren der Geweberegeneration begünstigend auf eine sich mit zunehmendem Lebensalter steigende Prävalenz der Sarkopenie auswirken.

In einer Zeitspanne vom 20. bis zum 80. Lebensjahr verringert sich die Zahl der Muskelfasern eines Menschen um etwa 50 % (vgl. Drey 2011). Fokussiert in der Zeit nach dem 60. Lebensjahr beschleunigt sich jener Prozess, der sich im Vergleich zu den langsam zuckenden Typ 1 Fasern hauptsächlich bei den schnell zuckenden Typ 2 Fasern äußert (vgl. Verdijk et al. 2010). Dieser morphologische Umbau der Skelettmuskulatur in Fett- und Bindegewebe steht in Kausalität mit einer Reduzierung der muskulären Leistungsfähigkeit. Wird die Muskelkraft von 70-jährigen Menschen mit jener von 20-jährigen Menschen verglichen, so ist eine Abnahme der Muskelkraft von 20–40 % messbar. Dieser Leistungsverlust erhöht sich im neunten Lebensjahrzehnt auf 50 % (vgl. Goodpaster et al. 2006). Bezüglich der funktionellen Verschlechterung des muskulären Systems sollte die Muskelleistung (engl. muscle power) von der Muskelkraft (engl. muscle strength) differenziert werden. Unter der Muskelleistung wird die Kombination aus entfalteter Muskelkraft und dessen Geschwindigkeit verstanden werden. Beim Prozess der Sarkopenie sind im Fokus Typ II Fasern betroffen, wodurch vorrangig die Muskelleistung reduziert wird (vgl. Metter et al. 1997). Im alltäglichen Leben von älteren Menschen führt schwerpunktmäßig eine verringerte Muskelleistung zu Einschränkungen des physischen Systems (vgl. Bean et al. 2003).

Aus struktureller Sichtweise sind im Alterungsprozess Veränderungen der Mitochondrien zu beobachten. Die Anzahl der mitochondrialen Proteine reduziert sich, während sich gleichzeitig die Aktivität der noch vorhandenen mitochondrialen Proteine verringert (vgl. Rooyackers et al. 1997). Im zunehmenden zeitlichen Verlauf führen diese Veränderungen bis zu einer 50-%igen Reduktion der oxidativen Kapazität und somit zu einem 50-%igen Verlust der ATP-Versorgung der Skelettmuskulatur. Eine altersabhängige Reduktion der aeroben Kapazität ist die logische Konsequenz (vgl. Short et al. 2005).

Auch Veränderungen des Nervensystems beim alternden Menschen tragen zur Ausprägung einer Sarkopenie bei. Maßgeblich geschieht dies aufgrund eines allmählichen Unterganges von spinalen Motoneuronen und einer damit einhergehenden Reduktion von motorischen Einheiten (vgl. Roubenoff 2001). Bis zum 60. Lebensjahr unterliegen die spinalen motorischen Nervenzellen keiner maßgeblichen Veränderung in Bezug auf die Anzahl. Jedoch ist im Verlauf des siebten Lebensjahrzehntes ein massiver Niedergang von Neuronen des Vorderhorns zu beobachten (vgl. Ling et al. 2009). Das Absterben von Neuronen bezieht sich hierbei vor allem auf Neurone, welche schnell zuckende Typ 2 Fasern innervieren. Daraus lässt sich die Atrophie der Muskelmasse verständlich ableiten. Zum Teil werden Typ 2-Muskelfasern nach dem Absterben des ursprünglich versorgenden Neurons durch ein langsam zuckendes Neuron reinnerviert. Dieser Prozess, welcher im Englischen als „motor unit remodelling" bezeichnet wird, erhält zwar zum einen eine gewisse Restfunktion, erklärt aber im gleichen Zuge den fortschreitenden Verlust von präzisen Bewegungsabläufen, Kraftentfaltung als auch die Verlangsamung von Motorik (vgl. Roth 2000). Neben den spinalen Motoneuronen unterliegt auch die motorische Endplatte altersbedingten morphologischen Veränderungen. Diese betreffen vordringlich die postsynaptische Membran (vgl. Wokke et al. 1990).

Ein weiterer Einflussfaktor, der eine Beziehung zu der Ausprägung einer Sarkopenie aufweist, ist das Hormonsystem. Während beim älteren Menschen die Spiegel von anabolen Hormonen abnehmen, steigen im gleichen Zuge die Spiegel von katabolen Hormonen. Die wichtigsten anabolen Hormone in diesem Zusammenhang sind Testosteron und Östrogen (vgl. Wang et al. 2008). Altersbedingt verminderte Spiegel beider Hormone, sowohl beim männlichen als auch beim weiblichen Geschlecht, treiben den Prozess der Sarkopenie voran.

Neben der eignen Produktion von Myokinen reagiert die Skelettmuskulatur auch selbst auf Zytokine. Hierbei kann zwischen katabolen und anabolen Zytokinen unterschieden werden. In jungen Lebensjahren und einer generell gesunden Lebensweise halten diese Signalstoffe ein reizangepasstes physiologisches Gleichgewicht innerhalb der verschiedenen Organsysteme aufrecht. Im Verlauf des Alterungsprozesses erhalten proinflammatorische Zytokine die Überhand. Dies führt, bezogen auf den ganzen Körper, zu einer Steigerung der niedergradigen Entzündung (vgl. Roubenoff et al. 1998; Harris et al. 1997; Payette et al. 2003). Diese Faktoren führen zu einer verminderten muskulären Leistungsfähigkeit und erhöhen zusätzlich signifikant das Mortalitätsrisiko (vgl. Roubenoff et al. 2003).

Neben physischer Inaktivität stellen ein Mangel an Vitamin D sowie eine defizitäre Zufuhr von Proteinen Faktoren dar, welche den Prozess der Sarkopenie begünstigen (vgl. Drey 2011).

Eine ausgeprägte Sarkopenie führt zum allmählichen Funktionsverlust bei alltäglichen Aktivitäten, zu einem erhöhten Sturzrisiko, einem gesteigerten Frakturrisiko, einer schwindenden Unabhängigkeit sowie zu einem erhöhtem Mortalitätsrisiko (vgl. Lauretani et al. 2003; Rolland et al. 2008).

3.5.2 Wirkungen der medizinischen Trainingstherapie auf das muskuläre System

Durch ein regelmäßiges Training des muskulären Systems kann die Lebensqualität gesteigert werden. Zudem kann die Hospitalisierungsrate als auch Gesundheitsprobleme reduziert werden. Auch aufgrund der Möglichkeit die individuelle Lebensspanne zu erhöhen, sollte das Training des muskulären Systems ein integraler

Bestandteil der Therapie bzw. Prävention einer Sarkopenie darstellen (vgl. Musumeci 2017).

Schwerpunktmäßig ist ein Widerstandstraining bei hoher Intensität zu empfehlen. Neben dem isometrischen Training sollten auch dynamische Trainingsformen zum Einsatz kommen (vgl. Nicastro et al. 2011). Durch das Widerstandstraining werden Myokine von der aktivierten Muskulatur ausgeschieden, welche eine stärkende Wirkung auf das Immunsystem ausüben und gleichzeitig einen antiinflammatorischen Effekt besitzen. Zudem werden Wachstumsfaktoren ausgeschüttet, welche die Proliferation von Satellitenzellen und die Muskelfaserhypertrophie anregen (vgl. Spiering et al. 2008). Hierbei gelingt es durch ein gezieltes Ansprechen der Typ II Fasern Hypertrophieprozesse anzuregen und gleichzeitig die Muskelkraft zu erhöhen (vgl. Johnston et al. 2008).

Die Wirkweisen des Krafttrainings können durch aerobes Ausdauertraining ergänzt werden (vgl. Koopman et al. 2011). Zu den Wirkungen des aeroben Ausdauertrainings zählen eine Erhöhung der Anzahl von Mitochondrien bei gleichzeitiger Verbesserung der Bioenergetik, eine Verbesserung der Proteinsynthese und der Insulinsensitivität sowie eine Reduktion von oxidativem Stress und Entzündungsprozessen (vgl. Short et al. 2004). Ausdauertraining ist des Weiteren in der Lage die Expression von katabolen Genen zu unterdrücken (vgl. Erlich et al. 2016). Neben einer Unterdrückung des Prozesses der Apoptose in der Muskulatur, kann durch Ausdauertraining der Prozess der Autophagie angeregt werden (vgl. Yan et al. 2012). Durch Ausdauertraining wird zudem die Expression des extrazellulären Zytokins Myostatin eingebremst. Diesem wird eine dem Prozess der Sarkopenie beschleunigende Wirkung zugeschrieben (vgl. Ko et al. 2014). Zusammengefasst kann geschlussfolgert werden, dass Ausdauertraining in der Lage ist, mitochondriale Veränderungen einzubremsen bzw. zu verhindern und gleichzeitig die Muskelhypertrophie sowie die Muskelkraft zu steigern (vgl. Yoo et al. 2018).

Die regelmäßige Kombination aus Kraft- und Ausdauertraining stellt einen elementaren Bestandteil zur Prävention und Therapie von Sarkopenie dar (vgl. Yoo et al. 2018). Die Intensität sollte bei beiden Trainingsformen möglichst fordernd für die ausführende Person sein. Beckwée et al. (2019) empfehlen beim Krafttraining 80 % Intensität bezogen auf das individuelle one-repetition-maximum. Auch Musumeci (2017) erwähnt bezüglich des Ausdauertrainings das mögliche Potenzial eines hochintensiven Ausdauertrainings.

3.6 Zentrales und peripheres Nervensystem

3.6.1 Altersabhängige bzw. krankheitsassoziierte Veränderungen des zentralen und peripheren Nervensystems

Günnewig et al. (2022) erläutern, dass etwa 65 % der funktionellen Einschränkungen bei Menschen mit einem Lebensalter ab 65 auf Veränderungen des Nervensystems zurückzuführen sind. Die Einschränkungen äußern sich in einer verschlechternden auditiven, optischen, thermischen und taktilen Reizaufnahme, in Mobilitätseinschränkungen, Gangunsicherheit und Gleichgewichtsproblemen (vgl. Verdú et al. 2000). Die altersabhängigen Veränderungen betreffen sowohl das zentrale als auch das periphere Nervensystem.

Das Gehirn kann im Alter eine Gewichtsreduktion von 10–20 % aufweisen (vgl. Svennerholm et al. 1997). Geringe körperliche Aktivität und hohe Entzündungswerte sind Treiber der Volumenreduktion (vgl. Braskie et al. 2014). Die Veränderungen des zentralen Nervensystems erstrecken sich sowohl auf die weiße als auch auf die graue Substanz. Ab etwa dem 20. Lebensjahr verliert das Gehirn täglich schätzungsweise 1000–100.000 Nervenzellen. Der Rückgang der gesamten Neurone beläuft sich bis zum 80. Lebensjahr auf etwa ein

Drittel. Neben dem Zelltod, welcher durch eine vorprogrammierte Apoptose oder andere Einflüsse wie z. B. Traumen entsteht, weißen alternde Neurone eine Volumenabnahme auf, welche mit Funktionseinschränkungen einhergehen kann. Der Prozess der Schrumpfung von Nervenzellen ist im Vergleich zum Zelltod reversibel (vgl. Klimaschewski 2021). Diese Veränderung betrifft das Gehirn sowie aus motorischer Sichtweise insbesondere das Vorderhorn des Rückenmarks (vgl. Roubenoff 2001). Das Absterben von Neuronen bezieht sich hierbei vor allem auf Neurone, welche schnell zuckende Typ 2 Fasern innervieren. Daraus lässt sich die Atrophie der Muskelmasse verständlich ableiten. Zum Teil werden Typ 2-Muskelfasern nach dem Absterben des ursprünglich versorgenden Neurons durch ein langsam zuckendes Neuron reinnerviert (vgl. Roth 2000). Eine ähnliche Funktionsübernahme findet sich auch bei Nervenzellen des Gehirns. Somit können Funktionen durch neuroplastische Prozesse auch bei einer allmählich Schwindenden Nervenzellanzahl bis ins hohe Alter erhalten werden (vgl. Svennerholm et al. 1997).

Im selben Moment verändert sich im alternden Gehirn auch die Blutversorgung der insgesamt ca. 80 Mrd. Nervenzellen, welche über ein Gefäßnetz von über 600 km versorgt werden. Neben arteriosklerösen Veränderungen finden sich Veränderungen in der Blut-Hirn-Schranke. Die Versorgung mit Glukose und wasserlöslichen Molekülen reduziert sich. Eiweiße, welche in jungen Jahren die Blut-Hirn-Schranke nicht passieren können, gelangen im gealterten Gehirn zu den Neuronen und regen dort entzündliche Prozesse an (vgl. Klimaschewski 2021).

Die weiße Substanz des zentralen und peripheren Nervensystems weist mit zunehmendem Alter ebenfalls strukturelle Veränderungen auf. Insbesondere ist hierbei ein Rückgang der Myelinisierung zu erwähnen. Der Durchmesser der Nervenfaser ist kleiner und weniger zirkulär geformt. Dies führt zu einer Reduktion der Leitgeschwindigkeit (vgl. Günnewig et al. 2022).

Eine altersabhängige Reduktion von peripheren Rezeptoren, wie beispielsweise Pacini- und Meissner Rezeptoren, führt zu einer sich allmählich verschlechternden afferenten Informationsgabe an das zentrale Nervensystem (vgl. Ebenbichler und Kerschan-Schindl 2009).

3.6.2 Wirkungen der medizinischen Trainingstherapie auf das zentrale und periphere Nervensystem

Cotman et al. (2007) berichten, dass körperliche Aktivität in der Lage ist, einen entscheidenden Beitrag zur Gesunderhaltung des Gehirns leisten zu können. Training ist in der Lage das Aufnehmen sowie die Speicherung von Informationen im Gedächtnis zu verbessern. Zusätzlich kann neben einer Schutzwirkung gegen neurodegenerative Veränderungen auch von einer antidepressiven Wirkung profitiert werden. Neuroplastische Prozesse können durch physische Betätigung angeregt werden. Neben der synaptischen Plastizität wird auch der Prozess der Neurogenese angeregt (vgl. Cotman et al. 2007).

Um die Neurogenese im Bereich des Hippocampus bestmöglich anzuregen, empfehlen Curlik 2nd und Shors (2013) die Kombination aus körperlichem und mentalem Training. Firth et al. (2018) konnten mit der Publikation einer Metaanalyse zeigen, dass aerobes Ausdauertraining einen protektiven Beitrag zur Erhaltung des linken Hippocampusvolumens beitragen kann. Auch bei Menschen im achten Lebensjahrzehnt kann durch ein 24-monatiges körperliches Training bei moderater Intensität eine signifikante Volumenzunahme des linken Hippocampus konstatiert werden (vgl. Rosano et al. 2017).

Im Wesentlichen können Trainingsformen wie z. B. Tanzen, welche eine intensive Zusammenarbeit von Gehirn und Muskulatur erfordern, einen positiven Beitrag zu verbesserten kognitiven Funktionen leisten. Zudem sind positive Effekte auf die exekutive Funktion, die verzögerte Erinnerungsfähigkeit, die verbale Geläufigkeit, die Funktion des Arbeitsgedächtnisses sowie die Aufmerksamkeit bei älteren Menschen mit leichten kognitiven

Einschränkungen beobachtbar (vgl. Biazus-Sehn et al. 2020). Auch generelles Kraft- und Ausdauertraining kann einen positiven Effekt auf die Kognition ausüben (vgl. Landrigan et al. 2020; Guadagni et al. 2020).

Auch die Morphologie der Basalganglien steht in Korrelation mit dem Maß an körperlicher Fitness. Durch das Volumen der Basalganglien können Rückschlüsse auf die motorische Leistungsfähigkeit sowie die exekutive Kontrolle gezogen werden. Ähnlich wie beim Hippocampus reagieren auch die Basalganglien auf regelmäßiges Training mit einer Strukturveränderung. Durch ein zwölfmonatiges Koordinationstraining konnte eine Volumenzunahme des Nucleus caudatus sowie des Globus pallidus hervorgerufen werden (vgl. Niemann et al. 2014).

Die erwähnten positiven Effekte der medizinischen Trainingstherapie lassen sich jedoch nicht ausschließlich mit einer Volumenzunahme einzelner Gehirnbereiche erklären. Gogniat et al. (2021) stellten in einer Metaanalyse fest, dass Training bei Menschen in einem Alter ab 60 Jahren das Gehirnvolumen nicht signifikant steigert. Diametral dazu stehen die Forschungsergebnisse von Colcombe et al. (2006), welche durch ein sechsmonatiges aerobes Ausdauertraining bei Menschen mit einem Lebensalter von 60–79 Jahren eine Volumenzunahme sowohl der grauen als auch der weißen Substanz feststellen konnten.

Ausdauertraining besitzt zudem die Eigenschaft die Durchblutung des Gehirns zu steigern. Im Vergleich zur Ruhesituation kann die Durchblutung des Gehirns bei einer Ausdauerbelastung mit einer Intensität von etwa 50 %-80 % um ca. 20 % angehoben werden. Dies stellt gleichzeitig das höchste Maß an Hirndurchblutung dar. Wird die Intensität von 80 % überschritten, reduziert sich die Hirndurchblutung im Vergleich zu 50 %-80 % Intensität von ca. 20 % auf etwa 10 % Mehrdurchblutung (vgl. Smith und Ainslie 2017).

Die medizinische Trainingstherapie ist auch in der Lage Depressionen vorzubeugen. Dieser Effekt kann bei geringen und hohen Intensitäten des Trainings beobachtet werden (vgl. Hu et al.

2020). Zudem stellt die physische Betätigung eine vielversprechende Therapieoption bei bestehenden Depressionen dar (vgl. Philippot et al. 2022). Sowohl regelmäßiges Ausdauer- als auch Krafttraining bzw. die Kombination aus beiden kann zu dem gewünschten antidepressiven Effekt führen (vgl. Zhao et al. 2020).

Die beschriebenen trainingsinduzierten Veränderungen lassen sich hauptsächlich mit der Einflussnahme auf neurotrophische Faktoren erklären. Der Wachstumsfaktor BDNF spielt eine elementare Rolle bei der synaptischen Plastizität, dem Überleben und Wachsen von Neuronen, der Neurogenese sowie der Gedächtnisfunktion (vgl. Cowansage et al. 2010). Die BDNF Gen- und Proteinexpression wird durch körperliches Training im Areal des Hippocampus gesteigert und behält den gesteigerten Stand über einen Zeitraum von zwei Wochen nach dem Training (vgl. Berchtold et al. 2010). Ein weiterer neurotropher Faktor, welcher in enger Zusammenarbeit mit BDNF interagiert, ist der IGF-1 (vgl. Gomez-Pinilla et al. 2008). Sowohl IGF-1 als auch der neurotrophe Faktor VEGF beteiligen sich am trainingsinduzierten Umbau von Blutgefäßen insbesondere der Endothelzellen und der Angiogenese der gehirnversorgenden Gefäße (vgl. Lopez-Lopez et al. 2004; Ding et al. 2004). Die medizinische Trainingstherapie ist somit in der Lage sowohl die Neurogenese als auch das zerebrale Blutvolumen anzuregen bzw. zu steigern (vgl. van der Borght et al. 2009).

3.7 Verdauungssystem

3.7.1 Altersabhängige bzw. krankheitsassoziierte Veränderungen des Verdauungssystems

Durch den Alterungsprozess werden die Funktionen des Verdauungssystems global beeinträchtigt. Hierunter fallen Prozesse wie die Motilität, die Hormon- und Enzymsekretion sowie Verdauungs- und Absorptionsprozesse (vgl. Dumic et al. 2019).

Im Bereich der Mundhöhle findet altersbedingt eine Reduktion der Speichelmasse und deren Funktion durch eine veränderte Speichelzusammensetzung statt. Durch diese Gegebenheit können oral-sensorische Symptome auftreten (vgl. Nagler und Hershkovich 2005). Zudem kann durch eine verschlechterte neuromuskuläre Ansteuerung der Schluckreflex beeinträchtigt werden (vgl. Durazzo et al. 2017).

Einige Studien konnten feststellen, dass die Peristaltik der Speiseröhre im höheren Alter anfälliger für Fehlkontraktionen ist und der Transport von Nahrungsmitteln innerhalb des Ösophagus länger dauert (vgl. Ferriolli et al. 1996). Die veränderte Motilität der Speiseröhre konnte in gleichartigen Untersuchungen nicht immer bestätigt werden und scheint daher nicht auf jede ältere Population übertragbar (vgl. Robson und Glick 2003). Beim Auftreten dieser Symptome wird ein Niedergang von intrinsischen Neuronen vermutet (vgl. Saffrey 2013).

Der alternde Magen zeichnet sich durch eine veränderte Magenmikrobiota, eine reduzierte Schutzfunktion der Magenschleimhaut sowie durch eine Abnahme der Durchblutung aus. Letzteres erschwert Reparaturprozesse im Bereich des Magens (vgl. Parsons et al. 2017). In Bezug auf die Motilität des Magens bei älteren Menschen existieren divergierende Forschungsergebnisse. Während Madsen und Graff (2004) keine Veränderung der Motilität in Bezug auf Alter und BMI feststellen konnten, gelang es Shimamoto et al. (2002) eine reduzierte Kontraktilität der Magenmuskulatur festzustellen. Diese äußerte sich vor allem bei älteren nicht aktiven Menschen. Ähnlich wie bei der Motilität der Speiseröhre scheint auch im Bereich des Magens ein Absterben von enteralen Neuronen eine Hauptursache für die veränderte muskuläre Ansteuerung zu sein.

Im Bereich des Dünndarms lassen sich bei älteren Menschen keine Beeinträchtigungen der Absorptionsfunktion feststellen. Auch die hormonelle Sekretion ist im Vergleich zu jüngeren Menschen unverändert (vgl. D'Souza 2007). Durch eine höhere Proliferation und Differenzierung von Enterozyten kann auch bei fort-

geschrittenem Lebensalter die Darmarchitektur aufrechterhalten werden (vgl. Ciccocioppo 2002). Mit dem Lebensalter steigt auch die Gefahr von Angiodysplasien im Bereich des Dünndarms. Hierbei handelt es sich um erworbene Veränderungen der arteriellen und venösen Kapillaren sowie größeren Arterien und Venen. Angiodysplasien zeichnen sich durch eine zunehmende Dünne der Gefäßwand, Windungen sowie einer Erweiterung der Blutgefäße aus. Dadurch erhöht sich das Blutungsrisiko (vgl. Lewis 2000). Eine weitere altersabhängige Gegebenheit ist die bakterielle Überwucherung des Dünndarms. Diese ist vorherrschend, wenn das Dünndarmaspirat pro Milliliter eine Anwesenheit von Bakterien über 10^5–10^6 aufweist (vgl. Dukowicz 2007). Es konnte gezeigt werden, dass die bakterielle Überwucherung des Dünndarms bei älteren Menschen signifikant häufiger als bei jüngeren Menschen auftritt (vgl. Parlesak et al. 2003). Klinisch kann sich eine bakterielle Überwucherung des Dünndarms durch chronische Diarrhöe, Malabsorption von Nährstoffen, Gewichtsverlust sowie einer sekundären Mangelernährung äußern (vgl. Dumic et al. 2019). Mitsui erwähnt, dass körperliche Inaktivität, neben dem Alter und der geographischen Lage des Wohnorts, ein weiterer Risikofaktor für die Ausprägung einer bakteriellen Überwucherung des Dünndarms ist (vgl. Mitsui et al. 2003). Auch eine veränderte Motilität des Dünndarms scheint ein weiterer Risikofaktor der bakteriellen Überwucherung zu sein. Die Motilität des Dünndarms wird jedoch nicht durch den Alterungsprozess an sich eingeschränkt, sondern schwerpunktmäßig durch Medikamente und Komorbiditäten (vgl. Dumic et al. 2019).

Auch im Bereich des Dickdarms finden sich diametrale Erkenntnisse darüber, ob das Lebensalter die Motilität beeinflussen kann. Während Madsen und Graff (2004) eine Altersabhängigkeit der Motilität des Dickdarms als gegeben betrachten, widersprechen dem die Forschungsergebnisse von Metcalf et al. (1987). Zu den vermuteten Ursachen der verlangsamten Motilität zählen auch im Bereich des Dickdarms ein

Niedergang von Neuronen und eine zunehmende Abwesenheit von Neurotransmittern (vgl. Hanani et al. 2004; Takahashi et al. 2000). Ein sich wesentlich deutlicher abzeichnendes altersabhängiges Merkmal des Dickdarms ist hingegen die Veränderung der Mikrobiota (vgl. Magrone und Jirillo 2013). Im Alter verändert sich die Zusammensetzung der einzelnen Stämme des Mikrobiota weg vom Optimum. Dies führt dazu, dass im Endeffekt proinflammatorische Zytokine ausgeschüttet werden, welche eine niedergrade Entzündung des Dickdarms unterhalten (vgl. Larbi et al. 2008). Die Gegebenheit wird dadurch unterstützt, dass kurzkettige Fettsäuren, welche durch das Mikrobiota produziert werden und einen antientzündlichen und antineoplastischen Effekt haben, von älteren Menschen in einem geringen Ausmaß hergestellt werden (vgl. De Vuyst und Leroy 2011).

3.7.2 Wirkungen der medizinischen Trainingstherapie auf das Verdauungssystem

Je nach Art, Intensität und Trainingszustand kann die medizinische Trainingstherapie sowohl negative als auch positive Auswirkungen auf das Verdauungssystem erzeugen (vgl. Bi undTriadafilopoulos. 2003).

Clark et al. (1989) fanden heraus, dass körperliche Belastung in Zusammenhang mit einer Zunahme des gastroösophagealen Reflux steht. Dabei gilt zu beachten, dass der gastroösophageale Reflux hauptsächlich bei Belastungen angeregt wird, welche ein hohes Maß an körperlicher Bewegung, wie beispielsweise das Laufen, aufweisen. Im Vergleich zum Laufen, ist die Anregung des gastroösophagealen Reflux beim Training auf dem Fahrradergometer geringer. Wird unmittelbar vor dem Training Nahrung aufgenommen, verstärkt sich das Auftreten des gastroösophagealen Reflux signifikant. Von einer Nahrungsaufnahme direkt vor der körperlichen Belastung ist daher abzuraten (vgl. Yazaki et al. 1996). Als Ursache des gastroösophagealen Reflux wird eine trainings-

induzierte Druckminderung des unteren ösophagealen Schließmuskel vermutet (vgl. Peters et al. 1988).

Ein weiterer Faktor, welcher durch physische Aktivität beeinflusst werden kann, ist die Geschwindigkeit der Magenentleerung. Studien zeigen, dass Ausdauerbelastungen unter 70 % der maximalen Sauerstoffaufnahme keinen oder nur einen geringen anregenden Effekt auf die Geschwindigkeit der Magenentleerung haben. Belastungen über 70 % der maximalen Sauerstoffaufnahme hingegen, wirken sich verlangsamend auf die Magenentleerung aus. Ebenso wirken sich auch nur sehr hohe Ausdauerbelastungen hemmend auf die Produktion von Magensäure aus (vgl. Bi und Triadafilopoulos. 2003).

Cheng et al. (2003) erforschten, dass durch ein regelmäßiges moderates Ausdauertraining die Gefahr eines peptischen Duodenalulcers bei Männern reduziert werden kann. Schwere körperliche Belastungen beim Training bzw. im Beruf scheinen jedoch keinen präventiven Beitrag zu leisten (vgl. Shephard 2017).

Im Bereich des Dünndarms kann eine Ausdauerbelastung von hoher Intensität das Risiko einer beeinträchtigten Absorption von Nährstoffen erhöhen. Zusätzlich steigt bei einer starken Ausdauerbelastung das Risiko von Blutungen im Bereich des Dünn- und Dickdarmes (vgl. Bi und Triadafilopoulos. 2003). Doch auch der Dickdarm kann von moderater physischer Aktivität im Sinne einer Reduktion des Risikos eines Kolonkarzinoms profitieren (vgl. Giovannucci et al. 1995). Zudem übt die medizinische Trainingstherapie einen präventiven Charakter auf die Divertikulitis aus (vgl. Aldoori et al. 1995).

Zusammenfassend kann geschlussfolgert werden, dass eine Ischämie des Darms während einer hochintensiven Ausdauerbelastung zusammen mit einer eventuellen Dehydration das Risiko von Übelkeit, Erbrechen, abdominalen Schmerzen und blutiger Diarrhö erhöht. Jene Symptome treten bei sehr gut trainierten Sportlern 1,5 bis 3mal häufiger auf als bei weniger gut trainierten Menschen (vgl. de Oliveira und Burini 2009).

3.8   Harnsystem

3.8.1 Altersabhängige bzw. krankheitsassoziierte Veränderungen des Harnsystems

Ab dem 20. Lebensjahr lassen sich Alterungsprozesse im Bereich des Harnsystems feststellen (vgl. Chmielewski et al. 2016). Ab einem Alter von 40 Jahren verringert sich die renale Durchblutung um etwa 10 % pro Jahrzehnt. Während die Durchblutung um das 40. Lebensjahr 600 ml/min/1.73m^2 beträgt, sinkt diese bei einem Alter von 80 Jahren auf 300 ml/min/1.73m^2 (vgl. Macías-Núñez et al. 2008; Halter et al. 2009). Aufgrund der großen Reservekapazität der Nieren nehmen diese altersbedingten Veränderungen beim gesunden Menschen keinen negativen Einfluss auf die Homöostase bzw. die Elektrolytekonzentration (vgl. Chmielewski et al. 2016). Im hohen Lebensalter kann es jedoch dazu kommen, dass die funktionelle Reserve der Nieren aufgebraucht ist. In diesem Alter funktionieren nur noch etwa die Hälfte der Glomeruli. Dies äußert sich auch in der glomerulären Filtrationsrate welche im Zeitraum zwischen dem 40. und dem 85. Lebensjahr von 120 ml/min auf 65 ml/min absinkt (vgl. Weinstein und Anderson 2010). Dies ist auf eine zunehmende Glomerulosklerose, tubulointerstitiale Fibrose sowie auf eine Atrophie der renalen Blutgefäße zurückzuführen. Diese strukturellen Veränderungen bringen auch funktionelle Konsequenzen mit sich. Prozesse der Sekretion und Resorption können nicht mehr wie erforderlich ablaufen. Dies äußert sich in einer verschlechterten Ausscheidung der harnpflichtigen Stoffe Harnsäure, Harnstoff sowie Kreatinin. Auch die Fähigkeit der Konzentration des Urins nimmt ab. Diese Faktoren erhöhen die Gefahr der Dehydration bei älteren Menschen (vgl. Seeley und Stephens 2008).

Wichtig für das Verständnis der beschriebenen Veränderungen der Nieren ist, dass neben dem Alterungsprozess parallel auftretende Nebenerkrankungen einen maßgeblichen Beitrag zur Minderung der Nierenfunktion beitragen. Zu bekannten Nebenerkrankungen zählen die Atherosklerose, linksventrikuläre Dysfunktion, Herzinsuffizienz, Glukoseintoleranz, Diabetes mellitus und Adipositas. Auch Raucher tragen ein erhöhtes Risiko der Beschleunigung der renalen Degeneration (vgl. Fliser 2008).

Neben den Veränderungen der Nieren soll an dieser Stelle auch das Thema der Belastungsinkontinenz gewürdigt werden. Die Harninkontinenz betrifft fokussiert Frauen im Alter von über 65 Jahren. So leiden in etwa 1,5 Mio. Frauen im Alter von über 65 Jahren unter Harninkontinenz. Dies entspricht einem prozentualen Anteil von etwa 14 %. Zu den Risikofaktoren einer Belastungsinkontinenz zählen Übergewicht, Veränderungen der hormonellen Situation, vorangegangene Geburten als auch operative Eingriffe im Areal des Beckens (vgl. Loertzer & Schneider 2013). Auf struktureller Ebene können pathophysiologisch eine Lockerung des Bandapparates sowie eine unzureichende nervale Ansteuerung bzw. eine verminderte Rekrutierung der Beckenbodenmuskulatur aufgeführt werden (vgl. Loertzer und Schneider 2013).

Die Problematik der Belastungsinkontinenz tritt jedoch nicht nur im dritten Lebenstertiär auf, sondern ist auch erwähnenswerter Gegenstand bei weiblichen Leistungssporterlern. Die Prävalenz der Harninkontinenz bei Leistungssportlerinnen unterscheidet sich je nach Sportart. Zu den Sportarten mit höherer Prävalenz zählen neben kompositorischen Sportarten auch Ball- und Rückschlagspiele. In beiden Kategorien können Prävalenzwerte von bis zu 70 % festgestellt werden. (vgl. Schulte-Frei und Jäger 2018). Bezüglich der einflussnehmenden Faktoren sind hierbei strukturelle Dysfunktionen, Trainingsinhalte, die hormonelle Situation sowie psychische Einflüsse zu erwähnen.

3.8.2 Wirkungen der medizinischen Trainingstherapie auf das Harnsystem

Körperliche Betätigung im Sinne von kombiniertem Ausdauer- und Krafttraining ist in der Lage Begleiterkrankungen, welche sich negativ auf die Nierenfunktion auswirken, zu verhindern bzw. stark einzubremsen (vgl. Schmitt et al. 2019).

Gelingt es beispielsweise durch die regelmäßige Praktizierung von Ausdauertraining eine Hyperglykämie sowie einen diabetischen Stoffwechsel positiv zu beeinflussen bzw. zu verhindern, hat dies unmittelbare protektive Einflüsse auf die Nierenfunktion. Durch einen trainingsinduzierten verminderten Blutzuckerwert können proinflammatorische und fibrotische Signalwege verhindert werden. Dadurch wird das Risiko einer Nephropathie dezimiert (vgl. Garud und Kulkarni 2014). Weiterhin kann durch eine Senkung des Blutdrucks der oxidative Stress vermindert und gleichzeitig die endotheliale Funktion verbessert werden (vgl. Mennuni et al. 2014).

Meredith et al. (1991) untersuchten den Einfluss von Ausdauertraining auf die renal-sympathische Nervenaktivität. Hierzu praktizierten die Partizipierenden über einen einmonatigen Zeitraum dreimal wöchentlich eine Trainingseinheit auf dem Fahrradergometer bei 60 %-70 % ihres VO2max. Neben einer hochsignifikanten Abnahme des Ruheblutdruckes konte eine signifikante Verbesserung des VO2max nachgewiesen werden. Zusätzlich wurde eine Reduktion der gesamten peripheren Nervenaktivität von 24 % nachgewiesen. Speziell die renal-sympathische Nervenaktivität verringerte sich um 41 %. Diese 41 % machten 66 % Prozent der Wirkung auf den Gesamtorganismus aus. Die Verringerung der renal-sympathischen Nervenaktivität führt zu einer reduzierten Resorption von Natrium und kann daher den Blutdruck senkend beeinflussen (vgl. Schmitt et al. 2019). Zudem wird die Gefahr eines Nierenversagens während des Trainings minimiert, da die Vasokonstriktion der Nierengefäße abgeschwächt wird (vgl. Farrell et al. 2011).

Zusammenfassend kann eine Kombination von Ausdauer- und Krafttraining für die positive Beeinflussung der Nierenfunktion empfohlen werden (vgl. Johansen 2005).

Speziell medizinische Trainingsinterventionen, welche die Beckenbodenmuskulatur akzentuieren, können einen direkten Einfluss auf das Harnsystem nehmen. Durch das Training der gezielten Rekrutierung der Beckenbodenmuskulatur kann der Belastungsinkontinenz entgegengewirkt werden (vgl. Soave et al. 2019). Hierbei gilt es zu beachten, dass für eine erfolgreiche Kräftigung der Beckenbodenmuskulatur eine gezielte Anleitung erforderlich ist. Während des Trainings empfiehlt sich die Visualisierung der Kontraktion durch die Elektromyographie. Zu den Zielen der medizinischen Trainingstherapie gehört die zielgerichtete Rekrutierung der Beckenbodenmuskulatur, eine Verlängerung der Kontraktionszeiten sowie die Erhöhung der Muskelkraft (vgl. Loertzer und Schneider 2013). Radzimińska et al. (2018) stellen in einer systematischen Übersichtsarbeit, welche die Informationen aus 24 Studien mit einer Gesamtzahl von 2394 Frauen beinhaltet fest, dass das Training der Beckenbodenmuskulatur einen positiven Effekt bei Harninkontinenz entfaltet. Zusätzlich wird die Lebensqualität bei Menschen mit Harninkontinenz angehoben. Jacomo et al. (2020) ergänzen, dass das lokale sowie spezifische Training der Beckenbodenmuskulatur der Goldstandard ist und keine anderen Trainingsformen zu einer verbesserten Kraftfähigkeit der Beckenbodenmuskulatur führen.

3.9 Geschlechtssystem

3.9.1 Altersabhängige bzw. krankheitsassoziierte Veränderungen des Geschlechtssystems

3.9.1.1 Altersabhängige bzw. krankheitsassoziierte Veränderungen des männlichen Geschlechtssystems

Nachdem die Hoden im Alter von 11–30 Jahren an Volumen gewinnen und anschließend zwischen dem 30–60 Lebensjahr das Volumen konstant beibehalten, nimmt das Hodenvolumen ab dem etwa 60. Lebensjahr konstant ab (vgl. Yang et al. 2011). Während die mittleren

Serumspiegel von Gonadotropinen im Alter signifikant erhöht sind, ist freies Testosteron im Serum vermindert nachweisbar (vgl. Mahmoud et al. 2003). Der Anstieg von Gonadotropinen ist maßgeblich auf einen allmählichen Funktionsverlust der Testikel zurückzuführen und kann auch mit einer altersbedingten Reduktion von Leydig-Zellen in Verbindung gebracht werden (vgl. Gunes et al. 2016). Ab dem 40. Lebensjahr ist eine stetige Abnahme des Hodenstoffwechsels zu beobachten (vgl. Well et al. 2007).

Eine weitere weit verbreitete altersabhängige Veränderung des männlichen Geschlechtssystems ist die benigne Prostatahyperplasie. Etwa 80 % der Männer mit einem Lebensalter über 80 Jahren weißen eine benigne Prostatahyperplasie auf (vgl. Gunes et al. 2016).

Verschiedene Samenparameter unterliegen ebenfalls altersabhängigen Veränderungen. Es findet sich eine negative Korrelation zwischen der täglichen Spermaproduktion, der Gesamtzahl der Spermien und deren Lebensdauer und dem zunehmenden Lebensalter. Um das 50. Lebensjahr ist die tägliche Spermaproduktion bereits um ca. 30 % herabgesetzt (vgl. Neaves et al. 1984).

3.9.1.2 Altersabhängige bzw. krankheitsassoziierte Veränderungen des weiblichen Geschlechtssystems

Die wohl größte altersabhängige Veränderung des weiblichen Geschlechtssystems ist der Prozess der Menopause. Ein Großteil der Frauen durchlaufen diesen Prozess um das 51. Lebensjahr (vgl. Treloar 1981). Die Menopause startet zu einem Zeitpunkt in der die Follikelreserve der Eierstöcke nahezu aufgebraucht ist und äußert sich zunächst in unregelmäßiger werdenden Menstruationszyklen. Ist die Follikelreserve aufgebraucht, hat dies auch unmittelbare Auswirkungen auf das Hormonsystem, da die Follikel auch einen Großteil der Eierstockhormone und Peptidhormone produzieren. Durch den Prozess der Menopause fallen die Plasmaspiegel dieser Hormone rapide ab und bleiben für die verbleibende Lebenszeit auf einem niedrigen Stand (vgl. Wise 2005).

Der große Verlust von Östrogenen, Gestagenen und Peptidhormonen hat nicht nur Konsequenzen für das weibliche Geschlechtssystem, sondern betrifft auch andere Körperstrukturen und Funktionen. Neben dem Knochen- und Mineralstoffwechsel wird auch die Gedächtnisfunktion sowie die Kognition negativ beeinflusst. Zudem entstehen negative Konsequenzen für das Herz-Kreislauf-System als auch das Immunsystem (vgl. Wise 2005).

3.9.2 Wirkungen der medizinischen Trainingstherapie auf das Geschlechtssystem

3.9.2.1 Wirkungen der medizinischen Trainingstherapie auf das männliche Geschlechtssystem

Zur Evidenzlage des Effektes der medizinischen Trainingstherapie auf verschiedene Samenparameter ist eine heterogene Datenlage vorherrschend. Wird bestehende Literatur zur Thematik gesichtet, entscheidet neben der Ernährung auch die Trainingsart und deren Intensität über die Wirkung. Wird beispielsweise ein hoch intensives Training oder spezifische Aktivitäten praktiziert, führt dies zu einem Anstieg der reaktiven Sauerstoffspezies in den Hoden. Dies erhöht den oxidativen Stress und führt zu beeinträchtigten Samenparametern sowie der Fruchtbarkeit. Auch die männliche Libido kann durch hochintensives Ausdauertraining negativ beeinflusst werden (vgl. Hackney et al. 2017). Wird hingegen ein Training mit niedriger bzw. mittelgradiger Intensität praktiziert, führt dies zu einer Verminderung der reaktiven Sauerstoffspezies der Testikel und somit zu einer positiven Beeinflussung der Samenparameter sowie der Fruchtbarkeit (vgl. Belladelli et al. 2023).

Zur Reduktion des Risikos an einer benignen Prostatahyperplasie zu leiden, empfiehlt Williams (2008) als Präventionsmaßnahme eine wöchentliche Laufstrecke von 16 bis über 48

Kilometer. Auch die Forschungsgruppe um Nagakura (2022) propagiert tägliche körperliche Aktivität als einen Baustein der Prävention gegen benigne Prostatahyperplasie.

Moderates bis intensives Ausdauertraining kann als effektives Mittel bei erektiler Dysfunktion eingesetzt werden. Diese Information errechnete sich aus einer Metaanalyse, welche eine Population von insgesamt 478 Teilnehmer beinhaltet (vgl. Silva et al. 2017).

3.9.2.2 Wirkungen der medizinischen Trainingstherapie auf das weibliche Geschlechtssystem

Eine im Jahr 2019 publizierte Metaanalyse von Mena et al. kommt zu dem Schluss, dass physische Aktivität eine erschwingliche sowie praxisnahe Möglichkeit ist, um weibliche Fruchtbarkeitsbehandlungen zu ergänzen (vgl. Mena et al. 2019).

Bereits beim Auftreten von frühen postmenopausalen Symptomen kann eine Ernährungsberatung sowie physische Aktivität die Lebensqualität steigern (vgl. Asghari et al. 2017). Innerhalb des Klimakteriums befürworten Hao et al. (2022) die Durchführung von regelmäßigem intensiven Krafttraining. Frauen im postmenopausalen Stadium profitieren ebenfalls von körperlichem Training in Bezug auf ihre Knochendichte (vgl. Kemmler et al. 2020). Bezüglich der Trainingsform sollte neben Krafttraining auch propriozeptives Training umgesetzt werden (vgl. Moreira et al. 2014). Es konnte gezeigt werden, dass ein zwölfwöchiges Interventionsprogramm, welches neben Krafttraining auch propriozeptives Training sowie Ausdauerbelastungen vorsieht, einen funktionsfördernden Effekt bei postmenopausalen und unter Osteoporose leidenden Frauen aufweist (vgl. Filipović et al. 2021). Auch menopausal bedingte Stoffwechselstörungen können mit physischer Aktivität weitestgehend eingebremst werden (vgl. Marsh et al. 2023). Tritt beispielsweise eine postmenopausale Hypertension ein, ist aerobes Ausdauertraining ein probates Therapiemittel (vgl. Lin und Lee 2018).

3.10 Hautsystem

3.10.1 Altersabhängige bzw. krankheitsassoziierte Veränderungen des Hautsystems

Beim Alterungsprozess der Haut handelt es sich um einen multifaktoriellen Prozess. Neben der Genetik und dem Alter spielt auch die Exposition in Sonnenlicht und dessen Intensität eine wichtige Rolle in der Hautalterung. Klinisch sind bei der gealterten Haut feine Linien, eine veränderte Pigmentierung als auch ein Elastizitätsverlust zu beobachten. Ein maßgeblicher Grund für die Verdünnung der Epidermis ist die verringerte Proliferation von Keratinozyten-Stammzellen und deren schwindende Anzahl (vgl. Ho und Dreesen 2021). Diese Alterungserscheinung kann bei Frauen im postmenopausalen Lebensalter aufgrund des verringerten Östrogenspiegels beschleunigt werden (vgl. Farage et al. 2013). Die Keratinozytenproliferation wird zusätzlich durch Abflachung der Übergangszone zwischen Epidermis und Dermis negativ beeinflusst, da die Nährstoffversorgung der Epidermis verschlechtert wird. Gleichzeitig können Scherkräfte schlechter kompensiert werden (vgl. Lavker et al. 1989). Die Anzahl bzw. die Aktivität von Melanozyten verändert sich ebenso im Alter. So kann es dazu kommen, dass Areale der äußeren Haut hypopigmentiert bzw. hyperpigmentiert erscheinen (vgl. Ortonne 1990).

Auch die Dermis verliert mit zunehmendem Lebensalter an Volumen und Dicke. Dies ist auf eine reduzierte Produktion von kollagenem Gewebe zurückzuführen. Zusätzlich verändert sich auch die Konstruktion der elastischen Fasern. Dadurch entsteht ein zunehmender Elastizitätsverlust und das Auftreten von Falten wird begünstigt (vgl. Farage et al. 2013; Lavker et al. 1989). Mit zunehmendem Alter steigt der oxidative Stress der Haut und es verstärkt sich ein proinflammatorisches Milieu (vgl. Ho und Dreesen 2021).

Durch den Alterungsvorgang verändern sich nicht nur die Epidermis als auch die Dermis isoliert, sondern es kommt auch zu einer Beeinträchtigung der Zusammenarbeit beider Hautschichten. Konkret wird die parakrine Signalübertragung zwischen den dermalen Fibroblasten und den epidermalen Keratinozyten eingebremst (vgl. Russo et al. 2020). Eine weitere altersbedingte Veränderung des Hautsystems ist die allmähliche Degeneration von Mitochondrien. Dieser Prozess kann durch die übermäßige Exposition von UV-Strahlung weiter vorangetrieben werden (vgl. Krutmann und Schroeder 2009). Es kann geschlussfolgert werden, dass sowohl ein erhöhter oxidativer Stress während des Alterungsprozesses als auch die mitochondriale Alterung wichtige Einflussfaktoren für eventuell eintretende Erkrankungen des Hautsystems sind (vgl. Babbar et al. 2020).

3.10.2 Wirkungen der medizinischen Trainingstherapie auf das Hautsystem

Die medizinische Trainingstherapie ist in der Lage einen positiven Beitrag bei venösen Beingeschwüren, Schuppenflechte sowie den Prozess der Hautalterung zu leisten (vgl. Yeh et al. 2022).

Mit der Durchführung eines hochintensiven aeroben Ausdauertrainings, welches wöchentlich eine Trainingszeit von 4 h übersteigt, wird es dem Trainierenden möglich die Ausdünnung des Stratum corneum signifikant einzubremsen. Eine erhöhte mitochondriale Biogenese, welche nach der oben genannten Trainingsform nachgewiesen werden kann, ist ein weiterer Indikator für die Einbremsung der Hautalterung durch eine gezielte Trainingsintervention (vgl. Crane et al. 2015).

Eine Übersichtarbeit von Yeroushalmi et al. (2022) beschäftigt sich mit dem Einfluss von körperlichem Training auf das Krankheitsbild Psoriasis. Die Autoren kommen zu dem Schluss, dass eine regelmäßige moderate bis intensive körperliche Betätigung einen positiven Beitrag bei Schuppenflechte leisten kann. Aus physio-

logischer Sichtweise wird vermutet, dass der Haupteffekt aufgrund der trainingsinduzierten Minderung der niedergradigen Entzündung resultiert. Insbesondere übergewichtige Menschen, welche unter Psoriasis leiden, profitieren von einem ernährungs- und trainingsbedingten Gewichtsverlust (vgl. Naldi et al. 2014).

An Ulcus cruris venosum leidenden Menschen kann, bei vorhandener Bewegungsfähigkeit, eine Kombination an progressiven Kräftigungsübungen der Wadenmuskulatur sowie eine mindestens dreimal wöchentliche Gehaktivität von wenigstens 30 min empfohlen werden (vgl. Jull et al. 2018).

Untrainierten Menschen ist ein unregelmäßiges hochintensives bzw. sehr langes anaerobes Training nicht anzuraten. Tendenziell können durch den trainingsinduzierten oxidativen Stress sogar Erkrankungen wie androgenetische Alopezie bzw. Hautkrebs begünstigt werden (vgl. Yeh et al. 2022).

3.11 Hormonsystem

3.11.1 Altersabhängige bzw. krankheitsassoziierte Veränderungen des Hormonsystems

Zwischen dem 30. und dem 40. Lebensjahr beginnt bei Männern der allmähliche Rückgang der Serumtestosteronwerte. Ab jenem Startzeitpunkt nehmen die Serumtestosteronwerte pro Jahr um etwa ein Prozent ab (vgl. Feldman et al. 2002). Beim weiblichen Geschlecht verringert sich das im Blutsystem zirkulierende Testosteron vehement zwischen dem 20. und dem 45. Lebensjahr (vgl. Morley und Perry 2003). Testosteron spielt eine wichtige Rolle bei der Regeneration der Skelettmuskulatur insbesondere bei der Proteinsynthese. Durch den altersbedingten Rückgang der Testosteronwerte kommt es zu einer Verringerung der Muskelmasse so wie der Muskelkraft. Dies betrifft vor allem das männliche Geschlecht (vgl. Baumgartner et al. 1999).

Die Menopause charakterisiert sich durch einen signifikanten Abfall der Östrogenwerte. Aus physiologischer Sichtweise kennzeichnen sich Östrogene durch positive Effekte auf die Muskelkraft sowie bei der Regeneration durch eine Aktivierung von Satellitenzellen und deren Proliferation. Diese Funktionsweisen schwächen sich postmenopausal ab (vgl. Horstman et al. 2012).

Ebenfalls altersbedingt sinken die Werte von Dehydroepiandrosteron. Hierbei handelt es sich um ein natürliches Steroid und gleichzeitig Vorläuferhormon, welches von den Nebennieren produziert wird. Der Skelettmuskel ist in der Lage Dehydroepiandrosteron in aktive Androgene bzw. Östrogene umzuwandeln. Gleichzeitig werden das Muskelwachstum sowie die muskuläre Regeneration angeregt (vgl. Maggio et al. 2013).

Der Alterungsprozess bringt des Weiteren negative Veränderungen der Hypothalamus-Hypophysen-Nebennieren-Achse mit sich. Konkret kommt es zu einer ansteigenden Ausschüttung von Glukokortikoiden aus der Nebennierenrinde (vgl. Vitale et al. 2013). Erhöhte Werte von Glukokortikoiden führen zu einer Hemmung der Proteinsynthese innerhalb der Skelettmuskulatur und regen die Proteolyse an. Diese Effekte führen zu einer katabolen Stoffwechsellage (vgl. Bodine und Furlow 2015).

Diese negativen Effekte werden durch allmählich schwindende Werte des growth hormone (GH) sowie des insulin like growth factor 1 (IGF-1) unterstützt. Dies ist auf eine veränderte Physiologie der Hypothalamus-Hypophysen-Achse zurückzuführen (vgl. Vitale et al. 2016). Der Rückgang der GH und IGF-1 Werte startet um das 30. Lebensjahr und führt in Bezug auf GH zu einer Reduktion von etwa 14 % pro weitere Dekade (vgl. Veldhuis et al. 1995).

Ein Mangel an Vitamin D hat negative Konsequenzen auf den muskulären Stoffwechsel (vgl. Halfon et al. 2015). Liegt ein Vitamin D Mangel vor, kommt es zu einer übermäßigen Ausschüttung des Parathyroidhormons. Am Tierexperiment konnte gezeigt werden, dass ein erhöhter Spiegel des Parathyroidhormons sich negativ auf den Energie- und Proteinstoff-

wechsel auswirkt (vgl. Baczynski et al. 1985). Forschungserkenntnisse deuten darauf hin, dass eine Korrelation zwischen niedrigen Vitamin D Serumwerten und einer verringerten Muskelkraft beziehungsweise physischen Leistungsfähigkeit besteht (vgl. Janssen et al. 2002). Zusammenfassend kann erwähnt werden, dass Menschen über 65 Jahren mit herabgesetzten 25-Hydroxyvitamin-D Werten bzw. erhöhten Werten des Parathyroidhormons ein höheres Risiko einer Sarkopenie aufweisen (vgl. Visser et al. 2003).

Die Menge des im Magen produzierten Ghrelin nimmt altersbedingt ab. Dies führt dazu, dass der Appetit gehemmt wird. Daraus könnte eine verminderte Proteinaufnahme und somit eine Begünstigung der Sarkopenie resultieren (vgl. Ueno et al. 2010).

Wie auch in anderen Geweben nimmt mit zunehmendem Lebensalter die Insulinempfindlichkeit der Skelettmuskulatur ab (vgl. Churchward-Venne et al. 2014). Dadurch kann die Proteinsynthese der Skelettmuskulatur negativ beeinflusst werden. Gleichzeitig steigt die Gefahr eines diabetischen Stoffwechsels (vgl. Umegaki 2016).

Ein weiterer Risikofaktor für die Ausbildung einer Sarkopenie sind die altersbedingt abfallenden Oxytocinwerte. Diese können sich beim Tierexperiment leistungsmindernd auf muskuläre Stammzellen sowie die Regeneration der Skelettmuskulatur auswirken (vgl. Elabd et al. 2014).

Zusammengefasst kann geschlussfolgert werden, dass verschiedene altersbedingte hormonelle Einflüsse die Entstehung und Geschwindigkeit der Sarkopenie beeinflussen (vgl. Vitale et al. 2016).

3.11.2 Wirkungen der medizinischen Trainingstherapie auf das Hormonsystem

Janssen (2016) beschäftige sich ausführlich mit der Wirkung verschiedener Trainingsinterventionen auf das Hormonsystem. Es wird festgehalten, dass körperliches Training in der Lage ist, sich positiv auf das alternde Hormonsystem auszuwirken. Diese Gegebenheit wird in verschiedenen Anteilen des Hormonsystems deutlich. Es gibt Hinweise darauf, dass ein intensives anaerobes Training von kurzer Dauer die Werte des GH sowie des IGF-1 vorübergehend signifikant ansteigen lassen (vgl. Cappon et al. 1994 / Amir et al. 2007). Dadurch wird der anabole Stoffwechsel der Skelettmuskulatur angeregt. Von diesem Effekt scheinen vor allem Menschen mit einem schon sehr gutem Fitnesslevel zu profitieren (vgl. Amir et al. 2007). Die Werte des zirkulierenden GH können auch geschlechtsunspezifisch durch Maximal- bzw. Hypertrophiekrafttraining erreicht werden (vgl. Kraemer et al. 1991).

Auch aufseiten der männlichen Sexualhormone ist körperliche Aktivität in der Lage Veränderungen herbeizuführen. Durch zehnmal wiederholte intensive Sprints von jeweils 30 s konnte bei jungen gesunden Männern gesteigerte Werte des zirkulierenden Gesamttestosteron, des freien Testosteron sowie des Dihydrotestosteron festgestellt werden (vgl. Smith et al. 2013). Auch Elias et al. (1993) konnten durch eine progressive hochintensive Belastung eine Erhöhung des zirkulierenden Testosterons bei jungen aktiven Männern feststellen. Bei 102 vorwiegend sitzenden Männern im Alter zwischen 40 und 75 Jahren wurde der Effekt eines sechsmaligen wöchentlichen aeroben Ausdauertrainings auf das Hormonsystem untersucht. Nach einem zwölfmonatigem Interventionszeitraum konnte eine Erhöhung des Dihydrotestosteronwertes von 8,6 % festgestellt werden. Die Werte des freien Testosterons sowie das Testosteron änderten sich nicht nachweislich (Hawkins et al. 2008). Bei Amateursportlern, welche die Marathondistanz liefen, reduzierte sich kurz nach der Belastung der Testosteronwert, Serumwerte des luteinisierenden Hormons sowie des Sexualhormon-bindendes Globulin (vgl. Kuusi et al. 1984).

Im weiblichen Fortpflanzungssystem kann körperliche Aktivität ebenfalls Auswirkungen auf das Hormonsystem haben. Wird ein Training von hoher Intensität und Umfang regelmäßig durchgeführt, kann dadurch der Menstruationszyklus negativ beeinflusst werden und die Ausschüttung von Sexualhormonen reduziert werden. Bezüglich Krebserkrankungen ist festzustellen, dass niedrige Spiegel von Sexualhormonen nicht zwangsläufig als negativ zu beurteilen sind (vgl. McTiernan 2008). Frauen, welche sich physisch wenig aktiv einschätzen sowie über dem Median des body-mass-index (BMI) liegen, weißen höhere Östrogenwerte als aktive Normalgewichtige auf (McTiernan et al. 2006). Bei postmenopausalen körperlich inaktiven sowie übergewichtigen Frauen im Alter zwischen 50 und 75 Jahren konnte ein zwölfmonatiges aerobes Ausdauertraining von moderater Intensität die Östrogenwerte signifikant absenken. Das Training umfasste wöchentlich fünf Trainingseinheiten von je 45 min Trainingsdauer (vgl. McTiernan et al. 2004).

Während des körperlichen Trainings erhöhen sich die Werte des zirkulierenden Kortisol durch ein Ansprechen der Hypothalamus-Hypophysen-Nebennieren-Achse. Umso höher die Belastung, umso mehr Kortisol wird durch die Nebennieren ausgeschüttet. Die vermehrte Ausschüttung von Kortisol bei physischer Aktivität wurde bei Widerstandtraining als geschlechtsunabhängig erforscht. Ausdauertrainierte Menschen zeigen eine verminderte Kortisolausschüttung bei Widerstandtraining (vgl. Kraemer und Ratamess 2005). Durch einen guten Fitnesszustand kann eine Verlangsamung der Reduktion der Kortisolwerte nach der Belastung verhindert werden (vgl. Traustadóttir et al. 2004).

Eine im Jahr 2019 publizierte Metaanalyse thematisiert den Einfluss von Training auf den Prozess der Insulinresistenz. Hierbei kann festgehalten werden, dass ein regelmäßiges aerobes Ausdauertraining in der Lage ist dem Prozess der Insulinresistenz therapeutisch bzw. präventiv entgegenzuwirken (vgl. Kumar et al. 2019). Hierbei ist ein maßgeblicher Faktor die Verbesserung bzw. Erhaltung der Insulinsensitivität (vgl. Conn et al. 2014).

Zusätzlich soll an dieser Stelle des Buches auf das Abschn. 1.3.7 verwiesen werden. Dort finden sich Informationen zum Thema der Myokine.

Literatur

Aldoori W, Giovannucci E, Rimm E, Ascherio A, Stampfer M, Colditz G, Willett W (February 1995) Prospective study of physical activity and the risk of symptomatic diverticular disease in men. Gut 36(2):276–282. https://doi.org/10.1136/gut.36.2.276

Amir R, Ben-Sira D, Sagiv M (1. June2007) Igf-I and fgf-2 responses to wingate anaerobic test in older men. J Sports Sci Med 6(2):227–232

Anderson L, Oldridge N, Thompson D, Zwisler A-D, Rees K, Martin N, Taylor R (5. January 2016) Exercise-Based Cardiac Rehabilitation for Coronary Heart Disease: Cochrane Systematic Review and Meta-Analysis. J Am Coll Cardiol 67(1):1–12. https://doi.org/10.1016/j.jacc.2015.10.044

Asghari M, Mirghafourvand M, Mohammad-Alizadeh-Charandabi S, Malakouti J, Nedjat S (February 2017) Effect of aerobic exercise and nutrition educationon quality of life and early menopause symptoms: A randomized controlled trial. Women Health 57(2):173–188. https://doi.org/10.1080/03630242.2016.1157128

Babbar M, Basu S, Yang B, Croteau D, Bohr V (2020) Mitophagy and DNA damage signaling in human aging. Mech Ageing Dev 186:111207

Baczynski R, Massry S, Magott M, el-Belbessi S, Kohan R, Brautbar N (November 1985) Effect of parathyroid hormone on energy metabolism of skeletal muscle. Kidney Int 28(5):722–727. https://doi.org/10.1038/ki.1985.190

Baumgartner R, Waters D, Gallagher D, Morley J, Garry P (1. March 1999) Predictors of skeletal muscle mass in elderly men and women. Mech Ageing Dev 107(2):123–136. https://doi.org/10.1016/s0047-6374(98)00130-4

Bean J, Leveille S, Kiely D, Bandinelli S, Guralnik J, Ferrucci L (August 2003) A comparison of leg power and leg strength within the InCHIANTI study: which influences mobility more? J Gerontol A Biol Sci Med Sci 58(8):728–733. https://doi.org/10.1093/gerona/58.8.m728

Beckwée D, Delaere A, Aelbrecht S, Baert V, Beaudart C, Bruyere O, Sarcopenia Guidelines Development Group of the Bel (25. Apriel (2019) Exercise Interventions for the Prevention and Treatment of Sarcopenia. A Systematic Umbrella Review. J Nutr Health Aging 23:494–502. https://doi.org/10.1007/s12603-019-1196-8

Beere P, Russell S, Morey M, Kitzman D, Higginbotham M (7. September 1999) Aerobic exercise training can reverse age-related peripheral circulatory changes in healthy older men. Circulation 10:1085–1094. https://doi.org/10.1161/01.cir.100.10.1085

Belladelli F, Basran S, Eisenberg M (July 2023) Male Fertility and Physical Exercise. World J Mens Health 41(3):482–488. https://doi.org/10.5534/wjmh.220199

Berchtold N, Castello N, Cotman C (19. May 2010) Exercise and time-dependent benefits to learning and memory. Neuroscience 167(3):588–597. https://doi.org/10.1016/j.neuroscience.2010.02.050

Berry D, Phillips B, Cook Y, Schmitt F, Gilmore R, Patel R, Tyre E (November 1987) Sleep-disordered breathing in healthy aged persons: possible daytime sequelae. J Gerontol 42(6):620–626. https://doi.org/10.1093/geronj/42.6.620

Bi L, Triadafilopoulos G (September 2003) Exercise and gastrointestinal function and disease: an evidence-based review of risks and benefits. Clin Gastroenterol Hepatol 1(5):345–355. https://doi.org/10.1053/S1542-3565(03)00178-2

Biazus-Sehn L, Schuch F, Firth J, Stigger F (July-August 2020) Effects of physical exercise on cognitive function of older adults with mild cognitive impairment: A systematic review and meta-analysis. Archives of Gerontology and Geriatrics 89:104048. https://doi.org/10.1016/j.archger.2020.104048

Bloch W (October 2019) Immunsystem und Sport – Eine wechselhafte Beziehung. Dtsch Z Sportmed 70:217–218. https://doi.org/10.5960/dzsm.2019.399

Bodine S, Furlow J (2015) Glucocorticoids and Skeletal Muscle. Adv Exp Med Biol 872:145–176. https://doi.org/10.1007/978-1-4939-2895-8_7

Braskie M, Boyle C, Rajagopalan P, Gutman B, Toga A, Raji C, Thompson P (25. July 2014) Physical activity, inflammation, and volume of the aging brain. Neuroscience 273:199–209. https://doi.org/10.1016/j.neuroscience.2014.05.005

Cappon J, Brasel J, Mohan S, Cooper D (June 1994) Effect of brief exercise on circulating insulin-like growth factor I. J Appl Physiol (1985) 76(6):2490–6. https://doi.org/10.1152/jappl.1994.76.6.2490

Chakraborty A, Barajas S, Lammoglia G, Reyna A, Morley T, Johnson J, Rutkowski J (April 2019) Vascular Endothelial Growth Factor-D (VEGF-D) Overexpression and Lymphatic Expansion in Murine Adipose Tissue Improves Metabolism in Obesity. Am J Pathol 189(4):924–939. https://doi.org/10.1016/j.ajpath.2018.12.008

Cheng Y, Macera C, Davis D, Blair S (August 2000) Physical activity and peptic ulcers. Does physical activity reduce the risk of developing peptic ulcers? West J Med 173(2):101–7. https://doi.org/10.1136/ewjm.173.2.101

Chmielewski P, Strzelec B, Borysławski K, Chmielowiec K, Chmielowiec J, Dąbrowski P (2016) Effects of aging on the function of the urinary system: longitudinal changes with age in selected urine parameters in a hospitalized population of older adults. Anthropol Rev 79(3):331–345. https://doi.org/10.1515/anre-2016-0024

Churchward-Venne T, Breen L, Phillips S (March-April 2014) Alterations in human muscle protein metabolism with aging: Protein and exercise as countermeasures to offset sarcopenia. BioFactors 40(2):199–205. https://doi.org/10.1002/biof.1138

Ciccocioppo R, Sabatino A, Luinetti O, Rossi M, Cifone M, Corazza G (July-August 2002) Small bowel enterocyte apoptosis and proliferation are increased in the elderly. Gerontology 48(4):204–208. https://doi.org/10.1159/000058351

Clark C, Kraus B, Sinclair J, Castell D (June 1989) Gastroesophageal reflux induced by exercise in healthy volunteers. JAMA 261(84):3599–3601

Colcombe S, Erickson K, Scalf P, Kim J, Prakash R, McAuley E, Kramer A (November 2006) Aerobic Exercise Training Increases Brain Volume in Aging Humans. The Journals of Gerontology 61(11):1166–1170. https://doi.org/10.1093/gerona/61.11.1166

Conn V, Koopman R, Ruppar T, Phillips L, Mehr D, Hafdahl A (July 2014) Insulin Sensitivity Following Exercise Interventions: Systematic Review and Meta-Analysis of Outcomes Among Healthy Adults. J Prim Care Community Health 5(3):211–222. https://doi.org/10.1177/2150131913520328

Cotman C, Berchtold N, Christie L-A (September 2007) Exercise builds brain health: key roles of growth factor cascades and inflammation. Trends Neurosci 30(9):464–472. https://doi.org/10.1016/j.tins.2007.06.011

Cowansage K, LeDoux J, Monfils M-H (January 2010) Brain-derived neurotrophic factor: a dynamic gatekeeper of neural plasticity. Curr Mol Pharmacol 3(1):12–29. https://doi.org/10.2174/1874467211003010012

Crane J, MacNeil L, Lally J, Ford R, Bujak A, Brar I, Tarnopolsky M (August 2015) Exercise-stimulated interleukin-15 is controlled by AMPK and regulates skin metabolism and aging. Aging Cell 14(4):625–634. https://doi.org/10.1111/acel.12341

Cueni L, Detmar M (2008) Kein Datum. Lymphat Res Biol 6(3–4):109–122. https://doi.org/10.1089/lrb.2008.1008

Curlik D 2nd, Shors T (January 2013) Training your brain: Do mental and physical (MAP) training enhance cognition through the process of neurogenesis in the hippocampus? Neuropharmacology 64:506–514. https://doi.org/10.1016/j.neuropharm.2012.07.027

Davidson W Jr, Fee E (June 1990) Influence of aging on pulmonary hemodynamics in a population free of coronary artery disease. Am J Cardiol 65(22):1454–1458. https://doi.org/10.1016/0002-9149(90)91354-9

de Oliveira E, Burini R (September 2009) The impact of physical exercise on the gastrointestinal tract. Curr Opin Clin Nutr Metab Care 12(5):533–538. https://doi.org/10.1097/MCO.0b013e32832e6776

De Vuyst L, Leroy F (1. September 2011) Cross-feeding between bifidobacteria and butyrate-producing colon bacteria explains bifidobacterial competitiveness, butyrate production, and gas production. Int J Food Microbiol 149(1):73–80. https://doi.org/10.1016/j.ijfoodmicro.2011.03.003

Ding Q, Vaynman S, Akhavan M, Ying Z, Gomez-Pinilla F (7. July 2006) Insulin-like growth factor I interfaces with brain-derived neurotrophic factor-mediated synaptic plasticity to modulate aspects of

exercise-induced cognitive function. Neuroscience 140(3):823–833. https://doi.org/10.1016/j.neuroscience.2006.02.084

Djukic M, Nau R, Sieber C (2014) Das alternde Immunsystem. Dtsch Med Wochenschr 139(40):1987–1990. https://doi.org/10.1055/s-0034-1370283

Drey M (01. September 2011) Sarcopenia – pathophysiology and clinical relevance. Wien Med Wochenschr 161:402–408. https://doi.org/10.1007/s10354-011-0002-y

D'Souza A (January 2007) Ageing and the gut. Postgrad Med J 83(975):44–53. https://doi.org/10.1136/pgmj.2006.049361

Dukowicz A, Lacy B, Levine G (February 2007) Small intestinal bacterial overgrowth: a comprehensive review. Gastroenterol Hepatol (N Y) 3(2):112–122

Dumic I, Nordin T, Jecmenica M, Lalosevic M, Milosavljevic T, Milovanovic T (17. January 2019) Gastrointestinal Tract Disorders in Older Age. Can J Gastroenterol Hepatol 2019:6757524. https://doi.org/10.1155/2019/6757524

Durazzo M, Campion D, Fagoonee S, Pellicano R (December 2017) Gastrointestinal tract disorders in the elderly. Minerva Med 108(6):575–591. https://doi.org/10.23736/S0026-4806.17.05417-9

Ebenbichler G, Kerschan-Schindl K (2009) Sicher Bewegen im Alter: Veränderungen der sensomotorischen Fähigkeiten. Physikalische Medizin, Rehabilitationsmedizin, Kurortmedizin 19(1):44–58. https://doi.org/10.1055/s-0028-1090078

Elabd C, Cousin W, Upadhyayula P, Chen R, Chooljian M, Li J, Conboy I (10. June 2014) Oxytocin is an age-specific circulating hormone that is necessary for muscle maintenance and regeneration. Nat Commun 5:4082. https://doi.org/10.1038/ncomms5082

Elias A, Wilson A, Pandian M, Rojas F, Kayaleh R, Stone S, James N (1993) Melatonin and gonadotropin secretion after acute exercise in physically active males. Eur J Appl Physiol Occup Physiol 66(4):357–361. https://doi.org/10.1007/BF00237782

Enright S, Unnithan V, Heward C, Withnall L, Davies D, (1. (March 2006) Effect of High-Intensity Inspiratory Muscle Training on Lung Volumes, Diaphragm Thickness, and Exercise Capacity in Subjects Who Are Healthy. Phys Ther 86(3):345–354. https://doi.org/10.1093/ptj/86.3.345

Erlich A, Tryon L, Crilly M, Memme J, Moosavi Z, Oliveira A, Hood D (September 2016) Function of specialized regulatory proteins and signaling pathways in exercise-induced muscle mitochondrial biogenesis. Integr Med Res 5(3):187–197. https://doi.org/10.1016/j.imr.2016.05.003

Fairey A, Courneya K, Field C, Bell G, Jones L, Mackey J (April 2005) Randomized controlled trial of exercise and blood immune function in postmenopausal breast cancer survivors. J Appl Physiol (1985) 98(4):1534–40. https://doi.org/10.1152/japplphysiol.00566.2004

Farage M, Miller K, Elsner P (2013) Characteristics of the aging skin. Adv. Wound Care (New Rochelle) 2:5–10

Farrell P, Joyner M, Caiozzo V (2011) ACSM's advanced exercise physiology, 2 Ausg. Wolters Kluwer Health Adis (ESP)

Feldman H, Longcope C, Derby C, Johannes C, Araujo A, Coviello A, McKinlay J (February 2002) Age trends in the level of serum testosterone and other hormones in middle-aged men: longitudinal results from the Massachusetts male aging study. J Clin Endocrinol Metab 87(2):589–598. https://doi.org/10.1210/jcem.87.2.8201

Ferrari U, Drey M (2020) Sarkopenie: Eine Herausforderung im Alter. Osteologie 29(02):143–149. https://doi.org/10.1055/a-1155-1461

Ferriolli E, Dantas R, Oliveira R, Braga F (August 1996) The influence of ageing on oesophageal motility after ingestion of liquids with different viscosities. Eur J Gastroenterol Hepatol 8(8):793–798

Filipović T, Lazović M, Backović A, Filipović A, Ignjatović A, Dimitrijević S, Gopčević K (February 2021) A 12-week exercise program improves functional status in postmenopausal osteoporotic women: randomized controlled study. Eur J Phys Rehabil Med 57(1):120–130. https://doi.org/10.23736/S1973-9087.20.06149-3

Firth J, Stubbs B, Vancampfort D, Schuch F, Lagopoulos J, Rosenbaum S, Ward P, (1. (February 2018) Effect of aerobic exercise on hippocampal volume in humans: A systematic review and meta-analysis. Neuroimage 166:230–238. https://doi.org/10.1016/j.neuroimage.2017.11.007

Fiuza-Luces C, Santos-Lozano A, Joyner M, Carrera-Bastos P, Picazo O, Zugaza J, Lucia A (December 2018) Exercise benefits in cardiovascular disease: beyond attenuation of traditional risk factors. Nat Rev Cardiol 15(12):731–743. https://doi.org/10.1038/s41569-018-0065-1

Fliser D (2008) Nieren und Alter. Dtsch Med Wochenschr 133(37):1835–1838. https://doi.org/10.1055/s-0028-1082805

Freese J, Proschinger S (12. August 2020) Stärkung des Immunsystems durch Sport – Eine Frage der Intensität. Erfahrungsheilkunde 69(04):223–229. https://doi.org/10.1055/a-1205-8025

Günnewig T, Erbguth F, Boelmans K (2022) Praktische Neurogeriatrie. Kohlhammer

Gaballa M, Jacob C, Raya T, Liu J, Simon B, Goldman S (September 1998) Large artery remodeling during aging: biaxial passive and active stiffness. Hypertension 32(3):437–443. https://doi.org/10.1161/01.hyp.32.3.437

Garud M, Kulkarni Y (May2014) Hyperglycemia to nephropathy via transforming growth factor beta. Curr Diabetes Rev 10(3):182–189. https://doi.org/10.2174/1573399810666140606103645

Gatterer H, Faulhaber M (2019) Höhentraining. In F. Berghold,, H. Brugger, M. Burtscher, W. Domej, B. Durrer, R. Fischer, . . . G. Sumann, *Alpin- und Höhenmedizin* (S. 423–431). Berlin, Heidelberg: Springer

Giovannucci E, Ascherio A, Rimm E, Colditz G, Stampfer M, Willett W, (1. (March 1995) Physical activity, obesity, and risk for colon cancer and adenoma in men. Ann Intern Med 122(5):327–334. https://doi.org/10.7326/0003-4819-122-5-199503010-00002

Gogniat M, Robinson T, Miller L (May2021) Exercise interventions do not impact brain volume change in older adults: a systematic review and meta-analysis. Neurobiol Aging 101:230–246. https://doi.org/10.1016/j.neurobiolaging.2021.01.025

Gomez-Pinilla F, Vaynman S, Ying Z (December 2008) Brain-derived neurotrophic factor functions as a metabotrophin to mediate the effects of exercise on cognition. Eur J Neurosci 28(11):2278–2287. https://doi.org/10.1111/j.1460-9568.2008.06524.x

Goodpaster B, Park S, Harris T, Kritchevsky S, Nevitt M, Schwartz A, Newman A (October 2006) The loss of skeletal muscle strength, mass, and quality in older adults: the health, aging and body composition study. J Gerontol A Biol Sci Med Sci 61(10):1059–1064. https://doi.org/10.1093/gerona/61.10.1059

Grinton S (May1994) Respiratory limitations in the aging population. SaveEmailSend to 87(5):47–49

Großkopf A, Simm A (19. September 2022) Alterung des Immunsystems. Z Gerontol Geriatr 55:553–557. https://doi.org/10.1007/s00391-022-02107-6

Guadagni V, Drogos L, Tyndall A, Davenport M, Anderson T, Eskes G, Poulin M, (26. May2020) Aerobic exercise improves cognition and cerebrovascular regulation in older adults. Neurology 94(21):e2245–e2257. https://doi.org/10.1212/WNL.0000000000009478

Gunes S, Hekim G, Arslan M, Asci R (2016) Effects of aging on the male reproductive system. J Assist Reprod Genet 33:441–454. https://doi.org/10.1007/s10815-016-0663-y

Hackney A, Lane A, Register-Mihalik J, O'leary, C. (July2017) Endurance Exercise Training and Male Sexual Libido. Med Sci Sports Exerc 49(7):1383–1388. https://doi.org/10.1249/MSS.0000000000001235

Haemmerle M, Keller T, Egger G, Schachner H, Steiner W, Stokic D, Hantusch B (July2013) Enhanced lymph vessel density, remodeling, and inflammation are reflected by gene expression signatures in dermal lymphatic endothelial cells in type 2 diabetes. Diabetes 62(7):2509–2529. https://doi.org/10.2337/db12-0844

Halfon M, Phan O, Teta D (2015) Vitamin D: a review on its effects on muscle strength, the risk of fall, and frailty. Biomed Res Int 2015:953241. https://doi.org/10.1155/2015/953241

Halter J, Ouslander J, Tinetti M, Studenski S, High K, Asthana S, Woolard N (2009) Hazzard's geriatric medicine and gerontology, 6 Ausg. New York: McGraw-Hill

Hanani M, Fellig Y, Udassin R, Freund H (June2004) Age-related changes in the morphology of the myenteric plexus of the human colon. Auton Neurosci 113(1–2):71–78. https://doi.org/10.1016/j.autneu.2004.05.007

Hao S, Tan S, Li J, Li W, Li J, Liu Y, Hong Z (2022) The effect of diet and exercise on climacteric symptomatology. Asia Pac J Clin Nutr 31(3):362–370. https://doi.org/10.6133/apjcn.202209_31(3).0004

Harris T, Kiel D, Roubenoff R, Langlois J, Hannan M, Havlik R, Wilson P (February 1997) Association of insulin-like growth factor-I with body composition, weight history, and past health behaviors in the very old: the Framingham Heart Study. J Am Geriatr Soc 45(2):133–139. https://doi.org/10.1111/j.1532-5415.1997.tb04497.x

Hawkins V, Foster-Schubert K, Chubak J, Sorensen B, Ulrich C, Stancyzk F, McTiernan A (February 2008) Effect of exercise on serum sex hormones in men: a 12-month randomized clinical trial. Med Sci Sports Exerc 40(2):223–233. https://doi.org/10.1249/mss.0b013e31815bbba9

Ho C, Dreesen O (September 2021). Faces of cellular senescence in skin aging. Mechanisms of Ageing and Development 198: 111525. https://doi.org/10.1016/j.mad.2021.111525

Horstman A, Dillon E, Urban R, Sheffield-Moore M (November 2012) The role of androgens and estrogens on healthy aging and longevity. J Gerontol A Biol Sci Med Sci 67(11):1140–1152. https://doi.org/10.1093/gerona/gls068

Hu, M., Turner, D., Generaal, E., Bos, D., Ikram, M., Ikram, M., . . . Penninx , B. (18. August 2020). Exercise interventions for the prevention of depression: a systematic review of meta-analyses. *BMC Public Health, 20*, S. 1255. https://doi.org/10.1186/s12889-020-09323-y

Huonker M, Schmidt-Trucksäß A, Heiss H, Keul J, (15. (April 2014) Trainingseinflüsse auf altersbedingte strukturelle und funktionelle Veränderungen am Herzkreislaufsystem und an der Skelettmuskulatur. Z Gerontol Geriatr 35:151–156. https://doi.org/10.1007/s003910200019

Jacomo R, Nascimento T, da Siva M, Salata M, Alves A, da Cruz P, de Sousa J (October 2020) Exercise regimens other than pelvic floor muscle training cannot increase pelvic muscle strength-a systematic review. J Bodyw Mov Ther 24(4):568–574. https://doi.org/10.1016/j.jbmt.2020.08.005

JAMES, T. (July1964) PATHOLOGY OF THE CARDIAC CONDUCTION SYSTEM IN HEMOCHROMATOSIS. N Engl J Med 271:92–94. https://doi.org/10.1056/NEJM196407092710209

Janssen H, Samson M, Verhaar H (April 2002) Vitamin D deficiency, muscle function, and falls in elderly people. Am J Clin Nutr 75(4):611–615. https://doi.org/10.1093/ajcn/75.4.611

Janssen J (2016) Impact of Physical Exercise on Endocrine Aging. In: F. Lanfranco, C. Strasburger (Hrsg)

Sports Endocrinology, 47 Ausg. S.Karger AG, , S 68–81. https://doi.org/10.1159/000445158

Jiang X, Nicolls M, Tian W, Rockson S, (10. (February 2018) Lymphatic Dysfunction, Leukotrienes, and Lymphedema. Annu Rev Physiol 80:49–70. https://doi.org/10.1146/annurev-physiol-022516-034008

Jiang X, Tian W, Nicolls M, Rockson S (14. November 2019) The Lymphatic System in Obesity, Insulin Resistance, and Cardiovascular Diseases. Front Physiol 10:1402. https://doi.org/10.3389/fphys.2019.01402

Johansen K (2005) Exercise and chronic kidney disease: current recommendations. Sports Med 35(6):485–499. https://doi.org/10.2165/00007256-200535060-00003

Johnston A (February 2008) Resistance training, sarcopenia, and the mitochondrial theory of aging. Appl Physiol Nutr Metab 33(1):191–199. https://doi.org/10.1139/H07-141

Jull A, Slark J, Parsons J (1. November 2018) Prescribed Exercise With Compression vs Compression Alone in Treating Patients With Venous Leg Ulcers: A Systematic Review and Meta-analysis. JAMA Dermatol 154(11):1304–1311. https://doi.org/10.1001/jamadermatol.2018.3281

Kemmler W, Jakob F, Sieber C (2018) Sarkopenie. *Arthritis und Rheuma* 38(02):87–92. https://doi.org/10.1055/s-0038-1649286

Kemmler W, Shojaa M, Kohl M, von Stengel S (November 2020) Effects of Different Types of Exercise on Bone Mineral Density in Postmenopausal Women: A Systematic Review and Meta-analysis. Calcif Tissue Int 107(5):409–439. https://doi.org/10.1007/s00223-020-00744-w

Kenney, R. (1989). The respiratory and cardiovascular systems. In R. A. Kenney, *Physiology of Aging*. Chicago: Mosby

Kitzman D, Edwards W (March 1990) Age-related changes in the anatomy of the normal human heart. J Gerontol 45(2):M33–M39. https://doi.org/10.1093/geronj/45.2.m33

Klimaschewski L (2021) Altern und neurodegenerative Erkrankungen – warum gehen Nervenzellen verloren? In: Klimaschewski L (Hrsg) Parkinson und Alzheimer heute. Springer, Berlin, Heidelberg, S 31–114

Ko I, Jeong J, Kim Y, Jee Y, Kim S, Kim S, Chung K (June2014) Aerobic exercise affects myostatin expression in aged rat skeletal muscles: a possibility of antiaging effects of aerobic exercise related with pelvic floor muscle and urethral rhabdosphincter. Int Neurourol J 18(2):77–85. https://doi.org/10.5213/inj.2014.18.2.77

Koopman R, Verdijk L, van Loon L (2011) Exercise and Nutritional Interventions to Combat Age-Related Muscle Loss. In: Lynch G (Hrsg) Sarcopenia – Age-Related Muscle Wasting and Weakness. Springer, Dordrecht, S 289–315

Kraemer W, Ratamess N (2005) Hormonal responses and adaptations to resistance exercise and training. Sports Med 35(4):339–361. https://doi.org/10.2165/00007256-200535040-00004

Kraemer W, Gordon S, Fleck S, Marchitelli L, Mello R, Dziados J, Fry A (April 1991) Endogenous anabolic hormonal and growth factor responses to heavy resistance exercise in males and females. Int J Sports Med 12(2):228–235. https://doi.org/10.1055/s-2007-1024673

Krutmann J, Schroeder P (2009) Role of mitochondria in photoaging of human skin: the defective powerhouse model. J Investig Dermatol Symp Proc 14:44–49

Kumar A, Maiya A, Shastry B, Vaishali K, Ravishankar N, Hazari A, Jadhav R (March 2019) Exercise and insulin resistance in type 2 diabetes mellitus: A systematic review and meta-analysis. Ann Phys Rehabil Med 62(2):98–103. https://doi.org/10.1016/j.rehab.2018.11.001

Kuusi T, Kostiainen E, Vartiainen E, Pitkänen L, Ehnholm C, Korhonen H, Puska P (June1984) Acute effects of marathon running on levels of serum lipoproteins and androgenic hormones in healthy males. Metabolism 33(6):527–531. https://doi.org/10.1016/0026-0495(84)90007-6

Lakatta E (May1986) Diminished beta-adrenergic modulation of cardiovascular function in advanced age. Cardiol Clin 4(2):185–200

Landrigan J-F, Bell T, Crowe M, Clay O, Mirman D (2020) Lifting cognition: a meta-analysis of effects of resistance exercise on cognition. Psychol Res 84:1167–1183. https://doi.org/10.1007/s00426-019-01145-x

Langer D, Ciavaglia C, Faisal A, Webb K, Neder J, Gosselink R, O'Donnell D (August 2018) Inspiratory muscle training reduces diaphragm activation and dyspnea during exercise in COPD. J Appl Physiol 125(2):243–685. https://doi.org/10.1152/japplphysiol.01078.2017

Larbi A, Franceschi C, Mazzatti D, Solana R, Wikby A, Pawelec G (April 2008) Aging of the immune system as a prognostic factor for human longevity. Physiology (Bethesda) 23:64–74. https://doi.org/10.1152/physiol.00040.2007

Lauretani F, Russo C, Bandinelli S, Bartali B, Cavazzini C, Di Iorio A, Ferrucci L (November 2003) Age-associated changes in skeletal muscles and their effect on mobility: an operational diagnosis of sarcopenia. J Appl Physiol (1985) 95(5):1851–60. https://doi.org/10.1152/japplphysiol.00246.2003

Lavker R, Zheng P, Dong G (1989) Morphology of aged skin. Clin Geriatr Med 5:53–67

LEV, M. (January 1954) Aging changes in the human sinoatrial node. J Gerontol 9(1):1–9. https://doi.org/10.1093/geronj/9.1.1

Levy W, Cerqueira M, Abrass I, Schwartz R, Stratton J (July1993) Endurance exercise training augments diastolic filling at rest and during exercise in healthy young and older men. Circulation 88(1):116–126. https://doi.org/10.1161/01.cir.88.1.116

Lewis B (March 2000) Small intestinal bleeding. Gastroenterol Clin North Am 29(1):67–95

Lin, Y.-Y., & Lee, S.-D. (25. August 2018). Cardiovascular Benefits of Exercise Training in Postmenopausal Hypertension. Int J Mol Sci, 19(9), S. 2523. https://doi.org/10.3390/ijms19092523

Ling S, Conwit R, Ferrucci L, Metter E (July2009) Age-associated changes in motor unit physiology: observations from the Baltimore Longitudinal Study of Aging. Arch Phys Med Rehabil 90(7):1237–1240. https://doi.org/10.1016/j.apmr.2008.09.565

Loertzer H, Schneider P, (18. May2013) Belastungsinkontinenz der Frau im Alter. Urologe 52:813–820. https://doi.org/10.1007/s00120-013-3167-8

Lopez-Lopez C, LeRoith D, Torres-Aleman I, (29. June2004) Insulin-like growth factor I is required for vessel remodeling in the adult brain. Proc Natl Acad Sci U S A 101(26):9833–9838. https://doi.org/10.1073/pnas.0400337101

Macías-Núñez J, Cameron J, Oreopoulos D (2008) The aging kidney in health and disease (1 Ausg.). New York: Springer

Madsen J, Graff J (March 2004) Effects of ageing on gastrointestinal motor function. Age Ageing 33(2):154–159. https://doi.org/10.1093/ageing/afh040

Maggio M, Lauretani F, Ceda G (January 2013) Sex hormones and sarcopenia in older persons. Curr Opin Clin Nutr Metab Care 16(1):3–13. https://doi.org/10.1097/MCO.0b013e32835b6044

Magrone T, Jirillo E (5. August 2013) The interaction between gut microbiota and age-related changes in immune function and inflammation. Immun Ageing 10(1):31. https://doi.org/10.1186/1742-4933-10-31

Mahmoud A, Goemaere S, El-Garem Y, Pottelbergh I, Comhaire F, Kaufman I (January 2003) Testicular volume in relation to hormonal indices of gonadal function in community-dwelling elderly men. J Clin Endocrinol Metab 88(1):179–184. https://doi.org/10.1210/jc.2002-020408

Marcomichelakis J, Withers R, Newman G, O'Brien K, Emanuel R (November-December 1983) The relation of age to the thickness of the interventricular septum, the posterior left ventricular wall and their ratio. Int J Cardiol 4(4):405–419. https://doi.org/10.1016/0167-5273(83)90190-0

Marsh M, Novaes Oliveira M, Vieira-Potter V (14. January 2023) Adipocyte Metabolism and Health after the Menopause: The Role of Exercise. Nutrients 15(2):444. https://doi.org/10.3390/nu15020444

McClaran S, Babcock M, Pegelow D, Reddan W, Dempsey J (May 1995) Longitudinal effects of aging on lung function at rest and exercise in healthy active fit elderly adults. J Appl Physiol (1985) 78(5):1957–68. https://doi.org/10.1152/jappl.1995.78.5.1957

McDermott M (March 2018) Exercise Rehabilitation for Peripheral Artery Disease: A REVIEW. J Cardiopulm Rehabil Prev 63–69. https://doi.org/10.1097/HCR.0000000000000343

McDonald D, (10. (August 2018) Tighter lymphatic junctions prevent obesity. Science 361(6402):551–552. https://doi.org/10.1126/science.aau5583

McKenzie D (May2012) Respiratory physiology: adaptations to high-level exercise. Br J Sports Med 46(6):381–384. https://doi.org/10.1136/bjsports-2011-090824

McTiernan A (March 2008) Mechanisms linking physical activity with cancer. Nat Rev Cancer 8(3):205–211. https://doi.org/10.1038/nrc2325

McTiernan A, Tworoger S, Rajan K, Yasui Y, Sorenson B, Ulrich C, Schwartz R (July2004) Effect of exercise on serum androgens in postmenopausal women: a 12-month randomized clinical trial. Cancer Epidemiol Biomarkers Prev 13(7):1099–1105

McTiernan A, Wu L, Chen C, Chlebowski R, Mossavar-Rahmani Y, Modugno F, Investigators WHI (September 2006) Relation of BMI and physical activity to sex hormones in postmenopausal women. Obesity (Silver Spring) 14(9):1662–1677. https://doi.org/10.1038/oby.2006.191

Mena G, Mielke G, Brown W, (11. (September 2019) The effect of physical activity on reproductive health outcomes in young women: a systematic review and meta-analysis. Hum Reprod Update 25(5):541–563. https://doi.org/10.1093/humupd/dmz013

Mennuni S, Rubattu S, Pierelli G, Tocci G, Fofi C, Volpe M (February 2014) Hypertension and kidneys: unraveling complex molecular mechanisms underlying hypertensive renal damage. J Hum Hypertens 28(2):74–79. https://doi.org/10.1038/jhh.2013.55

Meredith I, Friberg P, Jennings G, Dewar E, Fazio V, Lambert G, Esler M (November 1991) Exercise training lowers resting renal but not cardiac sympathetic activity in humans. Hypertension 18(5):575–582. https://doi.org/10.1161/01.hyp.18.5.575

Metcalf A, Phillips S, Zinsmeister A, MacCarty R, Beart R, Wolff B (January 1987) Simplified assessment of segmental colonic transit. Gastroenterology 92(1):40–47. https://doi.org/10.1016/0016-5085(87)90837-7

Metter E, Conwit R, Tobin J, Fozard J (September 1997) Age-associated loss of power and strength in the upper extremities in women and men. J Gerontol A Biol Sci Med Sci 52(5):267–276. https://doi.org/10.1093/gerona/52a.5.b267

Mitsui T, Kagami H, Kinomoto H, Ito A, Kondo T, Shimaoka K (April 2003) Small bowel bacterial overgrowth and rice malabsorption in healthy and physically disabled older adults. J Hum Nutr Diet 16(2):119–122. https://doi.org/10.1046/j.1365-277x.2003.00424.x

Moreira L, de Oliveira M, Lirani-Galvão A, Marin-Mio R, dos Santos R, Lazaretti-Castro M (July2014) Physical exercise and osteoporosis: effects of different types of exercises on bone and physical function of postmenopausal women. Arq Bras Endocrinol Metabol 58(5):514–522. https://doi.org/10.1590/0004-2730000003374

Moriondo A, Mukenge S, Negrini D (July 2005) Transmural pressure in rat initial subpleural lymphatics during spontaneous or mechanical ventilation. Am J Physiol Heart Circ Physiol 289(1):H263–H269. https://doi.org/10.1152/ajpheart.00060.2005

Morley J, Perry H 3rd (May2003) Androgens and women at the menopause and beyond. J Gerontol A Biol Sci Med Sci 58(5):M409–M416. https://doi.org/10.1093/gerona/58.5.m409

Mottillo S, Filion K, Genest J, Joseph L, Pilote L, Poirier P, Eisenberg M, (28. September 2010) The metabolic syndrome and cardiovascular risk a systematic review and meta-analysis. J Am Coll Cardiol 56(14):1113–1132. https://doi.org/10.1016/j.jacc.2010.05.034

Musumeci, G. (2017). Sarcopenia and Exercise "The State of the Art". J. Funct. Morphol. Kinesiol. 2(4):40. https://doi.org/10.3390/jfmk2040040

Nagakura Y, Hayashi M, Kajioka S (December 2022) Lifestyle habits to prevent the development of benign prostatic hyperplasia: Analysis of Japanese nationwide datasets. Prostate Int 10(4):200–206. https://doi.org/10.1016/j.prnil.2022.06.004

Nagler R, Hershkovich O (January 2005) Relationships between age, drugs, oral sensorial complaints and salivary profile. Arch Oral Biol 50(1):7–16. https://doi.org/10.1016/j.archoralbio.2004.07.012

Naldi L, Conti A, Cazzaniga S, Patrizi A, Pazzaglia M, Lanzoni A, Psoriasis Emilia Romagna Study Group (March 2014) Diet and physical exercise in psoriasis: a randomized controlled trial. Br J Dermatol 170(3):634–642. https://doi.org/10.1111/bjd.12735

Neaves W, Johnson L, Porter J, Parker C Jr, Petty C (October 1984) Leydig cell numbers, daily sperm production, and serum gonadotropin levels in aging men. J Clin Endocrinol Metab 59(4):756–763. https://doi.org/10.1210/jcem-59-4-756

Nelson N (December 2016) Breast Cancer-Related Lymphedema and Resistance Exercise: A Systematic Review. J Strength Cond Res 30(9):2656–2665. https://doi.org/10.1519/JSC.0000000000001355

Neudecker J, Baumann F (2016) Krafttraining bei sekundärem Lymphödem – Kraftvoll gegen Ödeme. physiopraxis 14(09):44–47. https://doi.org/10.1055/s-0042-111600

Nicastro H, Zanchi N, da Luz C, Lancha A Jr (November 2011) Functional and morphological effects of resistance exercise on disuse-induced skeletal muscle atrophy. Braz J Med Biol Res 44(11):1070–1079. https://doi.org/10.1590/s0100-879x2011007500125

Niemann C, Godde B, Staudinger U, Voelcker-Rehage C, (5. (December 2014) Exercise-induced changes in basal ganglia volume and cognition in older adults. Neuroscience 281:147–163. https://doi.org/10.1016/j.neuroscience.2014.09.033

Ortonne J (1990) Pigmentary changes of the ageing skin. Br J Dermatol 122(35):21–28

Otto S, Ebner F (2016) Onkologie – „Bewege Dich und Dein Immunsystem – was bewirkt körperliche Aktivität?" Geburtshilfe Frauenheilkd 76(01):23–25. https://doi.org/10.1055/s-0035-1552484

Parlesak A, Klein B, Schecher K, Bode J, Bode C (June 2013) Prevalence of small bowel bacterial overgrowth and its association with nutrition intake in nonhospitalized older adults. J Am Geriatr Soc 51(6):768–773. https://doi.org/10.1046/j.1365-2389.2003.51259.x

Parsons B, Ijaz U, D'Amore R, Burkitt M, Eccles R, Lenzi L, Pritchard D (2. November 2017) Comparison of the human gastric microbiota in hypochlorhydric states arising as a result of Helicobacter pylori-induced atrophic gastritis, autoimmune atrophic gastritis and proton pump inhibitor use. PLoS Pathog, 13(11):e1006653. https://doi.org/10.1371/journal.ppat.1006653

Payette H, Roubenoff R, Jacques P, Dinarello C, Wilson P, Abad L, Harris T (September 2003) Insulin-like growth factor-1 and interleukin 6 predict sarcopenia in very old community-living men and women: the Framingham Heart Study. J Am Geriatr Soc 51(9):1237–1243. https://doi.org/10.1046/j.1532-5415.2003.51407.x

Peters O, Peters P, Clarys J, DeMeirleir K, Devis G (May1988) Esophageal motility and exercise. In. Gastroenterology 94(5):A351–A351

Philippot A, Dubois V, Lambrechts K, Grogna D, Robert A, Jonckheer U, De Volder A (15. (March 2022) Impact of physical exercise on depression and anxiety in adolescent inpatients: A randomized controlled trial. J Affect Disord 301:145–153. https://doi.org/10.1016/j.jad.2022.01.011

Pontoppidan H, Beecher H (31. December 1960) Progressive loss of protective reflexes in the airway with the advance of age. JAMA 174:2209–2213. https://doi.org/10.1001/jama.1960.03030180029007

Radzimińska A, Strączyńska A, Weber-Rajek M, Styczyńska H, Strojek K, Piekorz Z, (17 May2018) The impact of pelvic floor muscle training on the quality of life of women with urinary incontinence: a systematic literature review. Clin Interv Aging 13:957–965. https://doi.org/10.2147/CIA.S160057

Raine J, Bishop J (March 1963) A-a difference in O2 tension and physiological dead space in normal man. J Appl Physiol 18:284–288. https://doi.org/10.1152/jappl.1963.18.2.284

Robson K, Glick M (September 2003) Dysphagia and advancing age: are manometric abnormalities more common in older patients? Dig Dis Sci 48(9):1709–1712. https://doi.org/10.1023/a:1025430625252

Rogers, M., Hagberg, J., Martin 3rd, W., Ehsani, A., & Holloszy, J. (May 1990). Decline in VO2max with aging in master athletes and sedentary men. *J Appl Physiol (1985)*, 68(5), S. 2195–9. https://doi.org/10.1152/jappl.1990.68.5.2195

Rolland Y, Czerwinski S, Van Kan G, Morley J, Cesari M, Onder G, Vellas B, (August-September 2008) Sarcopenia: its assessment, etiology, pathogenesis, consequences and future perspectives. J Nutr Health Aging 12(7):433–450. https://doi.org/10.1007/BF02982704

Rooyackers O, Adey D, Ades P, Nair K (December 1996) Effect of age on in vivo rates of mitochondrial protein synthesis in human skeletal muscle. Proc Natl Acad Sci U S A 93(26):15364–15369. https://doi.org/10.1073/pnas.93.26.15364

Rosano C, Guralnik J, Pahor M, Glynn N, Newman A, Ibrahim T, Aizenstein H (3. (March 2017) Hippocampal Response to a 24-Month Physical Activity Intervention in Sedentary Older Adults. Am J Geriatr Psychiatry 25(3):209–217. https://doi.org/10.1016/j.jagp.2016.11.007

Roth S, Ferrell R, Hurley B (2000) Strength training for the prevention and treatment of sarcopenia. J Nutr Health Aging 4(3):143–155

Roubenoff R (February 2001) Origins and clinical relevance of sarcopenia. Can J Appl Physiol 26(1):78–89. https://doi.org/10.1139/h01-006

Roubenoff R, Harris T, Abad L, Wilson P, Dallal G, Dinarello C (January 1998) Monocyte cytokine production in an elderly population: effect of age and inflammation. J Gerontol A Biol Sci Med Sci 53(1):20–26. https://doi.org/10.1093/gerona/53a.1.m20

Roubenoff R, Parise H, Payette H, Abad L, Agostino R, Jacques P, Harris T (October 2003) Cytokines, insulin-like growth factor 1, sarcopenia, and mortality in very old community-dwelling men and women: the Framingham Heart Study. Am J Med 115(6):429–435. https://doi.org/10.1016/j.amjmed.2003.05.001

Russo B, Brembilla N, Chizzolini C (2020) Interplay between keratinocytes and fibroblasts: a systematic review providing a new angle for understanding skin fibrotic disorders. Front Immunol 11:648

Ryan S, Vincent T, Mitchell R, Filley G, Dart G (1965) DUCTECTASIA; AN ASYMPTOMATIC PULMONARY CHANGE RELATED TO AGE. Med Thorac 22:181–187

Rywik T, Blackman M, Yataco A, Vaitkevicius P, Zink R, Cottrell E, Fleg J (December 1999) Enhanced endothelial vasoreactivity in endurance-trained older men. J Appl Physiol (1985) 87(6):2136–42. https://doi.org/10.1152/jappl.1999.87.6.2136

Saffrey M, (1. Oktober, (2013) Cellular changes in the enteric nervous system during ageing. Dev Biol 382(1):344–355. https://doi.org/10.1016/j.ydbio.2013.03.015

Schmitt E, Johnson E, Yusifova M, Bruns D (1. (November 2019) The renal molecular clock: broken by aging and restored by exercise. Am J Physiol Renal Physiol 317(5):F1087–F1093. https://doi.org/10.1152/ajprenal.00301.2019

Schmitz K, Ahmed R, Troxel A, Cheville A, Lewis-Grant L, Smith R, Chittams J (22. December 2010) Weight lifting for women at risk for breast cancer-related lymphedema: a randomized trial. JAMA 304(24):2699–2705. https://doi.org/10.1001/jama.2010.1837

Schmitz K, Ahmed R, Troxel A, Cheville A, Smith R, Lewis-Grant L, Greene Q (13. (August 2009) Weight lifting in women with breast-cancer-related lymphedema. N Engl J Med 361(7):664–673. https://doi.org/10.1056/NEJMoa0810118

Schmitz K, Courneya K, Matthews C, Demark-Wahnefried W, Galvão D, Pinto B, College A, of Sports Medicine (July 2010) American College of Sports Medicine roundtable on exercise guidelines for cancer survivors. Med Sci Sports Exerc 42(7):1409–1426. https://doi.org/10.1249/MSS.0b013e3181e0c112

Schulte-Frei B, Jäger L (2018) Inkontinenz bei Leistungssportlerinnen. physioscience 14(03):105–111. https://doi.org/10.1055/a-0658-0190

Seefried L, Genest F (2017) Funktionsdiagnostik der Sarkopenie. Osteologie 26(01):13–17. https://doi.org/10.1055/s-0037-1622080

Seeley R, Stephens T, Tate P (2008) Anatomy & physiology. (8 Ausg.). McGraw-Hill: New York

Sharma G, Goodwin J (2006) Effect of aging on respiratory system physiology and immunology. Clin Interv Aging 1(3):253–260. https://doi.org/10.2147/ciia.2006.1.3.253

Shephard R (January 2017) Peptic Ulcer and Exercise. Sports Med 47(1):33–40. https://doi.org/10.1007/s40279-016-0563-4

Shimamoto C, Hirata I, Hiraike Y, Takeuchi N, Nomura T, Katsu K-I, (November-December, (2002) Evaluation of gastric motor activity in the elderly by electrogastrography and the (13)C-acetate breath test. Gerontology 48(6):381–386. https://doi.org/10.1159/000065500

Short K, Bigelow M, Kahl J, Singh R, Coenen-Schimke J, Raghavakaimal S, Nair K (12. (April 2005) Decline in skeletal muscle mitochondrial function with aging in humans. Proc Natl Acad Sci U S A 102(15):5618–5623. https://doi.org/10.1073/pnas.0501559102

Short K, Vittone J, Bigelow M, Proctor D, Nair K (January 2004) Age and aerobic exercise training effects on whole body and muscle protein metabolism. Am J Physiol Endocrinol Metab 286(1):E92-101. https://doi.org/10.1152/ajpendo.00366.2003

Silva A, Sousa N, Azevedo L, Martins C (October 2017) Physical activity and exercise for erectile dysfunction: systematic review and meta-analysis. Br J Sports Med 51(19):1419–1424. https://doi.org/10.1136/bjsports-2016-096418

Smith, A., Toone, R., Peacock, O., Drawer, S., Stokes, K., & Cook, C. (15. May 2013). Dihydrotestosterone is elevated following sprint exercise in healthy young men. J Appl Physiol (1985), 114(10), S. 1435–40. https://doi.org/10.1152/japplphysiol.01419.2012

Smith K, Ainslie P (1. (November 2017) Regulation of cerebral blood flow and metabolism during exercise. Exp Physiol 102(11):1356–1371. https://doi.org/10.1113/EP086249

Soave I, Scarani S, Mallozzi M, Nobili F, Marci R, Caserta D, (16. (January 2019) Pelvic floor muscle training for prevention and treatment of urinary incontinence during pregnancy and after childbirth and its effect on urinary system and supportive structures assessed by objective measurement techniques. Arch Gynecol Obstet 299:609–623. https://doi.org/10.1007/s00404-018-5036-6

Sobin S, Fung Y, Tremer H (April 1985) Collagen and elastin fibers in human pulmonary alveolar walls. J Appl Physiol (1985) 64(4): 1659–75. https://doi.org/10.1152/jappl.1988.64.4.1659

Souza H, Rocha T, Pessoa M, Rattes C, Brandão D, Fregonezi G, Dornelas A (December 2014) Effects of Inspiratory Muscle Training in Elderly Women on Respiratory Muscle Strength, Diaphragm Thickness and Mobility. The Journals of Gerontology 69(12):1545–1553. https://doi.org/10.1093/gerona/glu182

Spiering B, Kraemer W, Anderson J, Armstrong L, Nindl B, Volek J, Maresh C (2008) Resistance exercise biology: manipulation of resistance exercise programme variables determines the responses of cellular and molecular signalling pathways. Sports Med 38(7):527–540. https://doi.org/10.2165/00007256-200838070-00001

Svennerholm L, Boström K, Jungbjer B (October 1997) Changes in weight and compositions of major membrane components of human brain during the span of adult human life of Swedes. Acta Neuropathol 94(4):345–352. https://doi.org/10.1007/s004010050717

Takahashi T, Qoubaitary A, Owyang C, Wiley J (November 2000) Decreased expression of nitric oxide synthase in the colonic myenteric plexus of aged rats. Brain Res 883(1):15–21. https://doi.org/10.1016/s0006-8993(00)02867-5

Tolep K, Higgins N, Muza S, Criner G, Kelsen S (August 1995) Comparison of diaphragm strength between healthy adult elderly and young men. Am J Respir Crit Care Med 152(2):677–682. https://doi.org/10.1164/ajrccm.152.2.7633725

Traustadóttir T, Bosch P, Cantu T, Matt K (July 2004) Hypothalamic-pituitary-adrenal axis response and recovery from high-intensity exercise in women: effects of aging and fitness. J Clin Endocrinol Metab 89(7):3248–3254. https://doi.org/10.1210/jc.2003-031713

Treloar A (December 1981) Menstrual cyclicity and the pre-menopause. Maturitas 3(3–4):249–264. https://doi.org/10.1016/0378-5122(81)90032-3

Tsunoda K, Abe K, Goto T, Yasujima M, Sato M, Omata K, Yoshinaga K (February 1896) Effect of age on the renin-angiotensin-aldosterone system in normal subjects: simultaneous measurement of active and inactive renin, renin substrate, and aldosterone in plasma. J Clin Endocrinol Metab 62(2):384–389. https://doi.org/10.1210/jcem-62-2-384

Turner J, Mead J, Wohl M (December 1968) Elasticity of human lungs in relation to age. J Appl Physiol 25(6):664–671. https://doi.org/10.1152/jappl.1968.25.6.664

Ueno H, Shiiya T, Nakazato M (July 2010) Translational research of ghrelin. Ann N Y Acad Sci 1200:120–127. https://doi.org/10.1111/j.1749-6632.2010.05509.x

Umegaki H (March 2016) Sarcopenia and frailty in older patients with diabetes mellitus. Geriatr Gerontol Int 16(3):293–299. https://doi.org/10.1111/ggi.12688

Vaitkevicius P, Fleg J, Engel J, O'Connor F, Wright J, Lakatta L, Lakatta E (October 1993) Effects of age and aerobic capacity on arterial stiffness in healthy adults. Circulation 88(4 Pt 1):1456–1462. https://doi.org/10.1161/01.cir.88.4.1456

Valenzuela P, Ruilope L, Santos-Lozano A, Wilhelm M, Kränkel N, Fiuza-Luces C, Lucia A (1. (June 2023) Exercise benefits in cardiovascular diseases: from mechanisms to clinical implementation. Eur Heart J 44(21):1874–1889. https://doi.org/10.1093/eurheartj/ehad170

Van der Borght K, Kóbor-Nyakas D, Klauke K, Eggen B, Nyakas C, Van der Zee E, Meerlo P (October 2009) Physical exercise leads to rapid adaptations in hippocampal vasculature: temporal dynamics and relationship to cell proliferation and neurogenesis. Hippocampus 19(10):928–936. https://doi.org/10.1002/hipo.20545

Veldhuis J, Liem A, South S, Weltman A, Weltman J, Clemmons D, Pincus S (November 1995) Differential impact of age, sex steroid hormones, and obesity on basal versus pulsatile growth hormone secretion in men as assessed in an ultrasensitive chemiluminescence assay. J Clin Endocrinol Metab 80(11):3209–3222. https://doi.org/10.1210/jcem.80.11.7593428

Verdú E, Ceballos D, Vilches J, Navarro X (December 2000) Influence of aging on peripheral nerve function and regeneration. J Peripher Nerv Syst 5(4):191–208. https://doi.org/10.1046/j.1529-8027.2000.00026.x

Verdijk L, Snijders T, Beelen M, Savelberg H, Meijer K, Kuipers H, Van Loon L (November 2010) Characteristics of muscle fiber type are predictive of skeletal muscle mass and strength in elderly men. J Am Geriatr Soc 58(11):2069–2075. https://doi.org/10.1111/j.1532-5415.2010.03150.x

Visser M, Deeg D, Lips P, Longitudinal Aging Study Amsterdam (December 2003) Low vitamin D and high parathyroid hormone levels as determinants of loss of muscle strength and muscle mass (sarcopenia): the Longitudinal Aging Study Amsterdam. J Clin Endocrinol Metab 88(12):5766–5772. https://doi.org/10.1210/jc.2003-030604

Vitale G, Cesari M, Mari D (November 2016) Aging of the endocrine system and its potential impact on sarcopenia. Eur J Intern Med 35:10–15. https://doi.org/10.1016/j.ejim.2016.07.017

Vitale G, Salvioli S, Franceschi C (April 2013) Oxidative stress and the ageing endocrine system. Nat Rev Endocrinol 9(4):228–240. https://doi.org/10.1038/nrendo.2013.29

Wang C, Swerdloff R, Iranmanesh A, Dobs A, Snyder P, Cunningham G, Testosterone Gel Study Group (August 2000) Transdermal testosterone gel improves sexual function, mood, muscle strength, and body composition parameters in hypogonadal men. J Clin Endocrinol Metab 85(8):2839–2853. https://doi.org/10.1210/jcem.85.8.6747

Wei J (10. (December 1992) Age and the cardiovascular system. N Engl J Med 327(24):1735–1739. https://doi.org/10.1056/NEJM199212103272408

Wei J, Spurgeon H, Lakatta E (June1984) Excitation-contraction in rat myocardium: alterations with adult aging. Am J Physiol 246(6 Pt 2):H784–H791. https://doi.org/10.1152/ajpheart.1984.246.6.H784

Weinstein J, Anderson S (July 2010) The aging kidney: physiological changes. Adv Chronic Kidney Dis 17(4):302–307. https://doi.org/10.1053/j.ackd.2010.05.002

Well D, Yang H, Houseni M, Iruvuri S, Alzeair S, Sansovini M, Torigian D (May2007) Age-related structural and metabolic changes in the pelvic reproductive end organs. Semin Nucl Med 37(3):173–184. https://doi.org/10.1053/j.semnuclmed.2007.01.004

Williams P (October 2008) Effects of running distance and performance on incident benign prostatic hyperplasia. Med Sci Sports Exerc 40(10):1733–1739. https://doi.org/10.1249/MSS.0b013e31817b8eba

Wise P (2005) Chapter 21 – Aging of the Female Reproductive System. Handbook of the Biology of Aging (Sixth Edition) 570–590. https://doi.org/10.1016/B978-012088387-5/50024-8

Wokke J, Jennekens F, van den Oord C, Veldman H, Smit L, Leppink G (March 1990) Morphological changes in the human end plate with age. J Neurol Sci 95(3):291–310. https://doi.org/10.1016/0022-510x(90)90076-y

Yan Z, Lira V, Greene N (July2012) Exercise training-induced regulation of mitochondrial quality. Exerc Sport Sci Rev 40(3):159–164. https://doi.org/10.1097/JES.0b013e3182575599

Yang H, Chryssikos T, Houseni M, Alzeair S, Sansovini M, Iruvuri S, Alavi A (April 2011) The effects of aging on testicular volume and glucose metabolism: an investigation with ultrasonography and FDG-PET. Mol Imaging Biol 13(2):391–398. https://doi.org/10.1007/s11307-010-0341-x

Yazaki E, Shawdon A, Beasley I, Evans D (December 1996) The effect of different types of exercise on gastro-oesophageal reflux. Aust J Sci Med Sport 28(4):93–96

Yeh C, Flatley E, Elkattawy O, Berger L, Rao B (July2022) Exercise in dermatology: Exercise's influence on skin aging, skin cancer, psoriasis, venous ulcers, and androgenetic alopecia. J Am Acad Dermatol 87(1):183–184. https://doi.org/10.1016/j.jaad.2021.07.023

Yeroushalmi S, Hakimi M, Chung M, Bartholomew E, Bhutani T, Liao W (2. (July2022) Psoriasis and Exercise: A Review. Psoriasis (Auckl) 12:189–197. https://doi.org/10.2147/PTT.S349791

Yoo S-Z, No M-H, Heo J-W, Park D-H, Kang J-H, Kim S, Kwak H-B (24. (August 2018) Role of exercise in age-related sarcopenia. J Exerc Rehabil 14(4):551–558. https://doi.org/10.12965/jer.1836268.134

Zaugg M, Lucchinetti E (1. (March 2000) RESPIRATORY FUNCTION IN THE ELDERLY. Anesthesiol Clin North America 18(1):47–58. https://doi.org/10.1016/S0889-8537(05)70148-6

Zhao J-L, Jiang W-T, Wang X, Cai Z-D, Liu Z-H, Liu G-R (September 2020) Exercise, brain plasticity, and depression. CNS Neurosci Ther 26(9):885–895. https://doi.org/10.1111/cns.13385

Zimmer P, Baumann F, Bloch W, Zopf E, Schulz S, Latsch J, Schenk A (February 2016) Impact of a half marathon on cellular immune system, pro-inflammatory cytokine levels, and recovery behavior of breast cancer patients in the aftercare compared to healthy controls. Eur J Haematol 96(2):152–159. https://doi.org/10.1111/ejh.12561

Inhaltsverzeichnis

▶ **Trailer**

Das vierte Kapitel taucht in das Herzstück der medizinischen Trainingstherapie ein: den Prozess der Befundung. Dieses entscheidende Kapitel entfaltet die Methoden und Werkzeuge, die Fachkräfte nutzen, um einen umfassenden Überblick über den körperlichen Zustand ihrer Patienten zu erhalten, und legt den Grundstein für maßgeschneiderte Therapiepläne.

Zu Beginn widmet sich das Kapitel der Befundung des Kraftstatus, einem Schlüsselaspekt für die Erstellung individueller Trainingsprogramme. Es führt durch die

verschiedenen technischen und formel-
basierten Methoden zur Kraftmessung, von
apparativen Bestimmungen bis hin zu re-
nommierten Formeln wie Epley, Brzycki und
Lombardi, die es ermöglichen, die Maximalkraft präzise zu schätzen. Diese Sektion bietet nicht nur einen detaillierten Einblick in die
Theorie hinter jeder Methode, sondern auch
praktische Anleitungen zur Berechnung des
idealen Trainingsgewichts für verschiedene
Trainingsziele.

Der nächste Abschnitt konzentriert sich
auf die Befundung des Ausdauerstatus,
ein weiterer kritischer Bereich für die Pla-
nung effektiver Trainingstherapien. Es werden sowohl apparative als auch nicht-apparative Tests vorgestellt, darunter der Harvard-Step-Test und der Cooper-Test, welche
den Fachleuten wertvolle Daten über die
kardiorespiratorische Fitness liefern. Darüber hinaus wird die Rolle von Anstrengungs-
und Borg-Skalen bei der Beurteilung der
wahrgenommenen Anstrengung und der
Leistungsfähigkeit diskutiert.

Die Befundung des koordinativen Status
wird als nächstes behandelt, wobei sowohl
apparative als auch nicht-apparative Methoden zur Bewertung der Koordination beleuchtet werden. Diese Sektion betont die Bedeutung der Koordination für die allgemeine
körperliche Leistungsfähigkeit und wie sie in
der Praxis beurteilt werden kann.

Zum Abschluss fokussiert sich das Kapitel auf die Gelenkbeweglichkeit, ein oft
übersehener, aber wesentlicher Faktor für
die Gesundheit und Leistungsfähigkeit.
Es wird erläutert, wie Beweglichkeit effektiv gemessen und bewertet wird, um Einschränkungen zu identifizieren und gezielte
Interventionen zu planen.

Dieses Kapitel ist ein unverzichtbarer Leitfaden für alle, die sich mit der medizinischen
Trainingstherapie beschäftigen. Es bietet
nicht nur eine solide Basis für die Bewertung
körperlicher Fähigkeiten, sondern auch praktische Werkzeuge, die Therapeuten, Trai-
nern und Patienten gleichermaßen nutzen
können, um Gesundheit und Leistung zu

maximieren. Machen Sie sich bereit, die Kunst
und Wissenschaft der Befundung zu meistern
und die Effektivität Ihrer Trainingsprogramme
zu revolutionieren.

4.1 Befundung des Kraftstatus

Das Ziel den Kraftstatus zu bestimmen, kann
durch apparative sowie nichtapparative Vorgehensweisen erreicht werden. Für die Bestimmung der Maximalkraft ist das one-repetition-maximum (1RM) eine entscheidende
Kenngröße. Das 1RM ist das Trainingsgewicht,
welches bei maximaler Anstrengung einmal
bewegt werden kann. Um jenen Wert zu bestimmen, kann das zunächst geschätzte maximale Trainingsgewicht eingestellt werden und anschließend getestet werden, ob das Gewicht einmal bewegt werden kann. Bei diesem Vorgehen
haben fokussiert kraftuntrainierte Menschen
ein höheres Verletzungsrisiko (vgl. Shaw et al.
1995). Unter diesem Gesichtspunkt ist es hilfreich den Wert des 1RM aufgrund des Trainingsgewichts und der mit jener verbundenen Wiederholungszahl zu errechnen. Hierzu existieren verschiedene Formeln, welche gemeinsam haben,
dass während der Testung eine Wiederholungszahl von 10 nicht überschritten werden sollte,
da ansonsten die errechneten Werte nicht mehr
aussagekräftig sind (vgl. Reynolds et al. 2006).
Zudem sollte berücksichtigt werden, dass die Formeln eine Standardabweichung von etwa 5 kg
aufweisen. Der reale Wert des 1RM könnte also
leicht über oder unter dem errechneten Trainingsgewicht liegen (vgl. Kravitz et al. 2003; Mann
et al. 2012). Für die Errechnung der Maximalkraft
existieren verschiedene Formeln, welche sich im
Endresultat nur geringfügig voneinander unterscheiden. Die verschiedenen Formeln werden in
den Abschn. 4.1.2–4.1.8 vorgestellt.

4.1.1 Apparative Bestimmung der Kraft

Die Bestimmung des Kraftstatus kann durch verschiedene apparative Verfahrensweisen erreicht

werden. Hierzu zählt der Dynamometer, die iso-kinetische Dynamometrie sowie Kraftmessplatten.

Der Handdynamometer ist beispielsweise ein valides Werkzeug, um die Griffkraft zu beurteilen (vgl. Lupton-Smith et al. 2022). Die isokinetische Dynamometrie wird häufig zur Beurteilung der unteren Extremität verwendet (vgl. Brígido-Fernández et al. 2022). Auch das vertikale Springen auf Kraftmessplatten ermöglicht es Rückschlüsse auf die Kraftentfaltung zuzulassen (vgl. Bellicha et al. 2022).

4.1.2 Die Epley-Formel

Die Epley-Formel lautet $1RM = \text{Trainingsgewicht} \times (1 + (\text{Wiederholungszahl} \div 30))$. In der Literatur finden sich auch minimale Abwandlungen (vgl. Martín-Hernández et al. 2013). Würde also beispielsweise ein Mensch an der Beinpresse 7 Wiederholungen bei einem Trainingsgewicht von 100 kg bewältigen, könnte die Epley-Formel wie folgt angepasst werden: $1RM = 100(1 + (7 : 30))$. Das 1RM beträgt nach Auflösung der Gleichung 123,33 kg.

4.1.3 Die Brzycki-Formel

Die Brzycki-Formel lautet $1RM = \text{Trainingsgewicht} \times 36 \div (37\text{-Wiederholungszahl})$. Nascimento et al. (2007) kamen zu dem Schluss, dass die Brzycki-Formel eine gute Validität bei einer Wiederholungszahl von 7–10 besitzt. Diese Erkenntnisse wurden bei wenig bis moderat aktiven Männern bei der Übung Bankdrücken gewonnen. Würde also beispielsweise ein Mensch an der Beinpresse 7 Wiederholungen bei einem Trainingsgewicht von 100 kg bewältigen, könnte die Brzycki-Formel wie folgt angepasst werden: $1RM = 100 \times 36 \div (37-7)$. Das 1RM beträgt nach Auflösung der Gleichung 120 kg.

4.1.4 Die Lander Formel

Die Lander-Formel lautet $1RM = 100 \times \text{Trainingsgewicht} \div (101,3 - 2,67123 \times \text{Wiederho-}$

lungszahl) (vgl. Wood et al. 2009). Würde also beispielsweise ein Mensch an der Beinpresse 7 Wiederholungen bei einem Trainingsgewicht von 100 kg bewältigen, könnte die Lander-Formel wie folgt angepasst werden: $1RM = 100 \times 100 \div (101,3-2,67123 \times 7)$. Das 1RM beträgt nach Auflösung der Gleichung 121,06 kg.

Weitere Formeln wurden von Lombardi, Mayhew/Ball/Arnold et al., O'Connor et al. sowie Wathen aufgestellt (vgl. Wood et al. 2009).

Das 1RM entspricht einer Leistungsfähigkeit von 100 %. Die Bestimmung dieses Wertes ist beim Maximalkrafttraining von enormer Bedeutung kann aber auch als Berechnungsgrundlage der Belastungssteuerung von anderen Kraftarten wie beispielsweise der Kraftausdauer angewendet werden.

▶ **Praxistipp** Unabhängig von der angewendeten Formel sollte bei der Ermittlung des 1RM darauf geachtet werden, dass bei der Übungsdurchführung die vollständige Ermüdung spätestens bei der zehnten Wiederholung erreicht wird. Eine elfte Wiederholung sollte dementsprechend nicht mehr möglich sein. Durch dieses Vorgehen können Ungenauigkeiten minimiert werden.

4.1.5 Lombardi-Formel

Die Lombardi-Formel kann zur Berechnung des 1RM genutzt werden. Sie lautet wie folgt: $1RM = \text{Gehobenes Gewicht (W)} \times \text{Wiederholungen (R)}^{0.10}$. Sind also beispielsweise mit einem Gewicht von 100 kg insgesamt 7 Wiederholungen möglich, kann die Lombardi-Formel wie folgt angepasst werden: $1RM = 100 \text{ kg} \times 7^{0.10}$. Nach Auflösung der Formel kann folgendes Ergebnis festgehalten werden: $1RM = 121,48 \text{ kg}$ (vgl. Lombardi 1989).

Anhand der „Prone-Bench-Pull-Exercise" untersuchten García-Ramos et al. (2019) unter anderem die Reliabilität bzw. die Validität der Lombardi-Formel. Der gemessene Koeffizient der Variation von 3,44 % sowie die Intraklassen-Korrelationskoeffizienz von 0.94 deuten auf eine hohe Wertigkeit der Lombardi-Formel hin und befürworten somit deren Einsatz.

4.1.6 Mayhew-Formel

Die Mayhew-Formel kann zur Berechnung des 1RM genutzt werden. Sie lautet wie folgt: $1RM = (100 \times \text{Trainingsgewicht}) \div ((52.2 + (41.9 \times e^{-0.055 \text{ x Wiederholungszahl}}))$. Der Buchstabe e steht für den natürlichen Logarithmus und ist mit ungefähr 2.71828 anzugeben. Sind also beispielsweise mit einem Gewicht von 100 kg insgesamt 7 Wiederholungen möglich, kann die Mayhew-Formel wie folgt angepasst werden: $(100 \times 100 \text{ kg}) \div ((52.2 + (41.9 \times e^{-0.055 \text{ x } 7}))$. Nach Auflösung der Formel kann folgendes Ergebnis festgehalten werden: $1RM = 123.89$ kg. Mayhew et al. (1992) konnten in einer Untersuchung, welche Kreuzvaliditationen beinhaltet, feststellen, dass die Mayhew-Formel eine gute Aussagekraft bei unterschiedlichen Populationen in Bezug auf Bankdrücken besitzt. Es konnte ein Standardfehler von ± 3.1 bis ± 5.6 kg festgestellt werden.

4.1.7 Wathen-Formel

Die Wathen-Formel kann zur Berechnung des 1RM genutzt werden. Sie lautet wie folgt: $1RM = (100 \times \text{Trainingsgewicht}) \div ((48.8 + (53.8 \times e^{-0.075 \text{ x Wiederholungszahl}}))$. Der Buchstabe e steht für den natürlichen Logarithmus und ist mit ungefähr 2.71828 anzugeben. Sind also beispielsweise mit einem Gewicht von 100 kg insgesamt 7 Wiederholungen möglich, kann die Wathen-Formel wie folgt angepasst werden: $(100 \times 100 \text{ kg}) \div ((48.8 + (53.8 \times e^{-0.075 \text{ x } 7}))$. Nach Auflösung der Formel kann folgendes Ergebnis festgehalten werden: $1RM = 124.03$ kg (vgl. Wathen 1994).

4.1.8 O'Connor-Formel

Die O'Connor-Formel kann zur Berechnung des 1RM genutzt werden. Sie lautet wie folgt: $1RM = \text{Trainingsgewicht} \times (1 + 0.025 \times \text{Wiederholungszahl})$. Sind also beispielsweise mit einem Gewicht von 100 kg insgesamt 7 Wiederholungen möglich, kann die O'Connor-Formel wie folgt angepasst werden: $1RM = 100 \times (1 + 0.025 \times 7)$. Nach Auflösung der Formel kann folgendes Ergebnis festgehalten werden: $1RM = 117.5$ kg (vgl. O'Connor 1989).

Die Verwendung der O'Connor-Formel eignet sich besonders für junge Erwachsene mit Vorerfahrungen im Bereich des Krafttrainings (vgl. Neto et al. 2017).

4.1.9 Die OMNIBUS-Resistance-Exercise-Skala

Eine weitere Möglichkeit die subjektive Anstrengung während des Krafttrainings valide zu objektivieren ist die OMNIBUS-Resistance-Exercise-Skala (OMNI-Res). Auf einer 11-Punkte Skala wird die subjektiv empfundene Anstrengung von 0 „leicht" bis 10 „extrem schwer" angegeben. Werden die Punkte von 1–10 mit 10 multipliziert, entspricht dies, mit einer Standardabweichung von $\pm 0,2$ bis $\pm 0,4$, der prozentualen Anzahl des 1RM (vgl. Robertson et al. 2003). Abb. 4.1 bietet einen Überblick über die OMNIBUS-Resistance-Exercise-Skala.

4.1.10 Die Perceived-Velocity-Skala

Neben der subjektiven Anstrengung kann auch die subjektive Bewegungsgeschwindigkeit gemessen werden. Die empfundene Bewegungsgeschwindigkeit (engl. perceived velocity) während des Krafttrainings kann mit einer Skala von 0,1–1,6 mittels der Perceived-Velocity-Skala beurteilt werden. In Wortlaut kann mit dazwischenliegenden Stufen von „sehr langsam" bis „maximal schnell" unterschieden werden (vgl. Bautista et al. 2014). Abb. 4.2 bietet einen Überblick über die Perceived-Velocity-Skala.

Anstrengungsgrad in Zahlen	Verbale Beschreibung
0	extrem leicht
1	
2	leicht
3	
4	halbwegs leicht
5	
6	halbwegs schwer
7	
8	schwer
9	
10	extrem schwer

Abb. 4.1 OMNIBUS-Resistance-Exercise-Skala. (Eigene Darstellung 2023)

Wahrgenommene Geschwindigkeit der Übungsdurchführung in Zahlen	Verbale Beschreibung der wahrgenommenen Geschwindigkeit
0,1	
0,2	sehr langsam
0,3	
0,4	langsam
0,5	
0,6	
0,7	
0,8	Power-Zone
0,9	
1	
1,1	schnell
1,2	
1,3	sehr schnell
1,4	
1,5	
1,6	maximale Geschwindigkeit

Abb. 4.2 Perceived-Velocity-Skala. (Eigene Darstellung 2023)

4.1.11 Errechnung des Trainingsgewichtes für Kraftausdauertraining, Maximalkrafttraining, Schnellkrafttraining, Reaktivkrafttraining

Die Grundlage für die Errechnung des zur gewählten Kraftart passenden Trainingsgewichtes ist das 1RM. Der Prozess der Bestimmung des 1RM wird in Abschn. 4.1 erklärt. Die unterschiedlichen Kraftarten unterscheiden sich neben der Art der Durchführung in der Wiederholungszahl und der prozentual gewählten Intensität bezogen auf das 1RM. Präzise Informationen über diese Variablen sowie die Effekte der unterschiedlichen Kraftarten bietet das gesamte Kap. 2. An dieser Stelle soll der Fokus auf die Berechnung des Trainingsgewichtes der unterschiedlichen Kraftarten gelegt werden. Hierbei spielen die Intensitätswerte der verschiedenen Kraftarten eine entscheidende Rolle.

Die Reizintensität beim aeroben Kraftausdauertraining kann mit 30–50 % deklariert werden. Das submaximale Kraftausdauertraining nutzt eine ungefähre Intensitätspanne von

50–75 %. Die Maximalkraftausdauer geht über die Marke von 75 % des 1RM hinaus (vgl. Ehlenz et al. 1998). Wird bei einer Übung beispielsweise ein 1RM von etwa 100 kg berechnet und sich für ein Kraftausdauertraining von 60 % entschieden, wäre das Trainingsgewicht bei 60 kg anzusetzen. Das Trainingsgewicht kann in Wechselwirkung mit der subjektiven Anstrengung sowie der durchführbaren Wiederholungszahl verfeinert an das Trainingsziel angepasst werden.

Bezüglich des Maximalkrafttrainings kann zwischen dem Hypertrophietraining sowie dem Training der intramuskulären Koordination unterschieden werden. Beim Hypertrophietraining kann eine Intensität zwischen 60 %–90 % aufgerufen werden (vgl. Fry et al. 2004). Diese Intensitätsspanne lässt sich auch auf das Training der Reaktivkraft übertragen. Beim Training der intramuskulären Koordination steigt die Intensität auf 90–100 % des 1RM. Die Intensitätsangabe von 90 –100 % kann auf Schnellkraft übertragen werden (vgl. Haas und Fox 2005).

4.2 Befundung des Ausdauerstatus

Zur Bestimmung des Ausdauerstatus wird als Trainingsgerät meist auf das Fahrradergometer bzw. das Laufband zurückgegriffen. Die Bestimmung von Laktatwerten, die Spirometrie mit Atemgasanalyse sowie das Elektrokardiogramm (EKG) bieten Möglichkeiten die Beanspruchung des Herz-Kreislauf-Systems, des Atemsystems über die Ventilation sowie des Energiemetabolismus zu messen. Als genaueste Messmethoden der kardiorespiratorischen Ausdauerfähigkeit stehen Laktatmessungen sowie die Bestimmung des VO2max zur Verfügung.

4.2.1 Apparative Bestimmung der Ausdauer

Die apparative Bestimmung der Ausdauer kann sowohl mittels der Laktatmessung als auch durch die spirometrische Atemgasanalyse vollzogen werden. Abschn. 4.2.1.1 sowie 4.2.1.2 bieten einen genaueren Einblick in die Thematik.

4.2.1.1 Laktatmessung

Wird die Messung von Laktatwerten vorgenommen, ist eine Dokumentation des verwendeten Trainingsgerätes wichtig, da das Trainingsgerät Einfluss auf die Ergebnisse nimmt. Bei Sportlern kann das Trainingsgerät an die Sportart angepasst werden. So können beispielsweise Fahrradfahrer das Fahrradergometer nutzen, während Marathonläufer das Laufband wählen.

Während der Testung wird die zu erbringende Leistung schrittweise erhöht. Für den Prozess der Erhöhung stehen verschiedene Vorgehensweisen zur Verfügung. Die Belastung kann kontinuierlich stufenweise gesteigert werden, es kann zu intervallförmig ansteigenden Belastungen mit einem Belastungs-Pausen-Verhältnis kommen oder zu einer konstanten Dauerbelastung mit ansteigender Leistung an mehreren Testtagen. Die erstgenannte Methode, der sogenannte Stufentest, ist die gängigste. Durch die erhöhte Leistung steigt die Herzfrequenz nach und nach an. Die Messung der Herzströme kann dabei durch das EKG übernommen werden. Gleichzeitig wird über Bluttropfen aus dem Ohrläppchen die Messung des leistungsabhängigen Laktatwertes möglich. Durch wiederkehrende Laktatmessungen während der Leistungssteigerung bei gleichzeitiger Messung der Herzfrequenz können verschiedene Schwellen abgeleitet werden. Erreicht der Laktatwert 2 mmol/l stellt die dabei gemessene Herzfrequenz die aerobe Schwelle dar. Wird bei weiter ansteigender Leistung der Wert von 4 mmol/l erreicht kennzeichnet dieser die anaerobe Schwelle. Diese Schwellenwerte entspringen der Empirie und lassen einen ungefähren Einblick in die Leistungsfähigkeit des zu testenden Menschen zu (vgl. Laube 2011). Zur noch präziseren Bestimmung der anaeroben Schwelle kann der maximale Laktat-Steady-State bestimmt werden (vgl. Wackerhage et al. 2022).

▶ **Praxistipp** Die Leistungsüberprüfung mittels Laktatmessungen lassen Rückschlüsse auf die gezielte individuelle Trainingssteuerung zu. Nähere Informationen zu diesem Thema liefern die Abschn. 2.5.3.1 sowie 2.5.3.2. Ein Vorteil dieser Vorgehensweise ist, dass es zu keiner Ausbelastung kommt.

4.2.1.2 Spirometrische Atemgasanalyse

Eine weitere Möglichkeit die Ausdauerfähigkeit zu messen ist die Bestimmung der maximalen Sauerstoffaufnahme in Milliliter pro Kilogramm pro Minute (relativer VO2max). Der VO2max-Wert setzt sich zum einen aus dem Herzminutenvolumen und zum anderen aus der Differenz des Sauerstoffpartialdrucks zwischen arteriellem und venösem Blut zusammen (vgl. Levine 2008). Unter Ausbelastung und Berücksichtigung des Körpergewichts kann der relative VO2max-Wert mittels spirometrischer Atemgasanalyse ermittelt werden (vgl. Jouannot 2008). Durch den relativen VO2max-Wert wird es möglich Vergleiche zwischen Personen unterschiedlichen Körpergewichtes anzustellen. Je nach Lebensalter bestehen verschiedene Normwerte bezüglich des relativen VO2max (vgl. Shvartz und Reibold 1990; Silva et al. 2016).

Laube (2011) bezeichnet die Laktatschwellen in der Leistungsdiagnostik der Ausdauer als Nettokriterien, während der VO2max-Wert als Bruttokriterium betrachtet werden kann. Die Werte stehen also im Zusammenhang zueinander sind jedoch als einzelne Größen zu interpretieren.

4.2.2 Harvard-Step-Test

Kann zur Beurteilung der Ausdauer weder ein Laktattest noch eine spirometrische Atemgasanalyse durchgeführt werden, so muss auf nichtapparative Testungen zurückgegriffen werden. Hierzu steht beispielsweise der Harvard-Step-Test, der Walk-Test, der Cooper-Test, der Conconi-Test, der PWC-Test sowie der IPN-Test zur Verfügung. Im Folgenden werden einige dieser Testungen in ihrer theoretischen Testdurchführung vorgestellt.

Der Harvard-Step-Test bietet eine Möglichkeit den relativen VO2max ungefähr vorherzusagen. Hierzu werden von der stehenden Testperson in einem maximalen Zeitraum von 5 min Schritte auf einer Stufe praktiziert. Die Stufe sollte angepasst an die Körpergröße zu einem Kniebeugewinkel von 90° während des Steigens führen. In einer Minute müssen 30 Schritte durchgeführt werden. Es wird die Zeit der Durchführung in Sekunden gemessen. Ein vorzeitiger Abbruch ist durch ein Verlassen des Rhythmus der Vorgabe von 30 Schritten pro Minute in einem Zeitraum von 15 s gegeben. Im Anschluss werden die Herzschläge zwischen 60–90 s nach der Belastung gezählt. Zusätzlich werden die Herzschläge zwischen 120–150 s nach der Belastung sowie zwischen 180–210 s nach der Belastung gezählt. Anschließend können die erlangten Werte in die kurze oder lange Version der Physical-Fitness-Index-Formel eingesetzt werden.

Die kurze Physical-Fitness-Index-Formel lautet (100 × Testzeit in Sekunden) ÷ (5,5 × Herzschläge zwischen 60–90 s). Würde also die Testperson die vollen 5 min des Tests durchlaufen und nach dem Test zwischen Sekunde 60–90 insgesamt 90 Herzschläge aufweisen, könnte die Formel wie folgt aufgefüllt werden: (100 × 300) ÷ (5,5 × 90). Nach Auflösung der Formel würde sich ein ungefährer relativer VO2max-Wert von 60,60 ml/min/kg ergeben.

Die lange Physical-Fitness-Index-Formel lautet (100 × Testzeit in Sekunden) ÷ (2 × die Summe aller Herzschläge zwischen 60–90 s/ 120–150 s/180–210 s). Würde eine Person den Test nach 240 s abbrechen und hätte zwischen Sekunde 60–90 90 Herzschläge, zwischen Sekunde 120–150 80 Herzschläge und zwischen Sekunde 180–210 70 Herzschläge, könnte die Formel wie folgt aufgefüllt werden (100 × 240) ÷ (2 x (90 + 80 + 70)). Nach Auflösung der Formel würde sich ein ungefährer relativer VO2max-Wert von 50 ml/min/kg ergeben.

In einer Untersuchung, welche den oben vorgestellten Harvard-Step-Test einer spirometrischen Atemgasanalyse in der Bestimmung des relativen VO2max gegenübergestellt, konnte ein positiver Korrelationskoeffizient von r = 0,905 festgestellt werden. Die Standardabweichung des Harvard-Step-Test betrug ± 4.07 ml/kg1/min-1. Diese Ergebnisse sprechen für eine gute Validität des Harvard-Step-Test, wenn die Tritthöhe auf die Körpergröße der zu testenden Person angepasst wird (vgl. Ismail 2011).

4.2.3   2 km-Walk-Test

Ein weiterer Test, welcher ebenfalls zu einer ungefähren Berechnung der kardiorespiratorischen Fitness eingesetzt werden kann, ist der 2 km-Walk-Test. Hierbei wird die Testperson dazu aufgefordert die Distanz von 2 km möglichst schnell zu gehen. Wichtig hierbei ist, dass die Testperson zu keinem Zeitpunkt läuft, sondern nur möglichst schnell geht. Es besteht also zu jedem Zeitpunkt des Gehens Bodenkontakt. Direkt nach Beendigung der 2 km Distanz wird die Herzfrequenz gemessen. Zusätzlich werden sowohl die Angaben des BMI sowie des Alters der Testperson benötigt. Liegen nach der Testdurchführung alle Informationen vor können die Werte je nach Geschlecht in unterschiedliche Formeln implementiert werden.

Für das männliche Geschlecht gilt folgende Index-Formel: 420 − ((Testzeit Minuten × 11,6) + (Testzeit Sekunden × 0,2) + (Herzfrequenz nach Beendigung × 0,56) + (BMI-Wert × 2,6)) − (Lebensalter in Jahren × 0,2). Würde ein 30-jähriger Mann mit einem BMI-Wert von 32 für die Strecke von 2 km 14 min und 10 s benötigen und am Ende der Strecke eine Belastungsherzfrequenz von 166 aufweisen, könnte die Formel wie folgt aufgefüllt werden: 420 − ((14 × 11,6) + (10 × 0,2) + (166 × 0,56) + (32 × 2,6)) − (30 × 0,2). Nach Auflösung der Formel wird ein Index-Wert von 88,64 berechnet. Die Index Klassifikation des UKK-Instituts besagt, dass ein Wert unter 70 als unterdurch-

schnittlich, ein Wert zwischen 70 und 89 als leicht unterdurchschnittlich, ein Wert zwischen 90–110 als durchschnittlich, ein Wert zwischen 111–130 als leicht überdurchschnittlich sowie ein Wert von über 130 als überdurchschnittlich zu bewerten ist.

Weiterhin kann mit folgender Formel des UKK-Instituts der relative VO2max-Wert bei Männern ermittelt werden: 184.9 − (4.65 × Zeit in Minuten) − (0.22 × Belastungsherzfrequenz) − (0.26 × Alter in Lebensjahren) − (1.05 × Body-Mass-Index). Werden die oben beschriebenen Daten in die Formel eingesetzt, ergibt sich folgendes Ergebnis: 184.9 − (4.65 × 14) − (0.22 × 166) − (0.26 × 30) − (1.05 × 32). Bei Auflösung der Formel errechnet sich ein relativer VO2max von 41,88 ml/min/kg.

Für das weibliche Geschlecht gilt folgende Index-Formel: 350 − ((Testzeit Minuten × 8,1) + (Testzeit Sekunden × 0,14) + (Herzfrequenz nach Beendigung × 0,36) + (BMI-Wert × 1,0)) − (Lebensalter in Jahren × 0,3). Würde eine 30-jährige Frau mit einem BMI-Wert von 32 für die Strecke von 2 km 14 min und 10 s benötigen und am Ende der Strecke eine Belastungsherzfrequenz von 166 aufweisen, könnte die Formel wie folgt aufgefüllt werden: 350 − ((14 × 8,1) + (10 × 0,14) + (166 × 0,36) + (32 × 1,0)) − (30 × 0,3). Nach Auflösung der Formel wird ein Index-Wert von 153,44. Die Index Klassifikation des UKK-Instituts besagt, dass ein Wert unter 70 als unterdurchschnittlich, ein Wert zwischen 70 und 89 als leicht unterdurchschnittlich, ein Wert zwischen 90–110 als durchschnittlich, ein Wert zwischen 111–130 als leicht überdurchschnittlich sowie ein Wert von über 130 als überdurchschnittlich zu bewerten ist.

Weiterhin kann mit folgender Formel des UKK-Instituts der relative VO2max-Wert bei Frauen ermittelt werden: 116.2 − (2.98 × Zeit in Minuten) − (0.11 × Belastungsherzfrequenz) − (0.14 × Lebensalter in Jahren) − (0.39 × body mass index). Werden die oben beschriebenen Daten in die Formel eingesetzt, ergibt sich folgendes Ergebnis: 116.2 − (2.98 × 14) − (0,11 × 166) − (0.14 × 30) − (0.39 × 32). Bei

Auflösung der Formel errechnet sich ein relativer VO2max von 39.54 ml/min/kg (vgl. UKK-Institute 2023).

In einer Validitätsstudie des 2 km-Walking-Tests konnte gezeigt werden, dass die Distanz von 2 km im Vergleich zu geringeren Distanzen besser abschneidet. Zusätzlich wurden im Vergleich zur spirometrischen Atemgasanalyse absolute Korrelationskoeffizienten von 0,77 beim weiblichen Geschlecht sowie von 0,69 beim männlichen Geschlecht festgestellt. Gerade bei untrainierten und übergewichtigen Menschen ohne weitere Zusatzerkrankungen weist der 2 km-Walk-Test eine gute Validität auf (vgl. Laukkanen et al. 1992).

4.2.4 Cooper-Test

Die Durchführung des Cooper-Test ermittelt einen Wert, welcher Aussagen über die allgemeine Ausdauerfähigkeit zulässt. Die Dauer der Testdurchführung beträgt insgesamt 12 min. In dieser Zeit müssen die Partizipierenden die für Sie größtmögliche Strecke gehend bzw. laufend zurücklegen. Anschließend wird die zurückgelegte Strecke, unter Berücksichtigung des Geschlechts sowie des Alters, mit entsprechenden Normwerten verglichen. Durch den Test kann ein Ausgangswert in Meter ermittelt werden. Zudem kann der Wert aufgrund von den bestehenden Normwerten interpretiert werden. Der Test zeigt einen Test–Retest-Reliabilität-Korrelationskoeffizienten von 0.92 (vgl. Maksud und Coutts 1971). Dies deutet auf eine gute Wiederholbarkeit des Cooper-Tests hin. Wichtig dafür sind möglichst gleiche Bedingungen der Testdurchführung in Bezug auf Untergrund, Steigung und Temperatur. Bei Untrainierten bzw. Laufunerfahrenen Menschen sowie Jugendlichen sollte bei Rückschlüssen von den Cooper-Testergebnisse auf die aerobe Kapazität mit Vorsicht agiert werden (vgl. Maksud und Coutts 1971). Für die in den Abb. 4.3a und 4.3b vorgestellten Normwerte diente die Veröffentlichung von Carl Magnus Swahn (kein Datum).

4.2.5 Conconi-Test

Der Conconi-Test kann mithilfe von Aktivitäten wie beispielsweise Laufen oder beim Training am Fahrradergometer praktiziert werden. Beim Laufen wird eine Strecke von jeweils 200 m mit gleichbleibender Geschwindigkeit gelaufen. Auf dem Fahrradergometer würde für jeweils zwei Minuten eine bestimmte Wattzahl beibehalten werden. Am Ende dieser ersten Stufe wird die Herzfrequenz gemessen. Im Anschluss an die erste Stufe wird die Intensität erhöht. Beim Laufen um ca. 1 km/h beim Ergometer um 20 Watt. Dieses Vorgehen wird sich fließend aufeinander aufbauend in 12–16 Stufen wiederholt. Jeweils am Ende einer Stufe wird die Herzfrequenz gemessen. Sobald die Intensität nicht mehr 2 min gehalten werden kann, ist der Test beendet. Anschließend werden die Daten in ein Koordinatensystem eingetragen. Die X-Achse kennzeichnet die Herzfrequenz, während die Y-Achse die Intensität (km/H bzw. Watt) darstellt. In das Koordinatensystem werden die gemessenen Herzfrequenzwerte bei der entsprechenden Intensität eingetragen und anschließend linear verbunden. Der Punkt, an dem die Herzfrequenzwerte nicht mehr linear ansteigen, wird als Deflexionspunkt bezeichnet (vgl. Conconi et al. 1996). Der Deflexionspunkt kann als grober Indikator für die anaerobe Schwelle herangezogen werden (vgl. Pereira et al. 2016).

4.2.6 Physical-Working-Capacity-Test

Der Physical-Working-Capacity-Test (PWC) ist ein submaximaler Test, welcher meist auf dem Fahrradergometer durchgeführt wird. Die Zielstellung des Testverfahrens ist es, eine vorher festgelegt Zielherzfrequenz während der Testung zu erreichen. Die Höhe der Zielherzfrequenz unterscheidet sich je nach Fitnesszustand der zu testenden Person. Bei Menschen mit einem geringen Fitnesslevel wird die Zielherzfrequenz von 130 (PWC130) gewählt. Bei Amateursportlern wird die Zielherzfrequenz

Cooper-Test (Amateursportler und Jugendliche)						
Lebensalter	Geschlecht	Sehr gut	Gut	Durchschnitt	Schlecht	Sehr schlecht
13–14 Jahre	Männlich	> 2700 m	2400–2700 m	2200–2399 m	2100–2199 m	< 2100 m
	Weiblich	> 2000 m	1900–2000 m	1600–1899 m	1500–1599 m	< 1500 m
15–16 Jahre	Männlich	> 2800 m	2500–2800 m	2300–2499 m	2200–2299 m	< 2200 m
	Weiblich	> 2100 m	2000–2100 m	1700–1999 m	1600–1699 m	< 1600 m
17–19 Jahre	Männlich	> 3000 m	2700–3000 m	2500–2699 m	2300–2499 m	< 2300 m
	Weiblich	> 2300 m	2100–2300 m	1800–2099 m	1700–1799 m	< 1700 m

Abb. 4.3a Cooper-Test-Normwerte Teil 1. (Eigene Darstellung 2023)

von 150 (PWC150) bevorzugt. Bei Leistungssportlern wird die Zielherzfrequenz von 170 (PWC170) herangezogen. Es wird mit einer Startleistung von 50 Watt begonnen. Anschließend wird alle drei Minuten die Wattzahl um 25 Watt erhöht. Am Ende jeder Belastungsstufe wird die Herzfrequenz gemessen und dokumentiert. Der Test endet, wenn die Zielherzfrequenz am Ende einer Stufe erreicht wurde. Anschließend werden die Werte in folgende Formel eingesetzt:

Leistung (Zielherzfrequenz) = Wattbelastung der vorletzten Stufe + (Wattbelastung der letzten Stufe – Wattbelastung der vorletzten Stufe) x ((Zielherzfrequenz – Herzfrequenz am Ende der vorletzten Belastungsstufe) ÷ (Herzfrequenz am Ende der letzten Belastungsstufe – Herzfrequenz am Ende der vorletzten Belastungsstufe)). Anhand eines Beispiels soll folgende Formel mit Werten aufgefüllt werden. Es wird die PWC170 getestet. Die vorletzte Wattbelastung beträgt 225 Watt, die letzte Wattbelastung beträgt 250 Watt.

Cooper-Test (Amateursportler und Jugendliche)						
Lebensalter	Geschlecht	Sehr gut	Gut	Durchschnitt	Schlecht	Sehr schlecht
20–29 Jahre	Männlich	> 2800 m	2400–2800 m	2200–2399 m	1600–2199 m	< 1600 m
	Weiblich	> 2700 m	2200–2700 m	1800–2199 m	1500–1799 m	< 1500 m
30–39 Jahre	Männlich	> 2700 m	2300–2700 m	1900–2299 m	1500–1899 m	< 1500 m
	Weiblich	> 2500 m	2000–2500 m	1700–1999 m	1400–1699 m	< 1400 m
40–49 Jahre	Männlich	> 2500 m	2100–2500 m	1700–2099 m	1400–1699 m	< 1400 m
	Weiblich	> 2300 m	1900–2300 m	1500–1899 m	1200–1499 m	< 1200 m
50+ Jahre	Männlich	> 2400 m	2000–2400 m	1600–1999 m	1300–1599 m	< 1300 m
	Weiblich	> 2200 m	1700–2200 m	1400–1699 m	1100–1399 m	< 1100 m

Abb. 4.3b Cooper-Test-Normwerte Teil 2. (Eigene Darstellung 2023)

Die Herzfrequent am Ende der vorletzten Belastungsstufe beträgt 155. Die Herzfrequenz am Ende der letzten Belastungsstufe beträgt 176. Werden die präsentierten Werte in die Formel eingesetzt, entsteht folgende Gleichung: Leistung (Zielherzfrequenz) $= 225 + (250 - 225)$ x $((170 - 155) \div (176 - 155))$. Nach Auflösung der Formel entsteht folgendes Ergebnis: Leistung

(Zielherzfrequenz) = 242,85 Watt. Wird die errechnete Leistung durch das Körpergewicht der zu testenden Person geteilt, entsteht ein das Körpergewicht berücksichtigender Wert (242,85 Watt ÷ 80 kg = 3,04 Watt/kg. Abb. 4.4 zeigt eine Übersicht jener Normwerte. Die Normwerte wurden der Academy of Sports (2023) entnommen.

Heid und Zipf (1984) gelang es eine hochsignifikante lineare Korrelation zwischen dem PWC170 und der anaeroben Schwelle nachzuweisen.

4.2.7 Borg-Skalen

Eine weitere Möglichkeit, um einen Rückschluss auf die Beanspruchung des kardiorespiratorischen Systems während einer Ausdaueraktivität zu erhalten, sind die Borg-Skalen (vgl. Borg 1970). Auf einer Skala von 6–20 kann das Maß der wahrgenommenen Anstrengung (engl. rating of perceived exertion – Borg-RPE) von „sehr, sehr leicht" bis „sehr, sehr schwer" kategorisiert werden. Mit einer

durchgängigen Standardabweichung von ± 0,2 bis ± 0,4 kann aufgrund des angegebenen Wertes ein Rückschluss auf die aerobe sowie anaerobe Schwelle gezogen werden. Ein Wert von 10,1 entspricht bei Patienten mit metabolischem Syndrom der aeroben Schwelle, während der der Wer von 15,6 der anaeroben Schwelle entspricht (vgl. Irving et al. 2006).

Zweckdienliche Visualisierungen können der Abb. 4.5 entnommen werden.

Eine weitere Borg-Skala ist die Category Ratio Scale (Borg-CR). Hier kann das Maß der Ermüdung aufgrund einer kardiorespiratorischen Beanspruchung objektiviert werden. Auf einer Skala von 0–10 kann eine Einteilung von 0 „nichts" bis 10 „sehr, sehr stak/intensiv" vorgenommen werden (vgl. Borg 1982).

Zweckdienliche Visualisierungen können der Abb. 4.6 entnommen werden.

4.2.8 Anstrengungsskala-Sport

Die Anstrengungsskala-Sport stellt eine Weiterentwicklung der Borg-RPE-Skala dar. Durch

PWC-Testart	PWC mit Zielherzfrequenz 130	PWC mit Zielherzfrequenz 150	PWC mit Zielherzfrequenz 170
Sehr gut	> 2,0	> 2,5	> 3,0
Überdurchschnittlich	1,5–2,0	2,0–2,5	2,5–3,0
Durchschnittlich	1,0–1,5	1,5– 2,0	2,0–2,5
Unterdurchschnittlich	0,5–1,0	1,0–1,5	1,5–2,0
Schwach	< 0,5	< 1,0	< 1,5

Abb. 4.4 PWC-Test Normwerte. (Eigene Darstellung 2023)

Anstrengungsempfinden in Zahlen	Verbale Beschreibung des Anstrengungsempfindens
6	
7	sehr, sehr leicht
8	
9	sehr leicht
10	
11	ziemlich leicht
12	
13	etwas schwer
14	
15	schwer
16	
17	sehr schwer
18	
19	sehr, sehr schwer
20	

Abb. 4.5 Borg-RPE-Skala. (Eigene Darstellung 2023)

Ermüdungsempfinden in Zahlen	Verbale Beschreibung des Ermüdungsempfindens
0	nichts
0,5	gerade bemerkbar
1	sehr schwach
2	schwach
3	moderat
4	wenig stark
5	stark
6	
7	sehr stark
8	
9	
10	Sehr, sehr stark

Abb. 4.6 Borg-CR-Skala. (Eigene Darstellung 2023)

das Adjektiv „anstrengend" wird eine treffende Bezeichnung für das Vorhaben der Messung des Anstrengungsgrades erreicht. Neben der treffenden verbalen Beschreibung bietet die Anstrengungsskala-Sport den Vorteil, dass jede Anstrengungsstufe von 1–10 einer verbalen Bezeichnung zugeordnet wird. Für den erfolgreichen Einsatz muss der Trainierende nach dem Training gefragt werden, wie anstrengend die vorangegangene Trainingseinheit war. Neben der Dokumentation der Werte wird eine Abstimmungs- bzw. Übungsphase mit der Anstrengungsskala-Sport empfohlen (vgl. Büsch et al. 2021).

Zweckdienliche Visualisierungen können der Abb. 4.7 entnommen werden.

4.3 Befundung des koordinativen Status

Bei der Befundung des koordinativen Status kann die apparative Beurteilung der Koordination von der nichtapparativen Beurteilung unterschieden werden. Abschn. 4.3.1 sowie 4.3.2 bieten einen tieferen Einblick in die Thematik.

Anstrengungsgrad in Zahlen	Verbale Beschreibung
1	überhaupt nicht anstrengend
2	extrem wenig anstrengend
3	sehr wenig anstrengend
4	wenig anstrengend
5	mäßig anstrengend
6	anstrengend
7	sehr anstrengend
8	extrem anstrengend
9	maximal anstrengend
10	so anstrengend, dass ich abbrechen muss

Abb. 4.7 Anstrengungsskala-Sport. (Eigene Darstellung 2023)

4.3.1 Apparative Bestimmung der Koordination

Die Funktion des sensomotorischen Systems ist von dessen Strukturen abhängig. Degenerieren Strukturen bzw. werden diese verletzt, kann dies zu einer funktionellen Narbe des sensomotorischen Systems führen (vgl. Laube 2011). In Anbetracht der medizinischen Trainingstherapie ist hierbei die Fähigkeit der Koordination des motorischen Systems von zentraler Bedeutung. Es geht also darum, ob bzw. in welcher Intensität motorische Einheiten aktiviert werden können.

Für die Diagnostik können die Kombination aus Elektromyographie (EMG) und Dynamographie sowie die kinesiologische Elektromyographie genutzt werden (vgl. Medved und Cifrek 2011; Soderberg und Knutson 2000). Es konnte beispielsweise gezeigt werden, dass Patienten nach Rekonstruktion des vorderen Kreuzbandes eine geringere EMG-Amplitude des Musculus quadriceps femoris aufweisen (vgl. Pamukoff et al. 2017).

4.3.2 Nichtapparative Beurteilung der Koordination

Für die möglichst objektive Datenerfassung bei Abwesenheit von apparativen Untersuchungsmethoden in Bezug auf Koordination stehen eine Vielzahl an Testungen zur Verfügung.

Zur Beurteilung des Sturzrisikos bzw. des Gleichgewichts können beispielsweise der Berg-Balance-Test (vgl. Downs et al. 2013), der Romberg-Test (vgl. Halmágyi und Curthoys 2021), der Star-Excursion-Balance-Test (vgl. Powden et al. 2019) sowie der Tandemstand (vgl. Joo et al. 2019) und Tandemgang (vgl. Santo et al. 2023) eingesetzt werden.

Ist die Zielstellung hingegen Informationen über die Gehfähigkeit sowie die Mobilität zu gewinnen, ist die Durchführung des Timed-Up-and-Go-Tests (vgl. Rodrigues et al. 2023), des Dynamische-Gait-Index (vgl. Mehta et al. 2019), des 6-min-Geh-Tests (vgl. Hamilton und Haennel 2000) sowie des Figure-8-Walk-Tests (vgl. Lowry et al. 2022) zu empfehlen.

Zur Beurteilung der Körperkontrolle und Reichweite eignet sich der Interactive-Functional-Reach-Test (vgl. Galen et al. 2015).

Kurze Erklärungen zu den Tests können der Assessmentliste in diesem Buch entnommen werden.

4.4 Befundung der Gelenkbeweglichkeit

Zur Beurteilung der Gelenkbeweglichkeit stehen verschiedene Instrumente wie das Goniometer, das Inklinometer oder auch das Smartphone zur Verfügung. Hanks und Myers (2023) stellten in einer Untersuchung das Goniometer einem medizinischen Inklinometer sowie einem Bauinklinometer gegenüber. Es konnte festgestellt werden, dass beide Inklinometer signifikant schneller in der Lage sind die Gelenkbeweglichkeit zu messen als das Goniometer. Die Inklinometer weißen zudem eine bessere Reliabilität auf. Die Korrelation der Messwerte zwischen Goniometer und den Inklinometern ist als schlecht bis moderat einzustufen. Die gemessenen Gradzahlen unterschieden sich zwischen den Inklinometern und dem Goniometer um durchschnittlich 4 Grad. Aufgrund dessen wird empfohlen für Retestungen das Instrument der Eingangstestung zu verwenden. Aufgrund der höheren Reliabilität und Geschwindigkeit der Messung des Bewegungsausmaßes wird die Messung durch Inklinometer als neuer Goldstandard beschrieben (vgl. Hanks und Myers 2023).

In einer Veröffentlichung aus dem Jahr 2019 wurde die Gelenkbeweglichkeitsmessung durch ein Goniometer mit einer Smartphone-Goniometer-Software verglichen. Dabei konnte anhand von Messungen am oberen Sprunggelenk festgestellt werden, dass die Smartphone-Goniometer-Software im Vergleich zum traditionellen Goniometer eine höhere Inter- sowie Intratesterreliabilität besitzt (vgl. Alawna et al. 2019). Eine fotografiebasierte Goniometriesoftware für das Smartphone konnte ebenfalls eine hohe Inter- sowie Intratester-Reliabilität bei Gelenkbeweglichkeitsmessungen am Kniegelenk erzeugen (vgl. Ferriero et al. 2013).

▶ **Praxistipp** Goniometer liefern verwertbare Ergebnisse bei der Messung der Gelenkbeweglichkeit. Smartphone-Software sowie Inklinometer bieten jedoch bessere Reliabilitätswerte bei einer erhöhten Durchführungsgeschwindigkeit.

Literatur

Academy of Sports (27 November 2023) https://www.academyofsports.de/de/. Von https://www.academyofsports.de/de/lexikon/pwc-test/. Abgerufen: 27. Nov. 2023

Alawna M, Unver B, Yuksel E (January 2019) The Reliability of a Smartphone Goniometer Application Compared With a Traditional Goniometer for Measuring Ankle Joint Range of Motion. J Am Podiatr Med Assoc 109(1):22–29. https://doi.org/10.7547/16-128

Bautista I, Chirosa I, Chirosa L, Martín I, González A, Robertson R (September 2014) Development and validity of a scale of perception of velocity in resistance exercise. J Sports Sci Med 13(3):542–549

Bellicha A, Giroux C, Ciangura C, Menoux D, Thoumie P, Oppert J-M, Portero P (January 2022) Vertical Jump on a Force Plate for Assessing Muscle Strength and Power in Women With Severe Obesity: Reliability, Validity, and Relations With Body Composition. J Strength Cond Res 36(1):75–81. https://doi.org/10.1519/JSC.0000000000003432

Borg G (1970) Perceived exertion as an indicator of somatic stress. Scand J Rehabil Med 2(2):92–98

Borg G (1982) Psychophysical bases of perceived exertion. Med Sci Sports Exerc 14(5):377–381

Brígido-Fernández I, San José F-M, Charneco-Salguero G, Cárdenas-Rebollo J, Ortega-Latorre Y, Carrión-Otero O, Fernández-Rosa L (December 2022) Knee Isokinetic Profiles and Reference Values of Professional Female Soccer Players. Sports (Basel) 10(12):204. https://doi.org/10.3390/sports10120204

Büsch D, Utesch T, Marschall F (4 October 2021) Development and evaluation of the "Anstrengungsskala Sport" (Effort Scale Sport). Ger J Exerc Sport Res 52:173–178. https://doi.org/10.1007/s12662-021-00757-z

Conconi F, Grazzi G, Casoni I, Guglielmini C, Borsetto C, Ballarin E, Manfredini F (October 1996) The Conconi test: methodology after 12 years of application. Int J Sports Med 17(7):509–519. https://doi.org/10.1055/s-2007-972887

Downs S, Marquez J, Chiarelli P (June 2013) The Berg Balance Scale has high intra- and inter-rater reliability but absolute reliability varies across the scale: a systematic review. J Physiother 59(2):93–99. https://doi.org/10.1016/S1836-9553(13)70161-9

Ehlenz H, Grosser M, Zimmermann E (1998) Krafttraining. Grundlagen, Methoden, Übungen, Leistungssteuerung, Trainingsprogramme, BLV Verlagsgesellschaft München

Ferriero G, Vercelli S, Sartorio F, Lasa S, Ilieva E, Brigatti E, Foti C (June 2013) Reliability of a smartphone-based goniometer for knee joint goniometry. Int J Rehabil Res 36(2):146–151. https://doi.org/10.1097/MRR.0b013e32835b8269

Fry A (2004) The role of resistance exercise intensity on muscle fibre adaptations. Sports Med 34(10):663–679. https://doi.org/10.2165/00007256-200434100-00004

Galen S, Pardo V, Wyatt D, Diamond A, Brodith V, Pavlov A (August 2015) Validity of an Interactive Functional Reach Test. Games Health J 4(4):278–284. https://doi.org/10.1089/g4h.2015.0002

García-Ramos A, Barboza-González P, Ulloa-Díaz D, Rodriguez-Perea A, Martinez-Garcia D, Guede-Rojas F, Weakley J (October 2019) Reliability and validity of different methods of estimating the one-repetition maximum during the free-weight prone bench pull exercise. J Sports Sci 37(19):2205–2212. https://doi.org/10.1080/02640414.2019.1626071

Haas H-J, Fox T (2005) Muskelaufbau Schritt für Schritt. Physiopraxis 3(1):26–28. https://doi.org/10.1055/s-0032-1307863

Halmágyi G, Curthoys I (September 2021) Vestibular contributions to the Romberg test: Testing semicircular canal and otolith function. Eur J Neurol 28(9):3211–3219. https://doi.org/10.1111/ene.14942

Hamilton D, Haennel R (May–June 2000) Validity and reliability of the 6-minute walk test in a cardiac rehabilitation population. J Cardiopulm Rehabil 20(3):156–164. https://doi.org/10.1097/00008483-200005000-00003

Hanks J, Myers B (1 August 2023) Validity, Reliability, and Efficiency of a Standard Goniometer, Medical Inclinometer, and Builder's Inclinometer. Int J Sports Phys Ther 18(4):989–996. https://doi.org/10.26603/001c.83944

Heid J, Zipf K (1984) Die Beziehung zwischen der aerob-anaeroben Schwelle und der PWC 170 im Vita-maxima-Test auf dem Fahrradergometer. Franz I-W, Mellerowicz H, Noack W(Hrsg) Training und Sport zur Prävention und Rehabilitation in der technisierten Umwelt. Springer, Berlin, Heidelberg, S 649–654

Irving B, Rutkowski J, Brock D, Davis C, Barrett E, Gaesser G, Weltman A (July 2006) Comparison of Borg- and OMNI-RPE as markers of the blood lactate response to exercise. Med Sci Sports Exerc 38(7):1348–1352. https://doi.org/10.1249/01.mss.0000227322.61964.d2

Ismail W (July 2011) Evaluating the Validity and Reliability of Harvard Step Test to Predict VO2max in Terms of the Step Height According to the Knee Joint Angle. J Appl Sports Sci 1(2):126–132. https://doi.org/10.21608/jass.2011.84908

Joo B, Marquez J, Osmotherly P (6 December 2021) Ten-Second Tandem Stance Test: A Potential Tool to Assist Walking Aid Prescription and Falls Risk in Balance Impaired Individuals. Arch Rehabil Res Clin Transl 4(1):100173. https://doi.org/10.1016/j.arrct.2021.100173

Jouannot P (May 2001) VO2 max: technique and practical importance. Presse Med 30(17):835–840

Kravitz L, Akalan C, Nowicki K, Kinzey S (February 2003) Prediction of 1 repetition maximum in high-school power lifters. J Strength Cond Res 17(1):167–172. https://doi.org/10.1519/1533-4287(2003)017<0167:pormih>2.0.co;2

Laube W (2011) Physiologie, Leistungsphysiologie, Pathophysiologie. In: Hütter-Becker A, Dölken M (Hrsg) Biomechanik. Thieme, Bewegungslehre, Leistungsphysiologie, Trainingslehre, Stuttgart, S 129–332

Laukkanen R, Oja P, Pasanen M, Vuori I (April 1992) Validity of a two kilometre walking test for estimating maximal aerobic power in overweight adults. Int J Obes Relat Metab Disord 16(4):263–268

Levine B (1 January 2008) VO2max: what do we know, and what do we still need to know? J Physiol 586(1):25–34. https://doi.org/10.1113/jphysiol.2007.147629

Lombardi V (1989) Beginning weight training. W.C. Brown, Dubuque, IA

Lowry K, Woods T, Malone A, Krajek A, Smiley A, Van Swearingen J (April 2022) The Figure-of-8 Walk Test used to detect the loss of motor skill in walking among persons with Parkinson's disease. Physiother Theory Pract 38(4):552–560. https://doi.org/10.1080/09593985.2020.1774948

Lupton-Smith A, Fourie K, Mazinyo A, Mokone M, Nxaba S, Morrow B (26 September 2022) Measurement of hand grip strength: A cross-sectional study of two dynamometer devices. S Afr J Physiother 78(1):1768. https://doi.org/10.4102/sajp.v78i1.1768

Maksud M, Coutts K (1971) Application of the Cooper Twelve-Minute Run-Walk Test to Young Males. Res Q Am Asso. Health Phys Educ Rec 42(1):54–59 https://doi.org/10.1080/10671188.1971.10615035

Mann J, Stoner J, Mayhew J (October 2012) NFL-225 test to predict 1RM bench press in NCAA Division I football players. J Strength Cond Res 26(10):2623–2631. https://doi.org/10.1519/JSC.0b013e31826791ef

Martín-Hernández J, Marín P, Menéndez H, Ferrero C, Loenneke J, Herrero A (March 2013) Muscular adaptations after two different volumes of blood flow-restricted training. Scand J Med Sci Sports 23(2):e114-120. https://doi.org/10.1111/sms.12036

Mayhew J, Ball T, Arnold M, Bowen J (November 1992) Relative Muscular Endurance Performance as a Predictor of Bench Press Strength in College Men and Women. J Strength Cond Res 6(4):200–206

Medved V, Cifrek M (09 September 2011) Kinesiological Electromyography, IntechOpen Verlag, London 349-366. Biomech App. https://doi.org/10.5772/21282

Mehta T, Young H-J, Lai B, Wang F, Kim Y, Thirumalai M, Rimmer J (15 February 2019) Comparing the Convergent and Concurrent Validity of the Dynamic Gait Index with the Berg Balance Scale in People with Multiple Sclerosis. Healthcare (Basel) 7(1):27. https://doi.org/10.3390/healthcare7010027

Nascimento M, Cyrino E, Romanzini M, Nakamura F (January 2007) Validation of the Brzycki equation for the estimation of 1-RM in the bench press. Revista Brasileira de Medicina do Esporte 13(1):40e–42e

Neto F, Guanais P, Dornelas E, Coutinho A, Costa R (09 May 2017) Validity of one-repetition maximum predictive equations in men with spinal cord injury. Spinal Cord 55:950–956

O'Connor B, Simmons J, O'Shea P (1989) Weight training today. West, St. Paul, MN

Pamukoff D, Pietrosimone B, Ryan E, Lee D, Blackburn J (May 2017) Quadriceps Function and Hamstrings Co-Activation After Anterior Cruciate Ligament Reconstruction. J Athl Train 52(5):422–428. https://doi.org/10.4085/1062-6050-52.3.05

Pereira P, Carrara V, Rissato G, Duarte J, Guerra R, Azevedo P (May 2016) The relationship between the heart rate deflection point test and maximal lactate steady state. J Sports Med Phys Fitness 56(5):497–502

Powden C, Dodds T, Gabriel E (September 2019) THE RELIABILITY OF THE STAR EXCURSION BALANCE TEST AND LOWER QUARTER Y-BALANCE TEST IN HEALTHY ADULTS: A SYSTEMATIC REVIEW. Int J Sports Phys Ther 14(5):683–694

Reynolds J, Gordon T, Robergs R (August 2006) Prediction of one repetition maximum strength from multiple repetition maximum testing and anthropometry. J Strength Cond Res 20(3):584–592. https://doi.org/10.1519/R-15304.1

Robertson R, Goss F, Rutkowski J, Lenz B, Dixon C, Timmer J, Andreacci J (February 2003) Concurrent validation of the OMNI perceived exertion scale for resistance exercise. Med Sci Sports Exerc 35(2):333–341. https://doi.org/10.1249/01.MSS.0000048831.15016.2A

Rodrigues F, Teixeira J, Forte P (March 2023) The Reliability of the Timed Up and Go Test among Portuguese Elderly. Healthcare (Basel) 11(7):928. https://doi.org/10.3390/healthcare11070928

Santo A, Joyce M, Lynall R (September 2023) Tandem gait test-retest reliability among healthy physically active young adults. PM R 15(9):1098–1105. https://doi.org/10.1002/pmrj.12909

Shaw C, McCully K, Posner J (July–August 1995) Injuries during the one repetition maximum assessment in the elderly. J Cardiopulm Rehabil 15(4):283–287. https://doi.org/10.1097/00008483-199507000-00005

Shvartz E, Reibold R (January 1990) Aerobic fitness norms for males and females aged 6 to 75 years: a review. Aviat Space Environ Med 61(1):3–11

Silva C, Franklin B, Forman D, Araújo C (January 2016) Influence of age in estimating maximal oxygen uptake. J Geriatr Cardiol 13(2):126–131

Soderberg G, Knutson L (1 May 2000) A Guide for Use and Interpretation of Kinesiologic Electromyographic Data. Phys Ther 80(5):485–498. https://doi.org/10.1093/ptj/80.5.485

Swahn C (kein Datum) https://web.archive.org/. von https://web.archive.org/web/20171026004646/. http://www.coopertestchart.com/wp-content/uploads/2017/04/coopertest.pdf. Abgerufen am: 27. Nov. 2023

UKK Institute (24 November 2023) UKK Institute. Von https://ukkinstituutti.fi/en/products-services/fitness-tests/ukk-2-km-walk-test/ Abgerufen: 24. Nov. 2023

Wackerhage H, Gehlert S, Schulz H, Weber S, Ring-Dimitriou S, Heine O (22 July 2022) Lactate Thresholds and the Simulation of Human Energy Metabolism: Contributions by the Cologne Sports Medicine Group in the 1970s and 1980s. Front Physiol 13:899670. https://doi.org/10.3389/fphys.2022.899670

Wathen D (1994) Load assignment. In: Baechle T (Hrsg) Essential. Human Kinetics, Champaign, IL, S 435–446

Wood T, Maddalozzo G, Harter R (18 November 2009) Accuracy of Seven Equations for Predicting 1-RM Performance of Apparently Healthy, Sedentary Older Adults. Meas Phys Educ Exerc Sci 6(2):67–94. https://doi.org/10.1207/S15327841MPEE0602_1

Orthopädisch-chirurgisch körperarealbezogene bzw. krankheitsassoziierte Testverfahren und medizinische Trainingstherapie

5

Inhaltsverzeichnis

Ergänzende Information Die elektronische Version dieses Kapitels enthält Zusatzmaterial, auf das über folgenden Link zugegriffen werden kann https://doi.org/10.1007/978-3-662-69586-9_5. Die Videos lassen sich durch Anklicken des DOI Links in der Legende einer entsprechenden Abbildung abspielen, oder indem Sie diesen Link mit der SN More Media App scannen.

▶ **Trailer**

Das fünfte Kapitel führt Sie durch die speziali-
sierte Welt der krankheitsassoziierten medizinischen Trainingstherapie, ein zentraler Bereich,
der die Brücke zwischen medizinischer Behandlung und körperlicher Rehabilitation
schlägt. Es bietet detaillierte Einblicke in die Anwendung gezielter Übungen zur Behandlung
und Linderung von Beschwerden, die mit einer
Vielzahl von muskuloskelettalen Erkrankungen
verbunden sind.

Vom Becken bis zum Handgelenk wird
jede Region des Körpers sorgfältig untersucht,
wobei spezifische Erkrankungen und die wirk-
samsten Trainingsansätze zur Verbesserung der
Funktionsfähigkeit und zur Schmerzreduktion
vorgestellt werden. Dieses Kapitel verdeutlicht,
wie individuell angepasste Trainingstherapien
dazu beitragen können, die Lebensqualität der
Betroffenen signifikant zu verbessern.

Die Sektion über das Areal Becken/Hüft-
gelenk deckt häufige Erkrankungen wie Coxarthrose, femoroacetabuläres Impingement
und Hüftdysplasie ab und zeigt auf, wie gezielte Bewegungen und Kräftigungsübungen
zu einer besseren Mobilität und geringeren
Beschwerden führen können.

Im Bereich des Kniegelenks werden die
Leser mit den Herausforderungen von Gonarthrose, dem patellofemoralen Schmerzsyndrom und Kreuzbandrupturen vertraut
gemacht. Jede Bedingung wird mit einem individuellen Übungsprogramm angegangen,
das darauf abzielt, die Stabilität und Funktion
des Knies wiederherzustellen.

Das Kapitel geht weiter zur Untersuchung des Unterschenkels und des Fußes,
einschließlich der Behandlung von Sprunggelenksinstabilität, Achillodynie und Fußdefor-
mationen. Es wird gezeigt, wie angepasste
Therapien nicht nur die Symptome lindern,
sondern auch die Ursachen der Probleme ad-
ressieren können.

Ein weiterer Schwerpunkt liegt auf dem
Areal der Lendenwirbelsäule, wo Zustände
wie lumbale Radikulopathie, Low Back Pain
und Spondylolisthesis behandelt werden. Die
Bedeutung von Übungen zur Stärkung der
Kernmuskulatur und zur Verbesserung der
Haltung wird betont, um Rückenschmerzen
effektiv zu bekämpfen.

Die Abschnitte über die Brust- und Halswirbelsäule sowie den Schultergürtel und das
Ellenbogengelenk bieten wertvolle Erkenntnisse über den Umgang mit spezifischen Erkrankungen wie Morbus Bechterew, Skoliose,
Glenohumerale Instabilität und dem Impingement-Syndrom.

Zum Abschluss wird das Areal Handgelenk
behandelt, wo das Carpaltunnelsyndrom im
Fokus steht. Es werden praxiserprobte Übungen vorgestellt, die dazu beitragen können, die
Symptome zu lindern und die Handfunktion zu
verbessern.

Dieses umfassende Kapitel ist ein unverzichtbarer Leitfaden für alle, die in der medizinischen Trainingstherapie tätig sind oder sich
für die körperliche Rehabilitation bei spezifischen Erkrankungen interessieren. Es unterstreicht die Kraft der Bewegung als Medizin

und bietet praktische, evidenzbasierte Strategien zur Förderung der Heilung und des Wohlbefindens.

5.1   Areal Becken / Hüftgelenk

5.1.1   Coxarthrose

Eine Metaanalyse, welche die alleinige medizinische Trainingsintervention mit der Normalversorgung verglich, konnte zeigen, dass Menschen mit Cox- und Gonarthrose vor allem in den ersten zwei Monaten von der Trainingstherapie profitieren. Es konnte gezeigt werden, dass medizinische Trainingstherapie zu einer signifikanten Abnahme der Schmerzen als auch zu einer Verbesserung der Funktion und der Lebensqualität führt (vgl. Goh et al. September 2019). Für einen möglichst positiven Therapieeffekt ist ein individuell angepasster Trainingsplan elementar. Zusätzlich sollten die ersten zwölf Therapiesitzungen, welche wöchentlich mindestens zwei Trainingseinheiten enthalten, unter Supervision durchgeführt werden. Neben einer korrekten Trainingsdurchführung ist hierbei auch die Patientenaufklärung ein wichtiger Faktor. Dadurch steigt die Chance der langfristigen Integration der medizinischen Trainingstherapie in den Alltag der Betroffenen (vgl. Skou und Roos 2019). Eine individuell angepasste medizinische Trainingstherapie wird im Verlauf der Hüftarthrose als Vorbereitung auf eine mögliche Operation als auch als Maßnahme der postoperativen Versorgung angeraten (vgl. van Doormaal et al. 2020).

Die Frage welche Trainingsintervention die erfolgversprechendste Option darstellt, hängt von dem gewünschten Outcome ab. Eine 2019 veröffentliche Metaanalyse kam zu dem Schluss, dass aerobes Training als auch Koordinationsübungen in der Lage sind Schmerzen bestmöglich zu lindern und gleichzeitig die Funktion verbessern. Reines Kraft- und Beweglichkeitstraining hingegen beeinflusst verschiedene Outcomes wie Schmerz, Funktion, Leistungsfähigkeit sowie Lebensqualität in einer moderaten Intensität (vgl. Hansen et al. 2020; vgl.

Goh et al. May 2019). Werden die Trainingsinterventionen von aerobem Ausdauertraining, Koordinationstraining, Kraft- und Beweglichkeitstraining gemischt, hat dies einen geringeren therapeutischen Stellenwert als die jeweilige Einzelintervention bezogen auf die erwähnten Outcomes. Sollte jedoch die Durchführung der Einzelintervention nicht möglich sein, bietet die Mischung der Trainingsformen immer noch einen besseren Effekt als keine Trainingsintervention (vgl. Goh et al. May 2019). Über einen Zeitraum von drei Monaten mit wöchentlich 150 min aerobem Ausdauertraining konnte dessen funktionsverbessernder sowie schmerzlindernder Effekt bei Menschen mit Coxarthrose bestätigt werden (vgl. Hall et al. 2022).

Betroffene von Hüftarthrose weißen typischerweise eine reduzierte Funktion des Musculus gluteus medius et minimus auf (vgl. Zacharias et al. 2020). Es konnte gezeigt werden, dass ein sich aufeinander aufbauendes Trainingsprogramm die Aktivität der beiden Muskeln während des Gehens erhöhen kann. Eine gezielten Kommandogabe während des Gehtrainings kann durch das Training des Rückwärtsgehens ergänzt werden. Anschließend kann ein gezieltes Krafttraining durch kontrollierte Ausfallschritte und Bridging-Übungen erfolgen. Zur globalen und lokalen Kräftigung können beidbeinige Kniebeugen, Kreuzheben als auch das sogenannte „Hip-Hitching" beitragen. Beim Hip-Hitching steht die trainierende Person mit beispielsweise dem rechten Bein auf eine Stufe und lässt die linke Beckenhälfte abfallen. Anschließend wird durch Muskelarbeit des Musculus gluteus medius et minimus der rechten Seite das Becken zurück in eine waagerechte Position bewegt (vgl. Rostron et al. 2023).

Andere Forschungserkenntnisse deuten darauf hin, dass eine möglichst schnelle konzentrische Durchführung der Trainingsübungen einer langsameren Ausführung überlegen ist. Beim Training mit dem Theraband in Hüftextension, Hüftabduktion, Hüftflexion und Knieextension konnte durch eine möglichst schnelle Durchführung der konzentrischen Übungskomponente unter anderem eine Verringerung der Zeit des

Timed-up-and-go-Tests sowie eine verringerte Echointensität des Musculus gluteus maximus festgestellt werden (vgl. Fukumoto et al. 2014). In einer weiteren Forschungsarbeit zur Geschwindigkeit der Übungsausführung konnte gezeigt werden, dass eine schnelle Übungsausführung die Muskelkraft und Gehgeschwindigkeit erhöht sowie die Schrittkadenz steigert. Bei der langsamen Übungsdurchführung hingegen konnte die Schrittlänge vergrößert, die Hüftextension gesteigert, Schmerzen gelindert sowie das Dorsalextensionsmoment im oberen Sprunggelenk signifikant gemindert werden (vgl. Fukumoto et al. 2017). Wird in der medizinischen Trainingstherapie das Ziel verfolgt die Ganggeschwindigkeit zu erhöhen, sollte dies nach Möglichkeit über eine Erhöhung der Schrittkadenz erfolgen. Hierbei ist im Vergleich zur Vergrößerung der einzelnen Schritte die Hüftgelenksbelastung sowie das Schmerzempfinden reduzierter (vgl. Tateuchi et al. 2021).

In der Rehabilitation nach Einsetzung einer Hüfttotalendoprothese zeigt das Maximalkrafttraining der unteren Extremität bezüglich der Zunahme an Muskelkraft sehr gute Ergebnisse bei guter Toleranz. Drei Trainingseinheiten pro Woche über einen insgesamten Zeitraum von drei Monaten an der Beinpresse sowie der Abduktorenmaschine führten bei postoperativen Patienten zu einer signifikanten Maximalkraftsteigerung. Hierzu wurde mit 4–5 Wiederholungen bei einem Gewicht von 85 %-90 % des 1RM gearbeitet (vgl. Winther et al. 2018). Husby et al. (2010) empfehlen nach Implantation einer Hüfttotalendoprothese ein möglichst kontinuierliches Maximalkrafttraining, welches durch regelmäßiges Ausdauertraining komplettiert wird.

Auch Eigendehnungen der Hüftflexoren, Hüftextensoren sowie Hüftabduktoren können einen positiven Effekt auf Schmerz, Beweglichkeit sowie Tonuszustand der Muskulatur bei Coxarthrose ausüben (vgl. Ceballos-Laita et al. 2022).

Als Assessments können je nach gewünschtem Outcome unter anderem der Harris-Hip-Score (vgl. Fukumoto et al. 2017), der Timed-up-and-go-Test (vgl. Fukumoto et al. 2014), die 6-Point-Likert-Scale als auch die visuelle Analogskala (vgl. Hoeksma et al. 2004) verwendet werden. Genauere Informationen zu den einzelnen Assessments können aus der Assessmentliste im Anhang dieses Buches entnommen werden.

Zweckdienliche Visualisierungen können der Abb. 5.2, 5.3, 5.4, 5.5, 5.6, 5.7, 5.8, 5.9 und der Abb. 5.10 entnommen werden.

Zusammenfassung für die Praxis
Die medizinische Trainingstherapie lindert Schmerzen bei Coxarthrose und führt zu einer Verbesserung der Funktionen und somit der Lebensqualität.

Es bedarf hierzu einen individuellen Trainingsplan mit mindestens zwei Trainingseinheiten pro Woche. Der Schwerpunkt sollte hierbei auf ein aerobes Training sowie Koordinationsübungen gelegt werden. Reines Kraft- und Beweglichkeitstraining sollte lediglich in einer moderaten Intensität durchgeführt werden. Die Trainingseinheiten sollten immer nur ein Ziel verfolgen und nicht in den Ansätzen vermischt werden.

Der Fokus liegt dabei auf der Kräftigung des M. gluteus medius und minimus. Konkrete Übungen im Kontext der Coxarthrose sind Ausfallschritte, Bridging, Kniebeuge, Kreuzheben und Hip-Hitching.

Während der Durchführung sollten hin und wieder schnelle konzentrische Übungsdurchläufe durchgeführt werden. Dies kann beispielsweise mit einem Theraband in alle Bewegungsrichtungen erfolgen. Eine langsame Durchführung steigert eher die Schrittlänge und kann Schmerzen lindern.

Nach einer Operation und dem Einsatz einer Hüft-TEP sollte der Fokus auf dem Maximalkrafttraining mit einem ergänzenden Ausdauertraining liegen.

Abb. 5.1 bietet eine Übersicht der genannten Informationen.

Kategorien	Evidenzbasierte Trainingsempfehlung
Einheiten	3 Trainingseinheiten pro Woche á 45-60 Minuten pro Einheit
Übungen	Aerobes + Koordinationstraining / Kraft- und Beweglichkeitsübungen (M. gluteus medius et minimus) / Ausfallschritte / Bridging / Kniebeuge / Kreuzheben / Hip-Hitching / Beinpresse und Abduktorenmaschine als Instrument nach Einsatz einer Hüft-TEP
Übungsparameter	Reines Krafttraining nach Einsatz einer Hüft-TEP 4-5 Wiederholungen mit 85-90% des 1RM / regelmäßiges Ausdauertraining etwa 150 Minuten pro Woche
Dehnung	Eigendehnung der Hüftflexoren, Hüftextensoren, Hüftabduktoren

Abb. 5.1 Zusammenfassung MTT bei Coxarthrose bzw. Hüft-TEP

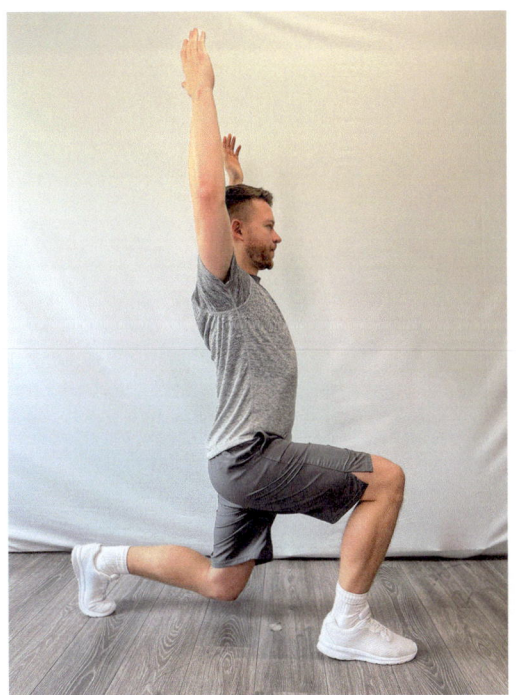

Abb. 5.2 MTT bei Coxarthrose – Ausfallschritte

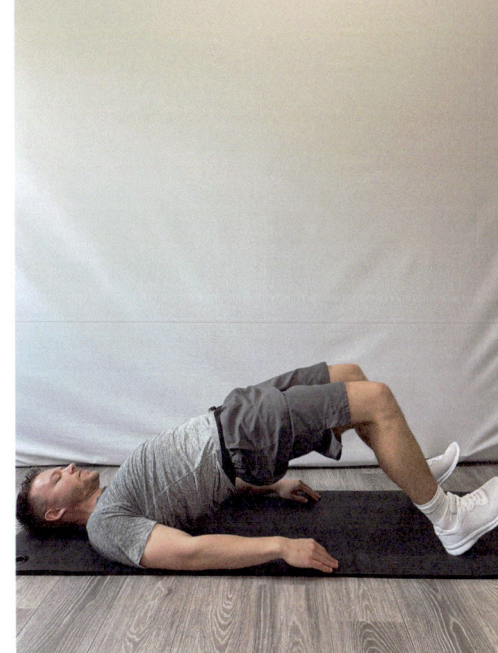

Abb. 5.3 MTT bei Coxarthrose – Bridging-Übungen

5.1.2 Femoroacetabuläres Impingement

Der Ansatz der medizinischen Trainingstherapie bei femoroacetabulärem Impingement verfolgt eine Mischung aus Kraft- und Dehninterventionen. Wichtig dabei ist Schmerzen während des Trainings nicht hervorzurufen (vgl. Wall et al. 2013). Konkret sollte das posturale Alignment verbessert, die Kraft- und Ausdauer

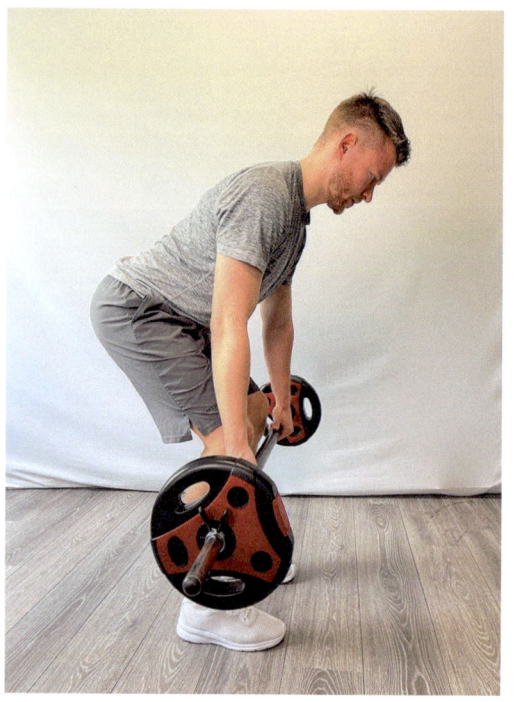

Abb. 5.4 MTT bei Coxarthrose – Kreuzheben

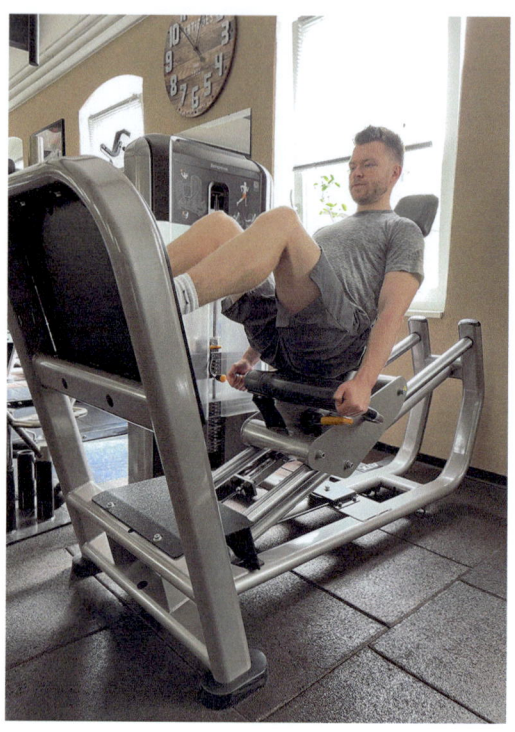

Abb. 5.6 MTT bei Coxarthrose – Beinpresse

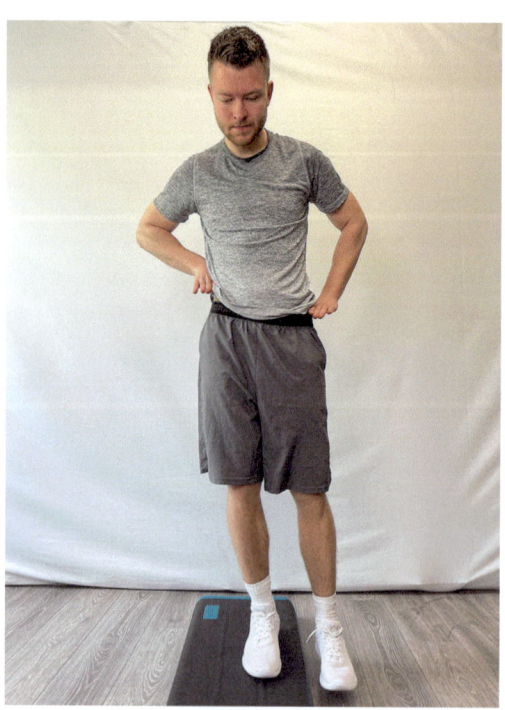

Abb. 5.5 MTT bei Coxarthrose – Hip-Hitching

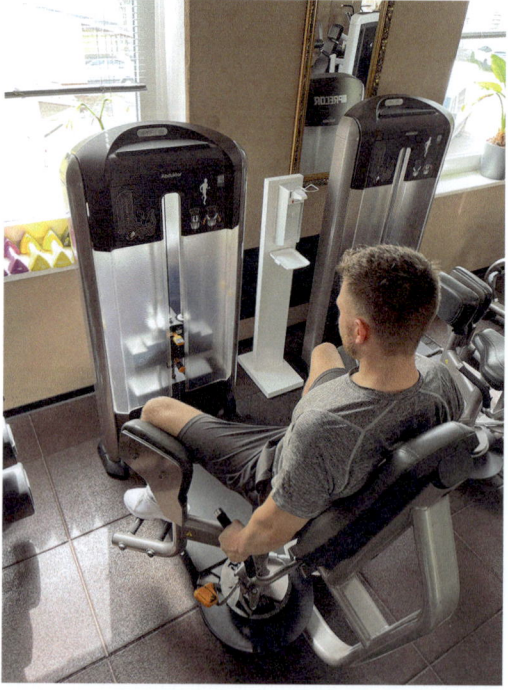

Abb. 5.7 MTT bei Coxarthrose – Abduktorenmaschine

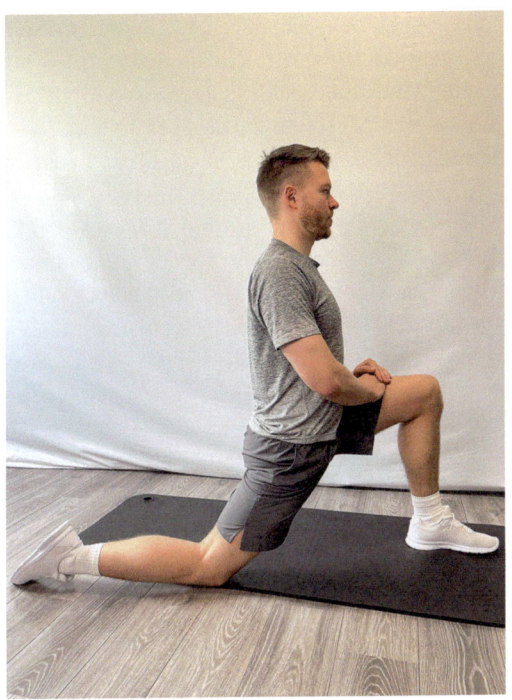

Abb. 5.8 MTT bei Coxarthrose – Eigendehnung Hüftflexoren

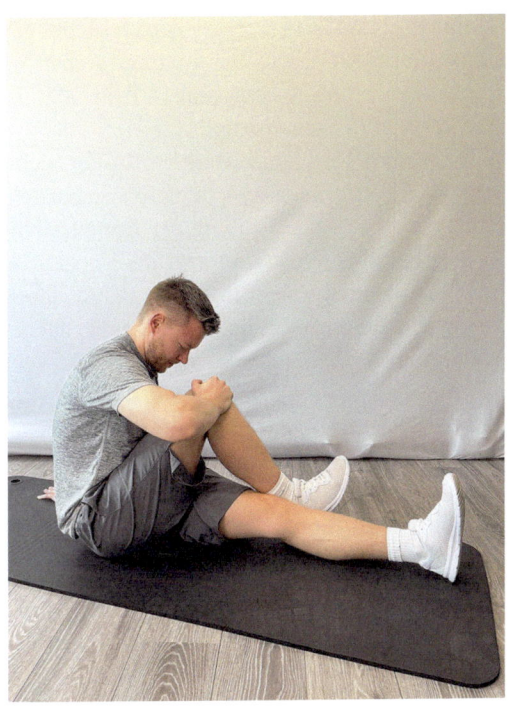

Abb. 5.10 MTT bei Coxarthrose – Eigendehnung Hüftabduktoren

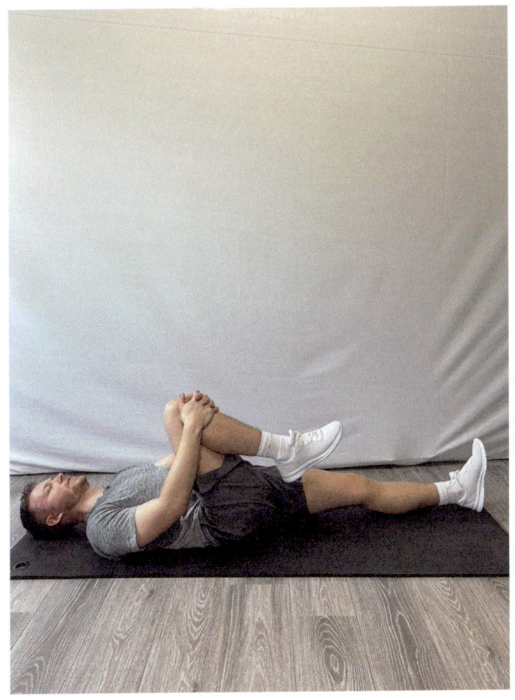

Abb. 5.9 MTT bei Coxarthrose – Eigendehnung Hüftextensoren

des Rumpfes erhöht, die Kraft- und motorische Kontrolle der hüftumgebenden Muskulatur optimiert sowie die Flexibilität der Muskulatur der unteren Extremität erhöht werden. Bei letzterem Punkt hat die Muskulatur, welche anatomische Verbindungen zum Becken aufweist, die höchste Priorität (vgl. Terrell und Lynn 2019; Kemp et al. 2018; Aoyama et al. 2019; Pennock et al. 2018; Hoit et al. 2020; Mansell et al. 2018). Erste Erfolge sind in einem Zeitraum von 6–12 Wochen zu erwarten.

Zur Besserung der Koordination können Gleichgewichtsübungen wie das Training des Einbeinstandes eingesetzt werden (vgl. Kemp et al. 2019).

Zur Verbesserung der Körperhaltung sowie des Körpergefühls können Beckenkippungen nach ventral bzw. dorsal zum Einsatz kommen. Dabei kann die Ausgangsstellung progressiv angepasst werden. Nach dem anfänglichen Training in Rücklage kann in den Vierfüßlerstand und später in den Sitz bzw. den Stand übergegangen werden (vgl. Terrell und Lynn 2019;

Aoyama et al. 2019). Die Beckenkippungen können mit Ein- und Ausatmung verbunden werden (vgl. Terrell et al. 2021). Das Ziel ist eine neutrale Beckenposition.

Ein weiterer wichtiger Baustein in der nicht-operativen Versorgung des femoroacetabulärem Impingements ist das Training der Rumpfstabilität. Hierbei ist der zentrale Punkt die Herstellung einer Rekrutierungsfähigkeit des Musculus transversus abdominis, der Musculi multifidii, des respiratorischen Diaphragmas sowie der Beckenbodenmuskulatur (vgl. Terrell und Lynn 2019). Der erste Schritt sollte das gezielte Ansteuern der genannten Muskulatur sein. Speziell beim Musculus transversus abdominis empfiehlt sich die Verwendung eines Biofeedbacksystems. Dabei können beispielsweise Druck-Biofeedback-Geräte oder auch der muskuloskelettale Ultraschall zum Einsatz kommen (vgl. Raj 5th und Thomas 2023; la Fuente et al. 2020). Ist eine gezielte Rekrutierung der tief liegenden stabilisierenden Muskulatur möglich, können mit der gehaltenen Spannung jener, Kräftigungsübungen des Rumpfes durchgeführt werden. Beispiele hierfür wären eine gegenüberliegende Streckung und Rückführung der Extremitäten im Vierfüßlerstand, Unterarmstütz, Seitstütz, abwechselndes gegenüberliegendes strecken und heranführen der Extremitäten in Rückenlage, Rotationsübungen des Rumpfes im Ausfallschritt mit einem gehaltenen Medizinball sowie Spannungsübungen der Extremitäten in Rücklage mit einem Pezziball in verschiedenen Variationen (vgl. Terrell et al. 2021).

In Bezug auf die Kräftigung der hüftumgebenden Muskulatur sollten neben der Oberschenkelmuskulatur auch die Hüftabduktoren, Hüftaußenrotatoren und die Hüftextensoren akzentuiert werden. Freke et al. (2016) ergänzen, dass auch die Hüftabduktoren bei symptomatischem femoroacetabulärem Impingement eine Kraftminderung aufweisen. Bei wöchentlich drei bis vier Trainingseinheiten sollte jede Übung mindestens mit drei Sätzen bei jeweils maximal zehn Wiederholungen ausgeführt werden (vgl. Mansell et al. 2018). Wird mit dem eigenen Körpergewicht gearbeitet, können neben ein- und beidbeinigem Bridging in Rückenlage auch Außenrotations- und Abduktions-

bewegungen des obenliegenden Beines in Seitlage praktiziert werden. Neben Seitschritten mit einem Widerstandsband können auch Übungen, welche den Musculus quadriceps femoris bzw. die Musculi ischiocrurale ansprechen, integriert werden (vgl. Terrell et al. 2021).

Zur Erhöhung der Flexibilität und Mobilität kann mit Eigendehnungen sowie Automobilisationen gearbeitet werden. Eigendehnungen sollten den Musculus iliopsoas, die ischiocrurale Muskelgruppe sowie den Musculus piriformis erreichen. Aufgrund der Pathophysiologie des femoroacetabulärem Impingements ist eine Dehnung des Musculus piriformis in über 90° Hüftflexion und Außenrotation zu favorisieren. Eigenmobilisationen können in Hüftabduktion, Hüftadduktion und Hüftflexion mit gestrecktem Kniegelenk durchgeführt werden (vgl. Terrell et al. 2021).

Zweckdienliche Visualisierungen können der Abb. 5.12, 5.13, 5.14, 5.15, 5.16, 5.17, 5.18, 5.19, 5.20, 5.21, 5.22 und der Abb. 5.23 entnommen werden.

Zusammenfassung für die Praxis

Die medizinische Trainingstherapie bei einem femoroacetabulären Impingement sollte eine Mischung aus Kraft- und Dehnübungen sein. Ziel ist die Verbesserung des posturalen Alignment des Beckens. Der Weg dahin führt über Kraft- und Ausdauertraining des Rumpfes, sowie der Kräftigungsübungen der hüftumgebenden Muskulatur. Weiterführende sollte die Flexibilität der Muskulatur in der unteren Extremität erhöht werden.

Zu beachten ist, dass während der Durchführung keine Schmerzen auftreten und der Fokus auf die korrekte Beckenstellung gelegt wird.

Übungen wie die aktive Beckenkippung, Gleichgewichtsübungen und der Einbeinstand können dies unterstützen.

Die Rumpfstabilität lässt sich optimal über ein Biofeedbacksystem trainieren. Der Schwerpunkt sollte dabei auf den M. transversus abdominis, der Mm. multifidii, des respiratorischen Diaphragmas sowie der Beckenbodenmuskulatur gelegt werden.

Neben der Kräftigung der Oberschenkelmuskulatur sollte ebenso Wert auf die Kräftigung der Hüftabduktoren, – außenrotatoren und -extensoren gelegt werden.

Abb. 5.11 bietet eine Übersicht der genannten Informationen.

5.1.3   Hüftdysplasie

Jacobsen et al. (2022) beschäftigen sich in ihrer Publikation mit der Akzeptanz und der Wirksamkeit von medizinischer Trainingstherapie bei Menschen mit der Diagnose Hüftdysplasie. Dabei wurde erkannt, dass die Probanden auf die Kombination aus Trainingsintervention und Aufklärung sehr positiv mit einem hohen Maß an Therapietreue reagieren. Über einen Zeitraum von sechs Monaten fanden insgesamt acht Trainingseinheiten unter Anleitung statt. In den ersten zwei Monaten jeweils zwei Trainingseinheiten sowie in den darauffolgenden vier Monaten jeweils eine Trainingseinheit. Innerhalb der Trainingseinheiten wurden vier Trainingsübungen mit individuell angepassten Schwierigkeitsgraden durchgeführt. Zu den vier Übungen zählen Bridging, Seitstütz, Kniebeugen und eine einbeinige Stabilitätsübung. Jede Übung sollte zuhause wöchentlich mindestens dreimal mit jeweils drei Sätzen und mindestens fünf Wieder-

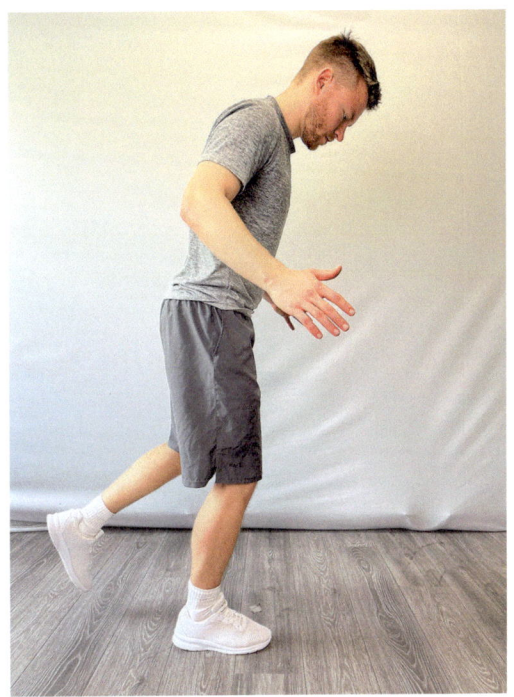

Abb. 5.12   MTT bei femoroacetabulärem Impingement – Einbeinstand

holungen durchgeführt werden. Durch die Umsetzung des beschriebenen Trainingsprogramms konnten klinisch relevante Verbesserungen in Bezug auf Schmerz, Kraft und Funktion erzielt werden (vgl. Jacobsen et al. 2022).

Mortensen et al. (2018) erforschten die Effekte eines progressiven Krafttrainings bei Menschen mit Hüftdysplasie. Der Trainingszeitraum betrug insgesamt acht Wochen und umfasste

Kategorien	Evidenzbasierte Trainingsempfehlung
Einheiten	3-4 Trainingseinheiten pro Woche á 45-60 Minuten pro Einheit
Übungen	Ein-, beidbeiniges Bridging in Rückenlage / Übungen in Außenrotations- und Abduktionsbewegungen in Seitlage / Seitschritte gegen Widerstand / Beinstrecker / Beinbeuger
Übungsparameter	Jede Übung mindestens 3 Sätze bei maximal 10 Wiederholungen
Dehnung	Eigendehnung M. iliopsoas, Mm. ischiocrurales, M. piriformis (in über 90° Hüftflexion und Außenrotation)

Abb. 5.11   Zusammenfassung MTT bei femoroacetabulärem Impingement

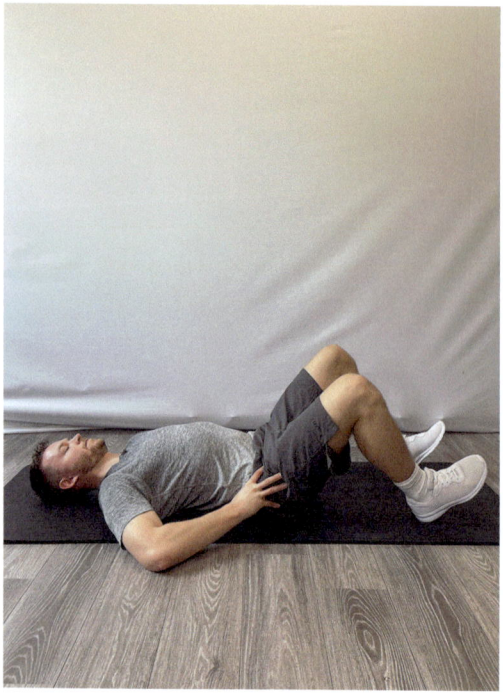

Abb. 5.13 MTT bei femoroacetabulärem Impingement – Beckenkippung ventral

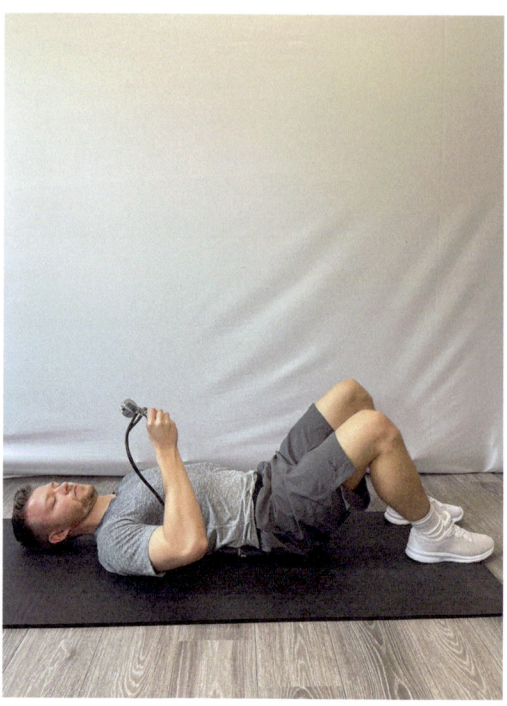

Abb. 5.15 MTT bei femoroacetabulärem Impingement – Rumpfstabilitätstraining mit Biofeedback

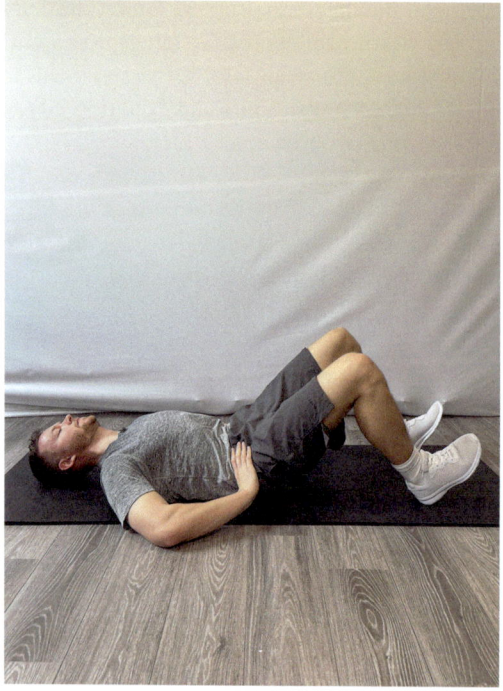

Abb. 5.14 MTT bei femoroacetabulärem Impingement – Beckenkippung dorsal

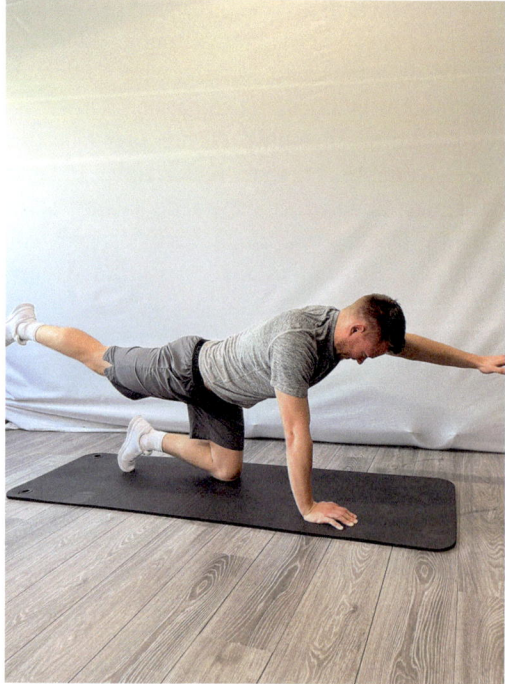

Abb. 5.16 MTT bei femoroacetabulärem Impingement – Gegenüberliegende Streckung der Extremitäten im Vierfüßlerstand

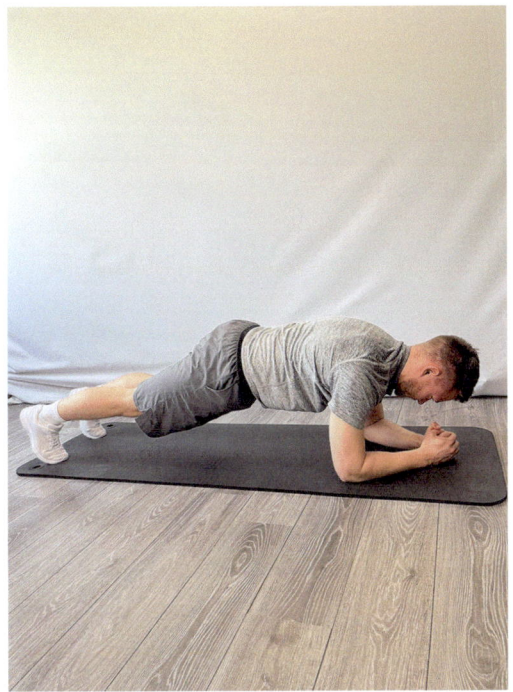

Abb. 5.17 MTT bei femoroacetabulärem Impingement – Unterarmstütz

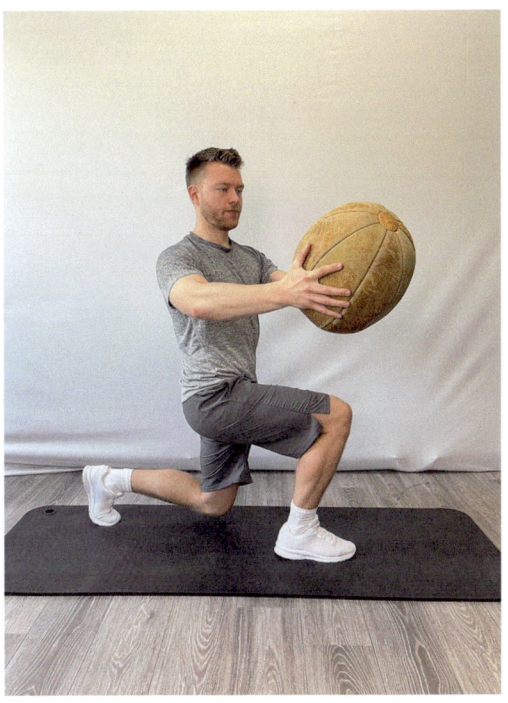

Abb. 5.19 MTT bei femoroacetabulärem Impingement – Rumpfrotationsübung im Ausfallschritt mit Medizinball

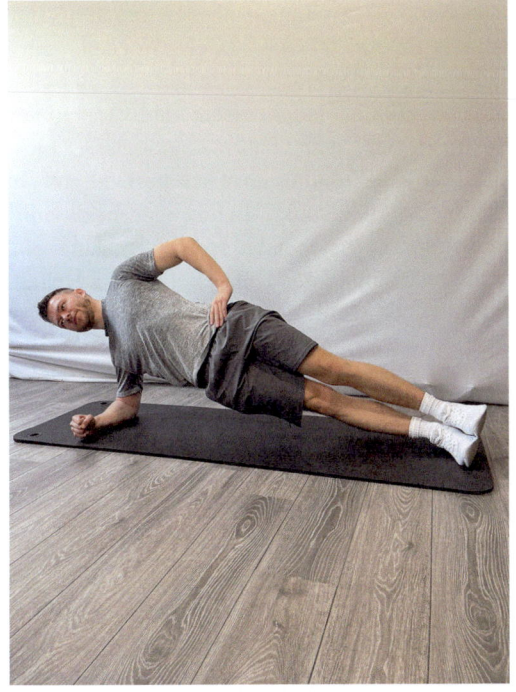

Abb. 5.18 MTT bei femoroacetabulärem Impingement – Seitstütz

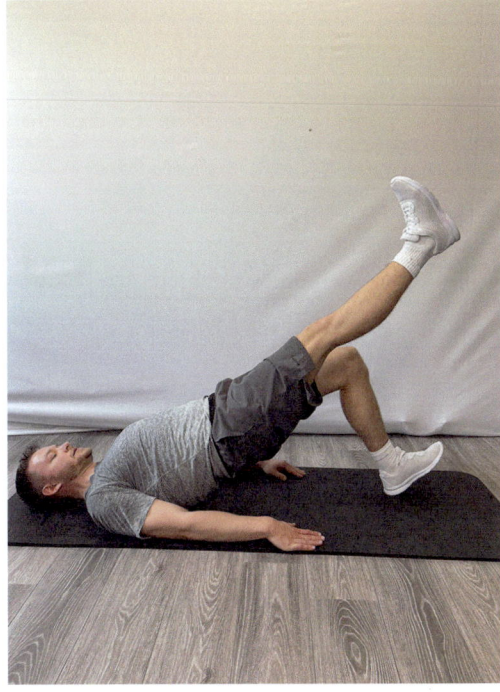

Abb. 5.20 MTT bei femoroacetabulärem Impingement – Einbeiniges Bridging

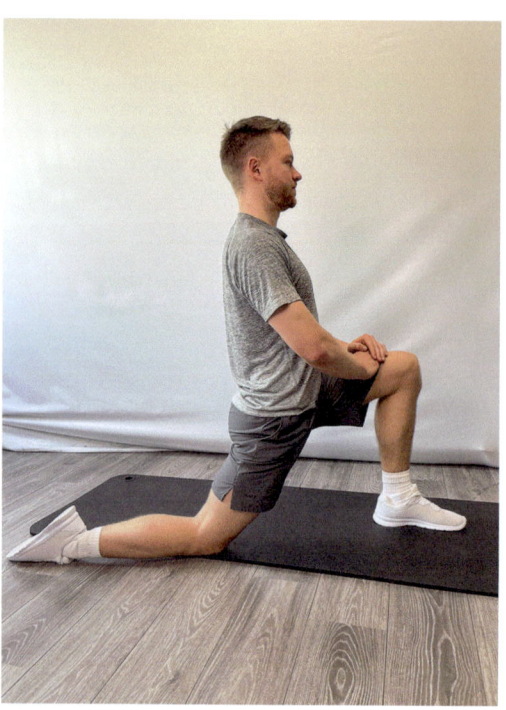

Abb. 5.21 MTT bei femoroacetabulärem Impingement – Eigendehnung M. iliopsoas

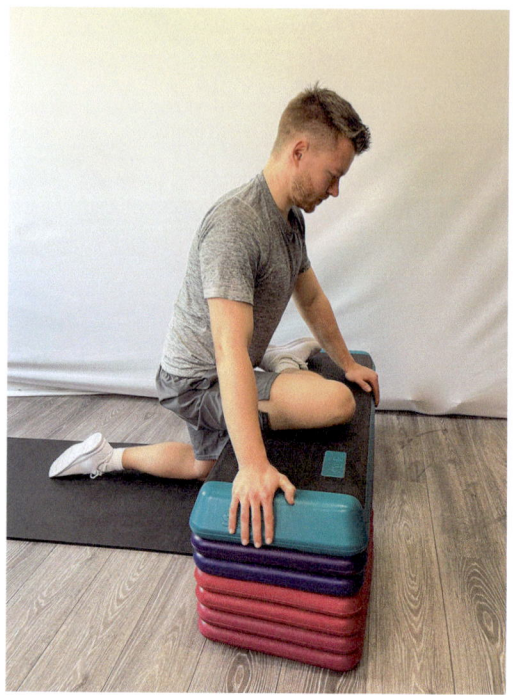

Abb. 5.23 MTT bei femoroacetabulärem – Eigendehnung M. piriformis

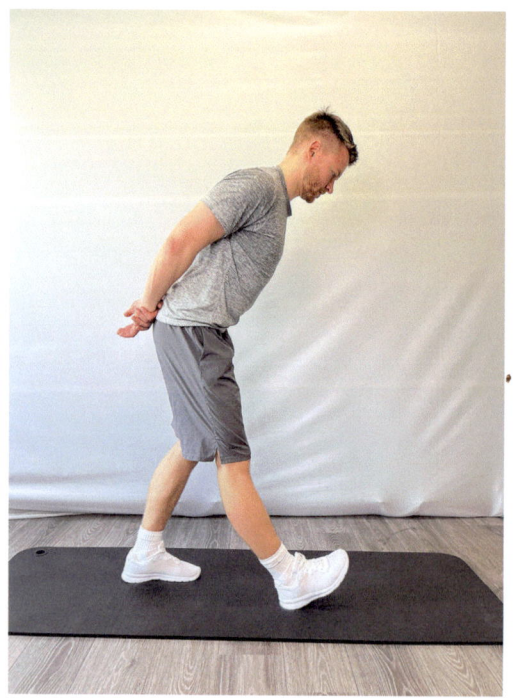

Abb. 5.22 MTT bei femoroacetabulärem Impingement – Eigendehnung Mm. ischiocrurales

insgesamt 20 Trainingseinheiten bei fünf Einheiten innerhalb von zwei Wochen. Eine Trainingseinheit umfasste insgesamt zwischen 45 und 60 min. Nach einem Aufwärmen von 5–10 min auf dem Fahrradergometer schloss sich das Krafttraining an. Dies bestand aus der Beinpresse beidbeinig, Beinbeuger beidbeinig, Beinstrecker beidbeinig sowie einem einbeinigen Training der Hüftflexoren und Ausfallschritten. Es wurde jeweils mit 3–4 Sätzen bei 8–21 Wiederholungen trainiert. Das Trainingsgewicht wurde im Studienverlauf progressiv angepasst. Diese Art des Trainings führte zu einer im Verlauf besser werdenden Schmerzsituation, zu einer besseren Funktion sowie zu einer Kraftzunahme der Hüftflexoren.

In einer klinischen Untersuchung beschäftigen sich Diasuke et al. (2013) mit dem Einfluss des dreimonatigen Hüftabduktorenkrafttrainings bei Menschen mit einer acetabulären Dysplasie. Nach dem zwölfwöchigem Interventionszeitraum konnte gezeigt werden, dass die durchschnittliche Kraft der Hüftabduktoren um 16 % anstieg. Zusätzlich wurde, gemessen an der visuellen Analogskala, eine signifikante Reduktion der Schmerzintensität erreicht. Die Forschenden schlussfolgern, dass ein gezieltes Training der abduktorischen Muskulatur des Hüftgelenkes zu einer verbesserten Stabilitätssituation des Beckens während des Gehens führen kann (vgl. Diasuke et al. 2013).

Als Assessments können der Hip-and-Groin-Outcome-Score, der Y-Balance-Test sowie der Hop-for-Distance-Test eingesetzt werden (vgl. Jacobsen et al. 2022). Es können auch weitere Hop-Tests zum Einsatz kommen (vgl. Mortensen et al. 2018). Genauere Informationen zu den einzelnen Assessments können aus der Assessmentliste im Anhang dieses Buches entnommen werden.

Zweckdienliche Visualisierungen können der Abb. 5.25, 5.26, 5.27, 5.28, 5.29, 5.30, 5.31, 5.32, 5.33 und der Abb. 5.34 entnommen werden.

> **Zusammenfassung für die Praxis**
> Die medizinische Trainingstherapie bei Hüftdysplasie kann Schmerzen lindern und Kraft sowie die Funktionen verbessern. Hierbei sollte auf ein regelmäßiges Training unter Anleitung sowie selbstständig absolviert werden. Die Trainingstherapie sollte mit aerobem Aufwärmtraining beginnen und dann in ein Krafttraining übergehen. Das Gewicht soll hierbei progressiv angepasst werden. Der Fokus liegt auf den Hüft- und Kniegelenksextensoren sowie den Hüftflexoren und Hüftabduktoren. Ein verbessertes Gangbild sowie die genannten

Assessments können dabei Rückschlüsse auf das gezielte Training geben.

Abb. 5.24 bietet eine Übersicht der genannten Informationen.

5.1.4 Morbus Perthes

Ein zentrales Ziel bei der konservativen bzw. postoperativen Versorgung des Morbus Perthes ist die Verbesserung bzw. die Erhaltung der Beweglichkeit des betroffenen Hüftgelenkes. Bewegungseinschränkungen betreffen die Extension, die Abduktion sowie die Innenrotation des Articulatio coxae als auch die Lendenwirbelsäule (vgl. Hefti 2015). Neben der restriktiven Beweglichkeit ist häufig eine Schwäche der unteren Extremität sowie des Rumpfes feststellbar. Die koordinative Leistungsfähigkeit, insbesondere die Gleichgewichtsfähigkeit, ist ebenfalls in den meisten Fällen herabgesetzt (vgl. Krieg et al. 2018). Aufgrund des jungen Alters der Betroffenen ist eine eingeschränkte Compliance in Bezug auf die medizinische Trainingstherapie zu erwarten.

Verschiedenste Gleichgewichtsübungen, welche die untere Extremität sowie den Rumpf ansprechen, sind zu empfehlen. Für eine Einflussnahme auf die restriktive Beweglichkeit des Hüftgelenkes sind aktive Dehnungen der Hüftflexoren, Hüftadduktoren sowie Hüftaußenrotatoren probate Mittel. Konnte die Beweglichkeit durch aktive Dehnungen verbessert

Kategorien	Evidenzbasierte Trainingsempfehlung
Einheiten	Mindestens 3 Trainingseinheiten pro Woche á 45-60 Minuten pro Einheit
Übungen	Bridging / Seitstütz / Kniebeuge / einbeinige Stabilitätsübungen / Beinpresse / Beinbeuger beidbeinig / Beinstrecker beidbeinig / Hüftbeugertraining einseitig / Ausfallschritte / Abduktorenmaschine
Übungsparameter	10 Minuten Erwärmung / Krafttraining je 3-4 Sätze á 8-21 Wiederholungen / Trainingsgewicht progressiv anpassen

Abb. 5.24 Zusammenfassung MTT bei Hüftdysplasie

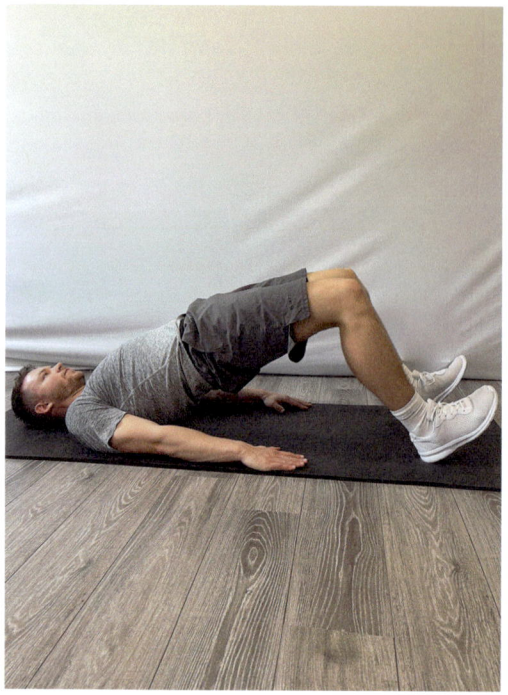

Abb. 5.25   MTT bei Hüftdysplasie – Bridging

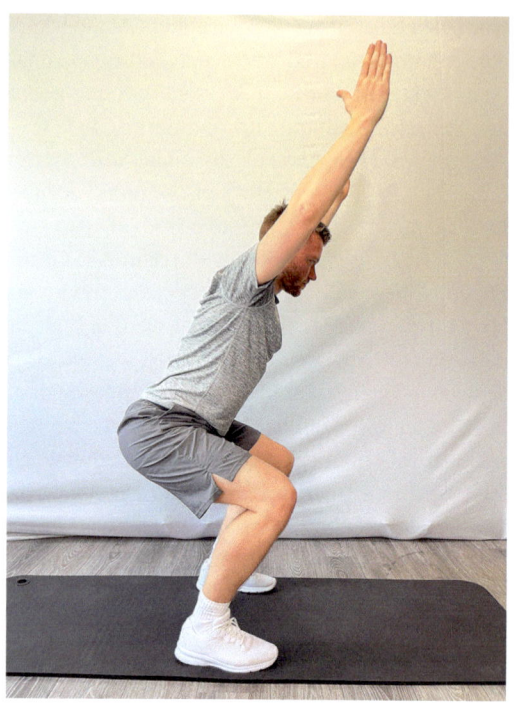

Abb. 5.27   MTT bei Hüftdysplasie – Kniebeuge

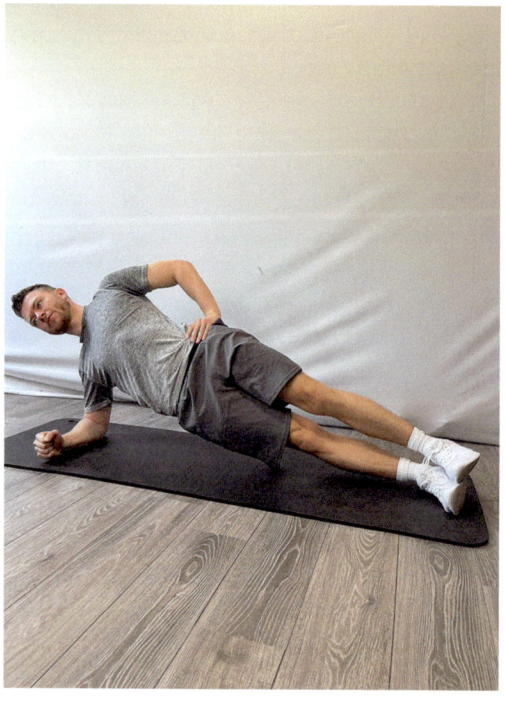

Abb. 5.26   MTT bei Hüftdysplasie – Seitstütz

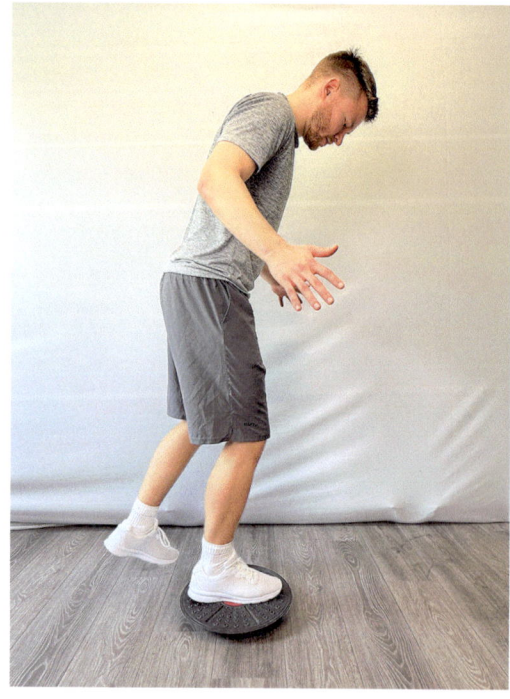

Abb. 5.28   MTT bei Hüftdysplasie – Einbeinige Stabilitätsübung

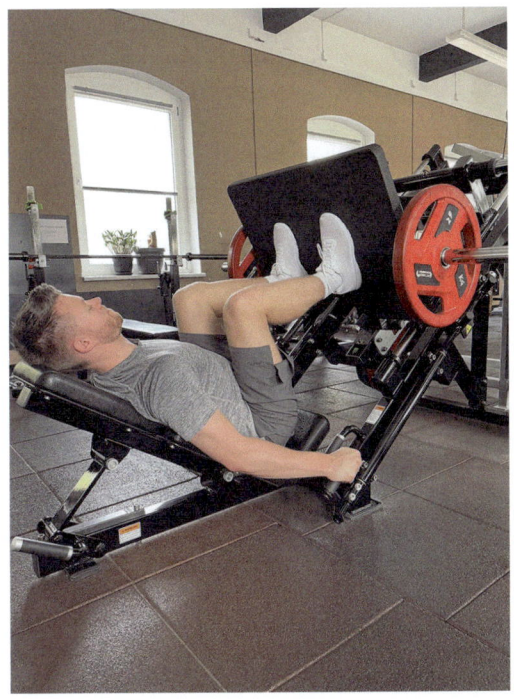

Abb. 5.29 MTT bei Hüftdysplasie – Beinpresse beidbeinig

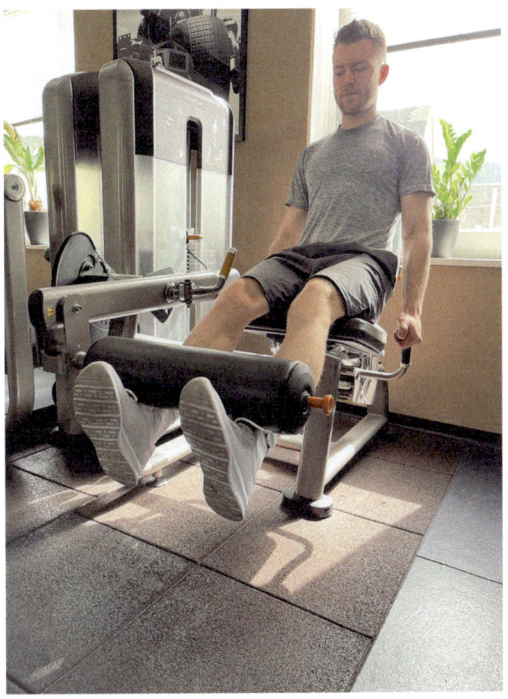

Abb. 5.31 MTT bei Hüftdysplasie – Beinstrecker beidbeinig

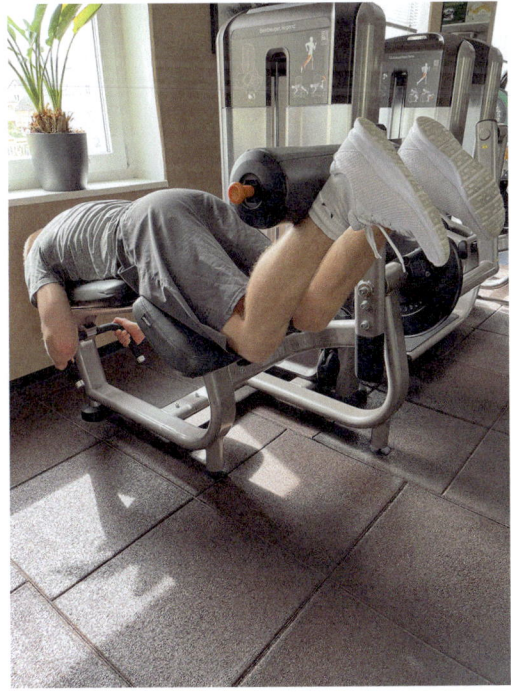

Abb. 5.30 MTT bei Hüftdysplasie – Beinbeuger beidbeinig

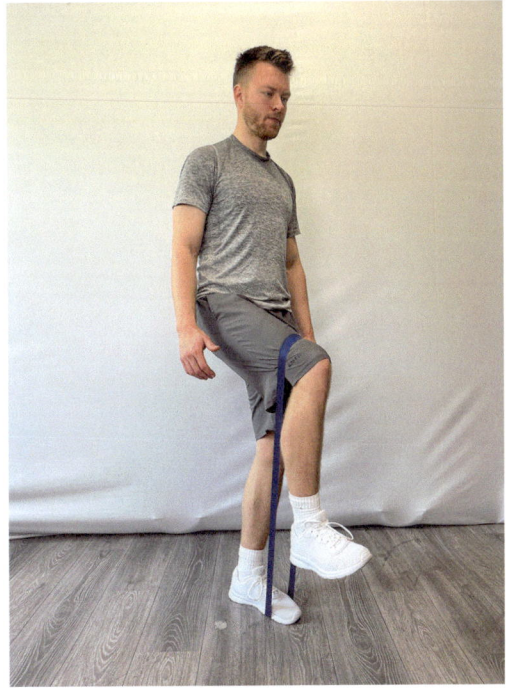

Abb. 5.32 MTT bei Hüftdysplasie – Kräftigung Hüftflexoren einbeinig

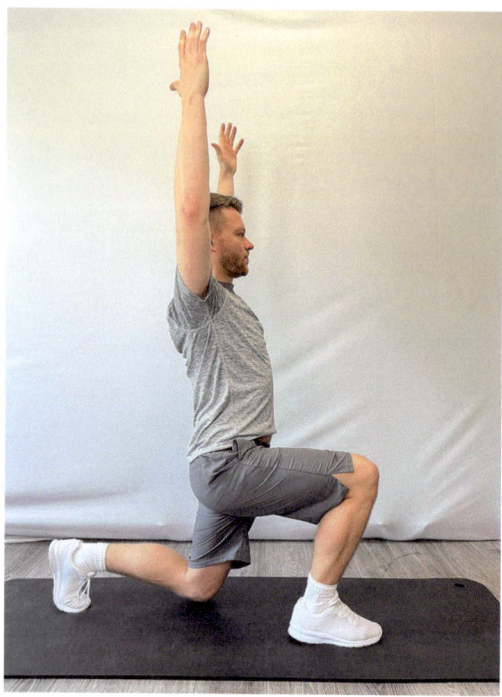

Abb. 5.33 MTT bei Hüftdysplasie – Ausfallschritte

werden, können im neugewonnen Bewegungsausmaß Automobilisationen bzw. Kräftigungsübungen zum Einsatz kommen. Hierzu eignen sich neben Kniebeugen auch Ausfallschritte. Leichte Hanteln können die Intensität des Trainings im Verlauf erhöhen (vgl. Krieg et al. 2018). Ein weiterer Schwerpunkt der medizinischen Trainingstherapie ist die Kräftigung der Rumpfmuskulatur. Dies kann beispielsweise mit dem Unterarmstütz erfolgen. Auf Sprünge sollte verzichtet werden (vgl. Krieg et al. 2018).

In einer Vergleichsstudie konnte die medizinische Trainingstherapie zu einer signifikanten Verbesserung der Beweglichkeit, der Muskelkraft sowie der artikulären Dysfunktion führen (vgl. Brech und Guarnieiro 2006).

Melin et al. (2023) empfehlen Dehnübungen in allen Krankheitsstadien, während zur Durchführung von Kräftigungsübungen in der Initialphase bzw. in den Fragmentierungsstufen divergierende Aussagen vorliegen. Eine vollständige Gewichtsentlastung des betroffenen Hüftgelenkes wird einheitlich nicht empfohlen (vgl. Melin et al. 2023).

Zweckdienliche Visualisierungen können der Abb. 5.36, 5.37, 5.38, 5.39, 5.40 und der Abb. 5.41 entnommen werden.

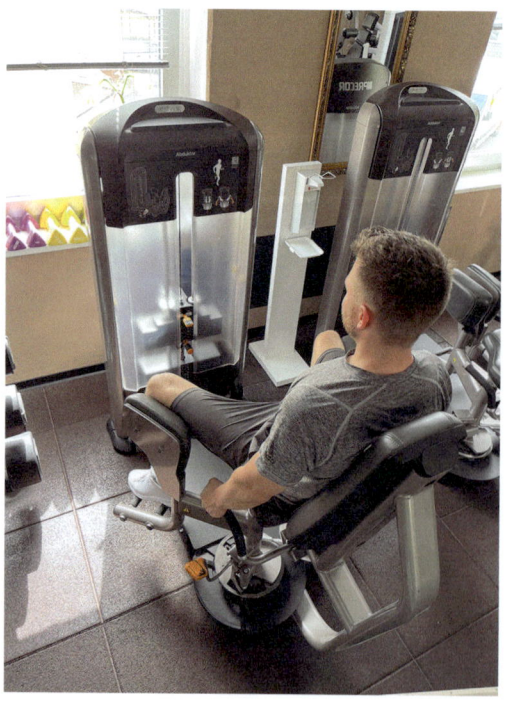

Abb. 5.34 MTT bei Hüftdysplasie – Abduktorenmaschine

> **Zusammenfassung für die Praxis**
> Das Ziel der medizinischen Trainingstherapie bei Morbus Perthes liegt hauptsächlich in der Verbesserung bzw. der Erhaltung der Beweglichkeit des betroffenen Hüftgelenks. Empfehlenswert sind aus wissenschaftlicher Sichtweise Gleichgewichtsübungen, welche die untere Extremität und den Rumpf ansprechen. Weiterhin unterstützen Dehnungen der Hüftgelenksflexoren, -adduktoren und -außenrotatoren den Prozess. Diese können in jedem Stadium durchgeführt werden. Im neu gewonnen Bewegungsausmaß können im Anschluss Automobilisations- und Kräftigungsübungen durchgeführt werden. Hierzu eigenen sich Kniebeuge und Ausfallschritte. Während der Initial- und

Fragmentierungsstufen beim Morbus Perthes sollte ein Krafttraining unter Vorsicht durchgeführt werden, da es den Zustand auch kurzfristig verschlechtern könnte. Eine nur langsame und bedachte Steigerung ist daher wichtig. Für das Training des Rumpfes empfiehlt die Wissenschaft den Unterarmstütz. Auf Sprünge sollte verzichtet werden.

Abb. 5.35 bietet eine Übersicht der genannten Informationen.

5.2   Areal Kniegelenk

5.2.1   Gonarthrose

In einer systematischen Übersichtsarbeit wurde der Effekt der medizinischen Trainingstherapie bei Menschen mit Kniearthrose untersucht. Dabei wurde erkannt, dass Trainingsprogramme ein probates Mittel zur Analgesie sind und gleichzeitig die Kraft steigern. Neben Pilates werden aerobes Ausdauertraining sowie Krafttraining befürwortet. Erste Effekte sind in einem Trainingszeitraum zwischen 8–12 Wochen

Kategorien	Evidenzbasierte Trainingsempfehlung
Übungen	Gleichgewichtsübungen / Automobilisationen / Kniebeuge / Ausfallschritte / Unterarmstütz
Übungsparameter	Keine Sprünge / Dehnung vor Automobilisation vor Kräftigung
Dehnung	Hüftgelenksflexoren, -adduktoren, -außenrotatoren

Abb. 5.35 Zusammenfassung MTT bei Morbus Perthes

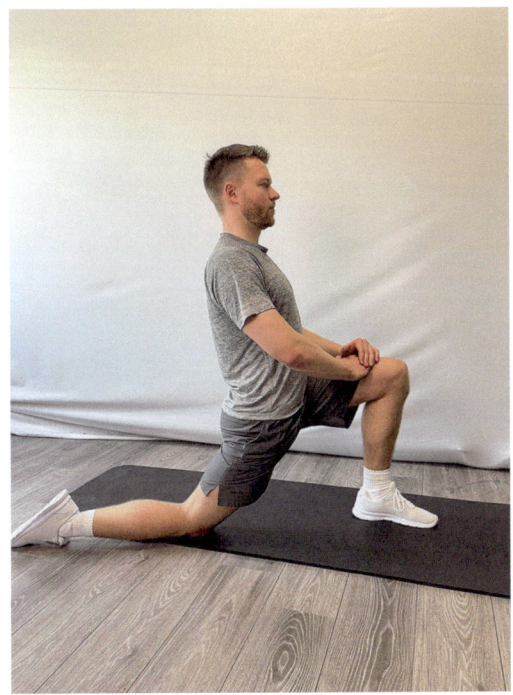

Abb. 5.36 MTT bei Morbus Perthes – Dehnung Hüftgelenksflexoren

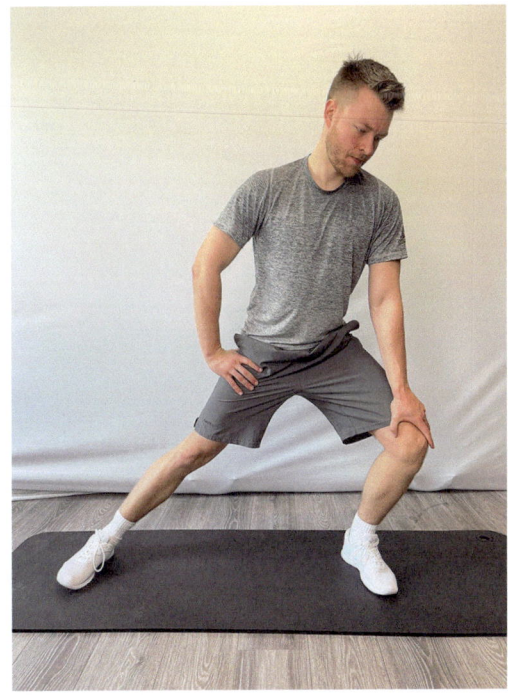

Abb. 5.37 MTT bei Morbus Perthes – Dehnung Hüftadduktoren

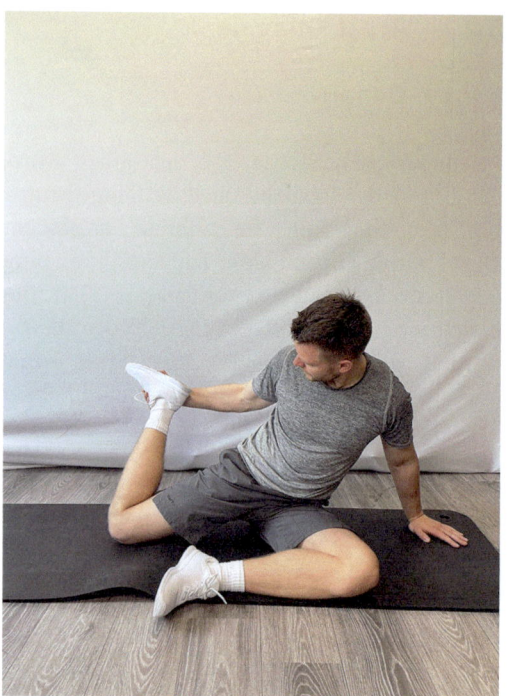

Abb. 5.38 MTT bei Morbus Perthes – Dehnung Hüftge-
lenksaußenrotatoren

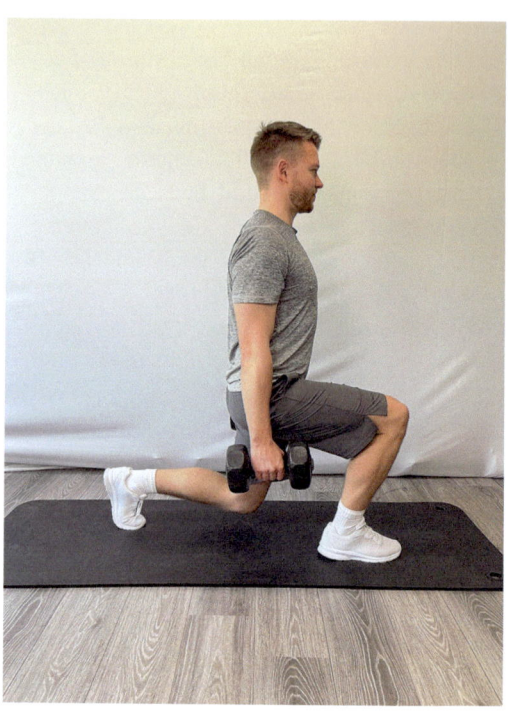

Abb. 5.40 MTT bei Morbus Perthes – Ausfallschritte
mit Hanteln

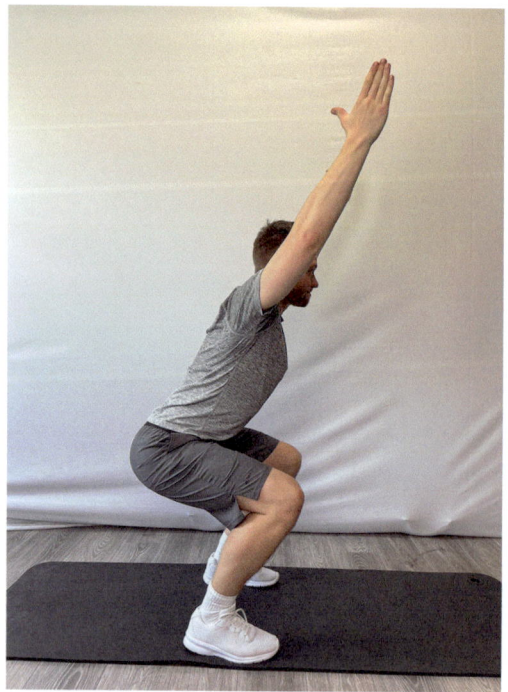

Abb. 5.39 MTT bei Morbus Perthes – Kniebeuge

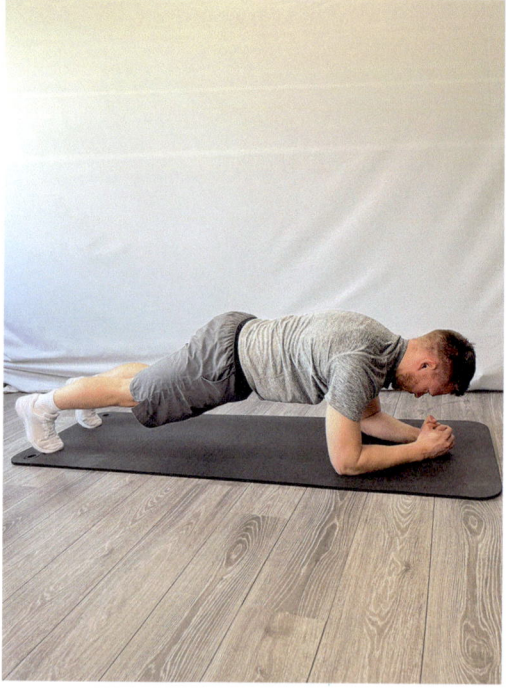

Abb. 5.41 MTT bei Morbus Perthes – Unterarmstütz

zu erwarten, sofern wöchentlich drei bis fünf Trainingseinheiten von je mindestens einer Stunde Trainingszeit durchgeführt werden. Trainingseinheiten können sowohl im Wasser als auch am Land praktiziert werden (vgl. Raposo et al. 2021; Bartels et al. 2016 / Rewald et al. 2020). Aerobes Ausdauertraining auf dem Fahrradergometer kann fokussiert gegen Schmerzen sowie zur sportbezogenen Funktionsverbesserung eingesetzt werden (vgl. Luan et al. 2021). Ferreira et al. (2019) bezeichnen die medizinische Trainingstherapie, insbesondere Krafttraining, als effizienteste nichtpharmakologische sowie nicht operative Therapiestrategie bei Gonarthrose. Training in Kombination mit Aufklärung konnte in einem achtwöchigem Interventionszeitraum Symptome und die Funktion der betroffenen Kniegelenke gleichwertig im Vergleich zu vier Kochsalzinjektionen verbessern (vgl. Bandak et al. 2022). Auch im Vergleich zu antiphlogistischen Medikamenten und der Einnahme von Opioiden kann sich die medizinische Trainingstherapie als beste konservative Therapiemaßnahme durchsetzen (vgl. Thorlund et al. 2022). Aufgrund der hohen Sicherheit sowie der Abwesenheit von Nebenwirkungen, sollte die medizinische Trainingstherapie das konservative Therapiemittel der Wahl sein (vgl. Weng et al. 2023).

Propriozeptives Training kann gegen Schmerzen bei Gonarthrose eingesetzt werden. Wöchentlich werden drei bis vier Trainingseinheiten von je 30–40 min empfohlen. Bezüglich der Übungsauswahl können unter anderem der Einbeinstand, Gehen auf den Fersen, Gehen auf den Zehenspitzen sowie Balanceübungen auf unterschiedlichen Untergründen, wie beispielsweise einem Trampolin, durchgeführt werden. Der Schwierigkeitsgrad kann über das Schließen der Augen erhöht werden (vgl. Jeong et al. 2019).

Es besteht Evidenz, dass Krafttraining Schmerzen lindert sowie die Funktion nach einem Zeitraum von acht bis zwölf Wochen verbessert. Es können jedoch keine Aussagen über die optimale Wiederholungsanzahl, Satzanzahl sowie Trainingsfrequenz getroffen werden (vgl. Turner et al. 2020). Hochintensives Training scheint einem Training mit niedriger Intensität in Bezug auf Schmerz, Funktion und Lebensqualität nicht überlegen zu sein (vgl. Hua et al. 2023).

In einem Zeitraum von insgesamt vier Monaten wurde bei einer 54-köpfigen Stichprobe die Wirksamkeit des konzentrischen muskulären Trainings dem exzentrischen Ansatz in einer randomisiert kontrollierten Studie gegenübergestellt. Die Partizipierenden waren zwischen 60–85 Jahre alt und wiesen einen Anteil des weiblichen Geschlechtes von 61 % auf.

Die Konzentrikgruppe trainierte wöchentlich an zwei Tagen bei einer Intensität von 60 % des 1RM. Pro Übung wurde je Trainingseinheit ein Satz mit jeweils 12 Wiederholungen ausgeführt. Zu den Übungen zählten die Beinpresse, der Kniestrecker, der Kniebeuger, die Wadenpresse, die Brustpresse, Schulterdrücken und Rudern.

Die Exzentrikgruppe unterschied sich neben der Übungsdurchführung lediglich in der Wiederholungsanzahl von acht gegenüber der Konzentrikgruppe. Es wurde erforscht, dass beide Trainingsformen in der Lage sind sowohl Schmerzen zu lindern als auch die Funktion der arthrotisch veränderten Kniegelenke positiv zu beeinflussen. Neben der Verträglichkeit der Trainingsform hängen Belastungsmuster von zu trainierenden Aktivitäten sowie die zur Verfügung stehenden Geräte von der Wahl zwischen einem konzentrischen oder exzentrischen Schwerpunkt ab (vgl. Vincent et al. 2019). In einer weiteren randomisiert kontrollierten Studie wurden die eingangs beschriebenen Effekte bestätigt. Zusätzlich wurde erkannt, dass konzentrisches Training die Schmerzen während des Gehens und nach dem Gehen effektiver lindert als exzentrisches Training (vgl. Vincent und Vincent 2020).

Muskuläre Dehnübungen der unteren Extremität können als Maßnahme zur Schmerzlinderung bei Gonarthrose zum Einsatz kommen. Um den maximalen analgetischen Effekt zu erzielen, empfiehlt sich innerhalb einer Trainingseinheit die alleinige Durchführung von Dehnübungen und weniger eine Kombination zwischen Krafttraining und Dehnübungen (vgl. Luan et al. 2022).

Torstensen et al. (2023) beschäftigten sich mit dem Einfluss der Trainingsdauer auf die Resultate bei Gonarthrose. Das Trainingsprogramm bestand aus globalen (aeroben), semiglobalen und gelenkspezifischen Übungen, welche von beiden Gruppen dreimal wöchentlich für zwölf Wochen durchgeführt wurden. Gruppe A führte elf Übungen bei einer Trainingsdauer von 70 bis 90 min durch. Gruppe B hingegen führte pro Trainingseinheit fünf Übungen bei einer Trainingsdauer von 20–30 min durch. Beide Trainingsformen führten zu Verbesserungen des Knee Injury and Osteoarthritis Outcome Score (KOOS) sowie der Lebensqualität. Die längere Trainingsform war bei der Funktionsverbesserung in Sport und Freizeit überlegen. Ebenso beim Outcome der Lebensqualität nach sechs und zwölf Monaten (vgl. Torstensen et al. 2023). Es ist also festzustellen, dass auch eine Trainingsdauer von 20–30 min als effektiv anzusehen ist.

Bei übergewichtigen Menschen mit arthrotisch veränderten Kniegelenken konnte ein zwölfwöchiges Training des Musculus quadriceps femoris zu einer Verbesserung von Schmerz und Funktion beitragen. Ein Training mit dem eigenen Körpergewicht ist dabei gleichwertig zu einem Training mit externen Trainingsgewichten anzusehen (vgl. Bennell et al. 2020).

Als Assessment kann unter anderem der KOOS sowie die quality of life (QoL) verwendet werden (vgl. Bandak et al. 2022; Torstensen et al. 2023). Genauere Informationen zu den einzelnen Assessments können aus der Assessmentliste im Anhang dieses Buches entnommen werden.

Zweckdienliche Visualisierungen können der Abb. 5.43, 5.44, 5.45, 5.46, 5.47, 5.48, 5.49, 5.50 und der Abb. 5.51 entnommen werden.

Zusammenfassung für die Praxis
Die medizinische Trainingstherapie ist das konservative Therapiemittel der Wahl bei Gonarthrose. Insbesondere das Krafttraining in Kombination mit aerobem Ausdauertraining, Dehnung und dem propriozeptiven

---

Training, führen zu einer Schmerzlinderung sowie zu einer Funktionsverbesserung. Im Vergleich zu Kochsalzinjektionen oder der Einnahme von Entzündungshemmer oder Opioiden bietet die medizinische Trainingstherapie eine nebenwirkungsärmere sowie effektivere Methode. Der Fokus des Trainings liegt im Krafttraining, welches durch Übungen wie der Beinpresse, dem Kniestrecker und -beuger, der Wadenpresse sowie dem der Brustpresse, dem Schulterdrücken und dem Rudern bestückt ist. Besonders für übergewichtige Personen ist das Training des M. quadriceps femoris zu empfehlen. In diesem Kontext ist es ebenso wichtig zu wissen, dass selbst ein kurzes Training von 20–30 min schon positive Effekte erzielen kann.

Abb. 5.42 bietet eine Übersicht der genannten Informationen.

5.2.2 Patellofemorales Schmerzsyndrom / Runner's knee

Die medizinische Trainingstherapie bei Menschen mit einem patellofemoralen Schmerzsyndrom / Runner's knee verfolgt das Ziel die Valgusposition des Articulatio femorotibialis zu verringern bzw. besser kontrollieren zu können. Neben eines gezielten Trainings der Oberschenkelmuskulatur, sollten die Hüftabduktoren sowie die Hüftaußenrotatoren angesprochen werden (vgl. Rogan et al. 2019). Zusätzlich zum Krafttraining sollten auch propriozeptive Inhalte in die Therapie einfließen (vgl. Alammari et al. 2023).

Emamvirdi et al. (2019) untersuchten bei 64 aktiven Frauen im Alter zwischen 18 und 25 Jahren den Einfluss eines Valguskontrolltrainings auf das patellofemorale Schmerzsyndrom. Im Interventionszeitraum von insgesamt sechs Wochen wurde die Trainingsintensität progressiv gesteigert. Pro Übung schwankten die Satzzahlen zwischen zwei und drei während die

Kategorien	Evidenzbasierte Trainingsempfehlung
Einheiten	3-5 Trainingseinheiten pro Woche á 45-60 Minuten pro Einheit
Übungen	Aerobes Ausdauertraining mit dem Fahrradergometer / Einbeinstand / Gehen auf den Fersen / Gehen auf den Zehenspitzen / Balanceübungen auf dem Trampolin / Beinpresse / Kniestrecker / Kniebeuger / Wadenpresse / Brustpresse / Schulterdrücken / Rudern
Übungsparameter	Je Einheit 20 bis 90 Minuten / konzentrisches Training ist effektiver als exzentrisches Krafttraining / bei übergewichtigen Patienten Fokus auf M. quadriceps femoris
Dehnung	Dehnungen der Muskulatur der unteren Extremität

Abb. 5.42 Zusammenfassung MTT bei Gonarthrose

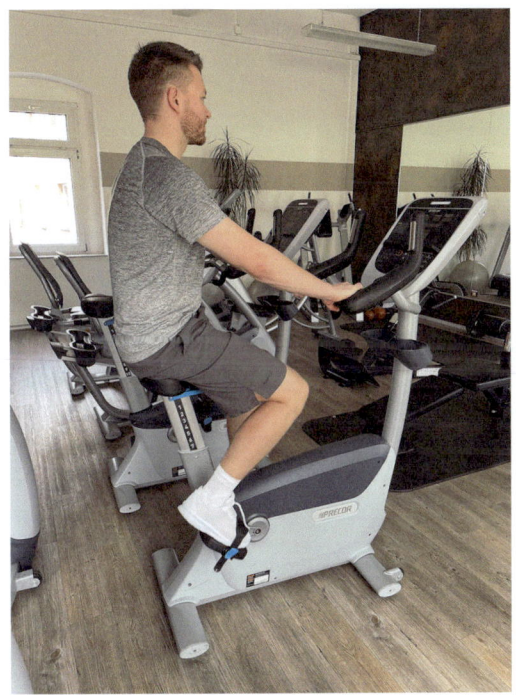

Abb. 5.43 MTT bei Gonarthrose – Fahrradergometer

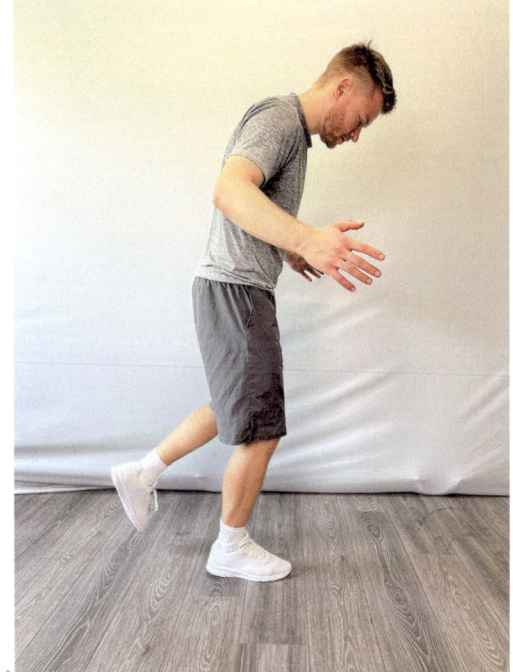

Abb. 5.44 MTT bei Gonarthrose – Einbeinstand

Wiederholungszahlen zwischen 12 und 20 lagen. Neben propriozeptivem Training wurde die hüft- und knieumgebende Muskulatur trainiert. Im Fokus stand ein Training der Hüftabduktoren und Hüftaußenrotatoren.

Zu den Übungen gehörten Training im Einbeinstand auf verschiedenen Untergründen, Kniebeugen auf verschiedenen Untergründen, Kniebeugen mit einem Widerstandsband um die Oberschenkel, Sidesteps mit Widerstandsband um die Knöchel,

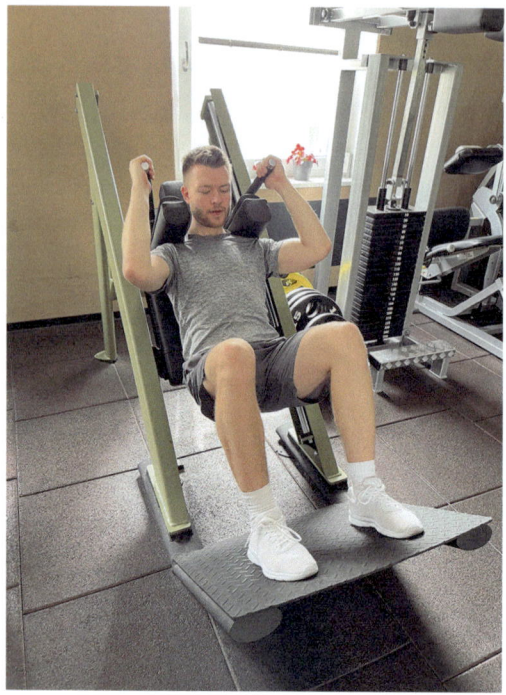

Abb. 5.45 MTT bei Gonarthrose – Beinpresse

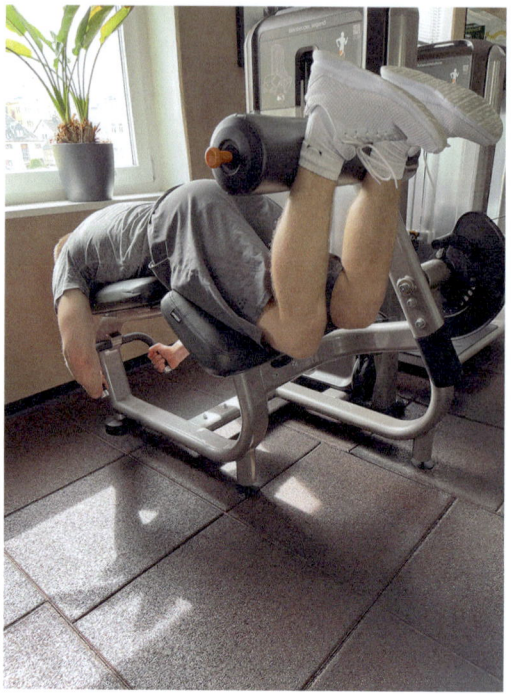

Abb. 5.47 MTT bei Gonarthrose – Kniebeuger

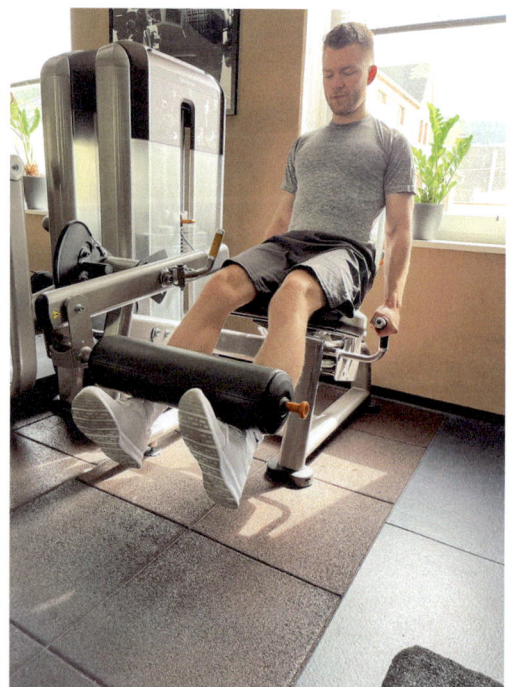

Abb. 5.46 MTT bei Gonarthrose – Kniestrecker

Training der Hüftabduktoren am Stepbrett im Einbeinstand, Ausfallschritt mit Medialzug durch Widerstandsband am vorn stehenden Oberschenkel, Romanian-Deadlift im Einbeinstand sowie ein Rumpf- bzw. Hüftrotationstraining mit einem Medizinball (vgl. Emamvirdi et al. 2019). Auch Wandsitzen und ein Training des Musculus gluteus maximus in der offenen Kette kann angewendet werden (vgl. Hu et al. 2019).

Neben einer Verbesserung der Schmerz- und Kraftsituation konnte eine Reduzierung des dynamischen Knievalguswinkels um 59,48 % erreicht werden. Der beschriebene Trainingsansatz wird sowohl zur Therapie als auch zur Prävention des patellofemoralen Schmerzsyndroms empfohlen (vgl. Emamvirdi et al. 2019).

Der Fokus der Therapie sollte sich auf die knieumgebende Muskulatur konzentrieren. Aufgrund von zusätzlich positiven Effekten wie der verbesserten Schmerzreduzierung, wird die Komplementierung des Trainingsprogrammes durch den Einbezug der hüftumgebenden Muskulatur empfohlen (vgl. Fukuda et al. 2010;

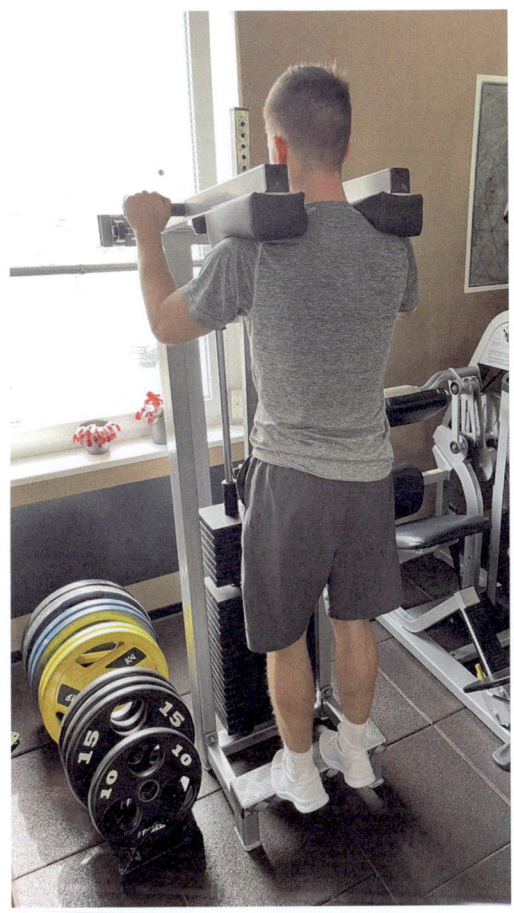

Abb. 5.48 MTT bei Gonarthrose – Wadenpresse

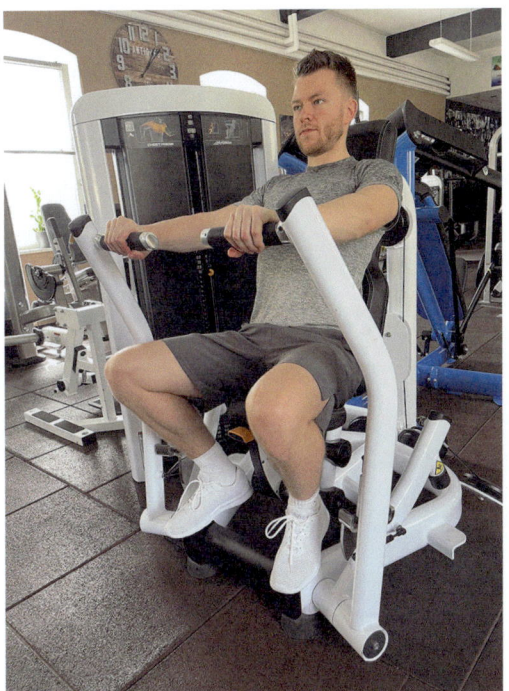

Abb. 5.49 MTT bei Gonarthrose – Brustpresse

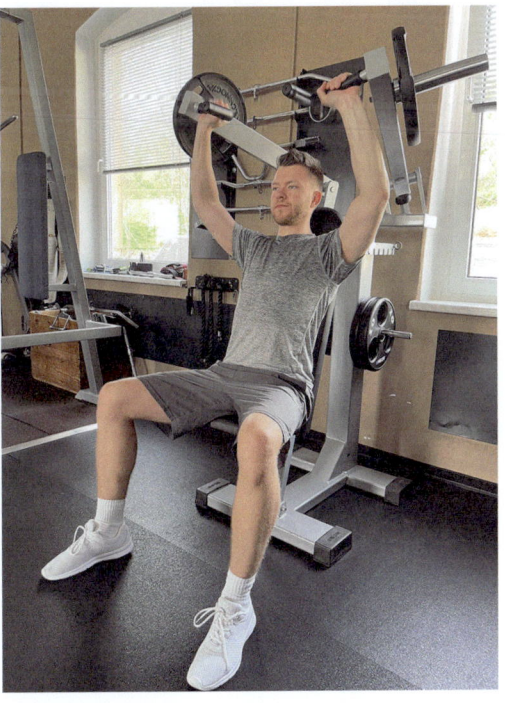

Abb. 5.50 MTT bei Gonarthrose – Schulterdrücken

Ismail et al. 2013; Dolak et al. 2011; Alammari et al. 2023; Şahin et al. 2016).

Statische sowie dynamische Dehnungen des Musculus quadriceps femoris wirken analgesierend sowie funktionsverbessernd (vgl. Lee et al. September 2021). Zudem können dynamische Dehnungen der ischiocruralen Muskulatur einen weiteren schmerzlindernden bzw. funktionsverbessernden Therapiebaustein beim patellofemoralen Schmerzsyndrom darstellen (vgl. Lee et al. January 2021).

Als Assessments dienen unter anderem verschiedene Hop-Testungen (vgl. Emamvirdi et al. 2019). Genauere Informationen zu den einzelnen Assessments können aus der Assessmentliste im Anhang dieses Buches entnommen werden.

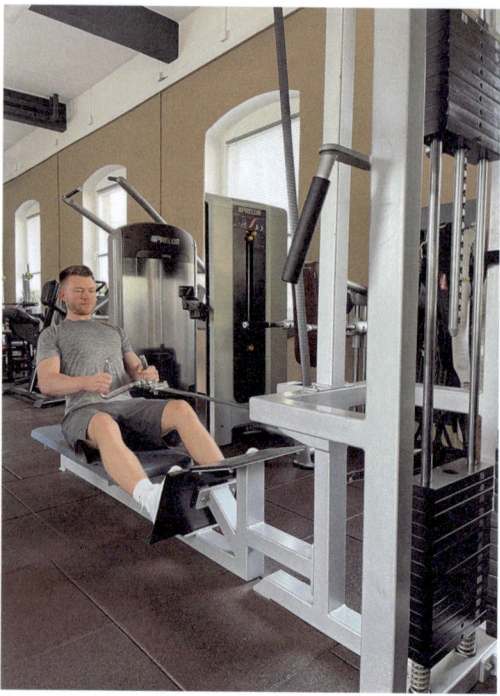

Abb. 5.51 MTT bei Gonarthrose – Rudern

Zweckdienliche Visualisierungen können der Abb. 5.53, 5.54, 5.55, 5.56, 5.57, 5.58, 5.59, 5.60, 5.61, 5.62, 5.63 und der Abb. 5.64 entnommen werden.

Zusammenfassung für die Praxis

Die medizinische Trainingstherapie kann bei einem patellofemoralen Schmerzsyndrom den Knievalguswinkel korrigieren sowie Schmerzen lindern und die Kraftsituation verbessern. Der Fokus liegt dabei auf dem Training der Oberschenkelmuskulatur sowie der Hüftgelenksabduktoren und -außenrotatoren. Zusätzlich kann ein propriozeptives Training positiv auf die Korrektur der Valgusposition einwirken. Übungen, die unteranderem in diesem Kontext eine Anwendung finden sollten, sind der Einbeinstand und Kniebeuge auf verschiedenen Untergründen sowie Sidesteps, Einbeinstand oder Romanian-Deadlifts im Einbeinstand. Auch die Dehnung des M. quadriceps femoris führt zur Schmerzlinderung und Funktionsverbesserung.

Diese Übungen wirken nicht nur rehabilitativ-therapeutisch sondern auch präventiv.

Abb. 5.52 bietet eine Übersicht der genannten Informationen.

Kategorien	Evidenzbasierte Trainingsempfehlung
Übungen	Krafttraining der Oberschenkelmuskulatur, Hüftgelenksabduktoren und – außenrotatoren / Einbeinstand und Kniebeuge auf verschiedenen Untergründen / Kniebeuge mit Widerstandsband um Oberschenkel / Sidesteps mit Widerstandsband um Knöchel / Abduktorentraining am Steppbrett im Einbeinstand / Ausfallschritte mit Medialzug durch Widerstandsband am vorn stehenden Oberschenkel / Romanian-Deadlift im Einbeinstand / Rumpf- und Hüftrotationstraining mit Medizinball / Wandsitzen / Krafttraining M. gluteus maximus in der offenen Kette
Übungsparameter	2–3 Sätze á 12–20 Wiederholungen
Dehnung	Statische und dynamische Dehnungen des M. quadriceps femoris / dynamische Dehnungen der Mm. ischiocrurales

Abb. 5.52 Zusammenfassung MTT bei patellofemoralem Schmerzsyndrom

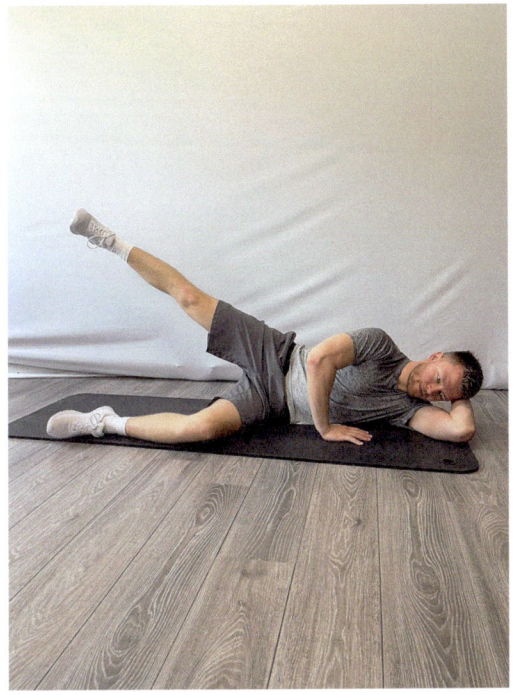

Abb. 5.53 MTT bei patellofemoralen Schmerzsyndrom – Kräftigung Hüftabduktoren

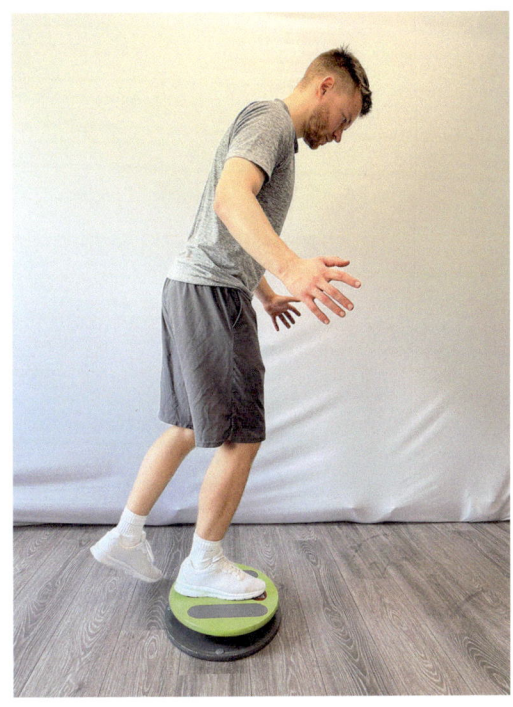

Abb. 5.55 MTT bei patellofemoralen Schmerzsyndrom – Einbeinstand auf verschiedenen Untergründen

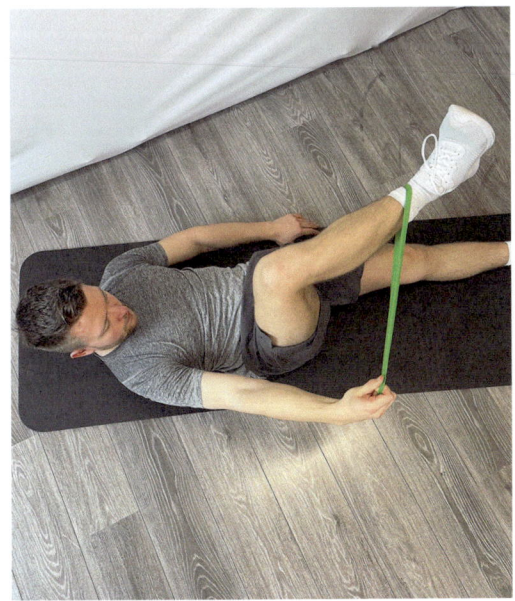

Abb. 5.54 MTT bei patellofemoralen Schmerzsyndrom – Kräftigung Hüftaußenrotatoren

5.2.3 Ruptur des vorderen Kreuzbandes

Die Anwendung der medizinischen Trainingstherapie kann sowohl zur Prävention als auch zur konservativen bzw. postoperativen Therapie nach Ruptur des vorderen Kreuzbandes eingesetzt werden.

Zur Prävention von vorderen Kreuzbandrissen wird das Training der Rumpfmuskulatur empfohlen. In einer randomisiert kontrollierten Studie wurde in der Interventionsgruppe wöchentlich dreimal in einem Zeitraum von zehn Wochen ein vorgegebenes Rumpftraining absolviert. Nach einem 15-minütigem Aufwärmtraining folgten die Übungen leg-raise, Crunch, Superman, plank-hip-twist, Unterarmstütz, Seitstütz und Bridging. Die Sätze schwankten je nach Trainingsübung und Woche zwischen 1–5. Die Wiederholungszahlen zwischen 12–20 und die Haltezeiten zwischen 20–60 s.

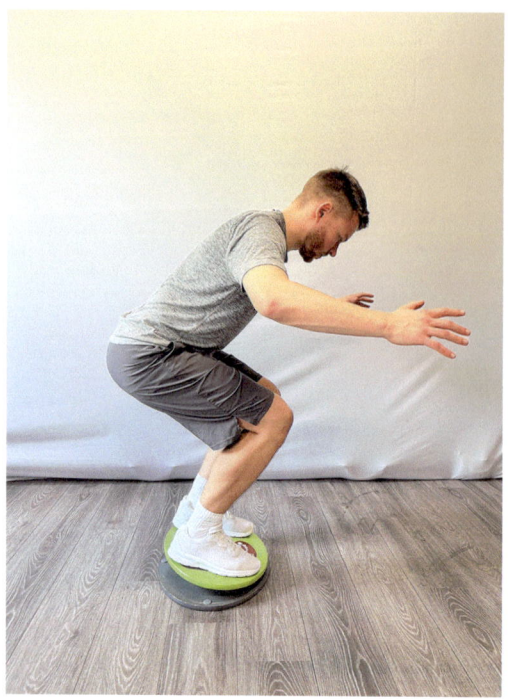

Abb. 5.56 MTT bei patellofemoralen Schmerzsyndrom –
Kniebeuge auf verschiedenen Untergründen

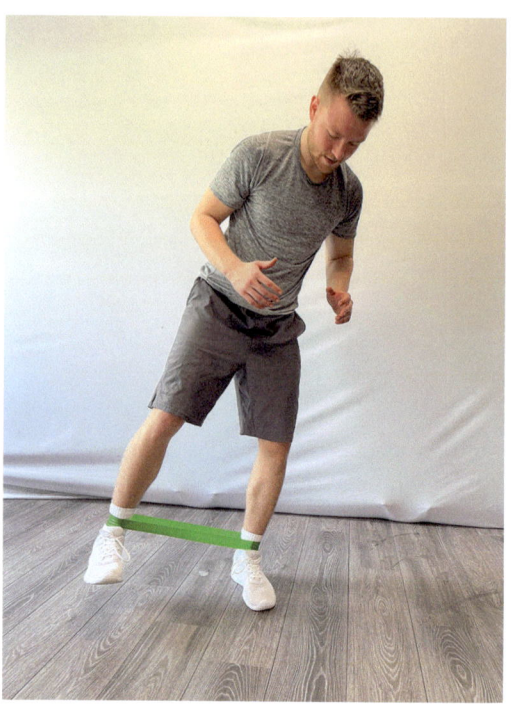

Abb. 5.58 MTT bei patellofemoralen Schmerzsyndrom –
Sidesteps mit Widerstandsband um Knöchel

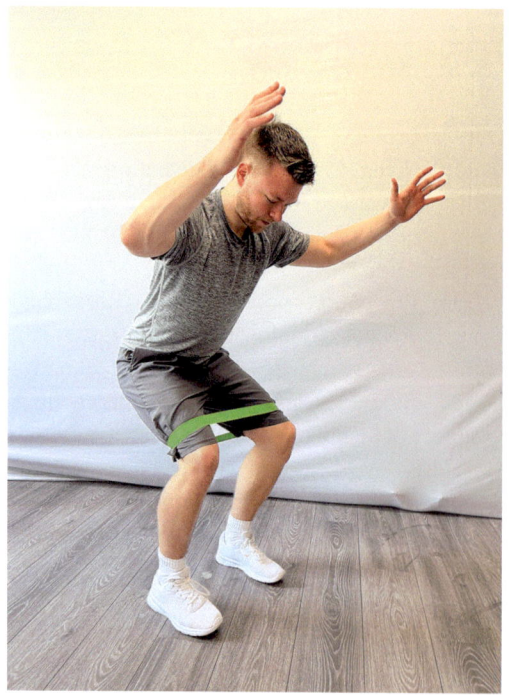

Abb. 5.57 MTT bei patellofemoralen Schmerzsyndrom –
Kniebeuge mit Widerstandsband am Oberschenkel

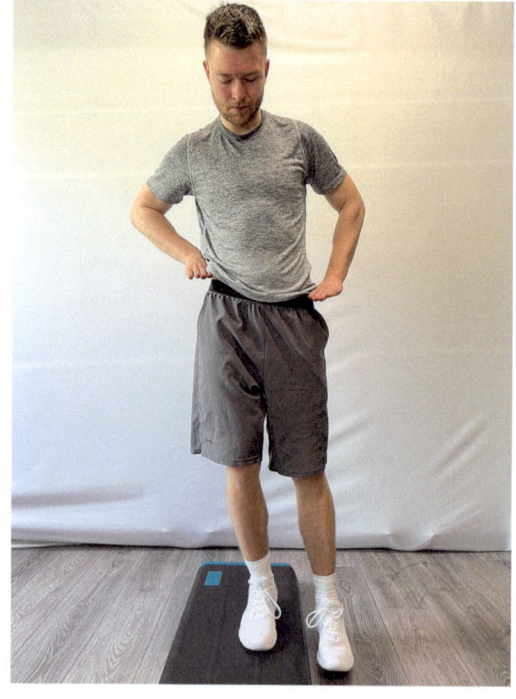

Abb. 5.59 MTT bei patellofemoralen Schmerzsyndrom –
Kräftigung Hüftabduktoren am Steppbrett im Einbeinstand

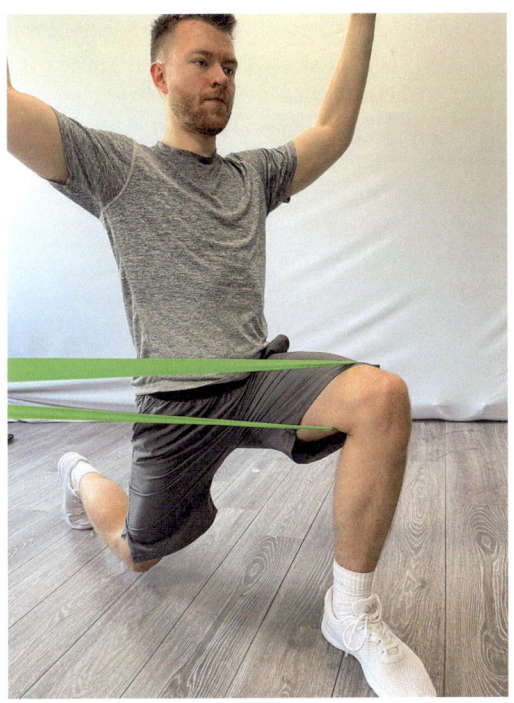

Abb. 5.60 MTT bei patellofemoralen Schmerzsyndrom – Ausfallschritt mit Medialzug durch Widerstandsband am vorn stehenden Oberschenkel

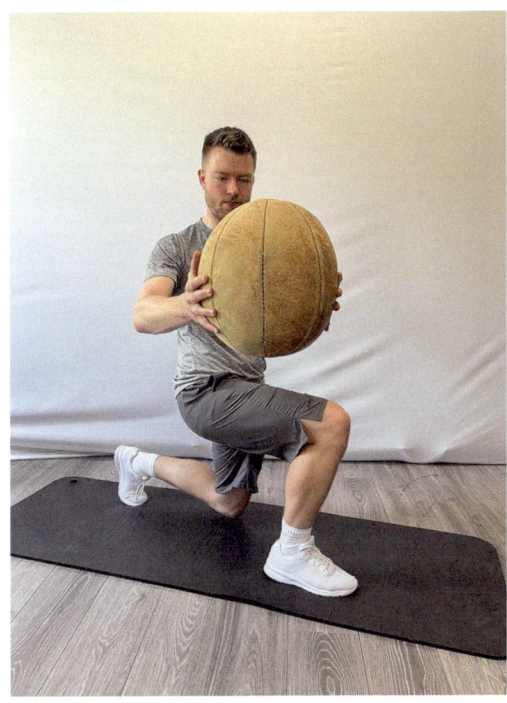

Abb. 5.62 MTT bei patellofemoralen Schmerzsyndrom – Rumpf- und Hüftrotationstraining

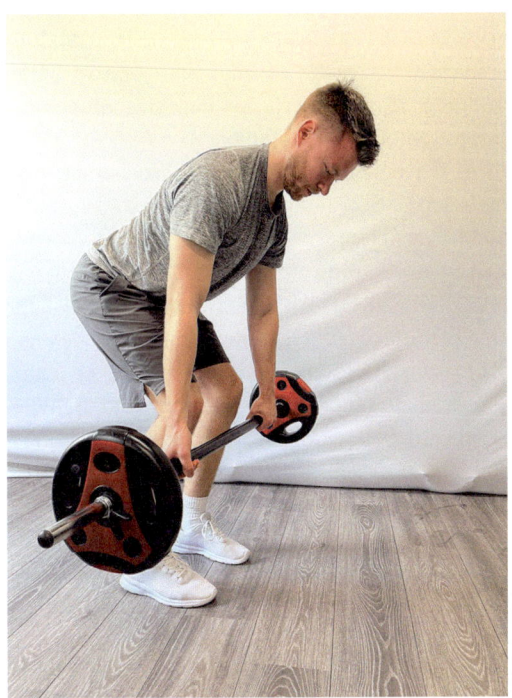

Abb. 5.61 MTT bei patellofemoralen Schmerzsyndrom – Romanian-Deadlift beidbeinig bzw. einbeinig

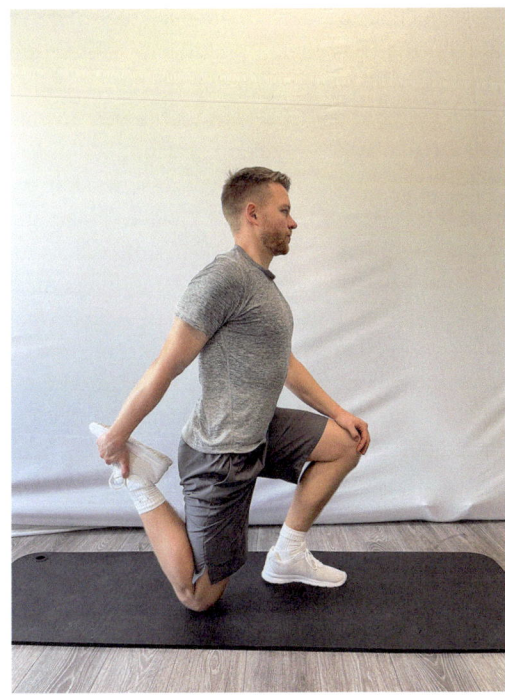

Abb. 5.63 MTT bei patellofemoralen Schmerzsyndrom – Dehnung M. quadriceps femoris

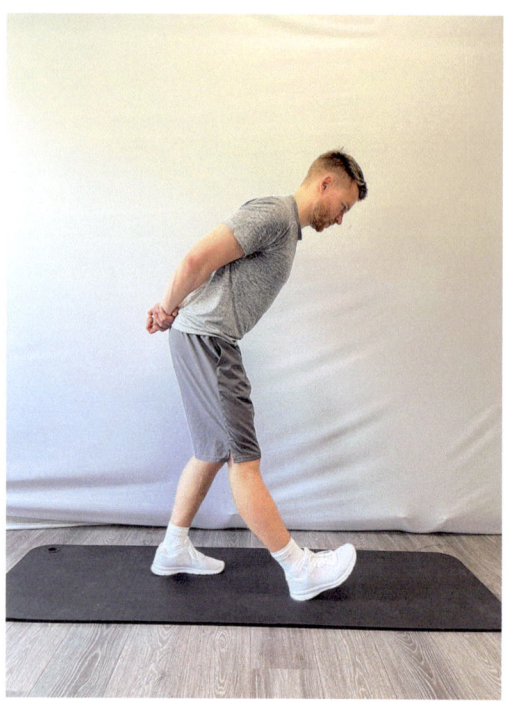

Abb. 5.64 MTT bei patellofemoralen Schmerzsyndrom – Dehnung Mm. ischiocrurales

Abschließend wurden Dehnungen der unteren und oberen Extremität praktiziert. Durch das Training verbesserte sich die Rumpfausdauerleistung signifikant. Es verringerte sich sowohl der Valguswinkel als auch der Hüftadduktionswinkel signifikant. Zudem verbesserte sich die Koaktivierung von Musculus erector spinae und Musculus rectus abdominis, Musculi ischiocrurale und Musculus quadriceps femoris als auch zwischen Musculus vastus medialis und Musculus vastus lateralis (vgl. Jeong et al. 2021). Auch das Training der Beckenbodenmuskulatur trägt zu einer Prävention von Rupturen des Ligamentum cruciatum anterius bei (vgl. Ferri-Caruana et al. 2020). Zudem sollte die Muskulatur der unteren Extremität gestärkt werden. Einen hohen Stellenwert nehmen zusätzlich propriozeptive Übungen ein (vgl. Olivares-Jabalera et al. 2021). Zur Risikominderung von Verletzungen des vorderen Kreuzbandes sollten auch plyometrische Übungen in präventive Trainingskonzepte integriert werden (vgl. Attar et al. 2022). Präventionstrainingsprogramme

werden in der Vorbereitung einer Saison sowie während der Saison angeraten und sollten mit einem hohen Maß an Compliance durchgeführt werden (vgl. Arundale et al. 2018). Das FIFA 11 + Präventionsprogramm beinhaltet neben Kraft-, Plyometrie und Gleichgewichtsübungen auch Laufübungen wie beispielsweise Seitgalopp, Hüftdrehung nach außen bzw. innen, Hoch- und Weitsprünge, Richtungswechsel sowie Sprints nach vorne und hinten (vgl. Silvers-Granelli et al. 2017). Durch die Praktizierung von Präventionsprogrammen können die Verletzungsraten um 53 % geschmälert werden (vgl. Huang et al. 2020).

Wird eine vordere Kreuzbandruptur operativ versorgt, beginnt die Rehabilitation bereits vor der Operation. Durch eine vollständig hergestellt Beweglichkeit in die femorotibiale Extension kann das postoperative Risiko einer Arthrofibrose signifikant geschmälert werden (vgl. Månsson et al. 2013; McHugh et al. 2002). Fällt die Kraft des Musculus quadriceps femoris der betroffenen Seite präoperativ um mehr als 20 % im Vergleich zur nichtbetroffenen Seite, ist die ein Indikator dafür, dass auch zwei Jahre postoperativ ein Kraftdefizit der operierten Seite zu erwarten ist (vgl. Shaarani et al. 2013; de Jong et al. 2007). Daher ist eine präoperative Minimierung des Kraftverlustes des Musculus quadriceps femoris zu empfehlen.

In der ersten postoperativen Woche sind isometrische Spannungsübungen des Musculus quadriceps femoris anzuraten. Diese können mit Schwellstrom ergänzt werden (vgl. Fitzgerald et al. 2003). Ab der zweiten Woche kann ein konzentrisches Training innerhalb des geschlossenen Systems stattfinden. Dabei kann, sofern dadurch keine Schmerzen und Schwellung provoziert werden, externes Trainingsgewicht zum Einsatz kommen (vgl. Tyler et al. 1998). Ab dem Start der vierten Woche kann in einem Ausmaß von 90–45° im offenen System trainiert werden. Dabei kann bei der Patellarsehnenplastik mit Zusatzgewicht gearbeitet werden, während bei der Ischiocruralplastik aufgrund der Elongationsgefahr anfänglich ohne Zusatzgewicht gearbeitet werden sollte (vgl. van Melick et al. 2016; Heijne und Werner 2007).

Das Bewegungsausmaß kann in der fünften Woche auf 90°-30°, in der sechsten Woche auf 90°-20° sowie in der siebten Woche auf 90°-10° gesteigert werden. Ab der achten Woche ist die Nutzung des vollständigen Bewegungsausmaßes sinnvoll (vgl. van Grinsven et al. 2010). Ab der dritten postoperativen Woche ist ein exzentrisches Training des Musculus quadriceps femoris innerhalb des geschlossenen Systems für eine Maximierung des Kraftfähigkeit anzuraten (vgl. Gokeler et al. 2014; Kruse et al. 2012; Bieler et al. 2014; Gerber et al. 2007). Vidmar et al. (2023) stellten die Superiorität des isokinetischen exzentrischen Trainings gegenüber dem konventionellen exzentrischen Training des Musculus quadriceps femoris fest. Das Krafttraining sollte durch propriozeptives Training vervollständigt werden (vgl. Berschin et al. 2014; Fu et al. 2013). Im Rehabilitationsverlauf sollten sportspezifische Belastungsmuster in den Trainingsplan integriert werden.

Als Assessment für die Feststellung des dynamischen Valguswinkel kann der single-leg-landing-test dienen (vgl. Ghanati et al. 2022). Als Assessments für den return-to-sport-Zeitpunkt sollte eine postoperative Zeitspanne von mindestens acht Monaten vorliegen, mindestens zwei funktionelle Testungen bestanden werden, die Kraft der anterioren und posterioren Oberschenkelmuskulatur beurteilt sowie zusätzlich Informationen über die psychologische Bereitschaft eingeholt werden. Faktoren wie Alter und Geschlecht sollten ebenfalls einfließen (vgl. Turk et al. 2023). Der Y-Balance-Test weist eine Korrelation zur Funktionalität und der Muskelkraft nach Rupturen des vorderen Kreuzbandes auf (vgl. Kim et al. 2022). Die Funktionalität kann ebenfalls durch den anterior–posterior-stability-index des Biodex-Balance-Systems beurteilt werden (vgl. Kim et al. 2023). Ein weiterer funktioneller Test ist der single-leg-vertical-jump-test (vgl. Lee et al. 2018). Zu den subjektiven Scoring-Systemen zählen der subjective-international-knee-documentation-committee-score, lysholm-score, tegner-activity-scale, ACL-return-to-sports-after-injury-scale (vgl. Lee et al. 2018). Genauere Informationen zu den einzelnen Assessments können aus der Assessmentliste im Anhang dieses Buches entnommen werden.

Zweckdienliche Visualisierungen können der Abb. 5.67, 5.68, 5.69, 5.70, 5.71, 5.72 und der Abb. 5.73 entnommen werden.

> **Zusammenfassung für die Praxis**
> Sowohl präventiv als auch postoperativ kann die evidenzbasierte medizinische Trainingstherapie bei Verletzungen des vorderen Kreuzbandes nachweislich helfen.
>
> Präventiv liegt der Fokus im Training der Rumpfmuskulatur und der Verringerung des Knievalguswinkels und des Hüftadduktionswinkels. Gleichzeit wird die Koaktivierung des M. erector spinae und des M. rectus abdominis, der Mm. ischiocrurales, und M. quadriceps femoris als auch die des M. vastus medialis und lateralis verbessert. Eine Kräftigung der Beckenbodenmuskulatur dient ebenfalls zur Prävention von Rupturen des vorderen Kreuzbandes, sowie Dehnungen, propriozeptive Übungen, Gleichgewichtsübungen, Lauf- und Kraftübungen.
>
> Abb. 5.65 bietet eine Übersicht der genannten Informationen.
>
> Die postoperative medizinische Trainingstherapie startet bereits vor der Operation mit dem Fokus auf der vollständig hergestellten Knieextension im Art. femorotibialis und der Kräftigung des M. quadriceps femoris. Generell sollte propriozeptives Training das Krafttraining ergänzen. Im Verlauf ist es ratsam sportspezifische Übungen einzubauen.
>
> Abb. 5.66 bietet eine Übersicht der genannten Informationen.

5.2.4 Ruptur des hinteren Kreuzbandes

Kim et al. (2013) beschäftigten sich mit den postoperativen Vorgaben nach Versorgung von Rupturen des hinteren Kreuzbandes. Nach Auswertung

Kategorien	Evidenzbasierte Trainingsempfehlung
Einheiten	Dreimal pro Woche / mindestens 10 Wochen / sowohl als Vorbereitung auf Saison als auch während Saison
Übungen	15 Minuten Erwärmung / Leg-raise, Crunch / Superman / Plank-hip-twist / Unterarmstütz / Seitstütz / Bridging / Beckenbodentraining / Laufübungen wie Seitgalopp / Hüftdrehung nach außen/innen / Hoch- und Weitsprünge / Richtungswechsel / Sprints nach vorn und hinten
Übungsparameter	5 Sätze / 12-20 Wiederholungen / Haltezeiten zwischen 20-60 Sekunden
Dehnung	Dehnung der Muskulatur der unteren und oberen Extremität

Abb. 5.65 Zusammenfassung MTT zur Prävention der Ruptur des vorderen Kreuzbandes

Kategorien	Evidenzbasierte Trainingsempfehlung
Woche 1	Isometrische Spannungsübungen des M. quadriceps femoris / Ergänzung durch Schwellstrom
Woche 2	Konzentrisches Training in geschlossenem System / möglich mit Zusatzgewicht (wenn kein Schmerz/Schwellung)
Woche 3	Wie Woche 2 / exzentrisches Training M. quadriceps femoris in geschlossener Kette (isokinetische Exzentrik vor konventionelle Exzentrik)
Woche 4	Training in der offenen Kette im Ausmaß von 90-45° / möglich mit Zusatzgewicht bei Patellarsehnenplastik (Ischiocruralplastik ohne Zusatzgewicht)
Woche 5	Training in der offenen Kette im Ausmaß von 90-30°
Woche 6	Training in der offenen Kette im Ausmaß von 90-20°
Woche 7	Training in der offenen Kette im Ausmaß von 90-10°
Woche 8	Training in vollem Bewegungsausmaß

Abb. 5.66 Zusammenfassung MTT postoperativ nach Rekonstruktion des vorderen Kreuzbandes

der einbezogenen Studien konnte festgestellt werden, dass im Durchschnitt in der sechsten postoperativen Woche ein Bewegungsausmaß von 90° in Flexion freigeben ist. In 60 % der insgesamt 34 ausgewerteten Forschungsarbeiten wurde eine Vollbelastung ab der sechsten postoperativen Woche zugelassen. Das aktive Training der ischiocruralen Muskulatur wurde je nach Studie bis zur postoperativen Wochen 6–24 untersagt. Kim et al. (2013) erwähnen, dass

eine anfängliche Vollbelastung in Extensionsstellung oder leichter Flexionsstellung erfolgen sollte und empfehlen anfänglich Übungen, welche eine Kokontraktion zwischen Musculus quadriceps femoris und der ischiocruralen Muskulatur hervorrufen.

Ähnlich dazu ist das postoperative Trainingsprogramm von Pierce et al. (2013) aufgebaut. Jenes wird in vier zeitlich begrenzte Phasen eingeteilt. Phase 1 findet vom Zeitpunkt der

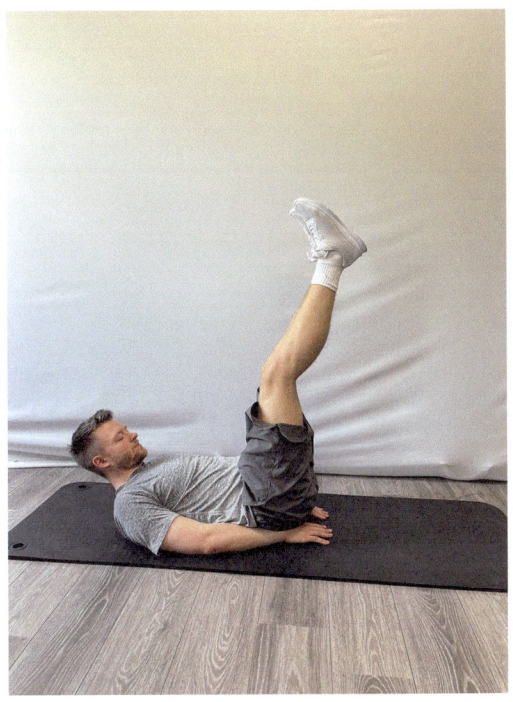

Abb. 5.67 MTT bei Ruptur des vorderen Kreuzbandes – Leg raise

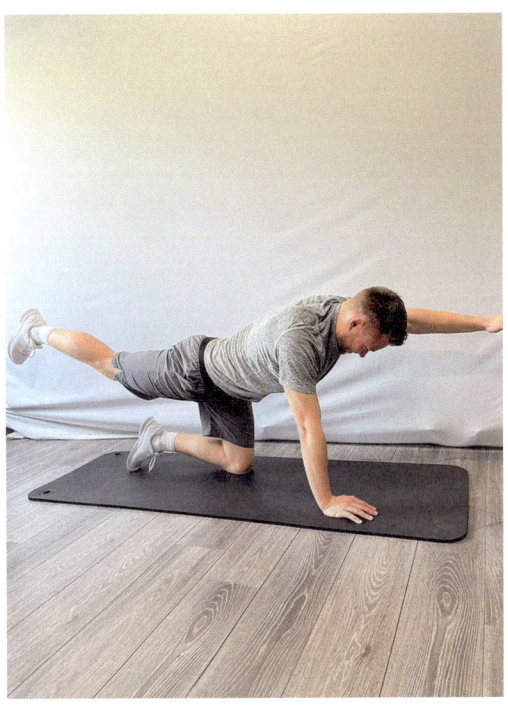

Abb. 5.69 MTT bei Ruptur des vorderen Kreuzbandes – Superman

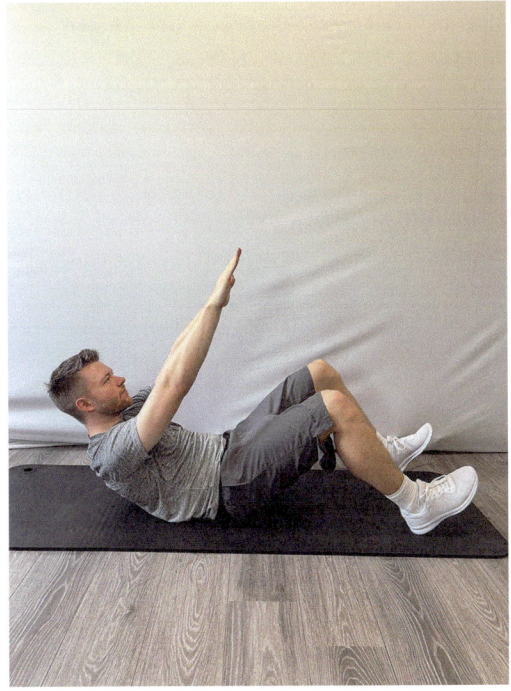

Abb. 5.68 MTT bei Ruptur des vorderen Kreuzbandes – Crunch

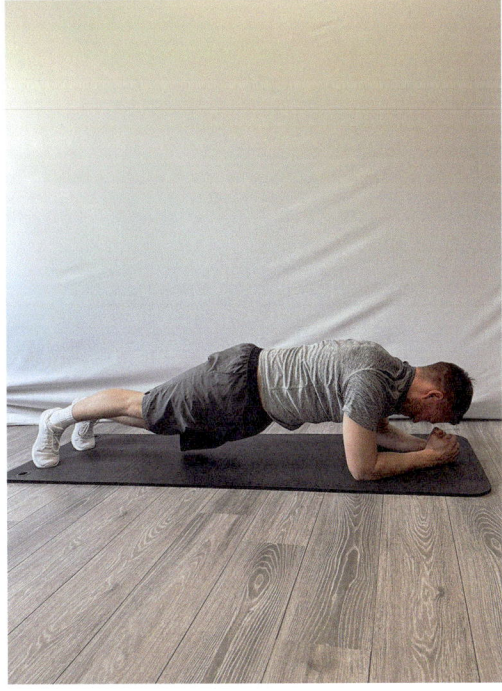

Abb. 5.70 MTT bei Ruptur des vorderen Kreuzbandes – Plank-hip-twist

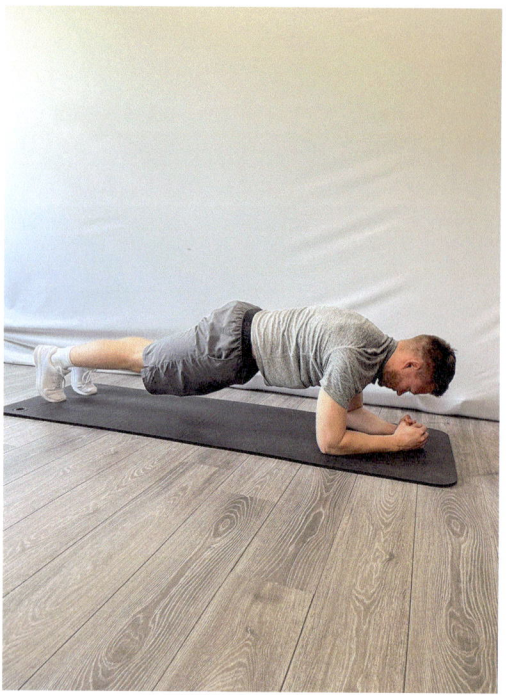

Abb. 5.71 MTT bei Ruptur des vorderen Kreuzbandes – Unterarmstütz

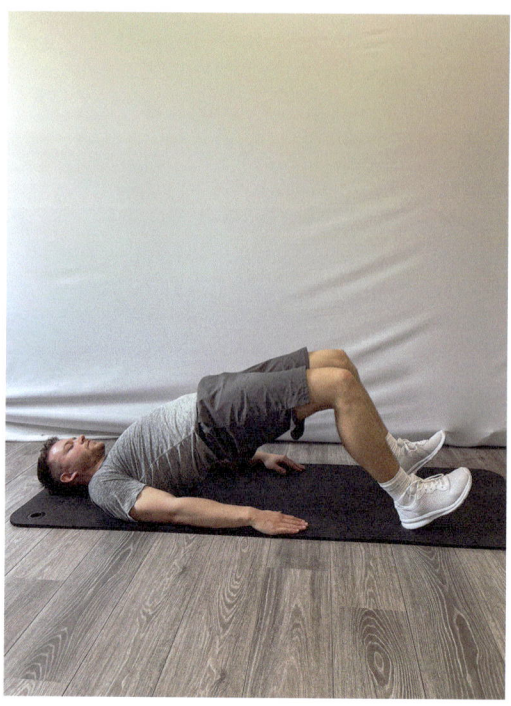

Abb. 5.73 MTT bei Ruptur des vorderen Kreuzbandes – Bridging

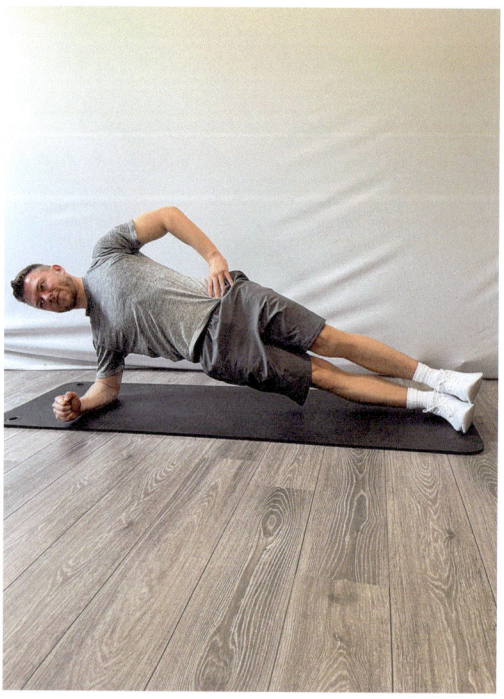

Abb. 5.72 MTT bei Ruptur des vorderen Kreuzbandes – Seitstütz

Operation bis zur Vollendung der fünften postoperativen Woche statt. In dieser Zeit sollte eine Hyperextension sowie eine Translation der Tibia nach posterior verhindert werden. Diese Vorsichtsmaßnahmen, welche ein isoliertes Training der ischiocruralen Muskulatur verbieten, sollten bis zur etwa zwölften Woche eingehalten werden. Neben einer Steigerung der Belastungssituation von einer anfänglichen Teilbelastung hin zur Vollbelastung sollte therapeutisch Wert auf die Verbesserung des Gangbildes gelegt werden.

In Phase 1 sollte es ebenso zu einer Aktivierung des Musculus quadriceps femoris kommen. Neben Dehnungen und Kräftigung der Wadenmuskulatur sollte auch Krafttraining des Rumpfes sowie der oberen Extremität erfolgen. Es können gewichtsverlagernde bzw. gleichgewichtsassoziierte Übungen zum Einsatz kommen. Sofern die Knieflexionsfähigkeit freigegeben und abrufbar ist, kann ein widerstandsloses Training auf dem Fahrradergometer erfolgen.

Phase 2 erstreckt sich von Woche 6 bis Beendigung der Woche 12. In Phase 2 sollten die Inhalte aus Phase 1 progressiv angepasst werden. Zudem kann an der Beinpresse mit einem maximalen Flexionsausmaß von 70° gearbeitet werden. Ebenso können Kniebeugen zum Einsatz kommen, welche mit Gewichtsverlagerungen bzw. auf den Zehenspitzen ausgeführt werden können. In Phase 2 können ebenso statische Ausfallschritte mit einem Flexionswinkel von 45° ausgeführt werden. Die ischiocrurale Muskulatur kann in Rückenlage durch die Hüftgelenksextension bei gestrecktem Bein mit der Ferse auf einer Unterlage bzw. durch einbeinige Deadlifts mit gestrecktem Kniegelenk akzentuiert werden. Wie auch in Phase 1 sollte Phase 2 Gleichgewichtsübungen beinhalten, um das Ziel der Verbesserung der neuromuskulären Koordination zu erreichen.

Phase 3 füllt den zeitlichen Rahmen zwischen Woche 13–18. In dieser Zeit sollte das Hauptaugenmerk auf die Verbesserung der Muskelkraft gelegt werden. Hierbei kann beidbeinig und nun auch einbeinig an der Beinpresse gearbeitet werden. Es können einbeinige Deadlifts, Kniebeugen sowie Bridgingübungen durchgeführt werden. Kraftübungen werden durch Ausdauertraining auf dem Laufband bzw. dem Fahrradergometer komplementiert. Sofern es der funktionelle Status zulässt, kann in Phase 3 allmählich ein Lauftraining stattfinden.

In Phase 4 (19 + Wochen) werden Faktoren wie Maximalkraft, Ausdauer und Koordination weiter ausgebaut und in sportspezifische Trainingsformen integriert. Zum Zeitpunkt des return-to-sport sollte volle aktive Beweglichkeit, 85 %-90 % der Quadricepskraft im Vergleich zur Gegenseite und kein Giving-Way bzw. Instabilitätsgefühl vorhanden sein. Zudem sollte die psychologische Bereitschaft zur Sportrückkehr vorhanden sein (vgl. Pierce et al. 2013).

Lu et al. (2021) beschäftigen sich mit der konservativen Versorgung von isolierten Rupturen des hinteren Kreuzbandes mittels medizinischer Trainingstherapie. Dabei wurde ein Trainingsprogramm über einen Zeitraum von zwölf Wochen erforscht. Eine Trainingseinheit wurde zweimal wöchentlich mit einem jeweiligen Zeitrahmen von einer Stunde umgesetzt. Jede Trainingseinheit wurde in ein Warmup (10 min), ein Krafttraining (20 min), ein Gleichgewichtstraining (15 min) und schließlich in Dehnübungen (10 min) eingeteilt. Das Aufwärmtraining erfolgte auf einem Fahrradergometer. Das Gleichgewichtstraining wurde auf beiden Seiten einer mit Luft gefüllte Halbkugel durchgeführt und das Schwierigkeitslevel monatsweise nach oben angepasst. Das Krafttraining beinhaltet die Beinstrecker- und Beinbeugemaschine und wurde jeweils mit zwei Sätzen bei je zwölf Wiederholungen praktiziert. Das Trainingsgewicht lag bei 70 % des 1RM und wurde im Studienverlauf progressiv angepasst. Das beschriebene Trainingsprogramm führte zu einer Verbesserung des propriozeptiven Status, erhöhte die Muskelkraft und glich diese somit an das nichtverletzte Bein an. Durch diese Ergebnisse konnte eine Rekonstruktionsoperation verhindert werden.

In einer männlichen Stichprobe mit einem Alter zwischen 18–35 wurde der Effekt von medizinischer Trainingstherapie bei einer konservativ behandelten und mindestens sechs Monate vorhanden Insuffizienz des hinteren Kreuzbandes untersucht. Dabei wurde festgestellt, dass ein zwölfwöchiges exzentrisches Training der unteren Extremität im geschlossenen System in der Lage ist, die Kraft des Musculus quadriceps femoris sowie der Musculi ischiocrurale signifikant zu steigern. Zudem verbesserten sich die Werte des Tegner-Hop-Tests als auch der Lysholm-knee-scale-score signifikant. Das verwendete Trainingsprogramm wurde täglich durchgeführt und in Wiederholungszahl und Gewicht progressiv angehoben. Es beinhaltete beidbeinige Kniebeugen, im Verlauf auch einbeinige Kniebeugen sowie Kräftigungskomponenten des Musculus gastrocnemius bzw. Musculus soleus (vgl. MacLean et al. 1999).

Der propriozeptive Status kann mittels dem active-reproduction-of-a-passive-position-test als auch mit dem passive-reproduction-of-a-passive-position-test unter Verwendung des Biodex-System-3-Pro ermittelt werden. Die ligamentäre Laxität des femorotibialen Gelenkes kann mit dem KT-1000-arthrometer gemessen werden (vgl. Lu et al. 2021). Genauere Informationen zu den einzelnen Assessments können aus der Assessmentliste im Anhang dieses Buches entnommen werden.

Zweckdienliche Visualisierungen können der Abb. 5.76, 5.77, 5.78 und der Abb. 5.79, sowie der Abb. 5.80, Abb. 5.81, 5.82, 5.83, 5.84, 5.85, 5.86, 5.87 und der Abb. 5.88 entnommen werden.

Zusammenfassung für die Praxis
Die medizinische Trainingstherapie kann sowohl postoperativ als auch bei konservativer Versorgung von Rupturen des hinteren Kreuzbandes gewinnbringend zum Einsatz kommen. Zusammenfassend konnte ab der sechsten Woche in einem Bewegungsausmaß von 90° voll belastet werden. Zu Beginn der Rehabilitation sind

Übungen mit einer Kokontraktion des M. quadriceps femoris und der Mm. ischiocrurales zu empfehlen.

Postoperativ kann der Trainingsprozess in 4 Phasen untergliedert werden.

Abb. 5.74 und 5.75 bietet eine Übersicht der genannten Informationen.

5.2.5 Meniskusläsionen

Eine Metaanalyse aus dem Jahr 2023 von Fernández-Matías et al. (2023) stellte bei Menschen mit degenerativen Meniskusrissen die alleinige medizinische Trainingstherapie einer Kombination aus einer arthroskopischen partiellen Meniskektomie und medizinischen Trainingstherapie gegenüber. Nach statistischer Auswertung der

Kategorien	Evidenzbasierte Trainingsempfehlung
Phase 1 (OP bis vollendete Woche 5)	Keine Hyperextension oder Translation der Tibia nach posterior / kein isoliertes Training der Mm. ischiocrurales (bis Woche 12) / Teilbelastung langsam steigern bis hin zu Vollbelastung mit Blick auf ein gutes Gangbild / Kräftigung M. quadriceps femoris und M. triceps surae / Kräftigung Rumpf und obere Extremität / Gleichgewichtsübungen / Dehnung der Wadenmuskulatur
Phase 2 (Woche 6 bis vollendete Woche 12)	Phase 1 progressiv steigern / Beinpresse bis 70°/ Kniebeuge mit Gewichtsverlagerung auf Zehenspitzen / statische Ausfallschritte mit Flexionswinkel von 45° / Kräftigung der Mm. ischiocrurales in Rücklage durch Hüftextension bei gestrecktem Bein oder einbeinige Deadlifts mit gestrecktem Kniegelenk / Gleichgewichtsübungen
Phase 3 (Woche 13 bis vollendete Woche 18)	Kräftigung der Beinmuskulatur / beidbeinige und einbeinige Beinpresse / einbeinige Deadlifts / Kniebeugen / Bridging / allmähliches Lauftraining
Phase 4 (ab Woche 19)	Maximalkraft, Ausdauer und Koordination / sportspezifische Übungen / Return-to-sport Faktoren: volle aktive Beweglichkeit, 85-90% Kraft M. quadriceps femoris, kein Giving-Way bzw. Instabilitätsgefühl

Abb. 5.74 Zusammenfassung MTT postoperativ nach Rekonstruktion des hinteren Kreuzbandes

Kategorien	Evidenzbasierte Trainingsempfehlung
Einheiten	2 Einheiten pro Woche zu jeweils einer Stunde für die ersten 12 Wochen
Übungen	Warm Up 10 Minuten (Fahrradergometer o.Ä.) / Krafttraining 20 Minuten (Beinstrecker + Beinbeuger / Exzentrik sowie einbeinige und beidbeinige Kniebeuge
Übungsparameter	2 Sätze á 12 Wiederholungen mit 70% des 1RM / Steigerung progressiv

Abb. 5.75 Zusammenfassung MTT bei konservativer Versorgung der Ruptur des hinteren Kreuzbandes

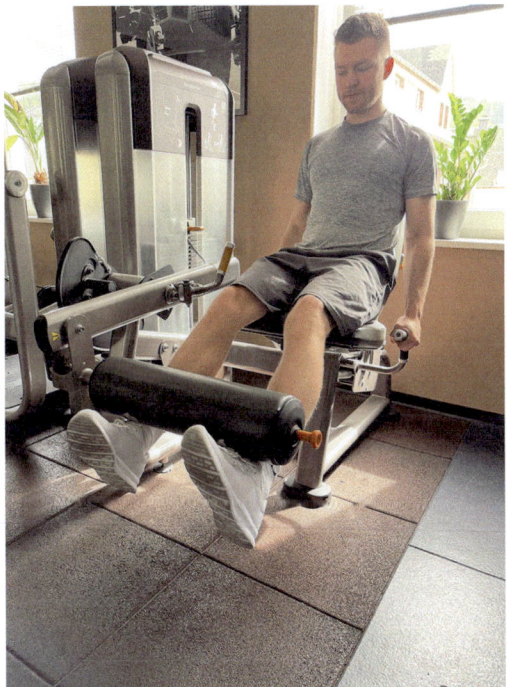

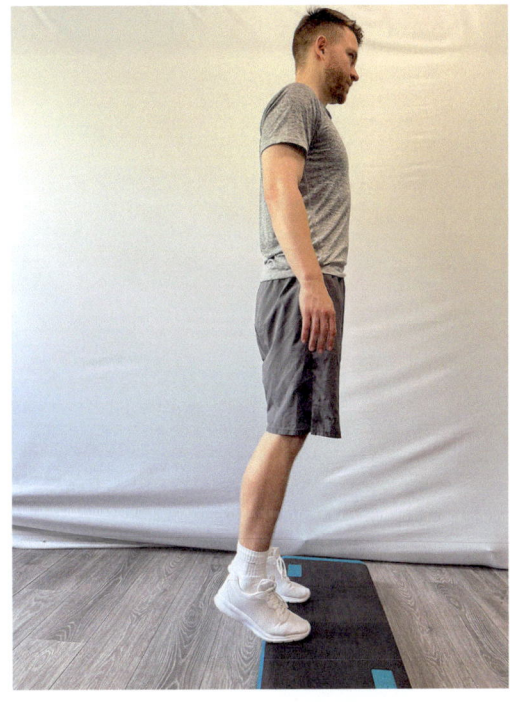

Abb. 5.76 MTT bei Ruptur des hinteren Kreuzbandes – Beinstrecker

Abb. 5.77 MTT bei Ruptur des hinteren Kreuzbandes – Dehnung und Kräftigung der Wadenmuskulatur

vier einbezogenen Artikel wurde deutlich, dass die Durchführung einer partiellen arthroskopischen Meniskektomie bei einem follow-up nach fünf Jahren keinen Mehrwert mit sich bringt. Diese Ergebnisse bestätigen die früheren Erkenntnisse von Ma et al. (2020). Sie kamen zu dem Schluss, dass die Kombination einer arthroskopischen partiellen Meniskektomie und medizinischer Trainingstherapie in einem sechs-

monatigen postoperativen Zeitraum sich positiv auf Schmerzen sowie die Funktionalität auswirken. Werden jedoch längere follow-up-Zeiträume betrachtet, ist gegenüber der alleinigen Durchführung der medizinischen Trainingstherapie ohne Operation keine Superiorität festzustellen (vgl. Ma et al. 2020).

Kise et al. (2016) untersuchten die Effektivität eines zwölfwöchigen Trainingsprogrammes,

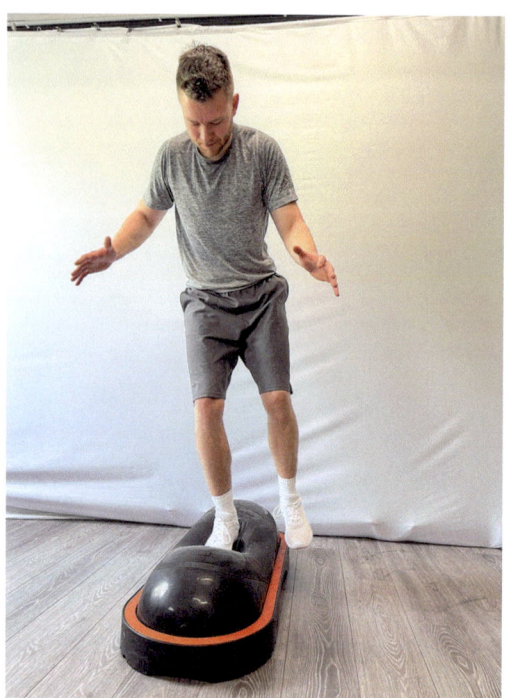

Abb. 5.78 MTT bei Ruptur des hinteren Kreuzbandes –
Gleichgewichtsübung

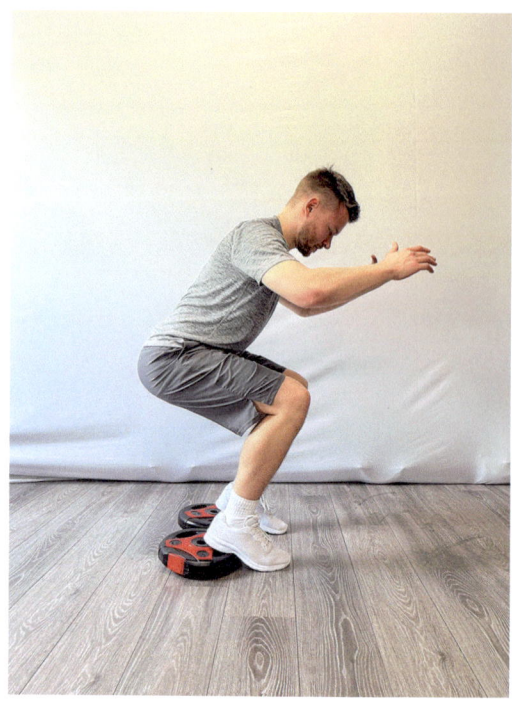

Abb. 5.80 MTT bei Ruptur des hinteren Kreuzbandes –
Kniebeuge mit Verlagerung auf Zehenspitzen (Hantel-
scheibe unter Ferse)

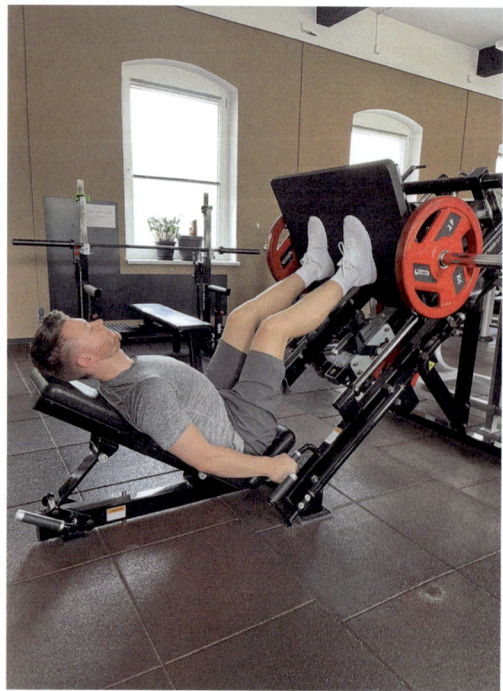

Abb. 5.79 MTT bei Ruptur des hinteren Kreuzbandes –
Beinpresse bis 70° Flexion

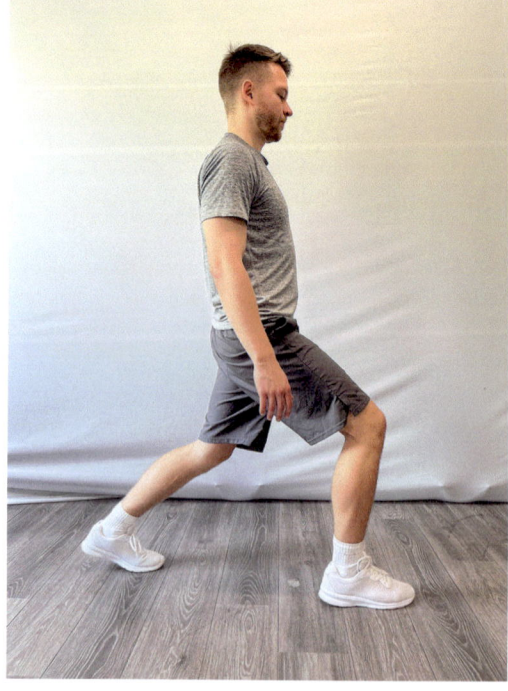

Abb. 5.81 MTT bei Ruptur des hinteren Kreuzbandes –
Ausfallschritte bis 45° Flexionswinkel

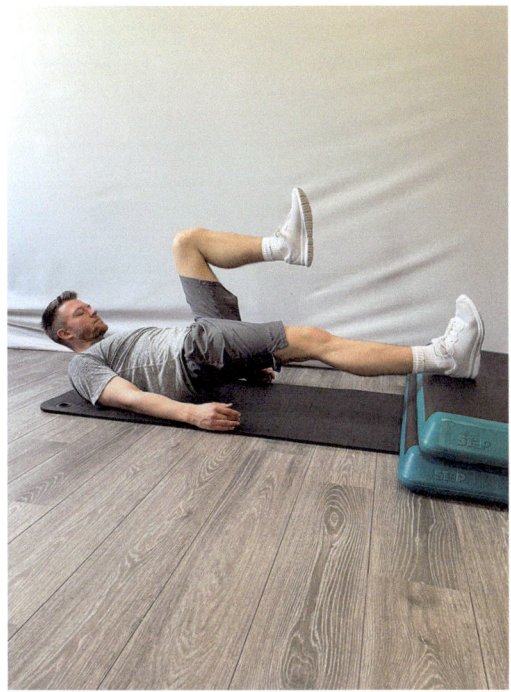

Abb. 5.82 MTT bei Ruptur des hinteren Kreuzbandes – Hüftextension in Rückenlage mit gestrecktem Bein und Ferse auf Unterlage

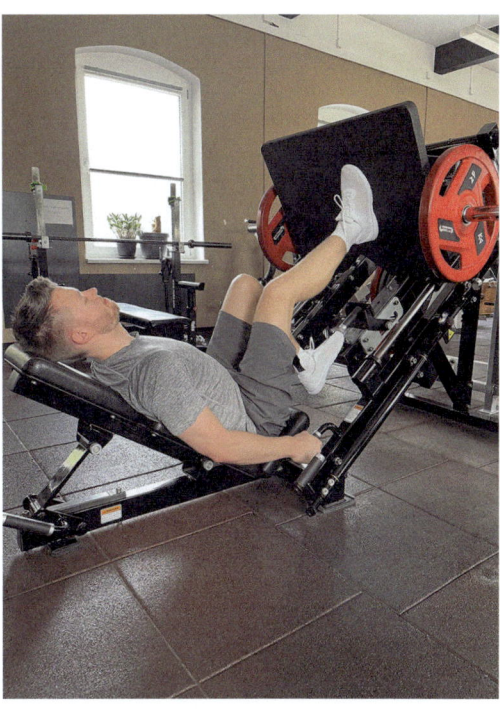

Abb. 5.84 MTT bei Ruptur des hinteren Kreuzbandes – Ein- bzw. zweibeinige Beinpresse

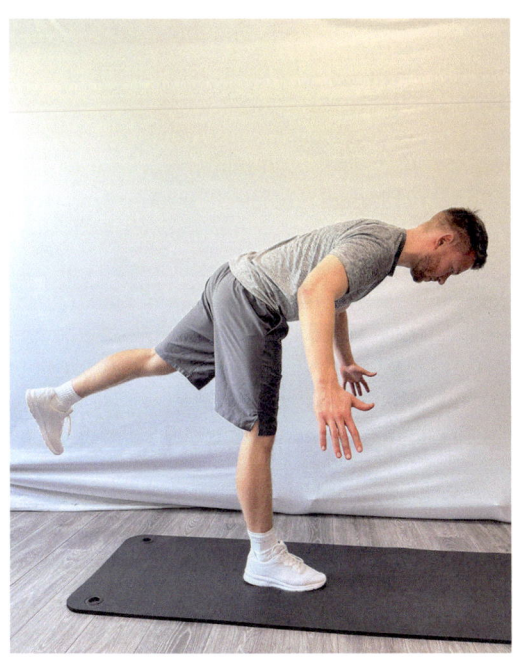

Abb. 5.83 MTT bei Ruptur des hinteren Kreuzbandes – Einbeinige Deadlifts mit gestrecktem Kniegelenk

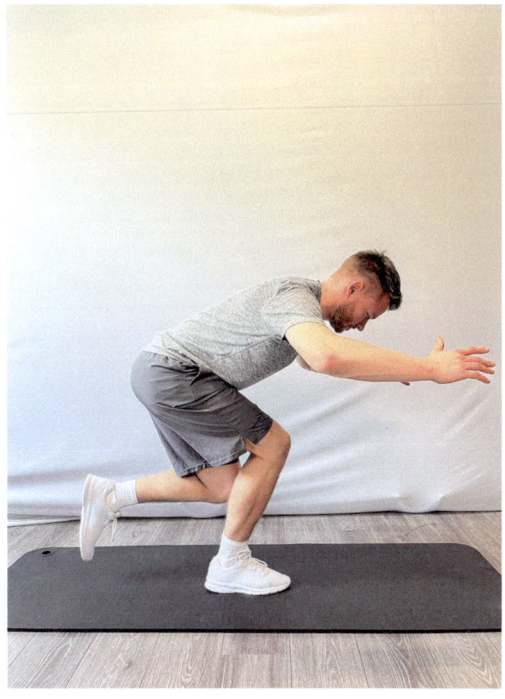

Abb. 5.85 MTT bei Ruptur des hinteren Kreuzbandes – Ein- bzw. zweibeinige Kniebeuge

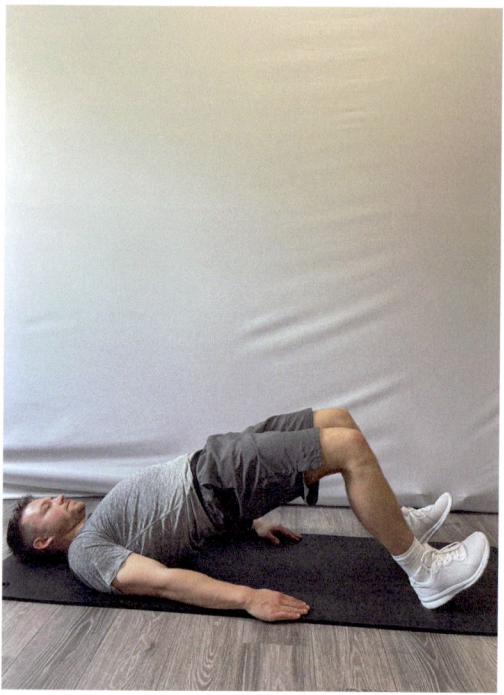

Abb. 5.86 MTT bei Ruptur des hinteren Kreuzbandes –
Bridging

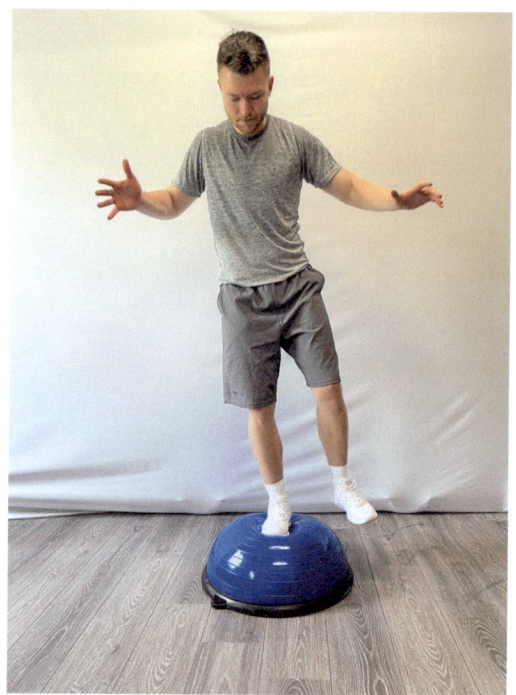

Abb. 5.88 MTT bei Ruptur des hinteren Kreuzbandes –
Stand auf mit Luft gefüllter Halbkugel

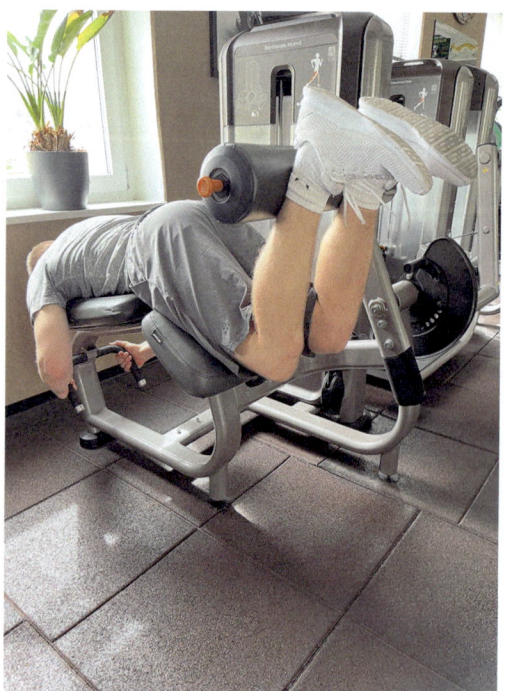

Abb. 5.87 MTT bei Ruptur des hinteren Kreuzbandes –
Beinbeugermaschine

welches sowohl progressive propriozeptive Komponenten als auch ein progressives Krafttraining beinhaltet. In dem dreimonatigen Zeitraum erfolgten wöchentlich zwischen zwei und drei Trainingseinheiten. Das Trainingsprogramm beginnt mit einem 20-minütigem Aufwärmen auf dem Fahrradergometer. Anschließend werden beidbeinige sowie einbeinige Kniebeugen durchgeführt. Zudem kommen Übungen auf dem Steppbrett, auf dem Pezziball, auf einem Luftkissen sowie beidbeinige bzw. einbeinige plyometrische Übungen zum Einsatz. In Bezug auf Kraftmaschinen wird einbeinig an der Beinpresse bis zu einem Beugewinkel von 90°, einbeinig am Kniestrecker sowie einbeinig am Kniebeuger im Stehen gearbeitet. Die Satzzahlen variieren zwischen 2 und 4 während sich die Wiederholungszahlen in einem Bereich von 6–15 bewegen (vgl. Stensrud et al. 2012). Das beschriebene Trainingsprogramm wird bei Menschen mittleren Alters mit degenerativen Meniskusläsionen ohne radiographische Hinweise auf eine Gonarthrose empfohlen (vgl. Kise et al. 2016).

In einer weiteren Publikation wurde der Effekt von konzentrischem isokinetischem Training bei übergewichtigen Frauen mit degenerativen Meniskuseinrissen untersucht. Dabei wurde herausgefunden, dass durch eine sechswöchige Trainingsintervention, welche aus der Kombination aus konzentrisch isokinetischem Training und einem herkömmlichen Rehabilitationsprogramms signifikante Effekte erzielt werden können. Diese beziehen sich auf eine verbesserte Beweglichkeit, eine gesteigerte Funktionalität, eine verringerte Schmerzintensität als auch auf eine bessere Lebensqualität (vgl. Hammami et al. 2023). Luc-Harkey et al. (2018) bestätigten eine Assoziation zwischen einer erhöhten Muskelkraft des Musculus quadriceps femoris sowie der Musculi ischiocrurale und verminderten Schmerzen, einer verbesserten Durchführbarkeit von Alltagsaktivitäten als auch einer erhöhten Beweglichkeit bei Menschen mit Gonarthrose und begleitenden Meniskuseinrissen.

Zur Beurteilung des funktionellen Status bei Menschen mit degenerativen Meniskusrissen kann die maximale Anzahl an Kniebeugen innerhalb von 30 s (vgl. Bremander et al. 2007), der one-leg-hop-for-distance-Test sowie der 6 m-timed-up-and-hop-Test durchgeführt werden (vgl. Noyes et al. 1991; Stensrud et al. 2015). Des Weiteren können der sit-to-stand-Test, der stair-climb-test, der heel-to-buttock-Test sowie der KOOS- questionnaire-of-pain-and-quality-of-life zum Einsatz kommen (vgl. Hammami et al.

2023). Genauere Informationen zu den einzelnen Assessments können aus der Assessmentliste im Anhang dieses Buches entnommen werden.

Zweckdienliche Visualisierungen können der Abb. 5.90, 5.91, 5.92, der Abb. 5.93, der Abb. 5.94, Abb. 5.95, 5.96 und der Abb. 5.97 entnommen werden.

> **Zusammenfassung für die Praxis**
> Die medizinische Trainingstherapie kann sowohl bei konservativ als auch bei operativ versorgten Meniskusläsionen gewinnbringend zum Einsatz kommen. Über einen langen Zeitraum gesehen, bringt eine Operation im Vergleich zum alleinigen Training keinen besseren Effekt. Das anzuwendende Training bezieht sich hauptsächlich auf progressives Krafttraining mit progressiv propriozeptiven Komponenten. Ein konzentrisches isokinetisches Training führt in diesem Zusammenhang zu einer Verbesserung der Beweglichkeit und Funktionalität sowie der Schmerzreduktion und schließlich auch zu einer Verbesserung der Lebensqualität. Der Fokus liegt dabei auf der Kräftigung des M. quadriceps femoris sowie der Mm. ischiocrurales.
>
> Abb. 5.89 bietet eine Übersicht der genannten Informationen.

Kategorien	Evidenzbasierte Trainingsempfehlung
Einheiten	2-3 Einheiten pro Woche á 45-60 Minuten pro Einheit
Übungen	20 Minuten Erwärmung mit dem Fahrradergometer / beidbeinige und einbeinige Kniebeuge / Übungen auf dem Steppbrett, dem Pezziball, dem Luftkissen / beidbeinige und einbeinige polymetrische Übungen / einbeinige Beinpresse bis Beugung 90°/ einbeinige Kniestrecker / einbeinige Kniebeuger im Stehen
Übungsparameter	2-4 Sätze, 6-15 Wiederholungen

Abb. 5.89 Zusammenfassung MTT bei Meniskusläsion

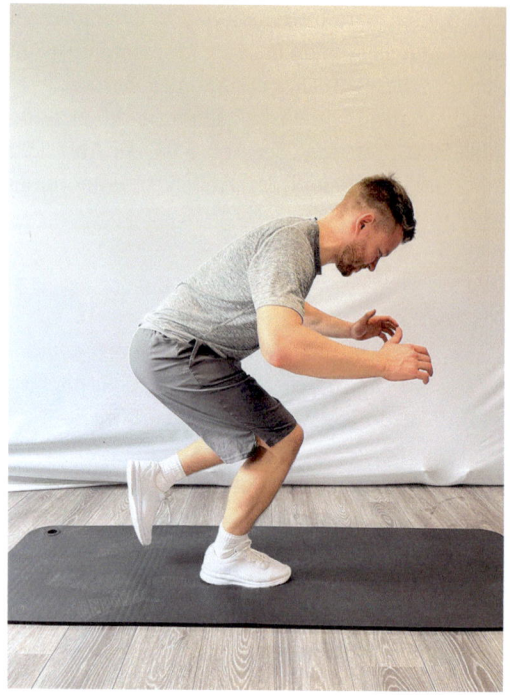

Abb. 5.90 MTT bei Meniskusläsion – Ein- und beidbeinige Kniebeuge

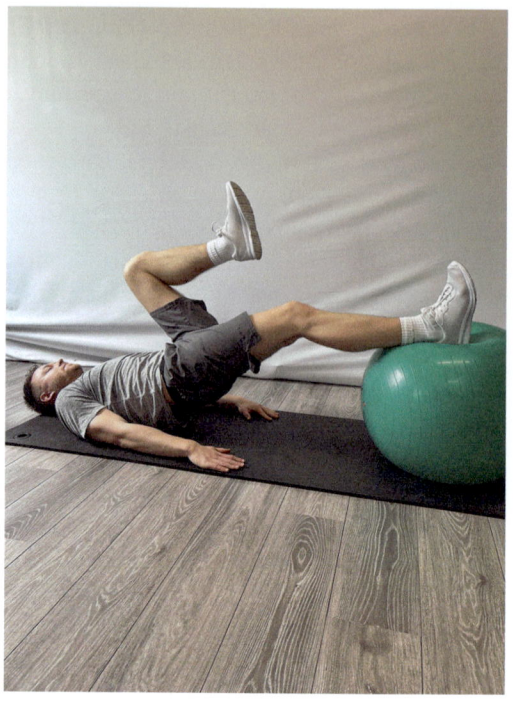

Abb. 5.92 MTT bei Meniskusläsion – Übungen auf Pezziball

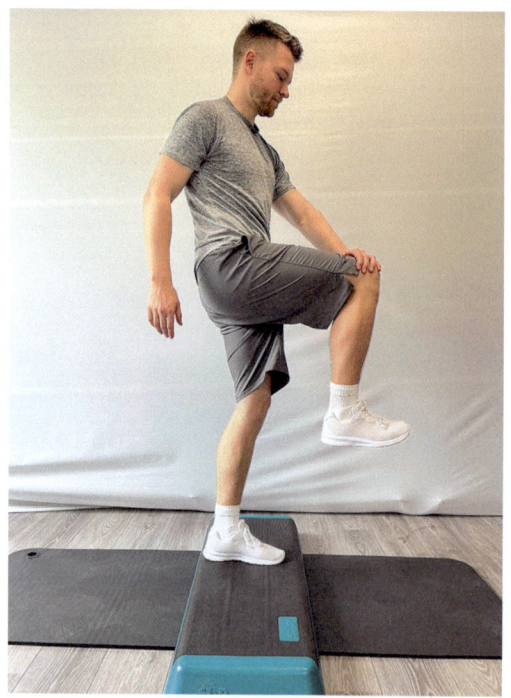

Abb. 5.91 MTT bei Meniskusläsion – Übungen auf Steppbrett

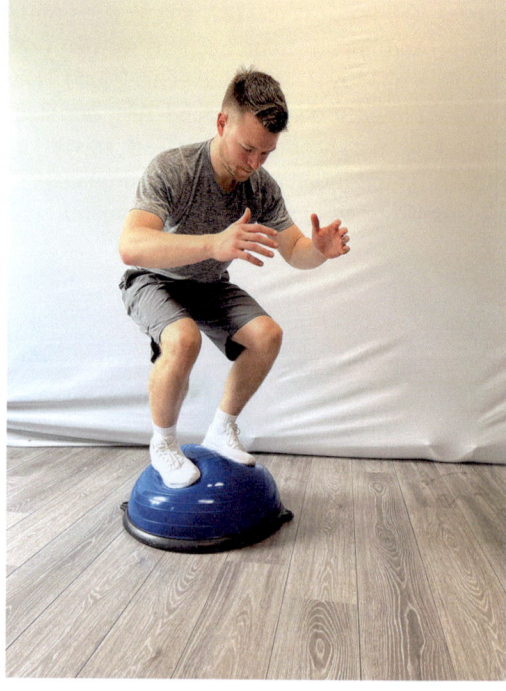

Abb. 5.93 MTT bei Meniskusläsion – Übungen auf Luftkissen

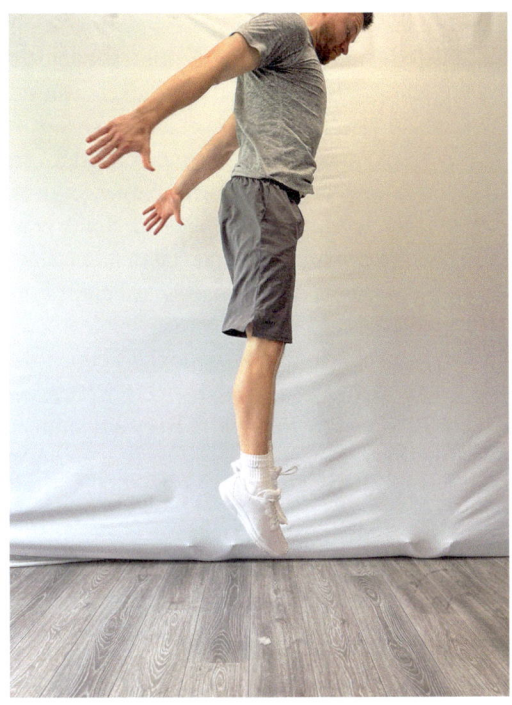

Abb. 5.94 MTT bei Meniskusläsion – Ein- und beidbeinige plyometrische Übung

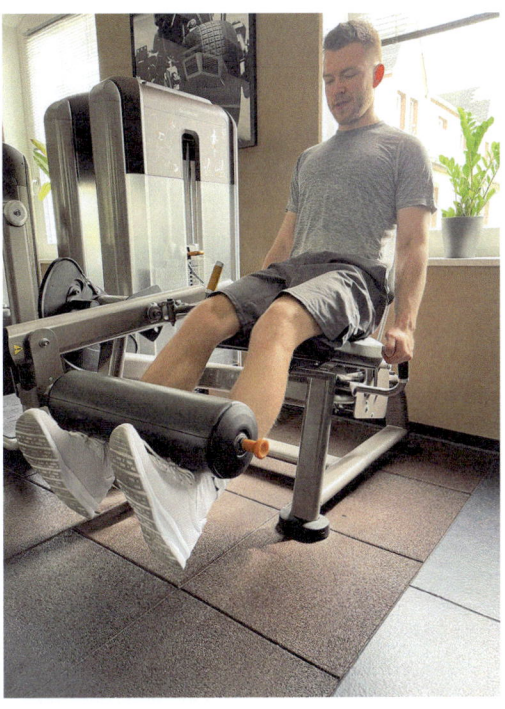

Abb. 5.96 MTT bei Meniskusläsion – Kniestrecker einbeinig bzw. zweibeinig

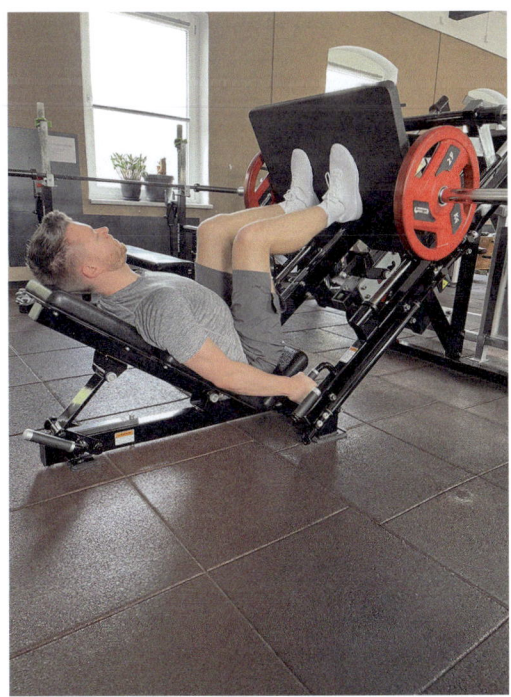

Abb. 5.95 MTT bei Meniskusläsion – Beinpresse bis 90°

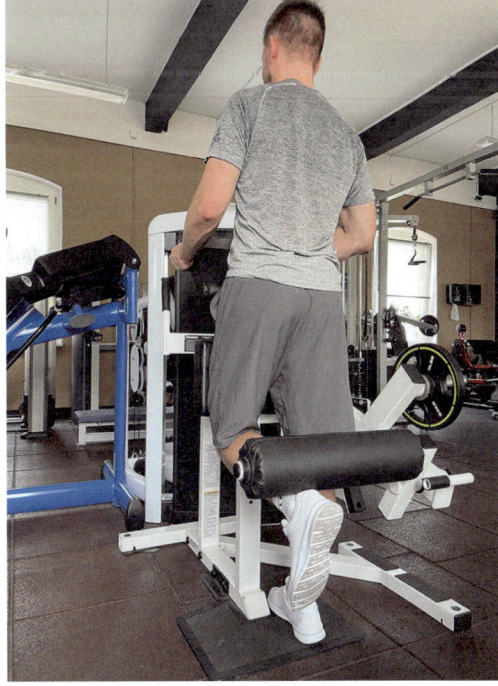

Abb. 5.97 MTT bei Meniskusläsion – Einbeinig Kniebeuger im Stehen

5.2.6   Patellaluxation

Unabhängig davon, ob eine Patellaluxation konservativ oder operativ versorgt wird, empfehlen Watson et al. (2022) eine lokale sowie globale Kräftigung der knie- und hüftgelenkssteuernden Muskulatur.

Nach der Operation bzw. der femoropatellaren Luxation, welche meist nach lateral erfolgt, wird das Tragen einer bewegungslimitierenden Schiene für einen Zeitraum von etwa drei Wochen angeraten (vgl. Flores et al. 2023). Postoperativ bzw. posttraumatisch kann das betroffene Bein in einem Zeitraum von etwa drei Wochen progressiv schmerzadaptiert bzw. mit einer Teilbelastung von 15kg belastet werden (vgl. Honkonen et al. 2022; Petri et al. 2013). Bezüglich der medizinischen Trainingstherapie sollte Wert auf die Kräftigung des Musculus quadriceps femoris gelegt werden. Insbesondere das möglichst gezielte Ansteuern des Musculus vastus medialis ist Gegenstand der vorhandenen Literatur (vgl. Smith et al. 2015). Auch die Kräftigung der ischiocruralen Muskulatur sollte Bestandteil der medizinischen Trainingstherapie sein (vgl. Straume-Næsheim et al. 2022). Bei Menschen mit wiederkehrender Patellaluxation konnte eine signifikante Schwäche der Musculi ischiocrurales festgestellt werden (vgl. Małecki et al. 2021). Dies untermauert die Relevanz des Trainings der Knieflexoren.

Bitar et al. (2012) empfehlen innerhalb der ersten drei Wochen der Rehabilitation Spannungsübungen für den Musculus quadriceps femoris. Anschließend kann ein zunächst widerstandsloses Training auf dem Fahrradergometer praktiziert werden. Im Verlauf sind propriozeptives Training sowie Krafttraining in der geschlossenen kinematischen Kette gut dazu geeignet, um auf das Training in der offenen kinematischen Kette vorzubereiten (vgl. Bitar et al. 2012). Xing et al. (2022) weißen explizit darauf hin, dass das trainingstherapeutische Ansprechen des Musculus quadriceps femoris möglichst früh im Rehabilitationsverlauf zu einer verbesserten Kniefunktion sowie zur Atrophieprophylaxe beiträgt.

Faktoren wie eine vermehrte Valgusstellung des oberen Sprunggelenkes bzw. eine Insuffizienz der Hüftabduktoren können das Kniegelenk vermehrt in eine Valgusposition zwingen und somit das Risiko von patellaren (Sub)luxationen erhöhen und sollten daher trainingstherapeutisch angegangen werden (vgl. Han et al. 2017).

Als Assessments können unter anderem der Lysholm-knee-score sowie der Tegner-level-of-activity-score eingesetzt werden (vgl. Smith et al. 2015). Genauere Informationen zu den einzelnen Assessments können aus der Assessmentliste im Anhang dieses Buches entnommen werden.

Zweckdienliche Visualisierungen können der Abb. 5.99, 5.100, 5.101, der Abb. 5.102, der Abb. 5.103 und der Abb. 5.104 entnommen werden.

> **Zusammenfassung für die Praxis**
> Aus der Sichtweise der medizinischen Trainingstherapie sollte nach einer Patellaluxation der Fokus auf die Kräftigung des M. quadriceps femoris insbesondere des M. vastus medialis gelegt werden. Weiterhin ist es wichtig die Mm. ischiocrurales zu trainieren sowie gegen eine mögliche Valgusstellung im oberen Sprunggelenk sowie der Insuffizienz der Hüftabduktoren zu therapieren. Direkt nach der Luxation oder einer Operation wird das Tragen einer bewegungslimitierenden Schiene sowie die progressiv und schmerzadaptierte Teilbelastung von 15 kg für drei Wochen empfohlen. Das folgende Krafttraining und propriozeptive Training sollten zunächst in der geschlossenen und anschließend offenen Kette durchgeführt werden.
>
> Abb. 5.98 bietet eine Übersicht der genannten Informationen.

5.3   Areal Unterschenkel / Fuß

5.3.1   Supinationstrauma / Chronische Sprunggelenksinstabilität

Die medizinische Trainingstherapie kann nicht nur in der Nachsorge von Supinationstraumata

Kategorien	Evidenzbasierte Trainingsempfehlung
Übungen	Woche 1-3 nach Luxation oder Operation: Tragen einer Schiene / Teilbelastung bis 15kg / Spannungsübungen für den M. quadriceps femoris / widerstandloses Training mit dem Fahrradergometer / propriozeptives Training in geschlossener Kette / Krafttraining in geschlossener Kette Ab Woche 4: Übungen wie oben nur progressiv steigern / alle Übungen auch in offener Kette durchführen

Abb. 5.98   Zusammenfassung MTT bei Patellaluxation

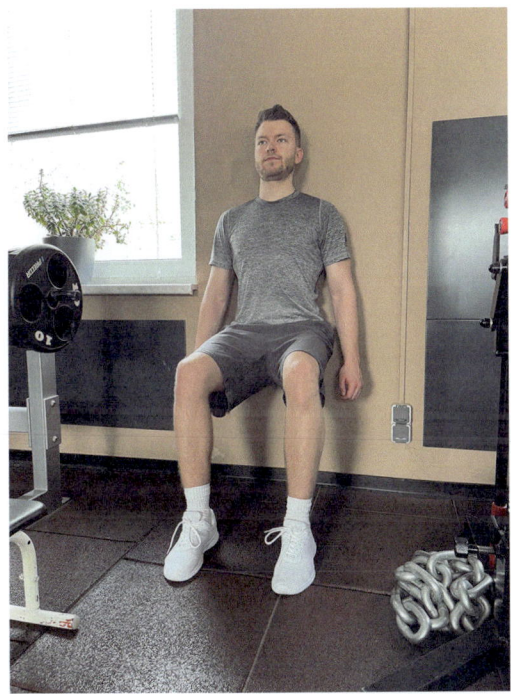

Abb. 5.99   MTT bei Patellaluxation – Kräftigung M. quadriceps femoris in der geschlossenen Kette mit Fokus auf den M. vastus medialis

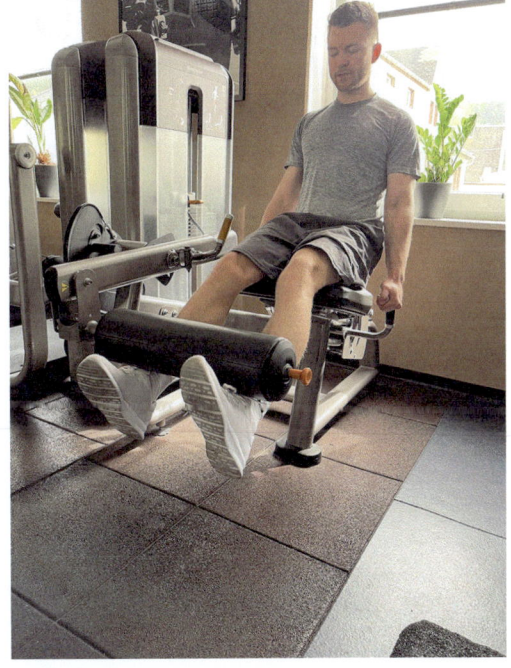

Abb. 5.100   MTT bei Patellaluxation – Kräftigung M. quadriceps femoris in der offenen Kette mit Fokus auf den M. vastus medialis

zum Einsatz kommen, sondern auch zur Prävention von chronischer Instabilität der Sprunggelenke eingesetzt werden (vgl. Doherty et al. 2017). Zudem kann das Risiko eines Rezidivs durch Trainingstherapie verringert werden (vgl. Wagemans et al. 2022; Bleakley et al. 2019).

Hall et al. (2018) stellten bei Menschen mit chronischer Instabilität der Sprunggelenke den Einfluss von Gleichgewichtstraining und Krafttraining gegenüber. In einem Zeitrahmen von insgesamt sechs Wochen erfolgten wöchentlich drei Trainingseinheiten mit einem zeitlichen

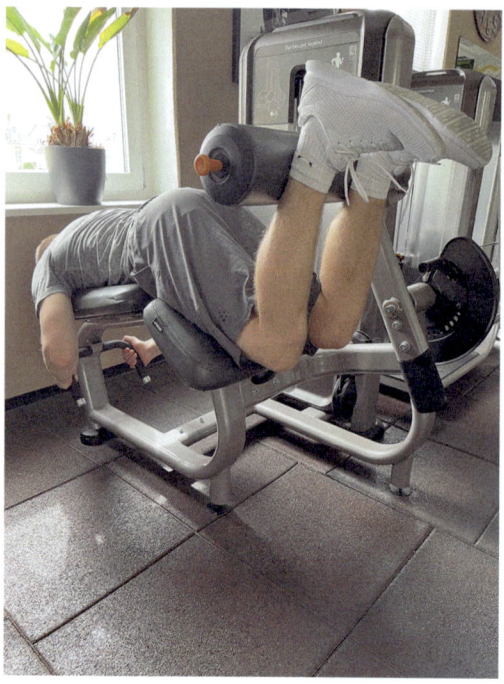

Abb. 5.101 MTT bei Patellaluxation – Kräftigung Mm. ischiocrurales

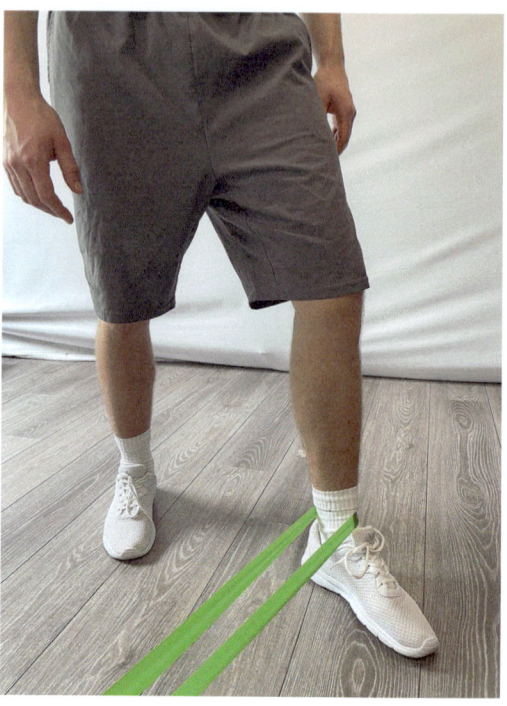

Abb. 5.103 MTT bei Patellaluxation – Training gegen Valgusstellung des Fußes

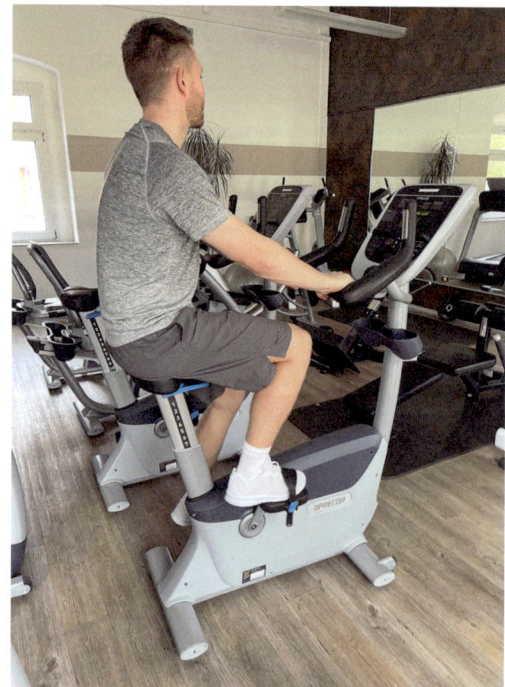

Abb. 5.102 MTT bei Patellaluxation – Fahrradergometer

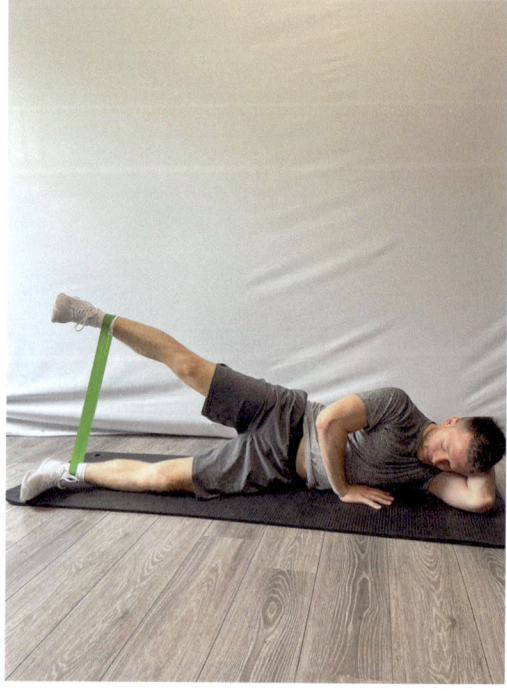

Abb. 5.104 MTT bei Patellaluxation – Kräftigung Hüftabduktoren

Umfang von je 20 min. Das Gleichgewichts-
trainingsprogramm wurde von McKeon et al.
(2008) übernommen. Es beinhaltet ein progressives Training des Einbeinstandes. Als Instrumente um die Intensität zu steigern, werden
eine veränderte Armposition, veränderter Untergrund, längere Haltezeiten sowie das Schließen der Augen verwendet. Zusätzlich werden Sprünge in verschiedenen Variationen und
Richtungen einbezogen. Das Krafttraining beinhaltete das Training mit Therabändern in die
Bewegungsrichtungen Dorsalextension, Inversion und Eversion. Bei jeweils drei Sätzen
und zehn Wiederholungen wurde der Widerstand wöchentlich progressiv gesteigert. Zur
Stärkung der Plantarflexoren wurden an einer
Treppenstufe heel-raises unter Ausschöpfung
des vollständigen Bewegungsausmaßes praktiziert. Diese wurden durch die Anwendung einer
propriozeptiven neuromuskulären Fazilitations-
diagonalen ergänzt. Die Satzzahlen steiger-
ten sich von anfangs zwei auf vier in der letzten Interventionswoche. Die Wiederholungszahlen schwankten zwischen 10 und 15. Sowohl
das Gleichgewichts- als auch das Krafttraining
führten zu einer signifikanten Verbesserung von
Gleichgewicht, Kraft und Funktionalität (vgl.
Hall et al. 2018). Ähnliche Trainingsansätze
führten auch zu einer reduzierten Schmerzintensität (vgl. Hall et al. 2015).

Cain et al. (2020) stellen bei Menschen mit
chronischer Instabilität der Sprunggelenke
ein Kräftigungsprogramm mittels Theraband
in alle Bewegungsrichtungen einem Gleichgewichtstraining auf einem Kegel gegenüber.
Beide Ansätze verbesserten signifikant gleichwertig die Gleichgewichtsfähigkeit sowie die
Funktionalität.

Lazarou et al. (2018) untersuchten den Einfluss eines Gleichgewichtstrainingsprogramms
bei Menschen im Alter zwischen 18–40 mit
postakuten Supinationstraumata. In einem Zeitraum von sechs Wochen wurden zehn Trainingseinheiten durchgeführt. Das Trainingsprogramm
beinhaltete beidbeinige sowie einbeinige Übungen auf dem Wackelbrett, einem festen sowie
einem weichen Untergrund. Zu den Übungen
zählten beispielsweise einbeinige Kniebeugen

des betroffenen Beins bis zur Toleranzgrenze,
einbeinige diagonale Sprünge sowie Sprünge in
der sagittalen bzw. frontalen Ebene. Nach einem
achtwöchigem follow-up-Zeitraum konnte eine
signifikante Verbesserung der Funktionalität, des
Bewegungsausmaßes sowie eine Verbesserung
des Gleichgewichts in der frontalen Ebene festgestellt werden (vgl. Lazarou et al. 2018).

Als Assessments dienen unter anderem Instrumente zur Gleichgewichtsbeurteilung wie sta-
bility-index-scores als auch funktionale Testungen wie der single-hop-for-distance-test sowie
der single-leg-hops-for-time-test (vgl. Lazarou et al. 2018). Des Weiteren kann der side-
hop functional performance test zum Einsatz
kommen (vgl. Hall et al. 2018). Zusätzlich können der foot-and-ankle-disability-index, time-to-
boundery-Messungen sowie der star-excursion-
balance-test Anwendung finden (vgl. McKeon
et al. 2008). Hall et al. (2015) verwendeten den
figure-8-hop-test-for-time, den triple-crossover-
hop-test-for-distance als auch den y-balance-test.
Ergänzend kann der time-in-balance-test, der
foot-lift-test, der side-hop test, die foot-and-an-
kle-ability-measure sowie das Cumberland-an-
kle-instability-tool zum Einsatz kommen (vgl.
Cain et al. 2020). Genauere Informationen zu
den einzelnen Assessments können aus der
Assessmentliste im Anhang dieses Buches entnommen werden.

Zweckdienliche Visualisierungen können der
Abb. 5.106, 5.107, 5.108, der Abb. 5.109 und
der Abb. 5.110 entnommen werden.

> **Zusammenfassung für die Praxis**
> Die Trainingstherapie mit dem Fokus auf
> dem Gleichgewichtstraining sowie dem
> Krafttraining können den Zustand nach
> einem Supinationstrauma in Bezug zur
> Funktionalität, zum Gleichgewicht, zur
> Kraft und Schmerz signifikant verbessern.
> Hierzu sollte ein Training von mindestens
> sechs bis acht Wochen angestrebt werden,
> um einen positiven Effekt zu erzeugen.
>
> Abb. 5.105 bietet eine Übersicht der
> genannten Informationen.

Kategorien	Evidenzbasierte Trainingsempfehlung
Einheiten	6-8 Woche mit jeweils 3 Einheiten á mindestens 20 Minuten pro Einheit
Übungen	Progressives Training des Einbeinstandes (Veränderung der Armposition, veränderte Untergründe, längere Haltezeiten, geschlossene Augen) / Sprünge in verschiedene Variationen und Richtungen, Gleichgewichtstraining auf einem Kegel und Wackelbrett einbeinig und beidbeinig und auf verschiedenen Untergründen / einbeinige Kniebeuge des betroffenen Beines / einbeinige diagonale Sprünge, Sprünge in Sagittal- und Frontalebene Krafttraining mit Theraband in Dorsalextension, Eversion und Inversion / heel-raises auf Treppe in vollem Bewegungsausmaß / propriozeptive neuromuskuläre Fazilitationsdiagonalen
Übungsparameter	3-4 Sätze á 10-15 Wiederholungen

Abb. 5.105 Zusammenfassung MTT bei Supinationstrauma / chronische Sprunggelenksinstabilität

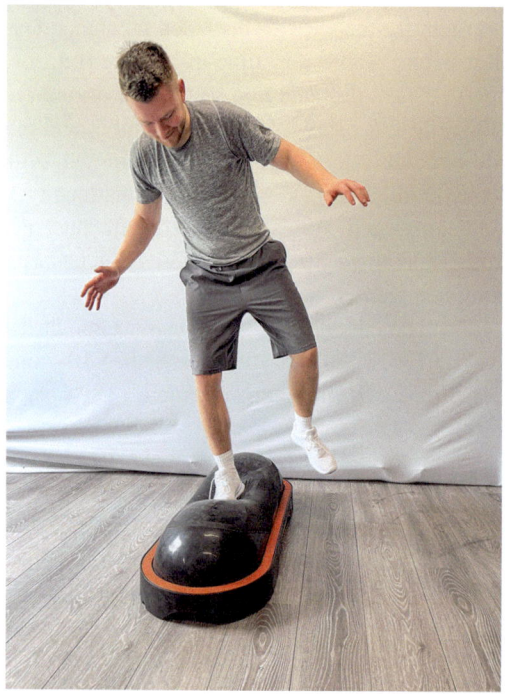

Abb. 5.106 MTT bei Supinationstrauma / chronische Sprunggelenksinstabilität – Einbeinstand mit möglichen Variationen

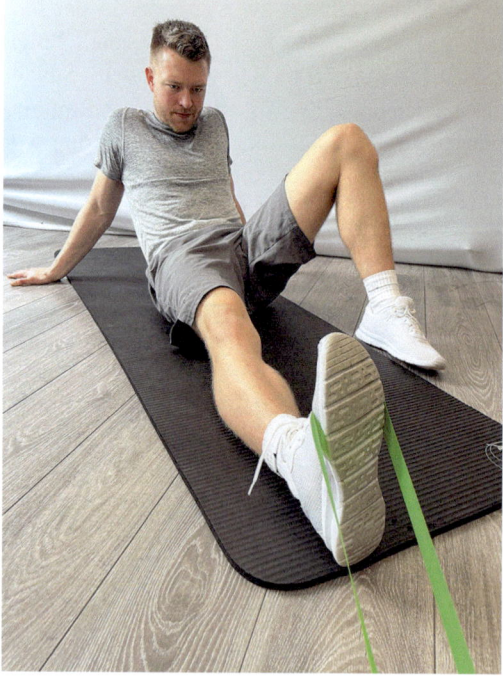

Abb. 5.107 MTT bei Supinationstrauma / chronische Sprunggelenksinstabilität – Training in Dorsalextension, Eversion und Inversion mit Theraband

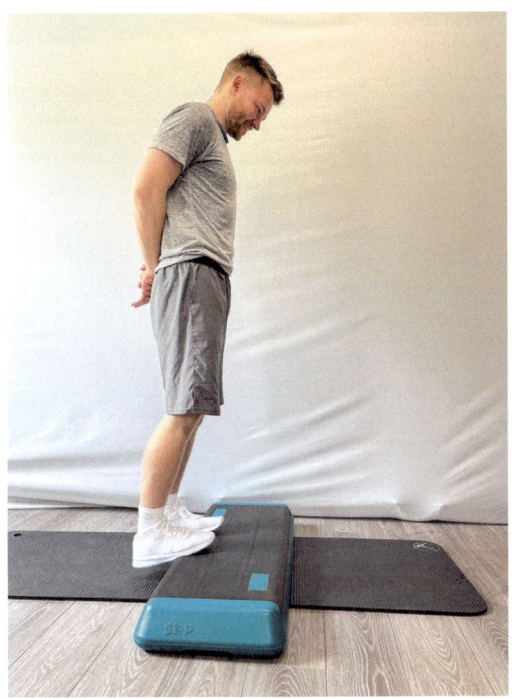

Abb. 5.108 MTT bei Supinationstrauma / chronische Sprunggelenksinstabilität – Heel-raises an Treppenstufe

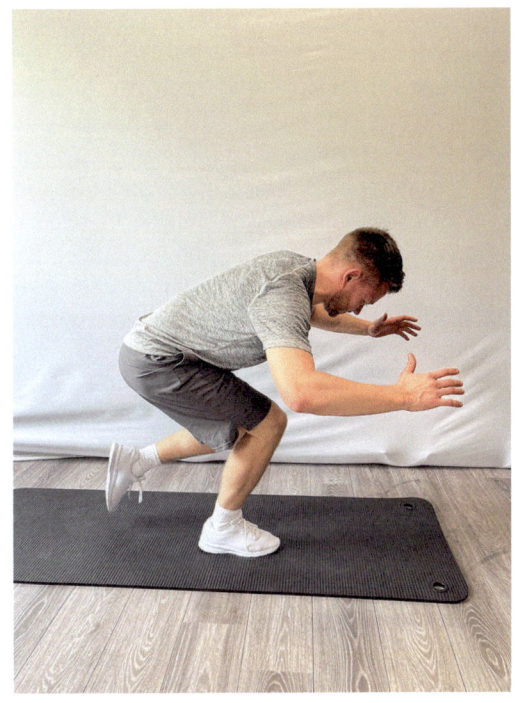

Abb. 5.110 MTT bei Supinationstrauma / chronische Sprunggelenksinstabilität – Einbeinige Kniebeugen

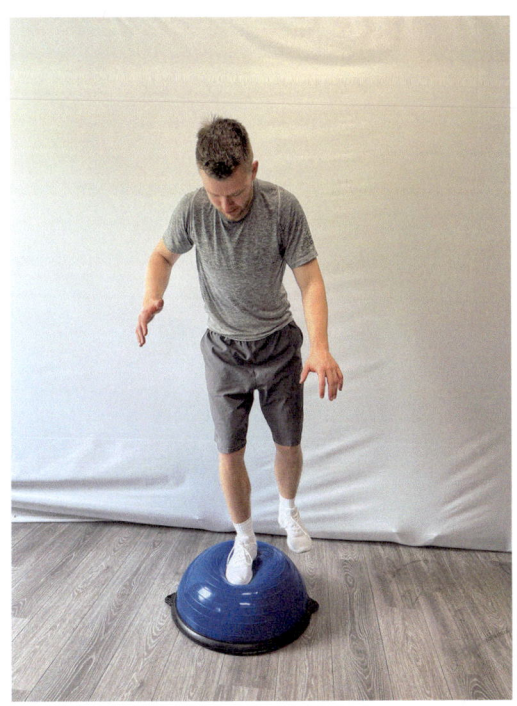

Abb. 5.109 MTT bei Supinationstrauma / chronische Sprunggelenksinstabilität – Gleichgewichtstraining auf Kegel

5.3.2 Achillodynie / Achillessehnentendinopathie

Bei der medizinischen Trainingstherapie einer Achillodynie nimmt das exzentrische Training einen wichtigen Stellenwert ein (vgl. Silbernagel et al. 2001). Exzentrisches Training ist in der Lage die Schmerzintensität bei Achillessehnentendinopathie im mittleren Bereich der Sehne signifikant zu reduzieren (vgl. Prudêncio et al. 2023; Wilson et al. 2018).

An einer Treppenstufe kann aus dem Zehenstand die Ferse langsam abgesenkt werden. Wird diese Übung mit extendiertem Kniegelenk praktiziert, wird dadurch fokussiert der Musculus gastrocnemius akzentuiert. Zusätzlich dazu kann durch ein leichtes Beugen des Kniegelenkes eine erhöhte Belastung auf den Musculus soleus gesetzt werden. Bei im Verlauf ansteigendem Gewicht, werden sowohl für den Musculus gastrocnemius als auch für den Musculus soleus zwei bis drei Sätze bei je 15 Wiederholungen empfohlen (vgl. Nørregaard et al. 2007). Zusätzlich können Dehnübungen der beiden Muskeln von je fünfmal 30 s Haltezeit in das Trainingsprogramm integriert werden. Während des Trainings wird ein leichter Schmerz im Bereich der Achillessehne akzeptiert. Steigen die Schmerzen jedoch im Tagesverlauf an oder ist eine gesteigerte Morgensteifigkeit zu beobachten, spricht dies für eine Überbelastung. Das weibliche Geschlecht sowie eine Symptomlokalisation im distalen Bereich der Achillessehne scheinen schlechter auf die medizinische Trainingstherapie zu reagieren (vgl. Nørregaard et al. 2007).

Gatz et al. (2020) erkannten, dass das Hinzufügen von isometrischen Trainingsbestandteilen zum klassischen exzentrischen Ansatz keinen Mehrwert mit sich bringt. Zudem scheint es keinen Unterschied zu machen, ob das exzentrische Training isoliert exzentrisch oder konzentrisch-exzentrisch durchgeführt wird (vgl. Habets et al. 2021).

Als Assessment dient beispielsweise der pain-on-palpation-test (vgl. Silbernagel et al. 2001). Genauere Informationen zu den einzelnen Assessments können aus der Assessmentliste im Anhang dieses Buches entnommen werden.

Zweckdienliche Visualisierungen können der Abb. 5.112, 5.113, 5.114 und der Abb. 5.115 entnommen werden.

Zusammenfassung für die Praxis
Eine signifikante Verbesserung der Schmerzsymptomatik bei Achillodynie kann die

medizinische Trainingstherapie im Sinne einer exzentrischen Übungsdurchführung liefern. Hierbei liegt der Fokus auf dem Zehenstand an einer Treppe mit dem langsamen Absinken der Ferse. Leichte Schmerzen können während des Trainings auftreten. Steigen die Schmerzen im Tagesverlauf oder kommt eine Morgensteifigkeit dazu, ist die Intensität zu hoch gewählt.

Abb. 5.111 bietet eine Übersicht der genannten Informationen.

5.3.3 Knick-Senk-Fuß

Eine Metaanalyse aus dem Jahr 2022 befürwortet den Einsatz des Trainings der kurzen Fußmuskulatur und hebt eine Superiorität zu anderen Therapiestrategien hervor (vgl. Huang et al. 2022). Die aktive Therapieform ist passiven Therapiestrategien wie beispielsweise der alleinigen Versorgung mit Schuheinlagen überlegen (vgl. Hoang et al. 2021).

Brijwasi und Borkar (2023) überprüften mittels einer randomisiert kontrollierten Studie den Einfluss eines Trainingsprogrammes auf Menschen mit einem Knick-Senk-Fuß. In einem Zeitraum von sechs Wochen erfolgten wöchentlich drei Trainingseinheiten mit einer jeweiligen Dauer von 30 min. Das Trainingsprogramm bestand aus einer Aufwärmphase, einer Trainingsphase der

Kategorien	Evidenzbasierte Trainingsempfehlung
Einheiten	Tägliche Durchführung
Übungen	Zehenstand auf Treppenstufe und langsames exzentrisches Absinken der Ferse, geht die Ferse auf Ebene der Stufe ist die Intensität niedriger, geht die Ferse unterhalb des Niveaus der Stufe ist die Intensität höher, wird das Knie dabei gestreckt, liegt der Fokus auf dem M. gastrocnemius, wird das Knie gebeugt, liegt der Fokus auf dem M. soleus
Übungsparameter	2-3 Sätze á 15 Wiederholungen
Dehnung	Dehnung des M. gastrocnemius und des M. soleus 5-mal zu je 30 Sekunden

Abb. 5.111 Zusammenfassung MTT bei Achillodynie / Achillessehnentendinopathie

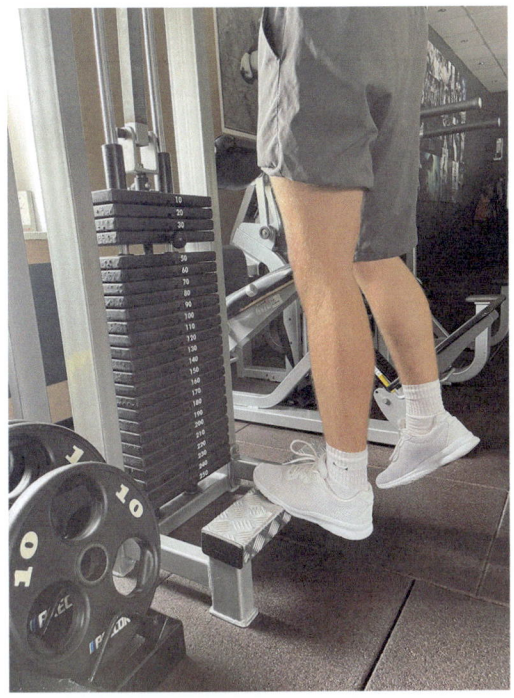
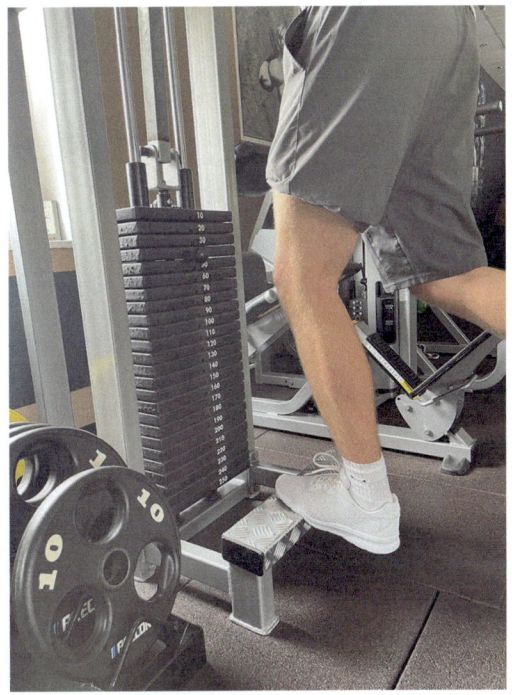

Abb. 5.112 MTT bei Achillodynie / Achillessehnenten-dinopathie – Zehenstand auf Stufe mit Absinken der Ferse bei gestrecktem Kniegelenk

Abb. 5.113 MTT bei Achillodynie / Achillessehnenten-dinopathie – Zehenstand auf Stufe mit Absinken der Ferse bei gebeugtem Kniegelenk

kurzen Fußmuskulatur sowie einer Trainings-phase der Hüftabduktoren und Hüftextensoren. Zu den Übungen, welche auf die kurze Fuß-muskulatur abzielten, gehörten die Extension der Zehen zwei bis fünf, die Extension des Hal-lux, das Abspreizen der Zehen sowie das Auf-bauen der Fußgewölbe durch eine Annäherung des Groß- und Kleinzehenballens und der Ferse. Die Übungen wurden im Studienverlauf durch die Variation der Ausgangsstellung als auch der Kontraktionszeit von anfänglich 5 auf 15 s pro-gressiv gesteigert. Auf die zunächst sitzende Position folgte der Stand und schließlich der Einbeinstand. Die Übungen wurden jeweils mit zwei Sätzen bei 15 Wiederholungen ausgeführt. Die Hüftabduktoren und Hüftextensoren wurde in Seitlage bzw. Bauchlage mit jeweils 2 Sät-zen und 10–12 Wiederholungen trainiert. Eine Progression wurde durch eine Verlängerung der Kontraktionszeit von 0 auf 10 s erreicht. Durch das beschriebene Trainingsprogramm konnte der

Abstand zwischen Boden und Tuberositas na-vicularis vergrößert werden. Zudem wurde der Längsgewölbewinkel um 16° verbessert (vgl. Brijwasi und Borkar 2023).

Als weitere Therapieübung kann auch die Anweisung gegeben werden, den Kopf der Os metatarsale I in Richtung Ferse zu ziehen, ohne die Zehen zu beugen und die Spannung zu hal-ten. Elsayed et al. (2023) wählten dazu drei Sätze von jeweils 10 Wiederholungen und 5 s Haltezeit. Zwischen den Sätzen erfolgte eine einminütige Pause. Jene Übung wurde täglich in einem Zeitraum von sechs Wochen praktiziert. Innerhalb der sechs Wochen wurde eine Pro-gression durch eine Abwandlung der Ausgangs-stellung vom Sitz in den Stand und schließ-lich in den Einbeinstand erreicht (vgl. Elsayed et al. 2023). Namsawang et al. (2019) wähl-ten eine ähnliche Übungsausführung wie El-sayed et al. (2023) und ergänzten während der Übungsausführung einen Schwellstrom auf den

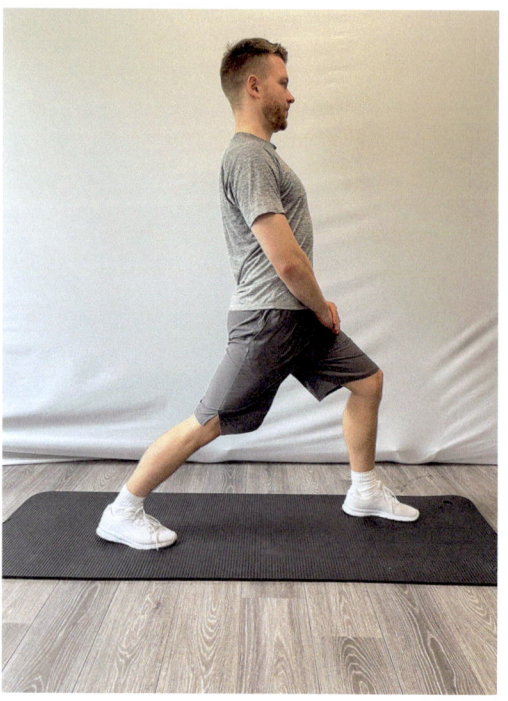

Abb. 5.114 MTT bei Achillodynie / Achillessehnenten-dinopathie – Dehnung M. gastrocnemius

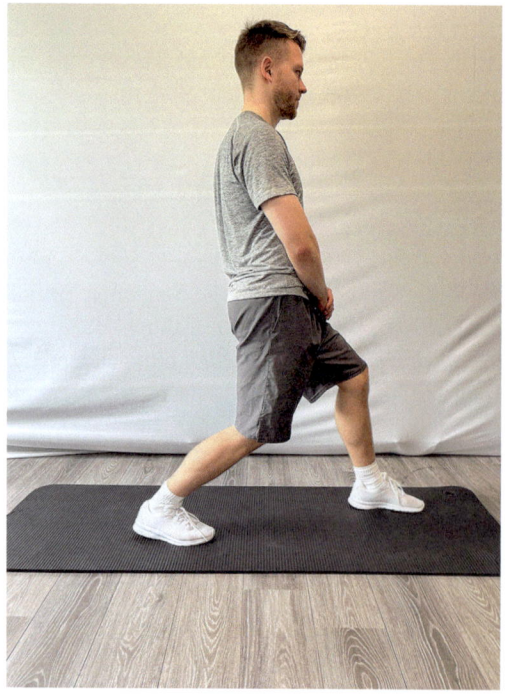

Abb. 5.115 MTT bei Achillodynie / Achillessehnenten-dinopathie – Dehnung M. soleus

Muskelbauch des Musculus abductor hallucis. Dadurch konnte eine vermehrte Muskelaktivität des Musculus abductor hallucis im Vergleich zur alleinigen Trainingstherapie ohne Strom hervorgerufen werden.

Alam et al. (2019) wählten einen ähnlichen Ansatz mit dem Unterschied, dass Sie durch eine Zehenflexion ein Handtuch greifen ließen. Zudem wird ein spezifisches Training des Musculus tibialis posterior sowie Dehnübungen des Musculus iliopsoas empfohlen. Die Kombination dieser Maßnahmen ist in der Lage die Position des Os naviculare positiv zu beeinflussen und führt des Weiteren zu einer verbesserten muskulären Aktivität sowie zu einer Harmonisierung des dynamischen Gleichgewichts (vgl. Alam et al. 2019). Das Training des Musculus tibialis posterior kann beispielsweise im Zehenspitzengang realisiert werden.

In diesem Zusammenhang erkannten Utsahachant et al. (2023), dass sich ein spezifisches Training der kurzen Fußmuskulatur in Kombination mit einem globalen Training der unteren Extremität positiv auf das mediale Längsgewölbe, während der Standbeinphase des Gehens auswirkt.

Zweckdienliche Visualisierungen können der Abb. 5.117, 5.118, 5.119, der Abb. 5.120, der Abb. 5.121 und der Abb. 5.122 entnommen werden.

Zusammenfassung für die Praxis
Die aktive evidenzbasierte Trainingstherapie ist gegenüber der alleinigen passiven Versorgung, wie beispielsweise der Einsatz von Schuheinlagen zur Korrektur eines Knick-Senk-Fußes, signifikant überlegen.

Der Fokus wird hierbei auf die progressive Kräftigung der kurzen Fußmuskeln sowie der Hüftgelenksabduktoren und Hüftgelenksextensoren gelegt. Als Ergänzung kann während des Trainings ein Schwellstrom auf den M. abductor hallucis appliziert werden.

Abb. 5.116 bietet eine Übersicht der genannten Informationen.

Kategorien	Evidenzbasierte Trainingsempfehlung
Einheiten	6 Wochen, jeweils 3-7 Trainingseinheiten pro Woche á 30 Minuten pro Einheit
Übungen	Aktive Extension der Zehen 2-5, Extension des Hallux, Abspreizen der Zehen, Aufbauen des Fußgewölbes durch Annäherung des Groß- und Kleinzehenballens und der Ferse (Übung progressiv steigern erst Sitz dann Stand dann Einbeinstand und die Haltezeit verlängern) / Hüftabduktoren und Hüftextensoren in Seitlage und Bauch trainieren durch Abspreizen des Beines (Progression ist die Verlängerung der Haltezeit von 0-10 Sekunden) / Pausenzeit zwischen den Übungen nicht länger als eine Minute / Ergänzend kann während den Übungen Schwellstrom auf den M. abductor hallucis appliziert werden / Weiterführend können die Zehenflexoren durch einkrallen eines Handtuches und der M. tibialis posterior durch den Zehenspitzengang trainiert werden
Übungsparameter	2 Sätze á 10-15 Wiederholungen
Dehnung	Dehnübungen des M. iliopsoas werden empfohlen

Abb. 5.116 Zusammenfassung MTT bei Knick-Senk-Fuß

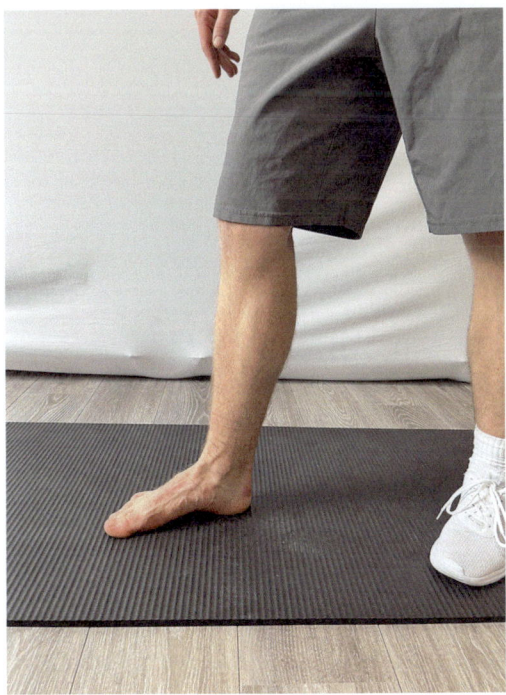

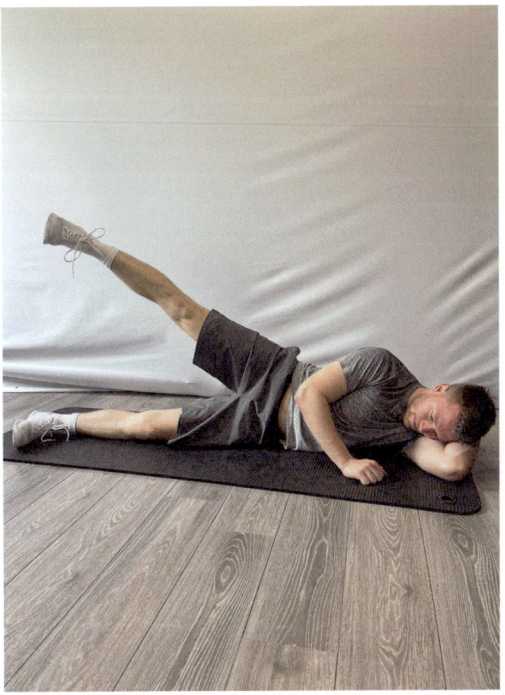

Abb. 5.117 MTT bei Knick-Senk-Fuß – Aufbau Fuß-gewölbe (Sitz, Stand, Einbeinstand)

Abb. 5.118 MTT bei Knick-Senk-Fuß – Kräftigung der Hüftabduktoren in Seitlage

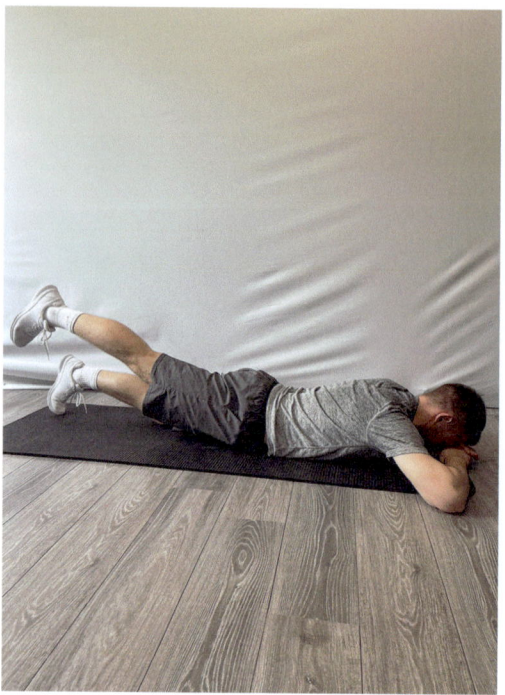

Abb. 5.119 MTT bei Knick-Senk-Fuß – Kräftigung der Hüftextensoren in Bauchlage

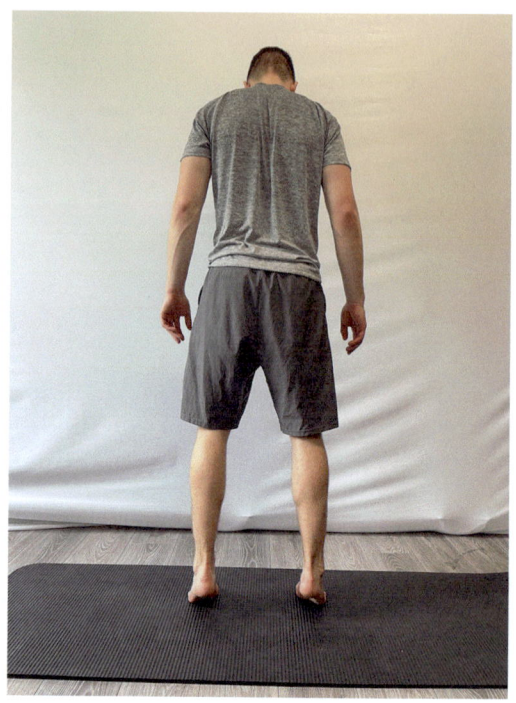

Abb. 5.121 MTT bei Knick-Senk-Fuß – Kräftigung des M. tibialis posterior durch Zehenspitzengang

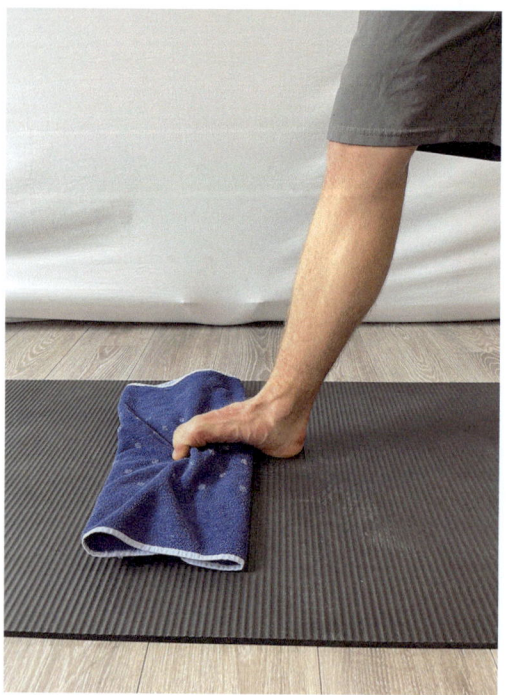

Abb. 5.120 MTT bei Knick-Senk-Fuß – Zehenflexion durch Greifen eines Handtuchs

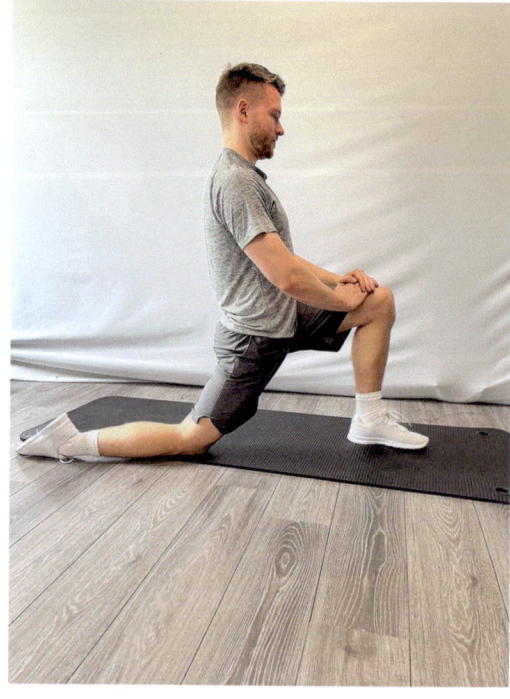

Abb. 5.122 MTT bei Knick-Senk-Fuß – Dehnung M. iliopsoas

5.4   Areal Lendenwirbelsäule

5.4.1   Lumbale Radikulopathie / Lumbaler Bandscheibenvorfall / Diskektomie

Sowohl bei der konservativen als auch bei der postoperativen Therapie von symptomatischen lumbalen Bandscheibenherniationen werden medizinische Trainingsprogramme empfohlen, welche auf die Stabilisierung der Lendenwirbelsäule abzielen (vgl. Pourahmadi et al. 2022). Diese Aussage wird von Choo und Chang (2023) bestätigt und zusätzlich erwähnt, dass neben Stabilisationsübungen auch Kräftigungsübungen der Rumpfmuskulatur einen wichtigen Beitrag zur Verringerung der Schmerzintensität und zur Minderung der funktionellen Behinderung leisten können. Ob ein Stabilisierungsprogramm zu Land oder im Wasser durchgeführt wird, scheint keinen Unterschied zu machen. Beide Vorgehensweisen sind zielführend (vgl. Bayraktar et al. 2016). In der Nachsorge von Diskektomiepatienten können sowohl lokale Stabilisierungsübungen der Musculi multifidii sowie des Musculus transversus abdominis als auch generelle Kräftigungsübungen des Rumpfes zum Einsatz kommen (vgl. Hebert et al. 2015).

In einer randomisiert kontrollierten Studie, welche 80 Menschen mit chronischen lumbalen Rückschmerzen mit lumbaler Radikulopathie integrierte, wurde ein lumbales Stabilisierungsprogramm in der offenen bzw. geschlossenen Kette einem lumbalen Stabilisierungsprogramm mit mobilisierenden Inhalten der Brustwirbelsäule im geschlossenen System gegenübergestellt. Beide Gruppen führten das Ihnen zugeteilte Trainingsprogramm in einem Zeitraum von acht Wochen durch. In Bezug auf die Reduktion der Schmerzintensität bzw. der Verminderung des funktionellen Behinderungsgrades war das lumbale Stabilisierungsprogramm mit mobilisierenden Inhalten der Brustwirbelsäule im geschlossenen System signifikant überlegen. Zu jenem Übungsprogramm zählten eine Gewichtsverlagerung im Stand an der Sprossenwand nach posterior mit gleichzeitiger Flexionsbewegung der Brustwirbelsäule und Rückführung, eine Flexionsbewegung der Brustwirbelsäule im Ausfallschritt mit Rückführung und gleichzeitigem durchgängigem Greifen der Sprossenwand, eine abwechselnde Flexions- und Extensionsmobilisation der Brustwirbelsäule im Vierfüßlerstand, sowie eine abwechselnde Extensions- und Flexionsmobilisation der Brustwirbelsäule im Wandsitz bei ca. 45° Hüftflexion (vgl. Kostadinović et al. 2020).

Renovato França et al. (2019) erkannten, dass die Durchführung eines motorischen Kontrolltrainings bei Menschen mit einer lumbalen Bandscheibenherniation und begleitender Radikulopathie gewinnbringend ist. Bei dem verwendeten Trainingsprogramm wurde Wert auf die Aktivierung des Musculus transversus abdominis sowie der Musculi multifidii gelegt. Im Stand wurde unter Palpation der genannten Muskeln eine Kokontraktion angeleitet. Zudem wurde der Musculus transversus abdominis in Rückenlage sowie im Vierfüßlerstand gezielt angesteuert. In der Bauchlage wurde eine Kontraktion der Musculi multifidii durch Palpationsimpulse fazilitiert (vgl. Bauer und Wolfram 2022). Zudem wurde unter Verwendung eines Druck-Biofeedback-Gerätes in Bauchlage die Aktivierung des Musculus transversus abdominis durch eine Druckabnahme sichtbar gemacht. In einem Zeitraum von acht Wochen wurden wöchentlich zwei Trainingseinheiten durchgeführt. Neben einer verminderten Schmerzintensität führte dieses Vorgehen zu einer Minderung der funktionellen Behinderung sowie einer gesteigerten Aktivierung des Musculus transversus abdominis (vgl. Renovato França et al. 2019). Diese Ergebnisse bestätigen frühere Forschungserkenntnisse von Ramos et al. (2018). Jene Informationen passen zu den Daten von Ramos et al. (2016) welche feststellten, dass Menschen mit einer lumbalen Bandscheibenherniation eine Schwäche der lumbalen Musculi multifidii sowie eine verminderte Rekrutierungsfähigkeit des Musculus transversus abdominis aufweisen (vgl. Ramos et al. 2016). Eine gezielte Stabilisierung von lumbalen Diskusherniationen mit einer Radikulopathie mittels medizinischer Trainingstherapie entspricht auch den Erkenntnissen der systematischen Übersichtsarbeit von Hahne et al. (2010).

Jüngst wurde die Effektivität eines Pilates-Programmes bei einer Population mit symptomatischen Bandscheibenherniationen nachgewiesen. Die Durchführung jenes Programmes wurde in einem Zeitraum von sechs Wochen wöchentlich dreimal umgesetzt. Jede Trainingseinheit umfasste 45–60 min. Das Trainingsprogramm beinhaltete Automobilisationen der Extremitäten sowie des Rumpfes als auch Kräftigungsübungen der Rumpfmuskulatur sowie der rumpfnahen Muskulatur. Durch die Umsetzung konnte die Population von einer Verringerung der Schmerzintensität, einer Verringerung des Behinderungsgrades, von einer verbesserten statischen und dynamischen Ausdauer sowie zum Teil von einer verbesserten Lebensqualität profitieren (vgl. Taşpınar et al. 2023).

Bei Menschen mit postoperativer lumbaler Diskektomie ist ab der sechsten postoperativen Woche die Durchführung eines extensionsbasierten bzw. flexionsbasierten Trainingsprogrammes möglich. Während beide Ansätze in der Lage sind die Schmerzintensität zu lindern, kann das extensionsbasierte Trainingsprogramm signifikant besser das Ausmaß der funktionellen Behinderung sowie Ausdauerfähigkeit der Rumpfmuskulatur trainieren (vgl. Abdi et al. 2023; Choi et al. 2005).

Als Assessment kann unter anderem der Oswestry-Disability-Index herangezogen werden (vgl. Kostadinović et al. 2020). Zusätzlich kann der modified-Biering-Sorensen -test sowie der trunk-flexion-endurance-test zum Einsatz kommen (vgl. Abdi et al. 2023). Genauere Informationen zu den einzelnen Assessments können aus der Assessmentliste im Anhang dieses Buches entnommen werden.

Zweckdienliche Visualisierungen können der Abb. 5.124, 5.125, 5.126, der Abb. 5.127 und der Abb. 5.128 entnommen werden.

Zusammenfassung für die Praxis
Die medizinische Trainingstherapie kann bei sowohl konservativ als auch postoperativ versorgten Befunden zu Schmerzlinderung und Funktionsverbesserung führen. Der Fokus liegt dabei auf Stabilisations-, Kräftigungs-, und Mobilisationsübungen. Die Muskeln, welche dabei am meisten beachtet werden sollten, sind der M. transversus abdominis sowie die Mm. multifidii. Mithilfe der beschrieben Trainingseinheiten sowie einem Druck-Biofeedback-Gerät kann das Training optimal gestaltet werden.

Auch ein 45–60-minütiges Pilates-Programm, das dreimal wöchentlich durchgeführt wird, kann die Schmerzintensität sowie die statische und dynamische Ausdauer verbessern.

Bei postoperativen lumbalen Diskektomien sollten extensions- und flexionsbasierte Durchführungen erst ab der sechsten postoperativen Woche durchgeführt werden.

Abb. 5.123 bietet eine Übersicht der genannten Informationen.

5.4.2 Low back pain

Eine Metaanalyse aus dem Jahr 2022 beschäftige sich mit der Fragestellung, welche medizinischen Trainingsprogramme am besten zur Schmerzlinderung bzw. Verbesserung des Behinderungsgrades bei Menschen mit chronischen Schmerzen im unteren Rücken geeignet sind. Insgesamt wurden 118 randomisiert kontrollierte Studien mit einer Gesamtpopulation von 9710 Menschen mit einem Alter von 18–65 Jahren einbezogen. Es wurde festgestellt, dass nahezu jede Form der physischen Aktivität in der Lage ist, sich positiv auf die oben genannten Outcomes auszuwirken. Die Forschungsgruppe empfiehlt wöchentlich mindestens ein bis zwei Trainingseinheiten. Erste signifikante Verbesserungen sind

Kategorien	Evidenzbasierte Trainingsempfehlung
Einheiten	8 Wochen, jeweils 2-3 Trainingseinheiten pro Woche á 45-60 Minuten pro Einheit
Übungen	Stabilisationsübungen und Kräftigungsübungen der Rumpfmuskulatur mit Fokus auf M. transversus abdominis und Mm. multifidii / Mobilisationsübungen der LWS und BWS / Gewichtsverlagerung im Stand an der Sprossenwand nach posterior mit gleichzeitiger Flexionsbewegung der BWS und Rückführung / Flexionsbewegung der BWS im Ausfallschritt mit Rückführung und gleichzeitigem durchgängigem Greifen der Sprossenwand / abwechselnde Flexions- und Extensionsmobilisation der BWS im Vierfüßlerstand / abwechselnde Extensions- und Flexionsmobilisation der BWS im Wandsitz bei ca. 45° Hüftflexion / Kokontraktion des M. transversus abdominis und der Mm. multifidii im Stand, in Rückenlage, im Vierfüßlerstand und in Rückenlage mit Druck-Biofeedback-Gerät (mechanisches Blutdruckmessgerät) / Pilates-Programm mit Automobilisation der Extremitäten und des Rumpfes sowie Kräftigung der rumpf- und rumpfnahen Muskulatur

Abb. 5.123   Zusammenfassung MTT bei lumbaler Radikulopathie / lumbalem Bandscheibenvorfall / Diskektomie

in einem Zeitraum von drei bis neun Wochen zu erwarten. Zu den evidenzbasierten Trainingsansätzen zählen Pilates, Training der Rumpfstabilität, Mind–Body-Programme sowie Krafttraining (vgl. Fernández-Rodríguez et al. 2022). Von Owen et al. (2020) wird die Anwendung von Stabilisationsprogrammen, welche zum Ziel haben die motorische Kontrolle zu verbessern, ergänzt. Zusätzlich bestehen Hinweise auf die Wirksamkeit von aerobem Training (vgl. Owen et al. 2020).

Heimtrainingsprogramme sind ein probater Weg, um gegen nichtspezifische Schmerzen im unteren Rücken vorzugehen. Um eine optimale Linderung der Schmerzintensität zu erreichen, wird eine Anleitung unter therapeutischer Supervision nahegelegt (vgl. Quentin et al. 2021). Hayden et al. (2021) weißen darauf hin, dass individuelle Präferenzen des zu Therapierenden in Bezug auf die Auswahl der Trainingsform den Therapieerfolg steigern können.

In einer randomisiert kontrollierten Studie wurde die Effektivität eines Stabilisationsprogrammes bei Menschen mit subakuten chronischen Schmerzen im unteren Rücken nachgewiesen. In einem Interventionszeitraum von einem Monat wurde wöchentlich dreimal für je 30 min trainiert. Das Stabilisationsprogramm hatte ein spezifisches Training des Musculus transversus abdominis sowie der lumbalen Musculi multifidii zum Ziel. Hierzu kam unter anderem ein Druck-Biofeedback-Gerät zum Einsatz. Dieses wurde in Bauchlage mit einem Druck von 70 mmHg unter dem Abdomen der Trainierenden platziert. Durch eine gezielte Rekrutierung des Musculus transversus abdominis sollte sich der Druck in einem Bereich zwischen 6–10 mmHg reduzieren. Durch das Heben des kontralateralen Arms unter gleichzeitiger Anspannung des Musculus transversus abdominis wurde die Aktivität der lumbalen Musculi multifidii fazilitiert. Ein zusätzlicher Palpations-

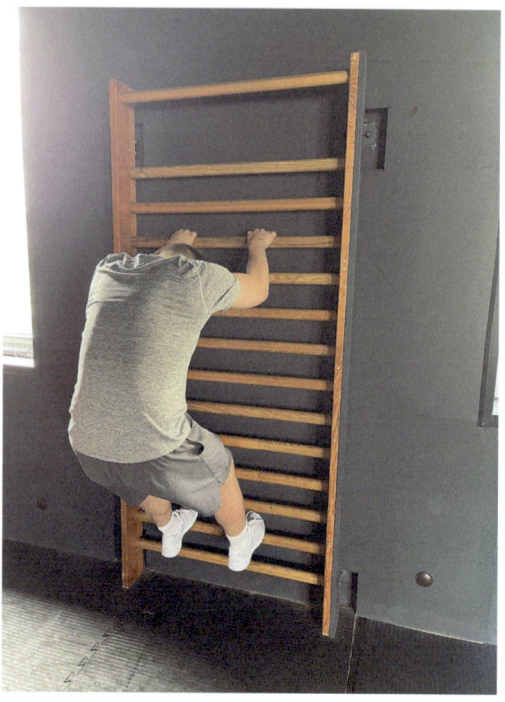

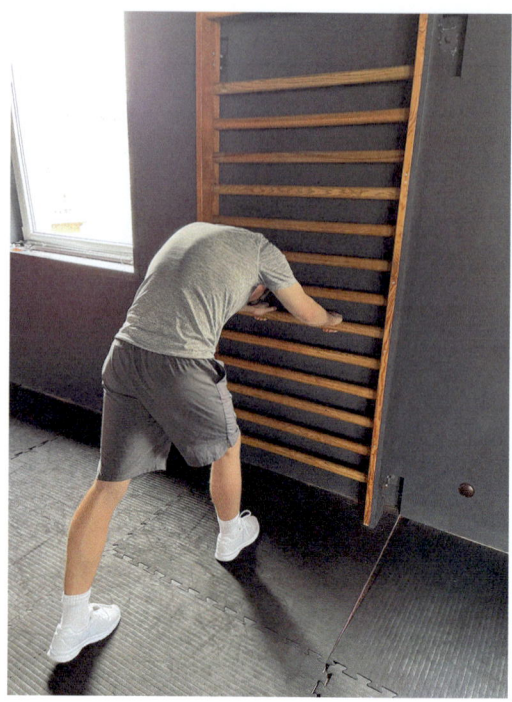

Abb. 5.124 MTT bei lumbaler Radikulopathie / lumba-lem Bandscheibenvorfall / Diskektomie – Gewichtsver-lagerung im Stand an der Sprossenwand nach posterior mit gleichzeitiger Flexionsbewegung der BWS und Rück-führung

Abb. 5.125 MTT bei lumbaler Radikulopathie / lum-balem Bandscheibenvorfall / Diskektomie – Flexions-bewegung der BWS im Ausfallschritt mit Rückführung und gleichzeitigem durchgängigem Greifen der Sprossen-wand

reiz im paravertebralen Bereich wirkte unter-stützend. Im Verlauf der Studienzeit wurde eine Kokontraktion der genannten Muskeln in ver-schiedenen Ausgangstellungen praktiziert. So-bald dies möglich war, wurden mit gehaltener Rekrutierung der stabilisierenden Muskulatur Bewegungen der Extremitäten praktiziert. Nach statistischer Auswertung der erhobenen Daten konnte gezeigt werden, dass diese Form der me-dizinischen Trainingstherapie in der Lage ist, das Gleichgewicht, den Querschnitt des Muscu-lus transversus abdominis sowie der lumbalen Musculi multifidii, die Schmerzintensität, den funktionellen Behinderungsgrad sowie das Aus-maß der Kinesiophobie signifikant zu verbessern (vgl. Hlaing et al. 2021).

Narouei et al. (2020) fügten zu einer spezi-fischen Kräftigung des Musculus transversus ab-dominis und der lumbalen Musculi multifidii all-gemeine Kräftigungsübungen der hüftumgebenden Muskulatur hinzu. Hierzu zählten unter anderem Kräftigungsübungen der geraden und schrägen Bauchmuskulatur über sit-ups sowie allgemeine Kräftigungsübungen der Wirbelsäulen- und Hüft-extensoren. Des Weiteren kamen Bridging-Übun-gen sowie der Seitstütz und Übungen im Vier-füßlerstand zum Einsatz. Dadurch konnte der Behinderungsgrad bei Menschen mit nichtspezi-fischen chronischen Schmerzen im unteren Rü-cken nach einem Trainingszeitraum von vier Wo-chen vermindert werden (vgl. Narouei et al. 2020). Neben Kräftigungsübungen können auch Dehn-übungen der hüftumgebenden Muskulatur einen positiven Beitrag zur Lebensqualität, Schmerz-linderung, Gleichgewicht und Behinderungsgrad leisten (vgl. Kim und Yim et al. 2020).

Gibbs et al. (2022) stellten bei Menschen mit chronischen Schmerzen im unteren Rücken das

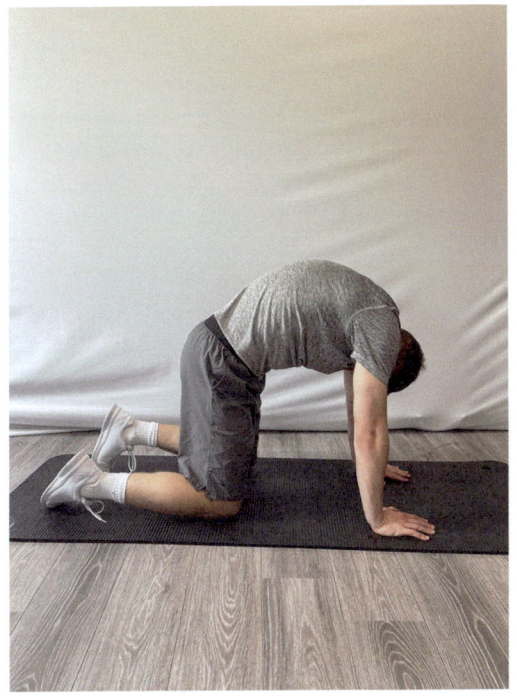

Abb. 5.126 MTT bei lumbaler Radikulopathie / lumbalem Bandscheibenvorfall / Diskektomie – Abwechselnde Flexions- und Extensionsmobilisation der BWS im Vierfüßlerstand

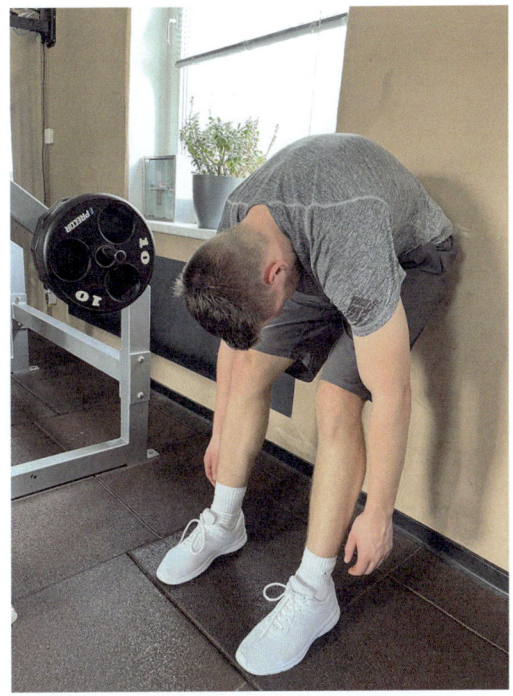

Abb. 5.127 MTT bei lumbaler Radikulopathie / lumbalem Bandscheibenvorfall / Diskektomie – Abwechselnde Extensions- und Flexionsmobilisation der BWS im Wandsitz bei ca. 45° Hüftflexion

Krafttraining mit dem eigenen Körpergewicht einem Training mit externen Gewichten gegenüber. Beide Gruppen erhielten zusätzlich die identische fachliche Aufklärung. Dabei konnte errechnet werden, dass beide Interventionen gleichwertig in der Lage sind signifikante Verbesserungen in Bezug auf Schmerz, Behinderungsgrad, Angst und Selbstwirksamkeit zu evozieren. Die Relevanz der therapeutischen Transparenzgabe wird dabei deutlich (vgl. Gibbs et al. 2022).

Als Assessments dienen neben der visuellen Analogskala bzw. der numerischen Analogskala der roland-morris-disability-questionnaire sowie der oswestry-disability-index (vgl. Nava-Bringas et al. 2021). Genauere Informationen zu den einzelnen Assessments können aus der Assessmentliste im Anhang dieses Buches entnommen werden.

Zweckdienliche Visualisierungen können der Abb. 5.130, 5.131, 5.132, der Abb. 5.133, der Abb. 5.134 und der Abb. 5.135 entnommen werden.

Zusammenfassung für die Praxis
Mithilfe der evidenzbasierten medizinischen Trainingstherapie besteht eine gute Möglichkeit Schmerzen sowie den Grad der Behinderung bei chronischen Schmerzen im unteren Rücken zu verbessern. Hierbei liegt der Fokus im Bereich der physischen Aktivität in Form von Krafttraining, Stabilisationstraining, Mind–Body-Programme, Pilates, Dehnungen sowie der Wahrnehmung über ein Druck-Biofeedback-Gerät oder der direkten

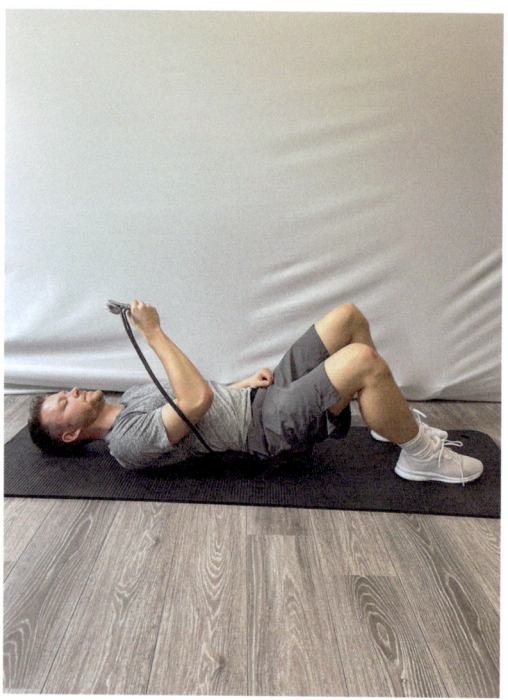

Abb. 5.128 MTT bei lumbaler Radikulopathie / lumbalem Bandscheibenvorfall / Diskektomie – Kokontraktion des M. transversus abdominis und der Mm. multifidii im Stand, in Rückenlage, im Vierfüßlerstand und in Rückenlage mit Druck-Biofeedback-Gerät

Palpation. Im Zentrum des Trainings stehen der M. transversus abdominis sowie die Mm. multifidii. Weiterhin sollte Wert auf eine Kräftigung der hüftumgebenden sowie der geraden und schrägen Bauchmuskulatur und Wirbelsäulenextensoren gelegt werden.

Abb. 5.129 bietet eine Übersicht der genannten Informationen.

5.4.3 Spondylolisthesis / Lumbale Spondylose

Bei einer vorherrschenden degenerativen Spondylolisthesis wird aus trainingstherapeutischer Sichtweise die Durchführung von Flexionskräftigungsübungen des Rumpfes empfohlen (vgl. Kalichman und Hunter 2008).

Nava-Bringas et al. (2021) ging der wissenschaftlichen Fragestellung nach, ob ein rumpfstabilisierendes Übungsprogramm bei Menschen mit degenerativer Spondylolisthesis effizienter als ein aus Flexionsübungen bestehendes trainingstherapeutisches Vorgehen ist. Das

Kategorien	Evidenzbasierte Trainingsempfehlung
Einheiten	3 - 9 Wochen, 1–3-mal pro Woche, mindestens 30 Minuten pro Einheit
Übungen	Pilates / Mind-Body-Programme / Bauchlage Druck-Biofeedback-Gerät unter Bauch auf 70mmHg - Anspannung des M. transversus abdominis um Reduzierung um 6-10mmHg / Gleiche Übung mit zusätzlichem Abheben des jeweils kontralateralen Armes, dies kann über eine paravertebralen Palpationsreiz der Mm. multifidii unterstützt werden / Gleiche Übung mit zusätzlicher Bewegung der Extremitäten in verschiedenen Ausgangsstellungen / Situps, Bridging-Übungen, Seitstütz, Übungen im Vierfüßlerstand
Dehnung	Dehnung der hüftumgebenden Muskulatur

Abb. 5.129 Zusammenfassung MTT bei Low-back-pain

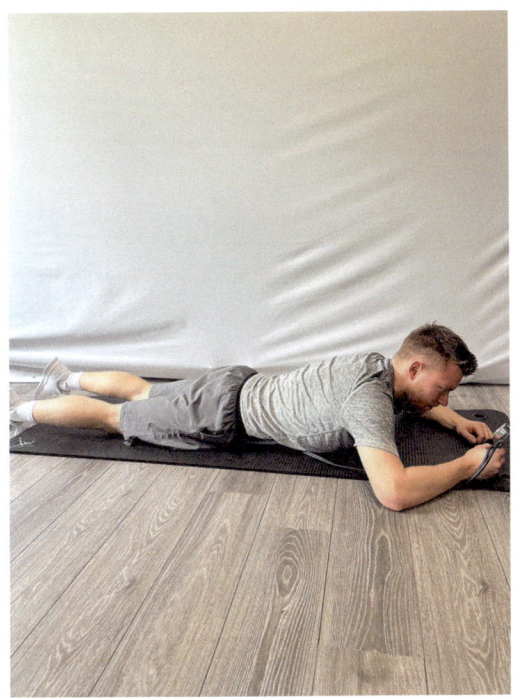

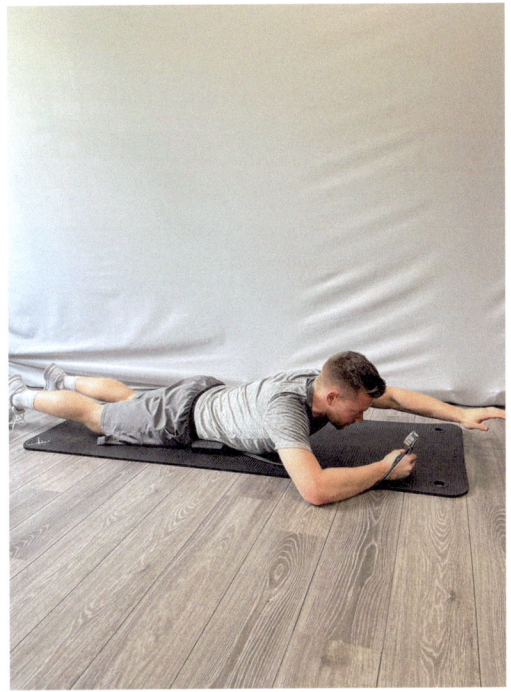

Abb. 5.130 MTT bei Low-back-pain – Druck-Bio-feedback-Gerät unter Bauch auf 70 mmHg – Anspannung des M. transversus abdominis um Reduzierung von 6–10 mmHg zu erreichen

Abb. 5.131 MTT bei Low-back-pain – Druck-Bio-feedback-Gerät unter Bauch auf 70 mmHg – Anspannung des M. transversus abdominis um Reduzierung von 6–10 mmHg zu erreichen mit zusätzlichem Abheben des jeweils kontralateralen Armes

stabilisierende Übungsprogramm begann mit einer 15-minütigen lumbosacralen Erwärmung durch die Applikation eines Wärmekissens. Anschließend wurden Dehnübungen der thorakolumbalen Faszie, der Hüftflexoren sowie der Musculi ischiocrurales durchgeführt. Im nächsten Schritt wurde an einer neutralen Wirbelsäulenposition und der gezielten Rekrutierungsfähigkeit des Musculus transversus abdominis, Musculus obliquus internus abdominis, der Musculi multifidii, des respiratorischen Diaphragmas sowie der Beckenbodenmuskulatur gearbeitet. Die Progression im Studienverlauf erfolgte durch anteriore und laterale Bridgingkomponenten und Übungen im Vierfüßlerstand. Das Flexionsprogramm beinhaltete Komponenten der williams-back-exercises und wurde mit dem identischen Erwärmungsteil durchgeführt (vgl. Dydyk und Sapra 2023). Hierbei

handelt es sich um ein Konglomerat an Übungen, welche eine Flexion bzw. Entlordosierung der Lendenwirbelsäule hervorrufen. Hierzu zählen beispielsweise sit-up-Variationen und knee-to-chest-Variationen. Der Interventionszeitraum betrug sechs Monate, in denen die Gruppen täglich trainierten. Monatlich erfolgten sechs supervisierte Trainingseinheiten. Nach Auswertung der erhobenen Daten kann geschlussfolgert werden, dass beide Therapieinterventionen einen positiven Effekt auf Schmerz und Behinderungsgrad bei Menschen mit degenerativer Spondylolisthesis haben. Zwischen den Interventionen existiert kein signifikanter Unterschied (vgl. Nava-Bringas et al. 2021).

Diese Ergebnisse bestätigen die Forschungsarbeit von O'Sullivan et al. (1997). Jene Forschungsgruppe wies bereits im Jahr 1997 die

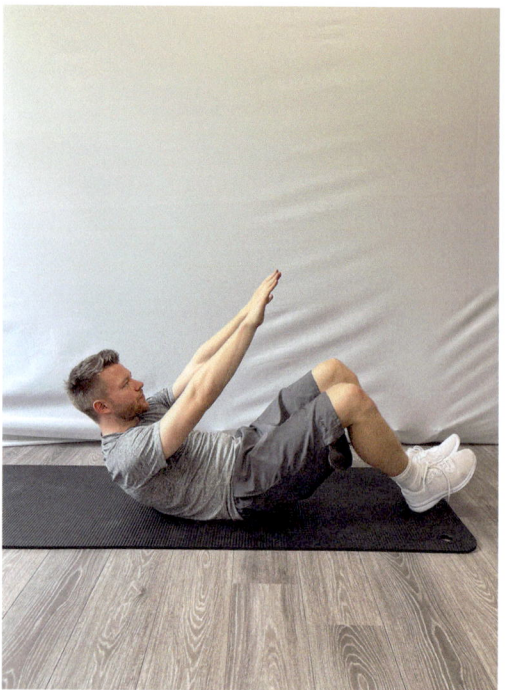

Abb. 5.132 MTT bei Low-back-pain – Sit-ups

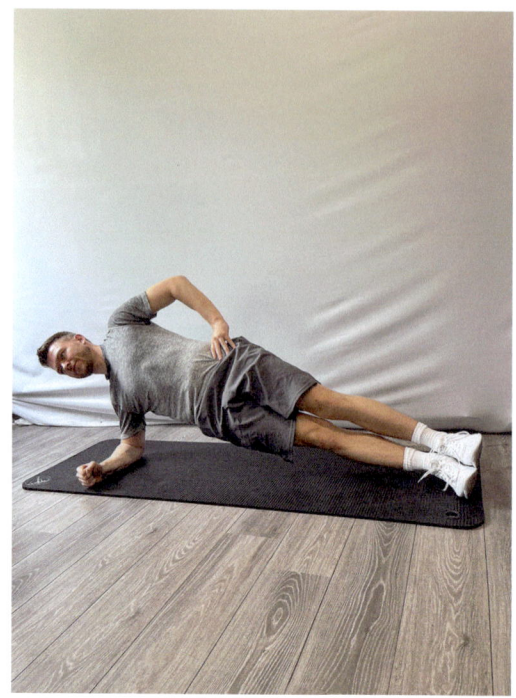

Abb. 5.134 MTT bei Low-back-pain – Seitstütz

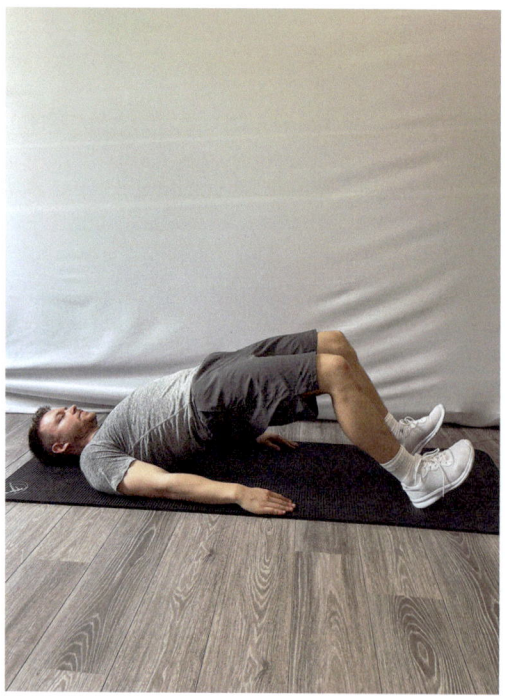

Abb. 5.133 MTT bei Low-back-pain – Bridging

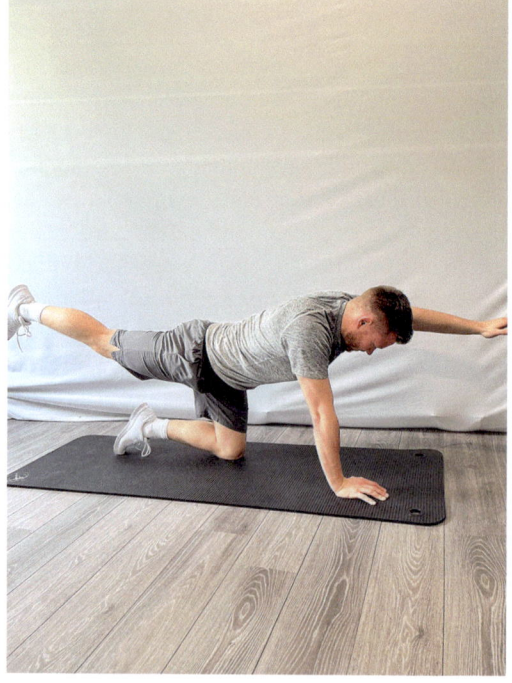

Abb. 5.135 MTT bei Low-back-pain – Übungen im Vierfüßlerstand

Effektivität eines spezifischen lumbalen Stabilitätsprogrammes bei Menschen mit Spondylose oder Spondylolisthesis nach. Der Fokus des Trainingsprogrammes bestand in der Erlernung der gezielten Rekrutierung des Musculus transversus abdominis sowie der lumbalen Musculi multifidii. Anschließend wurde die Kokontraktion der genannten Muskeln in Aktivitäten und Bewegungsabläufe integriert. Nach einem zehnwöchigem Interventionszeitraum konnte eine signifikante Minderung der Schmerzintensität bei gleichzeitig verbessertem Behinderungsgrad festgestellt werden. Diese Ergebnisse konnten auch in einem follow-up-Zeitraum nach 30 Monaten beibehalten werden (vgl. O'Sullivan et al. 1997).

Eine weitere randomisiert kontrollierte Studie verglich bei einer 26-köpfigen Stichprobe mit Grad I Spondylolisthesis die Effektivität zwischen einem globalen und segmentalen Stabilisationsprogramm. Das segmentale Stabilisationsprogramm rückte die Erlernung einer gezielten Rekrutierung des Musculus transversus abdominis sowie der lumbalen Musculi multifidii in den Vordergrund. Anschließend erfolgte eine progressive Implementierung in verschiedene Ausgangsstellungen und Übungen. Zu den Übungen der globalen Stabilisierung zählte die single-knee-to-chest sowie die double-knee-to-chest Übungsausführung. Des Weiteren erfolgten Dehnungen des Musculus iliopsoas, der Musculi ischiocrurale sowie des Musculus piriformis. Die heel-slide-Übung in Rücklagen wurde durch Bridging, gerade und schräge Sit-ups sowie durch das „Fahrradfahren" beider Beine in Rückenlage vervollständigt. Beide Vorgehensweisen waren in der Lage die Schmerzintensität abzusenken und den Behinderungsgrad zu schmälern. In Bezug auf die intervertebrale Beweglichkeit sowie das Ausmaß der Kinesiophobie konnte die segmentale Stabilisationsgruppe bessere Ergebnisse erzeugen (vgl. Mohammadimajd et al. 2020).

Als Assessments dienen neben der visuellen Analogskala bzw. der numerischen Analogskala der roland-morris-disability-questionnaire sowie der oswestry-disability-index (vgl. Nava-Bringas et al. 2021). Genauere Informationen zu den einzelnen Assessments können aus der Assessmentliste im Anhang dieses Buches entnommen werden.

Zweckdienliche Visualisierungen können der Abb. 5.137, 5.138, 5.139, der Abb. 5.140, der Abb. 5.141, 5.142, 5.143, 5.144, 5.145 und der Abb. 5.146 entnommen werden.

> **Zusammenfassung für die Praxis**
> Die gezielte evidenzbasierte medizinische Trainingstherapie schafft die Möglichkeit bei einer Spondylolisthesis sowie bei einer lumbalen Spondylose Schmerzen zu reduzieren, den Grad der Behinderung zu senken sowie die intervertebrale Beweglichkeit zu verbessern. Das Training setzt sich aus einer spezifischen Reihenfolge verschiedener Übungen zusammen und zielt auf die thoracolumbale Faszie, die Hüftflexoren, die Mm. ischiocrurales, sowie den M. transversus abdominis, den M. obliquus internus abdominis, die Mm. multifidii, das respiratorische Diaphragma und die Beckenmuskulatur ab.
>
> Abb. 5.136 bietet eine Übersicht der genannten Informationen.

5.4.4 Lumbale Instabilität

Puntumetakul et al. (2021) untersuchten, ob bei vorhandener Instabilität entweder ein Training der oberflächigen Rumpfmuskulatur oder der tief liegenden stabilisierenden Muskulatur zu empfehlen ist. Dazu wurden beide Interventionen einander mit einem Durchführungszeitraum von zehn Wochen gegenübergestellt. In den Ergebnissen der behandelten Untersuchung wird das spezifische Training der tief liegenden stabilisierenden Muskulatur empfohlen. Im Folgenden soll jener Ansatz detaillierter erklärt werden. Zur Erlernung der Rekrutierung des Musculus transversus abdominis wurde die abdominal-drawing-in-maneuver-technique verwendet. Zusätzlich kam ein Druck-Biofeedback-Gerät zum Einsatz. Dieses wurde mit

Kategorien	Evidenzbasierte Trainingsempfehlung
Einheiten	6 Monate bei täglichem Training, Empfehlung zwischen 45 und 60 Minuten pro Einheit
Stabilisierendes Übungsprogramm	Schritt 1: 15 Minuten Erwärmung des lumbosacralen Bereichs mit einem Wärmekissen Schritt 2: Dehnübung der thorakolumbalen Faszie, der Hüftflexoren, der Mm. ischiocrurales Schritt 3: Gezielte Rekrutierung des M. transversus abdominis, des. M. obliquus internus abdominis, der Mm. multifidii, des respiratorischen Diaphragmas, der Beckenbodenmuskulatur in neutraler Wirbelsäulenposition Schritt 4: Progression im Verlauf des Trainings durch Bridgingkomponenten und Übungen im Vierfüßlerstand
Flexionsprogramm	Schritt 1: 15 Minuten Erwärmung des lumbosacralen Bereichs mit einem Wärmekissen Schritt 2: Dehnübung der thorakolumbalen Faszie, der Hüftflexoren, der Mm. ischiocrurales Schritt 3: gezielte Rekrutierung des M. transversus abdominis, des. M. obliquus internus abdominis, der Mm. multifidii, des respiratorischen Diaphragmas, der Beckenbodenmuskulatur in neutraler Wirbelsäulenposition Schritt 4: Sit-up Varianten, knee-to-chest Varianten, William-back-exercises Schritt 5: Progression durch Implementierung von Bewegungen, Bridging, heel-slide-Übungen, Fahrradfahren in Rückenlage
Dehnung	Dehnung der genannten Muskeln (Hüftflexoren, Mm. ischiocrurales, M. piriformis, thoracolumbale Faszie)

Abb. 5.136 Zusammenfassung MTT bei Spondylolisthesis / lumbaler Spondylose

einem Druck von 70 mmHg in Bauchlage auf Höhe des unteren Abdomens auf einer Linie zwischen den Spinae iliacae anteriores superiores platziert. Durch das Kommando „den Bauchnabel nach innen und oben ziehen, ohne die Lendenwirbelsäule bzw. das Becken zu bewegen" sollte der Druck zwischen 4–10 mmHg reduziert werden. Im gleichen Zuge wurde die Rekrutierung bzw. Koaktivierung der lumbalen Musculi multifidii geschult. Im Studienverlauf wurden, mit vorhandener Rekrutierung der tiefen stabilisierenden Muskulatur, Bewegungen der Extremitäten bzw. Aktivitäten durchgeführt. In einem Zeitraum von zehn Wochen wurde wöchentlich zweimal jeweils für 20 min trai-

niert. Durch die Praktizierung dieses Trainings konnte bei Menschen mit lumbaler Instabilität nach zehn Wochen eine signifikante Abnahme der Schmerzintensität, eine verbesserte Rekrutierungsfähigkeit des Musculus transversus abdominis sowie eine verminderte sagittale Translation in den Segmenten L4-L5 sowie L5-S.1 festgestellt werden (vgl. Puntumetakul et al. 2021). Diese Erkenntnisse decken sich mit früheren Forschungsergebnissen (vgl. Javadian et al. 2012).

In einer anderen Forschungsarbeit wurde untersucht, ob ein Trainingsprogramm für lumbale Instabilität von einer Kombination mit einem Atemwiderstandsgerät bzw. der Durchführung auf

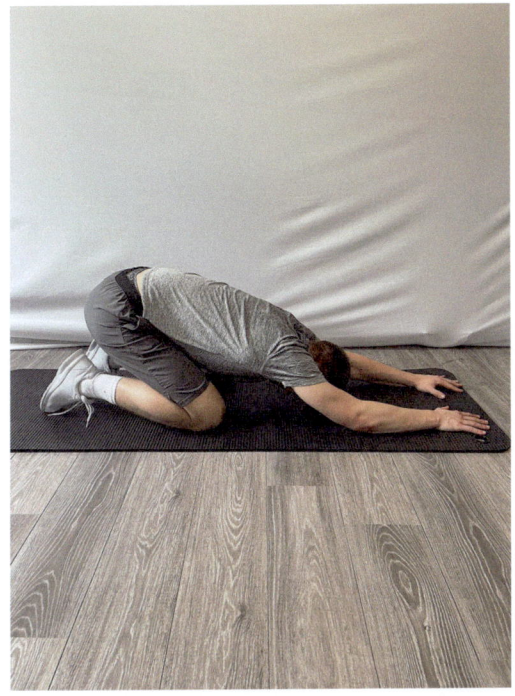

Abb. 5.137 MTT bei Spondylolisthesis / lumbaler Spondylose – Dehnübung der thorakolumbalen Faszie

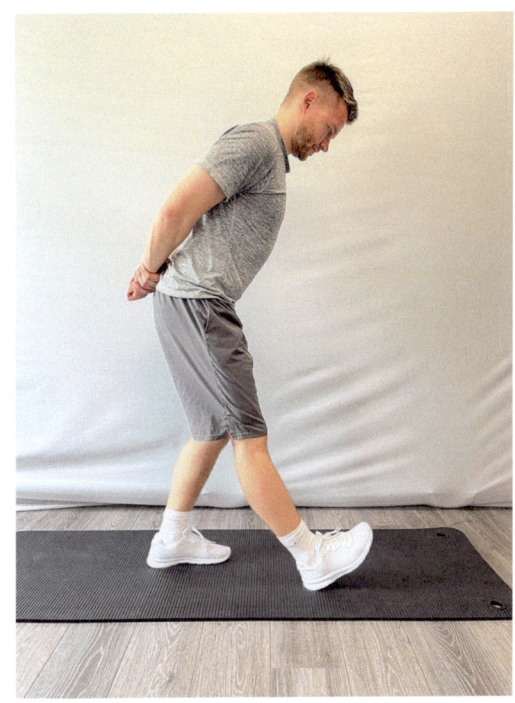

Abb. 5.139 MTT bei Spondylolisthesis / lumbaler Spondylose – Dehnung der Mm. ischiocrurales

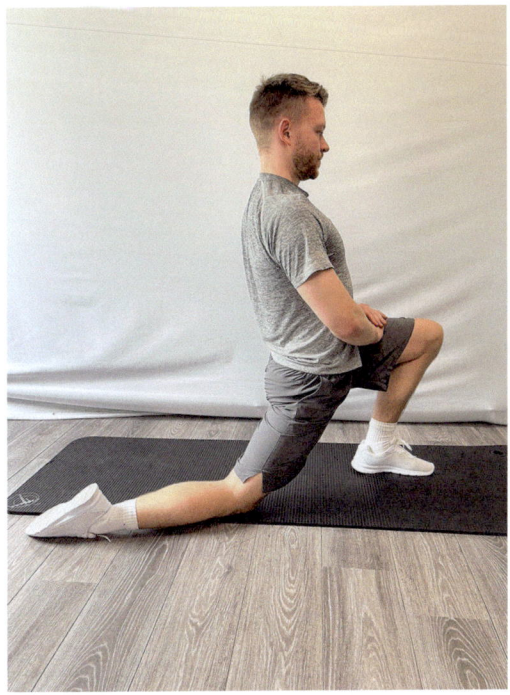

Abb. 5.138 MTT bei Spondylolisthesis / lumbaler Spondylose – Dehnung der Hüftflexoren

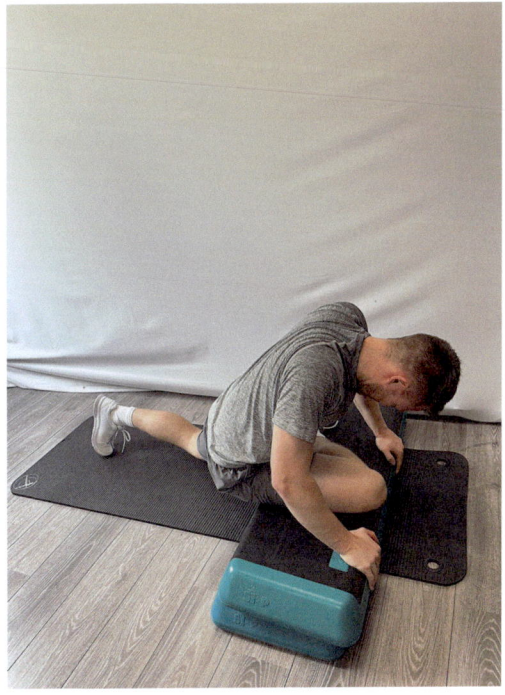

Abb. 5.140 MTT bei Spondylolisthesis / lumbaler Spondylose – Dehnung M. piriformis

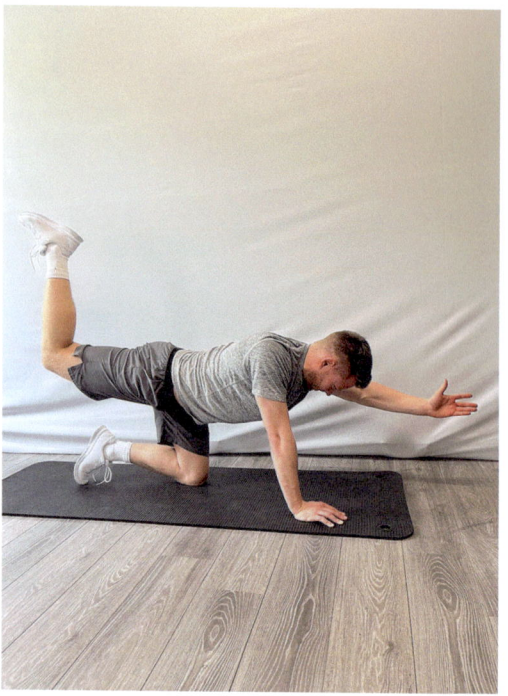

Abb. 5.141 MTT bei Spondylolisthesis / lumbaler Spondylose – Übungen im Vierfüßlerstand

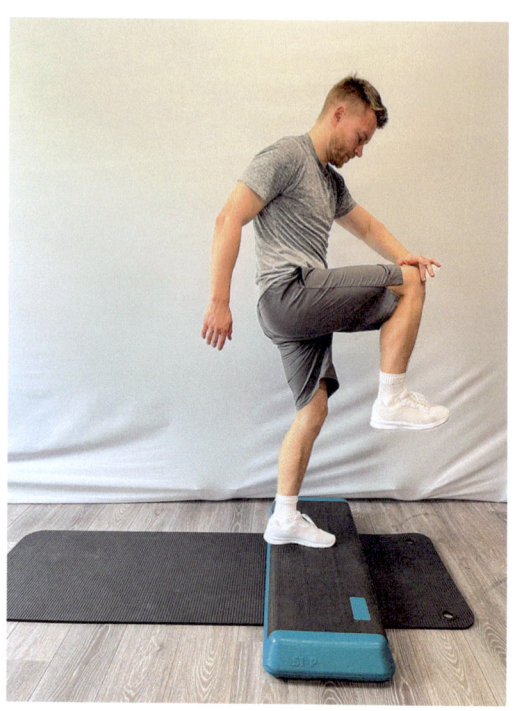

Abb. 5.143 MTT bei Spondylolisthesis / lumbaler Spondylose – Knee-to-chest-Varianten (singel/double)

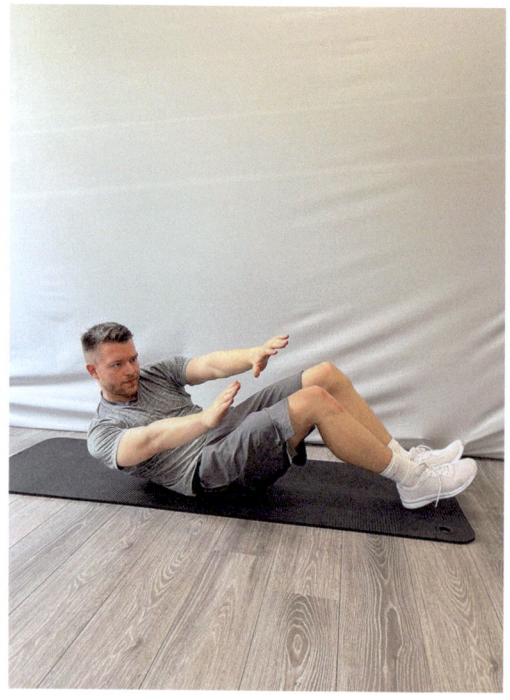

Abb. 5.142 MTT bei Spondylolisthesis / lumbaler Spondylose – Sit-up-Varianten

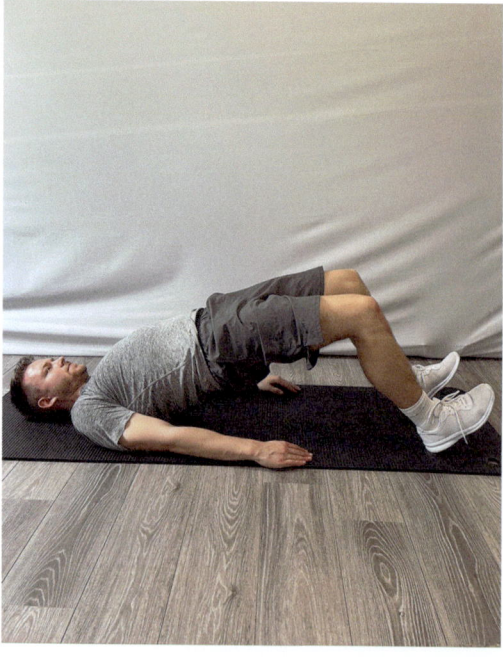

Abb. 5.144 MTT bei Spondylolisthesis / lumbaler Spondylose – Bridging

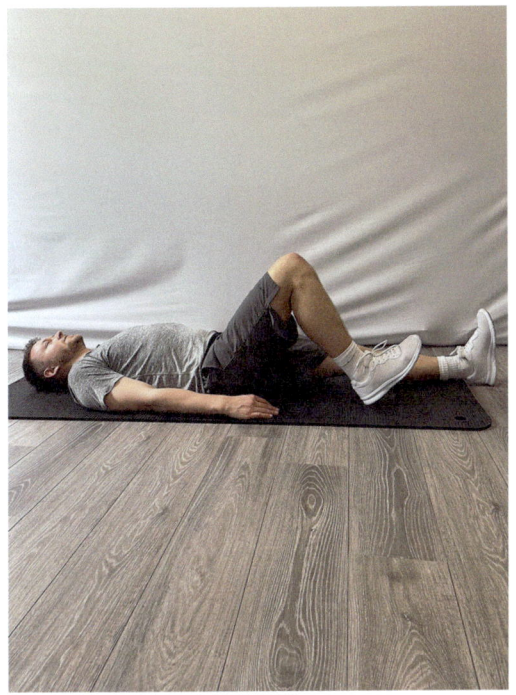

Abb. 5.145 MTT bei Spondylolisthesis / lumbaler Spondylose – Heel-Slide-Übungen

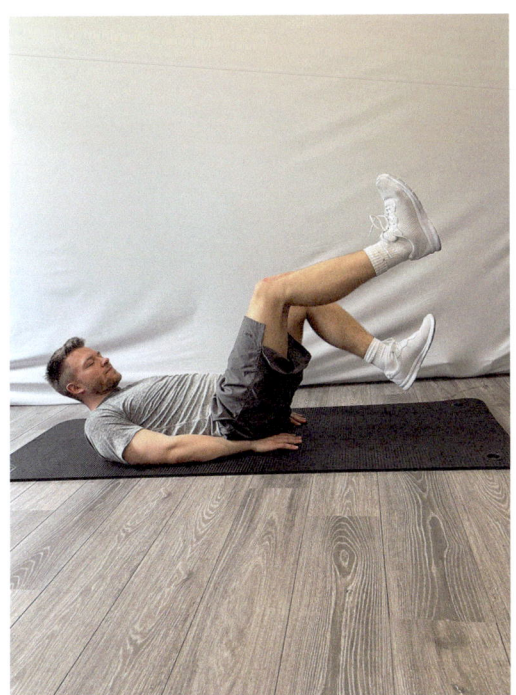

Abb. 5.146 MTT bei Spondylolisthesis / lumbaler Spondylose – Fahrradfahren in Rückenlage

einem Ganzkörpervibrationsgerät profitiert. In einem Interventionszeitraum von fünf Wochen wurde wöchentlich dreimal trainiert. Es kamen Kniebeugen, der Unterarmstütz, Sit-ups, Ausfallschritte, Bridging und Bridging mit Knieextension zum Einsatz. Die Kopplung dieser Übungen mit einem Atemwiderstandsgerät und/oder der Ausführung auf einem Ganzkörpervibrationsgerät kann zu einer Optimierung der Funktionalität bzw. des Behinderungsgrades beitragen (vgl. Park et al. 2022).

In einer weiteren randomisiert kontrollierten Studie konnten auch sich im vierwöchigen Studienzeitraum progressiv steigernden Übungen in Kombination mit einem Atemwiderstandsgerät zu einem Therapieerfolg bei Menschen mit lumbaler Instabilität beitragen. Das Übungsprogramm wurde wöchentlich dreimal zu je 4o Minuten ausgeführt. Zu den Übungen zählten Sit-ups, Dead-bugs, Superman und der Seitstütz mit Knieflexion (vgl. Park und Lee 2019).

Auch eine Übungsausführung mit elastischem Bändern im Schlingentisch ist denkbar (vgl. Kim et al. 2018).

Als Assessments können unter anderem der Roland-Morris-low-back-pain-and-disability-questionnaire sowie der Korean-version-of-fear-avoidance-beliefs- questionnaire verwendet werden (vgl. Park et al. 2022). Daneben kann der Oswestry-Disability-Index Verwendung finden (vgl. Kim et al. 2018).

Des Weiteren kann der Lumbar-spine-instability-questionnaire zum Einsatz kommen (vgl. Macedo et al. 2021). Genauere Informationen zu den einzelnen Assessments können aus der Assessmentliste im Anhang dieses Buches entnommen werden.

Zweckdienliche Visualisierungen können der Abb. 5.148, 5.149, der Abb. 5.150, der Abb. 5.151, 5.152, 5.153, 5.154 und der Abb. 5.155 entnommen werden.

Zusammenfassung für die Praxis
Eine gezielte und evidenzbasierte medizinische Trainingstherapie kann bei Patienten mit lumbaler Instabilität Schmerzen

lindern sowie die sagittale Translation in den Segmenten L4-L5 sowie L5-S. 1 vermindern. Der Fokus liegt dabei auf der Erlernung der bewussten Rekrutierung des M. transversus abdominis sowie der Mm. multifidii. Dies gelingt am besten mit einem Druck-Biofeedback-Gerät bzw. einer Blutdruckmanschette.

Abb. 5.147 bietet eine Übersicht der genannten Informationen.

5.4.5 Spinalkanalstenose

In einer systematischen Übersichtsarbeit schreiben Ammendolia et al. (2022) der medizinischen Trainingstherapie bei Spinalkanalstenose mit begleitendender neurogenen Claudiocatio eine moderate Evidenzlage der Anwendbarkeit zu.

Eine Metaanalyse, welche die operative Dekompression mittels Laminektomie mit dem konservativen Ansatz der medizinischen Trainingstherapie vergleicht, kommt zu dem Schluss, dass beide Therapieoptionen simultane Ergebnisse hervorbringen. Gleichzeitig wird auf

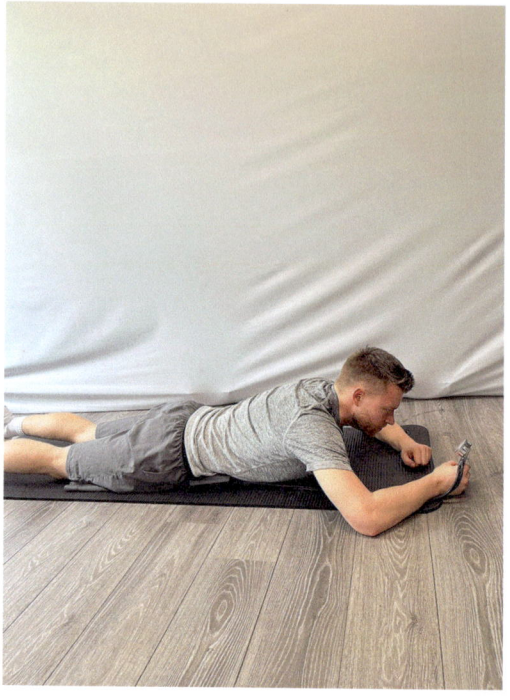

Abb. 5.148 MTT bei lumbaler Instabilität – Druck-Biofeedback-Gerät in Bauchlage in Höher der Line zwischen der rechten und linken SIAS, Druck auf 70 mmHg, Auftrag "Bauchnabel nach innen oben ziehen, ohne die LWS bzw. das Becken zu bewegen", der Druck sollte zwischen 4–10 mmHg reduziert werden

Kategorien	Evidenzbasierte Trainingsempfehlung
Einheiten	10 Wochen, 2-3 Einheiten pro Woche á 20-40 Minuten pro Einheit
Übungen	Abdominal-drawing-in-maneuver-technique / Druck-Biofeedback-Gerät in Bauchlage in Höher der Line zwischen der rechten und linken SIAS, Druck auf 70mmHg, Auftrag "Bauchnabel nach innen oben ziehen, ohne die LWS bzw. das Becken zu bewegen", der Druck sollte zwischen 4-10mmHg reduziert werden / Unterstützung kann durch palpatorische Reize erfolgen / Progression über Bewegungen der Extremitäten bei gleichzeitiger Haltung der Spannung / Kombination von Kniebeugen, Unterarmstütz, Sit-ups, Ausfallschritten, Bridgingvarianten, Deadbugs, Superman, Seitstütz mit Atemwiderstandsgerät oder einem Ganzkörpervibrationsgerät

Abb. 5.147 Zusammenfassung MTT bei lumbaler Instabilität

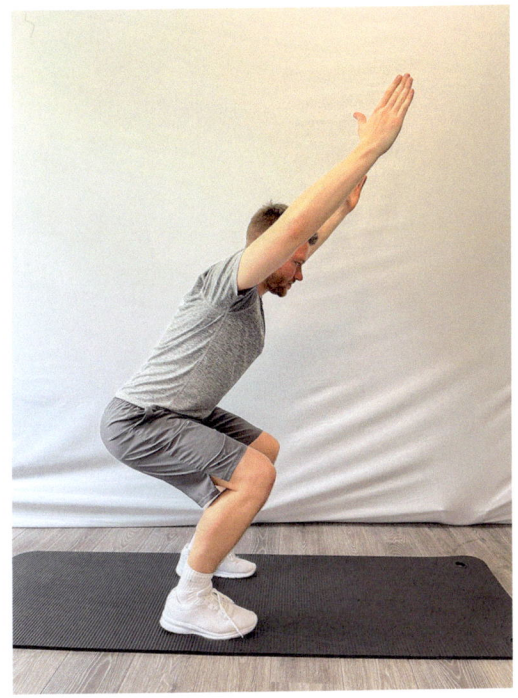

Abb. 5.149 MTT bei lumbaler Instabilität – Kniebeugen

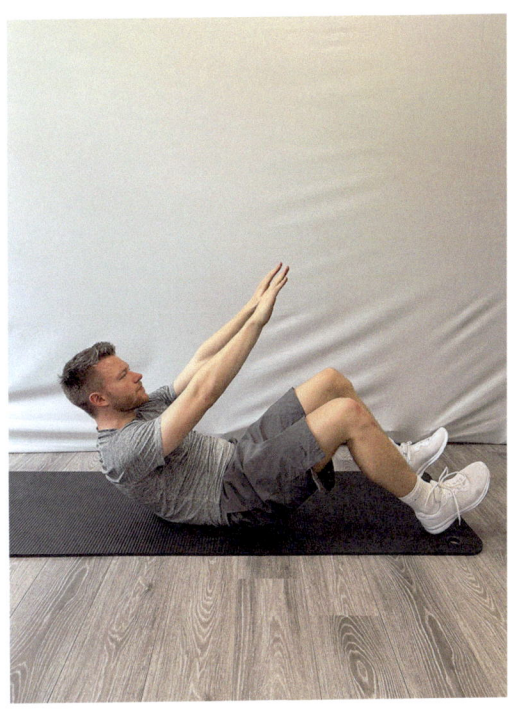

Abb. 5.151 MTT bei lumbaler Instabilität – Sit-ups

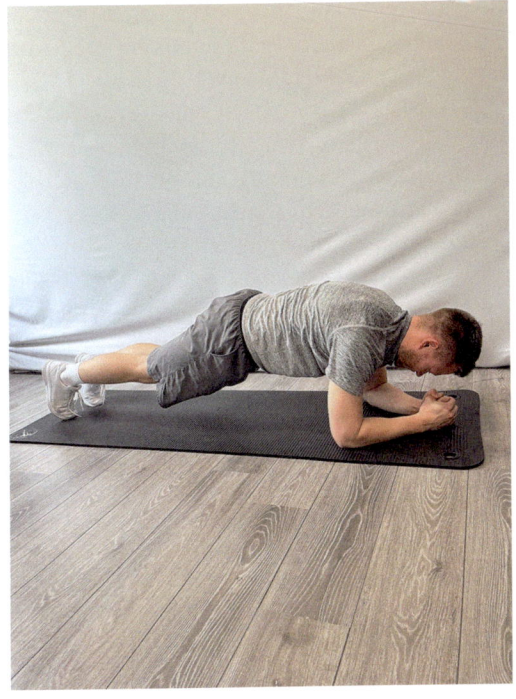

Abb. 5.150 MTT bei lumbaler Instabilität – Unterarmstütz

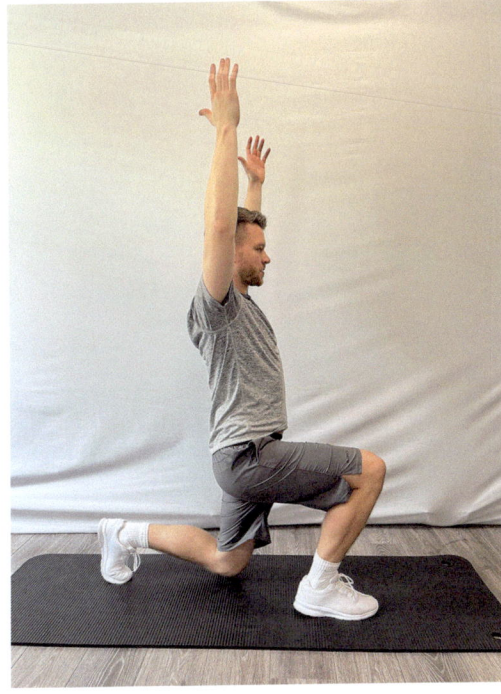

Abb. 5.152 MTT bei lumbaler Instabilität – Ausfallschritte

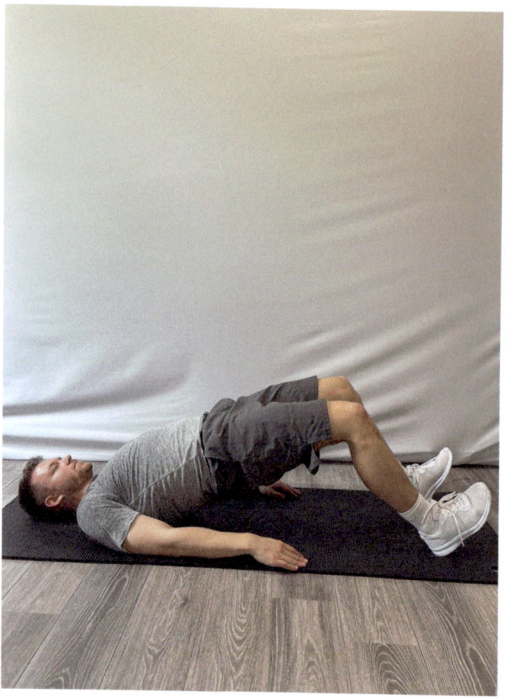

Abb. 5.153 MTT bei lumbaler Instabilität – Bridging

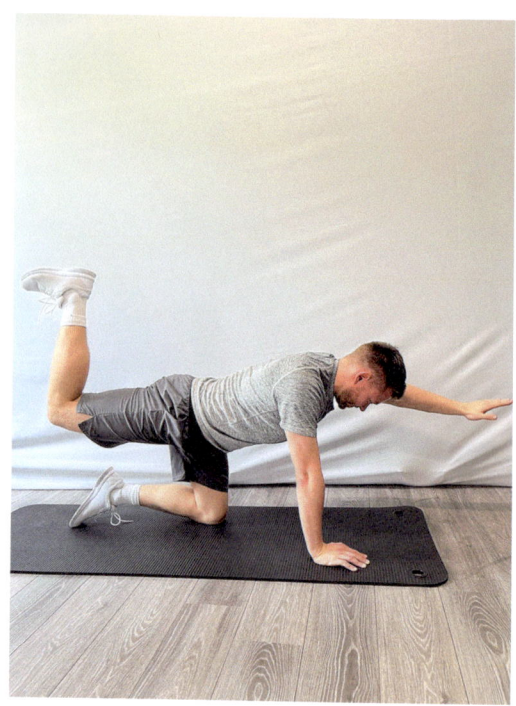

Abb. 5.155 MTT bei lumbaler Instabilität – Superman

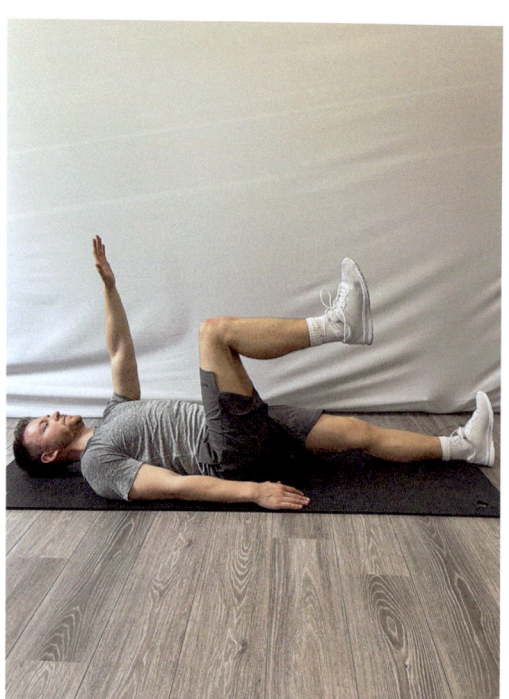

Abb. 5.154 MTT bei lumbaler Instabilität – Dead-bugs

die geringen Stichprobengrößen sowie die niedrige Studienqualität der drei einbezogenen Artikel eingegangen (vgl. Mo et al. 2018).

Die Metaanalyse von Comer et al. (2023) fasst die bereits erforschten Trainingsansätze bei Spinalkanalstenose zusammen. In den meisten Untersuchungen werden unter Supervision flexionsbasierte Übungen praktiziert. Zu den erfolgreichen Maßnahmen zählen des Weiteren Dehnungen sowie Krafttraining des Rumpfes sowie Fahrradfahren. Die Heterogenität der Datenlage lässt den Schluss auf ein optimales evidenzbasiertes medizinisches Trainingsprogramm aktuell nicht zu (vgl. Comer et al. 2023).

Niedrige bis moderate Evidenz deutet darauf hin, dass die Kombination aus manueller Therapie und supervisierter Trainingstherapie in der Lage ist, die Gehfähigkeit sowie die Schmerzintensität bei Menschen mit degenerativer lumbaler Spinalkanalstenose kurzfristig zu verbessern (vgl. Jacobi et al. 2021).

Neben der Linderung der Schmerzintensität ist die medizinische Trainingstherapie in der

Kategorien	Evidenzbasierte Trainingsempfehlung
Übungen	Flexionsbasierte Übungen der LWS / Dehnung der Muskulatur der LWS / Krafttraining der Muskulatur der LWS / Kombination der Trainingstherapie mit manueller Therapie

Abb. 5.156 Zusammenfassung MTT bei Spinalkanalstenose

Lage den Behinderungsgrad, die Einnahme von Analgetika, Depressionen und Ärger bei Menschen mit lumbaler Spinalkanalstenose positiv zu beeinflussen (vgl. Slater et al. 2015).

Zhong et al. (2023) konnte im postoperativen Stadium bei Menschen mit vorangegangener lumbaler Spinalkanalstenose feststellen, dass es trainingstherapeutisch wertvoll ist, die Therapiemaßnahmen an das Gangbild des zu Therapierenden anzupassen. Dadurch können Faktoren wie die Schmerzintensität, die Qualität und Symmetrie des Gangbildes als auch der Behinderungsgrad im Vergleich zu empirischen Übungen signifikant besser beeinflusst werden (vgl. Zhong et al. 2023).

Bezüglich der konservativen Therapie deutet die Datenlage von Schneider et al. (2019) darauf hin, dass die Kombination aus manueller Therapie und einer individualisierten medizinischen Trainingstherapie die beste Therapieoption darstellt. Es sollte neben Dehnungen auch Krafttraining zum Einsatz kommen (vgl. Schneider et al. 2019).

Als Assessments dienen der Zurich-Claudication-Questionnaire sowie der self-paced -walking-test (vgl. Minetama et al. 2019). Zusätzlich kann der Oswestry-Disability-Index verwendet werden (vgl. Zhong et al. 2023). Genauere Informationen zu den einzelnen Assessments können aus der Assessmentliste im Anhang dieses Buches entnommen werden.

Zweckdienliche Visualisierungen können der Abb. 5.157, und der Abb. 5.158 entnommen werden.

Zusammenfassung für die Praxis
Die medizinische Trainingstherapie kann bei Patienten mit einer Spinalkanalstenose

Schmerzen lindern, sowie den Grad der Behinderung, die Einnahme von Analgetika sowie Depressionen und Ärger positiv beeinflussen. Zu beachten ist hier eine lediglich niedrige bis moderate Evidenzlage aufgrund nur geringer Stichproben in einzelnen Studien. Zielführend ist die Kombination aus manueller Therapie mit medizinischer Trainingstherapie. Der Fokus während des Trainings liegt dabei auf flexionsbasierten Übungen sowie Dehn- und Kraftübungen des Rumpfes. Der Optimierung des Gangbildes wird ein hoher Wert zugeschrieben.

Abb. 5.156 bietet eine Übersicht der genannten Informationen.

5.5 Areal Brustwirbelsäule

5.5.1 Morbus Bechterew / Spondylitis ankylosans

Medizinische Trainingsprogramme bei Menschen mit Morbus Bechterew sind in der Lage die Schmerzintensität zu lindern, die Funktionalität zu verbessern sowie die Krankheitsaktivität einzudämpfen (vgl. Hu et al. 2020). Unabhängig vom spezifischen Trainingsprogramm kann durch eine Kombination aus Flexibilitätsübungen, Krafttraining und aeroben Ausdauertraining sowohl eine Verbesserung der Wirbelsäulenmobilität als auch eine Funktionsverbesserung errei2018cht werden (vgl. Boudjani et al. 2023).

Die Forschungsgruppe um Pécourneau et al. () fand heraus, dass die Trainingstherapie bei

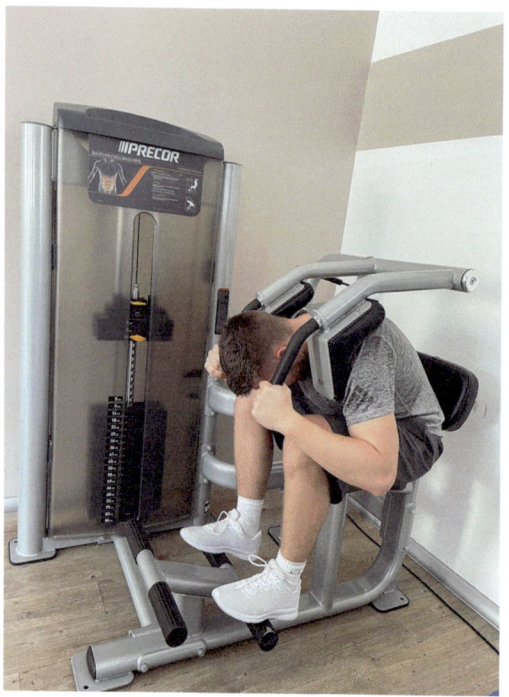

Abb. 5.157 MTT bei Spinalkanalstenose – Flexions-basierte Übungen der LWS

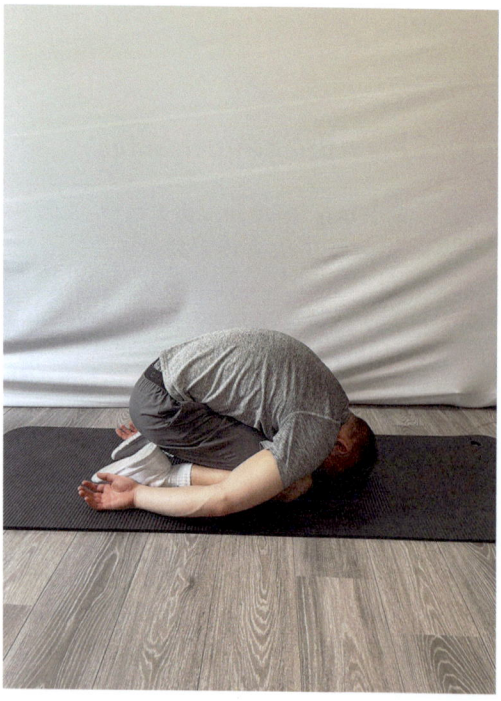

Abb. 5.158 MTT bei Spinalkanalstenose – Päckchen-stellung LWS

Morbus Bechterew im Sinne von Heimübungs-programmen, Pilates, Schwimmen oder super-visierten Trainingseinheiten angewendet wird. Die Zusammenfassung der Datenlage in der diesbezüglich angefertigten Metaanalyse er-kennt das therapeutische Potenzial dieser An-wendungen, weist jedoch auf die zahlenmäßig niedrige Gesamtstichprobe sowie die vor-handene Heterogenität der erfassten Daten hin (vgl. Pécourneau et al. 2018).

Nach metaanalytischer Auswertung von acht inkludierten Studien konnte gezeigt werden, dass die wasserbasierte Therapie bei Menschen mit Morbus Bechterew in der Lage ist, positiv auf die Schmerzsituation sowie die Krankheitsaktivität einzuwirken. Es wurden jedoch keine Hinweise drauf gefunden, dass die Therapie im Wasser die Mobilität der Wirbelsäule sowie die funktionelle Kapazität verbessert (vgl. Liang et al. 2021).

Gruppentherapien schnitten in Bezug auf Verbesserungen bei Depressionen und Angst-zuständen sowie der psychischen Gesundheit besser ab als Heimübungsprogramme. Jedoch ist die Praktizierung von Heimübungsprogrammen bezüglich der Verbesserung von Depressionen besser als keine Intervention (vgl. Lane et al. 2022).

Harpham et al. (2022) beschreiben, dass ver-schiedene aerobe Ausdauersportarten wie Lau-fen, Gehen und Schwimmen zu einer Ver-ringerung des C-reaktiven-Proteins führen und somit die Pathophysiologie positiv beeinflussen. Dieser positiven Veränderung entsprach das sub-jektive Empfinden der Betroffenen in Bezug auf die Krankheitsaktivität.

In einer randomisiert kontrollierten Stu-die wurde eine Stichprobe von 32 Personen in eine konventionelle Trainingsgruppe und in eine konventionelle Trainingsgruppe mit zu-sätzlicher Kräftigung der inspiratorischen Mus-kulatur unterteilt. Nach dem achtwöchigem Interventionszeitraum konnte festgestellt wer-den, dass ein zusätzliches Training der in-spiratorischen Atemhilfsmuskulatur mit einem Atemwiderstandsgerät die inspiratorische Mus-kulatur kräftigt, die funktionelle Kapazität wäh-rend des Trainings erhöht sowie die Krankheits-aktivität dämpft (vgl. Calik et al. 2018).

Als Assessments dienen der bath-ankylosing-spondylitis-disease-activity-index als auch der bath-ankylosing-spondylitis-functional-index (vgl. Pécourneau et al. 2018). Zusätzlich kann der bath-ankylosing-spondylitis-metrology-index Anwendung finden (vgl. Martins et al. 2014). Des Weiteren kann der ankylosing-spondylitis-quality-of-life-questionnaire verwendet werden (vgl. Acar et al. 2023). Genauere Informationen zu den einzelnen Assessments können aus der Assessmentliste im Anhang dieses Buches entnommen werden.

Zweckdienliche Visualisierungen können der Abb. 5.160 und der Abb. 5.161 entnommen werden.

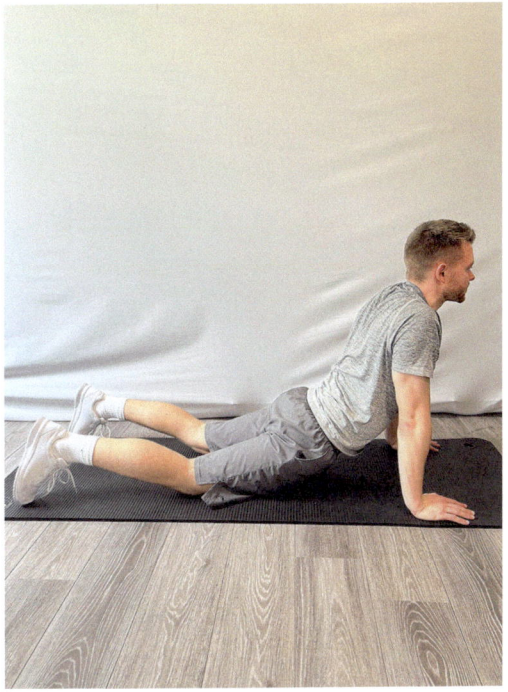

Abb. 5.160 MTT bei Morbus Bechterew / Spondylitis ankylosans – Flexibilitätsübungen Wirbelsäule

Zusammenfassung für die Praxis
Die medizinische Trainingstherapie ist in der Lage bei Patienten mit Morbus Bechterew Schmerzen zu lindern, die Funktionalität zu verbessern sowie die Krankheitsaktivität einzudämmen. Im Zentrum stehen dabei Flexibilitätsübungen, aerobe Ausdauertrainings, Pilates, Schwimmen, sowie die Therapie im Wasser. Weiterhin führt ein Training der inspiratorischen Atemhilfsmuskeln mit einem Atemwiderstandsgerät zur Dämpfung der Krankheitsaktivität und erhöht die funktionelle Kapazität.

Bei zusätzlichen Depressionen können Gruppentherapien einen positiven Effekt erzielen.

Abb. 5.159 bietet eine Übersicht der genannten Informationen.

5.5.2   Adoleszente idiopathische Skoliose

Eine Metaanalyse, welche die Informationen aus acht randomisiert kontrollierten Studien beinhaltet, spricht sich für die Anwendung von medizinischer Trainingstherapie bei Menschen mit milder bis moderater adoleszenter idiopathischer Skoliose aus. Durch das regelmäßige Training kann sowohl eine Reduzierung der Wirbelsäulendeformität als auch eine ver-

Kategorien	Evidenzbasierte Trainingsempfehlung
Übungen	Flexibilitätsübungen / Krafttraining (Fokus Rumpfes in möglichst großer ROM) / Ausdauertraining / Schwimmen, Pilates, Laufen, Gehen / Mobilisierungsübungen im Wasser / Training der inspiratorischen Atemhilfsmuskulatur mit einem Atemwiderstandsgerät

Abb. 5.159 Zusammenfassung MTT bei Morbus Bechterew / Spondylitis ankylosans

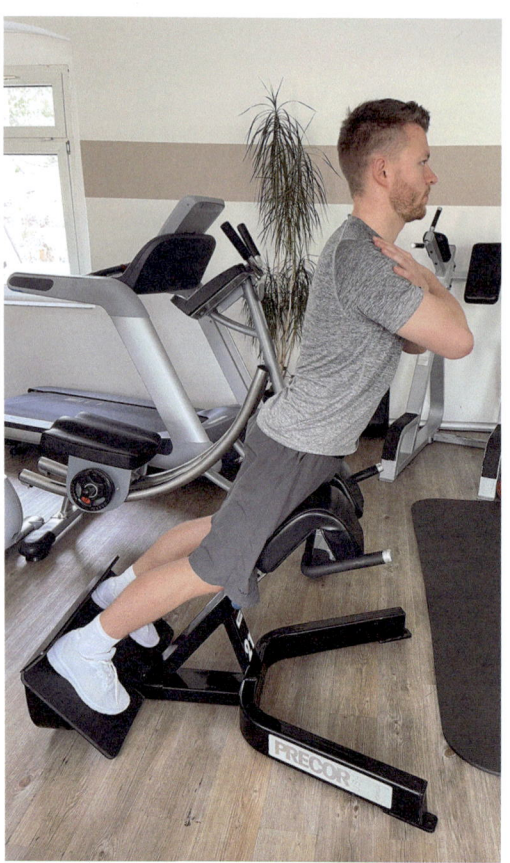

Abb. 5.161 MTT bei Morbus Bechterew / Spondylitis ankylosans – Krafttraining (Fokus Rumpf mit möglichst großem Bewegungsausmaß)

besserte Lebensqualität erreicht werden (vgl. Gámiz-Bermúdez et al. 2022). Des Weiteren ist die medizinische Trainingstherapie auch als Instrument der Prävention gegen die adoleszente idiopathische Skoliose zu betrachten (vgl. Qi et al. 2023).

Es besteht moderate Evidenz, dass durch Trainingstherapie der Cobb-Winkel, der Winkel der Rumpfrotation, die thorakale Rumpfrotation sowie die lumbale Lordose positiv beeinflusst werden können. Für die Minderung der durchschnittlichen lateralen Deviation durch Trainingsinterventionen besteht jedoch nur niedrige Evidenz (vgl. Anwer et al. 2015). Ceballos-Laita et al. (2023) ergänzen, dass durch die Schroth-Therapie die Lebensqualität positiv beeinflusst werden kann. Sie erwähnen im glei-

chen Zuge, dass die Veränderung des Cobb-Winkels durch die Schroth-Therapie keine klinische Relevanz aufweist (vgl. Ceballos-Laita et al. 2023). Eine Empfehlung der Schroth-Therapie kann für Menschen mit einem Cobb-Winkel zwischen 10–30° ausgesprochen werden. Ein Trainingszeitraum von mindestens einem Monat wird angeraten. Durch die regelmäßige und gezielte Anwendung der Schroth-Therapie kann sowohl eine Verbesserung der strukturellen Deformität als auch eine Erhöhung der Rumpfkraft erreicht werden (vgl. Park et al. 2018). Es gibt Hinweise darauf, dass die posturale Kontrolle als auch das Gleichgewicht durch die Anwendung der Schroth-Therapie verbessert werden können (vgl. Kastrinis et al. 2023).

Die Forschungsgruppe um Chen et al. (2023) erwähnen Yoga, Krafttraining des Rumpfes, die Schroth-Therapie sowie Training im Schlingentisch. Die genannte Reihenfolge gliedert sich von der stärksten zur schwächsten Empfehlung (vgl. Chen et al. 2023).

Auch Lungenvolumina bei Menschen mit adoleszenter idiopathischer Skoliose können durch Trainingstherapie positiv beeinflusst werden (vgl. Rafferty et al. 2023).

In einer randomisiert kontrollierten Studie wurde mittels einer 28-köpfigen Stichprobe ein Rumpfstabilitätstraining der Schroth-Therapiemethode gegenübergestellt. Das Rumpfstabilitätstraining konzentrierte sich auf die Erlernung und Aktivitätsintegration der Rekrutierung des Musculus transversus abdominis mittels des Abdominal-drawing-in-Maneuver. Die Schroth-Therapie beinhaltete die rotationsbezogene Atmung, spinale Elongationsübungen, Deflexionsübungen, Derotationsübungen, Dehnübungen der konkaven Seite, Kräftigungsübungen sowie Ausdauerübungen der posturalen Muskulatur. Über einen Zeitraum von 10 Wochen wurde wöchentlich dreimal zu je 90 min trainiert. Es konnte errechnet werden, dass die Schroth-Gruppe signifikant bessere Ergebnisse in Bezug auf eine Veränderung des Cobb-Winkels, der thorakalen Rumpfrotation, der kosmetischen Rumpfdeformität, der Wirbelsäulendeformität sowie der Lebensqualität erzielen konnte. Bezüglich der Skoliosekorrektur wird daher die

Schroth-Therapie im Vergleich zu Rumpfstabilitätstraining als effektiver angesehen (vgl. Kocaman et al. 2021).

Nach den Ergebnissen einer jüngst durchgeführten randomisiert kontrollierten Studie scheint die Addition einer Kräftigung der inspiratorischen Muskulatur zu einem spezifischen Trainingsprogramm hilfreich. Basbug et al. (2023) konnte durch die Verwendung eines Atemwiderstandgerätes zweimal täglich für 15 min in einem Zeitraum von acht Wochen eine verbesserte respiratorische Funktion, eine verbesserte inspiratorische Muskelkraft sowie eine funktionelle Kapazität des Atemsystems nachweisen.

Die sechswöchige Kombination aus Schroth-Therapie und Gleichgewichtstraining ist einer alleinigen Schroth-Therapie überlegen. Um eine optimale Verbesserung des Rumpfrotationswinkels, des Cobb-Winkels, der Scoliosis-Research-Society-22-scale sowie des Gleichgewichts zu gewährleisten, wird daher die Kopplung der Interventionen empfohlen (vgl. Shen et al. 2023).

Als Assessments dienen der Cobb-Winkel, der Winkel der Rumpfrotation, die Kraft der Rumpfextensoren und Rumpfflexoren, die Expansion des Brustkorbes, die pulmonale Funktion sowie die Lebensqualität (vgl. Park et al. 2018). Zur Beurteilung der Rumpfrotation dient der Adam's test. Die kosmetische Rumpfrotation kann durch die Walter-Reed-Visual-Assessment-Scale beurteilt werden. Zur Beurteilung der Lebensqualität kommt der Scoliosis-Research-Society-22-questionnaire zum Einsatz. Der Cobb-Winkel kann röntgenologisch bestimmt werden (vgl. Kocaman et al. 2021). Genauere Informationen zu den einzelnen Assessments können aus der Assessmentliste im Anhang dieses Buches entnommen werden.

Zweckdienliche Visualisierungen können der Abb. 5.163 und der Abb. 5.164 entnommen werden.

Zusammenfassung für die Praxis
Das evidenzbasierte Mittel der Wahl bei einer adoleszenten idiopathischen Skoliose ist die Kombination der Schroth-Therapie mit Gleichgewichtsübungen. Atemübungen mit einem Atemwiderstandsgerät sowie ein Rumpfstabilitätstraining können die Ergebnisse weiterführend positiv beeinflussen.

Im Zentrum der Schroth-Therapie steht dabei die rotationsbezogene Atmung, spinale Elongationsübungen, Deflexionsübungen, Derotationsübungen, Dehnung der konkaven Seite, Kräftigungsübungen und Ausdauerübungen der posturalen Muskulatur.

Im Ergebnis können die Reduzierung der Wirbelsäulendeformität, die verbesserte Lebensqualität sowie eine Verbesserung des Gleichgewichts erwartet werden. Moderate Evidenz besteht darin, dass durch die gezielte Trainingstherapie der Cobb-Winkel, der Winkel der Rumpfrotation, die thorakale Rumpfrotation sowie die lumbale Lordose positiv beeinflusst werden können.

Abb. 5.162 bietet eine Übersicht der genannten Informationen.

5.6 Areal Halswirbelsäule

5.6.1 Zervikale Radikulopathie / Zervikaler Bandscheibenvorfall

Die Metaanalyse von Liang et al. (2019) bestätigt den Einsatz der medizinischen Trainingstherapie bei Menschen mit zervikaler Radikulopathie.

In einer randomisiert kontrollierten Studie wurde der Effekt von einem Stabilisierungsprogramm der Halswirbelsäule bei 50 Menschen mit der zervikalen Bandscheibenherniation überprüft. In einer zweiten Gruppe wurde das identische Stabilisierungsprogramm durch ein zusätzliches Training der Rumpfmuskulatur vervollständigt. Der Interventionszeitrum betrug zwei Monate. In dieser Zeit wurde wöchentlich dreimal trainiert. Das Stabilisationsprogramm

Kategorien	Evidenzbasierte Trainingsempfehlung
Einheiten	10 Wochen, 3x pro Woche á 90 Minuten pro Einheit
Übungen	Schroth-Therapie (rotationsbezogene Atmung, spinale Elongationsübungen, Deflexionsübungen, Derotationsübungen, Dehnung der konkaven Seite, Kräftigungsübungen, Ausdauerübungen der posturalen Muskulatur / Gleichgewichtstraining / Yoga / Krafttraining, Rumpfstabilität mit Fokus auf den M. transversus abdominis / Training im Schlingentisch / inspiratorisches Atemtraining mit einem Atemwiderstandsgerät (2x täglich 15 Minuten)
Dehnung	Dehnung der Muskulatur der konkaven Seite

Abb. 5.162 Zusammenfassung MTT bei adoleszenter idiopathischer Skoliose

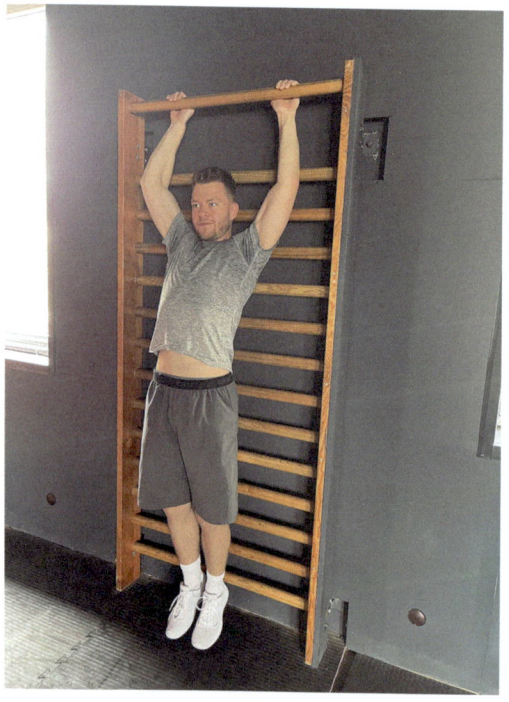

Abb. 5.163 MTT bei adoleszenter idiopathischer Skoliose – Elongationsübung Wirbelsäule

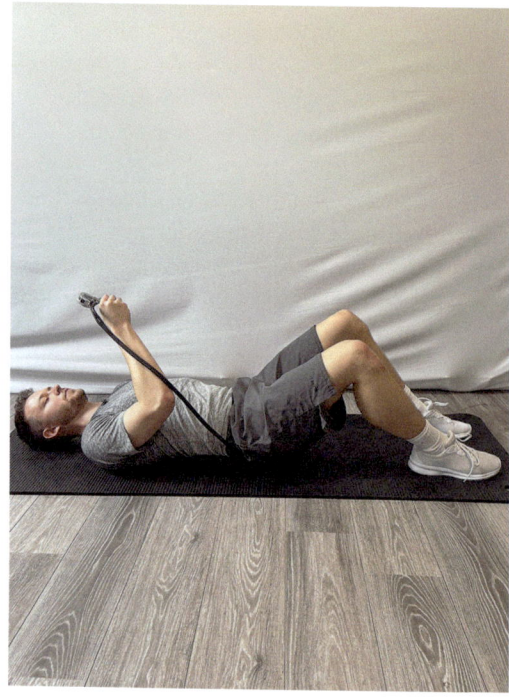

Abb. 5.164 MTT bei adoleszenter idiopathischer Skoliose – Kräftigung des M. transversus abdominis

der Halswirbelsäule vollzog sich in drei Phasen. Zunächst wurde die lokale Rekrutierung des Musculus longus capitis, des Musculus longus colli sowie der extensorisch wirkenden kurzen Nackenmuskulatur geschult. In der zweiten Phase wurde Wert auf eine Verbesserung der Ausdauer- und Kraftleistung der entsprechenden Muskulatur gelegt. In der dritten Phase wurde die Kraft der Muskulatur weiter ausgebaut. Zu den Übungen des Stabilisierungsprogrammes zählt die Ausführung der kraniozervikalen Flexion in Rückenlage, im Stand mit einem Ball zwischen Hinterkopf und Wand sowie mit kombinierten Bewegungen der oberen Extremität. Des Weiteren erfolgt eine Stabilisierung der Halswirbelsäule im Unterarmstütz als auch im Vierfüßlerstand. Zu den Übungen mit Theraband zählen der Wandsitz mit gleichzeitigen Widerstandsübungen der oberen Extremität, beidseitige widerstandsüberwindende Außenrotation der Schultergelenke mit gleichzeitiger Rotation der Halswirbelsäule und Widerstandsüberwindung gegen das Theraband in Richtung Lateralflexion bzw. kraniozervikaler Flexion der Halswirbelsäule (vgl. Buyukturan et al. 2017). Durch das Halswirbelsäulenstabilisationsprogramm konnte eine signifikante Wirkung auf die Schmerzintensität, die Rekrutierungsfähigkeit und statische Ausdauer der tiefen Halswirbelsäulenflexoren, den Querschnitt des Musculus longus colli, den Behinderungsgrad und auf das Ausmaß der Kinesiophobie erzeugt werden. Eine Addition des Rumpfstabilisationsprogrammes brachte keine zusätzlichen Signifikanzen mit sich (vgl. Buyukturan et al. 2017).

Yaşa et al. (2021) untersuchten den Einfluss des Gleichgewichtstrainings bei Menschen mit einer Herniation der zervikalen Bandscheibe. Anhand einer gesamten Stichprobe von 30 Menschen im Alter zwischen 18–55 Jahren wurden zwei Gruppen gebildet. Beide Gruppen erhielten in einem sechswöchigen Zeitraum drei Therapieeinheiten. Die Kontrollgruppe erhielt zunächst eine zervikothorakale heiße Packung gefolgt von einem Interferenzstrom, Kräftigungs- und Haltungsübungen sowie Dehnungen des Musculus trapezius als auch der Musculi scaleni. Die Interventionsgruppe führte zusätzlich dazu ein Gleichgewichtstraining durch. Beide Gruppen profitierten von einer hochsignifikanten Reduktion der Schmerzintensität. In Bezug auf die Outcomes des Gleichgewichts schnitt die Interventionsgruppe im Vergleich zur Kontrollgruppe besser ab. Daher wird eine Implementierung von Gleichgewichtstraining in

medizinische Trainingstherapie bei Menschen mit zervikaler Bandscheibenherniation angeraten (vgl. Yaşa et al. 2021).

Akkan und Gelecek (2018) sprechen sich auch bei Patienten mit zervikaler Radikulopathie für die Praktizierung von stabilisierenden Übungen der Halswirbelsäule aus.

Als Assessments können der Cranio-cervical-flexion-test, die Visual analog scale, die Neck-disability-scale, die Tampa-scale-of-kinesiophobia sowie der Neck-flexors-endurance-test verwendet werden (vgl. Buyukturan et al. 2017). Des Weiteren kann die Activity-Specific-Balance-Confidence-scale zum Einsatz kommen (vgl. Yaşa et al. 2021). Auch der Neck Disability Index und die Corbin-postural-assessment-scale kann zum Einsatz kommen (vgl. Akkan und Gelecek 2018). Genauere Informationen zu den einzelnen Assessments können aus der Assessmentliste im Anhang dieses Buches entnommen werden.

Zweckdienliche Visualisierungen können der Abb. 5.166, 5.167, 5.168, 5.169, 5.170, 5.171 und der Abb. 5.172 entnommen werden.

Zusammenfassung für die Praxis
Durch evidenzbasierte medizinische Trainingstherapie kann bei Patienten mit zervikaler Radikulopathie eine signifikante Wirkung auf die Schmerzintensität, die Rekrutierungsfähigkeit und statische Ausdauer der tiefen Halswirbelsäulenflexoren, den Behinderungsgrad sowie auf das Ausmaß der Kinesiophobie erzeugt werden. Im Zentrum stehen dabei Stabilisierungsprogramme der Halswirbelsäulen insbesondere des M. longus capitis, des M. longus colli und der extensorisch wirkenden kurzen Nackenmuskulatur. Gezielte Interferenzströme, zervikothorakale heiße Packungen und insbesondere Gleichgewichtsübungen können das Ergebnis weiter positiv beeinflussen.

Abb. 5.165 bietet eine Übersicht der genannten Informationen.

Kategorien	Evidenzbasierte Trainingsempfehlung
Einheiten	6-9 Wochen, 3x pro Woche, empfohlen werden 45-60 Minuten pro Einheit
Übungen	heiße Packung im zervikothorakalen Bereich zu Beginn der Therapie / kraniozervikale Flexion in Rückenlage, im Stand mit einem Ball zwischen Hinterkopf und Wand, sowie mit kombinierten Bewegungen der oberen Extremität / Stabilisierungsübungen der HWS im Unterarmstütz und Vierfüßlerstand / Wandsitz mit Therabandübungen der oberen Extremität / Wandsitz mit widerstandsüberwindende Therabandübungen des Schultergelenks in Außenrotation mit gleichzeitiger Rotation der HWS / Widerstandsübungen mit Theraband in Lateralflexion bzw. kraniozervikaler Flexion der HWS / Gleichgewichtstraining / Interferenzstrom nach heißer Packung möglich
Dehnung	Dehnung des M. trapezius und der Mm. scaleni

Abb. 5.165 Zusammenfassung MTT bei zervikaler Radikulopathie / zervikalem Bandscheibenvorfall

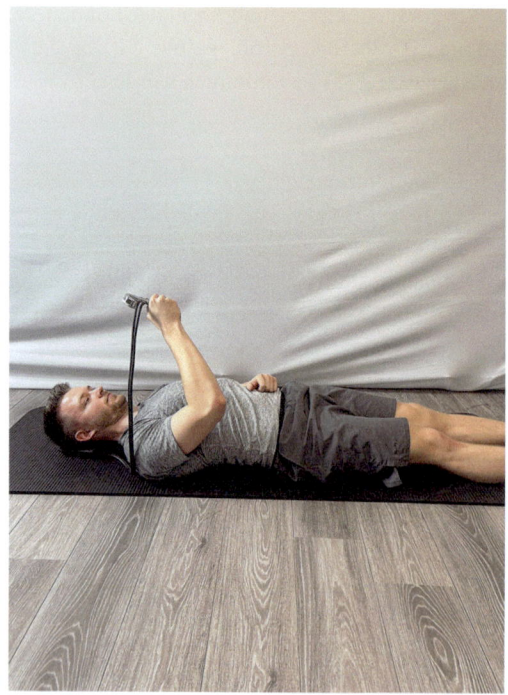

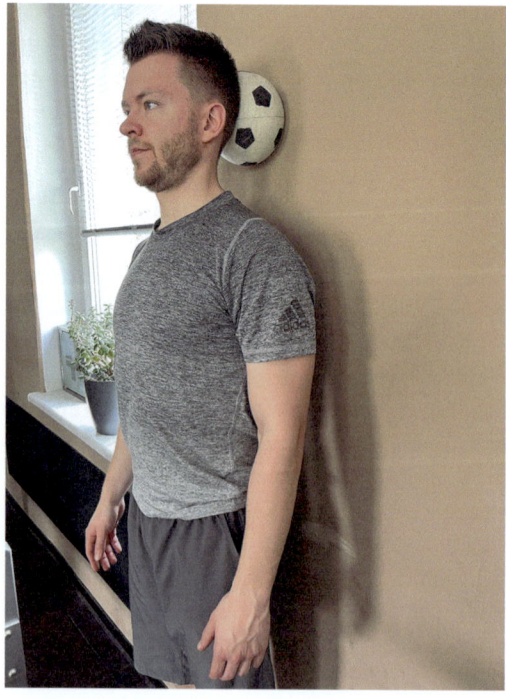

Abb. 5.166 MTT bei zervikaler Radikulopathie / zervikalem Bandscheibenvorfall – Kraniozervikale Flexion in Rückenlage

Abb. 5.167 MTT bei zervikaler Radikulopathie / zervikalem Bandscheibenvorfall – Kraniozervikale Flexion im Stand mit einem Ball zwischen Hinterkopf und Wand

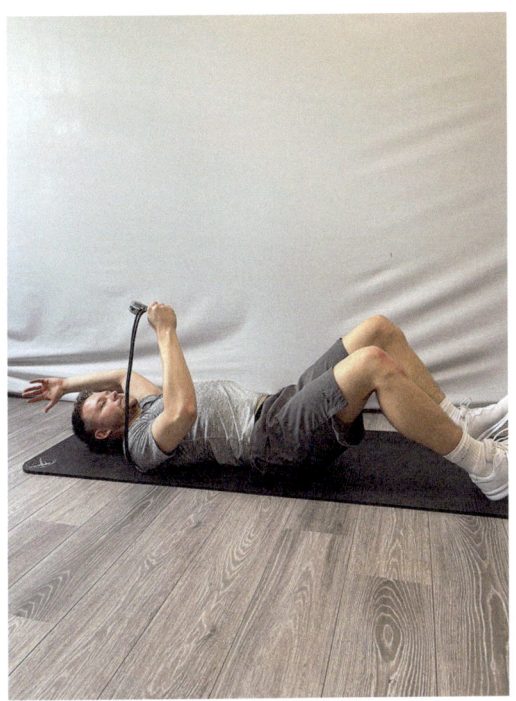

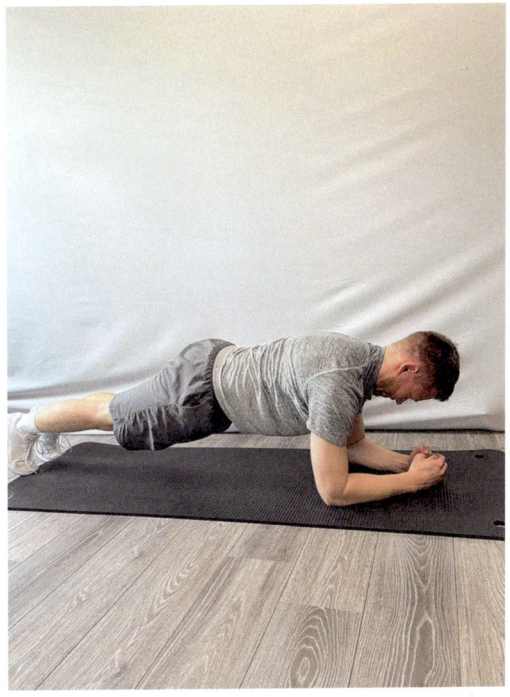

Abb. 5.168 MTT bei zervikaler Radikulopathie / zervikalem Bandscheibenvorfall – Kraniozervikale Flexion mit kombinierten Bewegungen der oberen Extremität

Abb. 5.169 MTT bei zervikaler Radikulopathie / zervikalem Bandscheibenvorfall – Stabilisierungsübungen der HWS im Unterarmstütz bzw. Vierfüßlerstand

5.6.2 Nackenschmerzen

Eine Metaanalyse aus dem Jahr 2023 fasst die Wirkung verschiedener trainingstherapeutischer Interventionen bei Menschen mit chronischen Nackenschmerzen zusammen (vgl. Rasmussen-Barr et al. 2023). Dabei ist festzustellen, dass die Praktizierung der medizinischen Trainingstherapie keiner Anwendung überlegen ist. Eine kurzfristige Wirkung auf Schmerzen und den Behinderungsgrad sind nachgewiesen. Die Arbeit beinhaltet die Daten aus 25 systematischen Übersichtsarbeiten und Metaanalysen mit einer Gesamtpopulation von 17.321 Probanden. Zu den Interventionen, bei denen eine Wirkung nachgewiesen ist, zählen das Training der motorischen Kontrolle, Pilates, Krafttraining, traditionell-chinesische Übungsprogramme und Yoga. Alle erwähnten Trainingsformen sind in der Lage eine schmerzreduzierende Wirkung hervorzurufen und mit Aus-

nahme des Krafttrainings den Behinderungsgrad zu mindern (vgl. Rasmussen-Barr et al. 2023).

In einem Zeitraum von 4–6 Wochen gelingt es, mit einem Stabilisationsprogramm der Halswirbelsäule die Schmerzintensität bei Nackenschmerzen zu lindern (vgl. Wu et al. 2020).

Durch die Anwendung von Biofeedback kann bei Nackenschmerzen positiv auf den Behinderungsgrad aber weniger auf die Schmerzintensität eingegangen werden (vgl. Campo et al. 2021). Diametral dazu stehen die Ergebnisse von Tsiringakis et al. (2020), welche auch eine biofeedbackassoziierte Wirkung auf Schmerz nachweisen konnten.

Cho et al. (2023) bestätigen den Effekt von medizinischer Trainingstherapie bei chronischen Nackenschmerzen. Zusätzlich findet Erwähnung, dass die Datenlage zu trainingstherapeutischen Effekten bei akuten und subakuten Nackenschmerzen insuffizient ist.

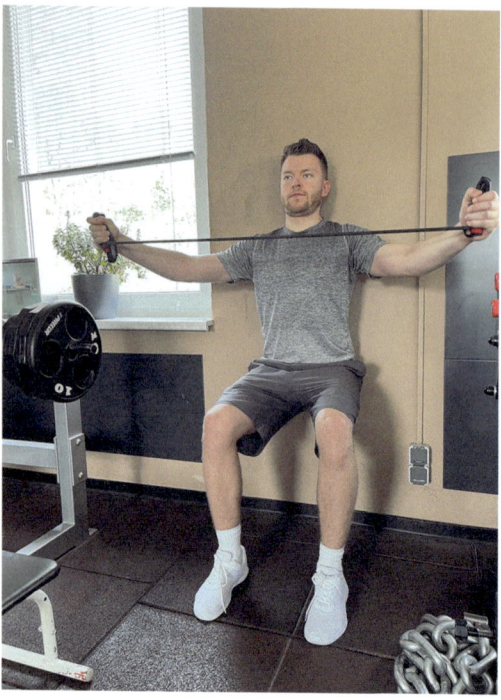

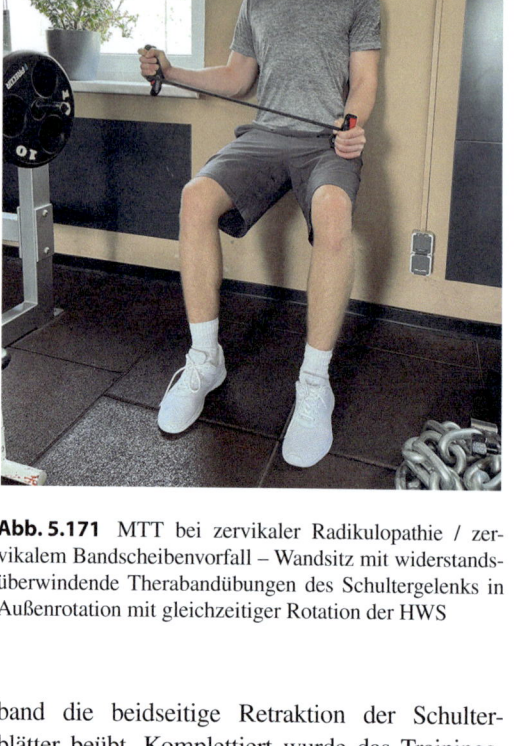

Abb. 5.170 MTT bei zervikaler Radikulopathie / zervikalem Bandscheibenvorfall – Wandsitz mit Therabandübungen der oberen Extremität

Abb. 5.171 MTT bei zervikaler Radikulopathie / zervikalem Bandscheibenvorfall – Wandsitz mit widerstandsüberwindende Therabandübungen des Schultergelenks in Außenrotation mit gleichzeitiger Rotation der HWS

Mueller et al. (2023) weißen darauf hin, dass eine erhöhte Frequenz und eine längere Dauer der Trainingseinheiten sich positiv auf Trainingsprogramme, welche auf die motorische Kontrolle abzielen, auswirken. Die Erforschung einer optimalen Dosierung der medizinischen Trainingstherapie bei Nackenschmerzen blieb bisher erfolglos (vgl. Wilhelm et al. 2020).

Kang und Kim (2022) erforschten in einer randomisiert kontrollierten Studie den Einfluss eines Trainingsprogrammes, welche sich auf die scapulaumgebende Muskulatur konzentriert. Das Trainingsprogramm wurde bei Menschen mit chronischen Nackenschmerzen angewandt. In einem Zeitraum von einem Monat wurden wöchentlich jeweils fünf Trainingseinheiten durchgeführt. Neben der Chin-In-Übung wurden Ruderübungen in verschiedenen Ausgangsstellungen wie dem Langsitz, dem vorgebeugten Stand, dem aufrechten Stand sowie im Sitz durchgeführt. Zusätzlich wurde mit einem Widerstands-band die beidseitige Retraktion der Schulterblätter beübt. Komplettiert wurde das Trainingsprogramm durch ein Training am Latzug sowie durch die stehende Brustpresse. Pro Trainingseinheit wurde jede Übung mit drei Sätzen, einer Wiederholungszahl von 10–20 und einer Pausenzeit von 30 s zwischen den Sätzen praktiziert. Durch die Anwendung dieser Übungen wurde eine signifikante Reduktion der Schmerzintensität bei verbesserter Beweglichkeit der Halswirbelsäule erreicht. Zudem konnte der Tonus des Musculus trapezius pars descendens, der Behinderungsgrad sowie die Lebensqualität signifikant positiv beeinfluss werden. Eine Anwendung bei Menschen mit chronischen Nackenschmerzen wird daher empfohlen (vgl. Kang und Kim 2022).

Bei einer Stichprobe von 50 Frauen mit nichtspezifischen chronischen Nackenschmerzen wurde der Effekt einer Haltungsschulung einem spezifischen Nackentrainingsprogramm gegenübergestellt.

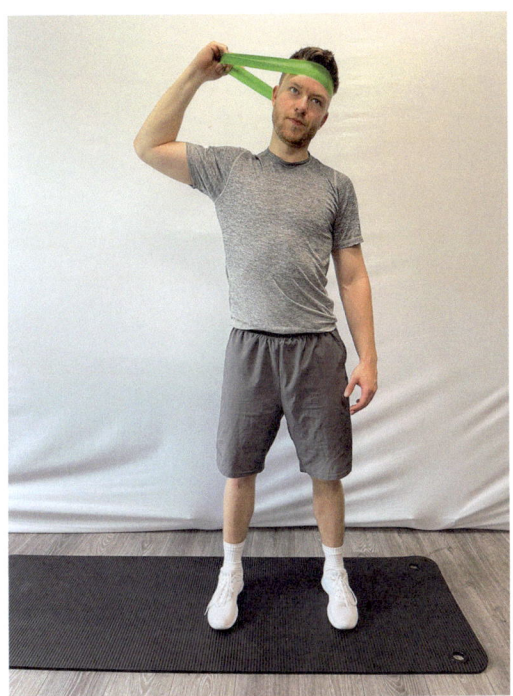

Abb. 5.172 MTT bei zervikaler Radikulopathie / zervikalem Bandscheibenvorfall – Widerstandsübungen mit Theraband in Lateralflexion bzw. kraniozervikaler Flexion der HWS

In dem vierwöchigem Interventionszeitraum wurde wöchentlich zweimal für je 40 min trainiert. Seitens der Haltungsschulung, welche auf eine Optimierung des Gelenkalignments ausgerichtet war, wurden Haltungsübungen in Rückenlage sowie im Stand unter Anleitung praktiziert. Das spezifische Nackentraining umfasste eine Kräftigung der tiefen Nackenextensoren sowie eine biofeedbackassoziierte Kräftigung der tiefen Nackenflexoren. Des Weiteren wurden sensomotorische Übungen mit einem Visual-Feedback-Rehab-Laser praktiziert. Beide Interventionen waren gleichwertig in der Lage signifikant die Schmerzintensität, den Behinderungsgrad als auch die Mobilität zu verbessern. Zusätzlich wurde die Aktivität der superficialen Nackenflexoren reduziert (vgl. Fernandes et al. 2023).

Eine weitere randomisiert kontrollierte Studie erkennt, dass die Kombination aus medizinischer Trainingstherapie und einer neurowissenschaftlichen Aufklärung der Betroffenen einen besseren Effekt als die alleinige Durchführung der medizinischen Trainingstherapie hat (vgl. Javdaneh et al. 2021).

Als Assessment dient unter anderem der neck disability index (vgl. Kang und Kim 2022) sowie die Neck-Pain-and-Disability-Scale (vgl. Javdaneh et al. 2021). Des Weiteren kann die Aktivierung der superficial gelegenen Nackenflexoren während des kraniozervikalen Flexionstest herangezogen werden (vgl. Fernandes et al. 2023). Weitere verwendete Assessments im Zusammenhang mit Nackenschmerzen sind die Pain-Catastrophizing-Scale, der Pain-Self-Efficacy-Questionnaire als auch der Fear–Avoidance-Beliefs-Questionnaire (vgl. Javdaneh et al. 2021). Das vorher zitierte Trainingsprogramm integrierte eine Kräftigung der tiefen Nackenflexoren über die Durchführung einer kraniozervikalen Flexion. In Addition dazu wurde mit verschiedenen Übungen die Muskulatur des Schultergelenks als auch des Schultergürtels trainiert. Genauere Informationen zu den einzelnen Assessments können aus der Assessmentliste im Anhang dieses Buches entnommen werden.

Zweckdienliche Visualisierungen können der Abb. 5.174, 5.175, 5.176, 5.177, 5.178 und der Abb. 5.179 entnommen werden.

Zusammenfassung für die Praxis

Die unterschiedlichen Ergebnisse zahlreicher randomisiert kontrollierter Studien und Metaanalysen lassen zusammenfassen, dass sich gezieltes Training bei unspezifischen Nackenschmerzen positiv auf den Behinderungsgrad, die Schmerzintensität, die Mobilität und die Lebensqualität auswirken kann. Das Training der motorischen Kontrolle, Pilates, Krafttraining, traditionell chinesische Übungsprogramme und Yoga erzeugen einen positiven Effekt auf Schmerzen und den Behinderungsgrad.

Der Fokus liegt dabei auf allgemeine und spezifische Stabilisierungs- und Mobilisierungsprogramme. Wissenschaftliche

Evidenz wird dem Training der scapulaumgebenden Muskulatur sowie der Haltungsschulung und einem spezifischen Nackentrainingsprogramm zugeschrieben. Einen weiteren positiven Effekt erzielt die neurowissenschaftliche Aufklärung der Betroffenen Person.

Abb. 5.173 bietet eine Übersicht der genannten Informationen.

5.6.3 Zervikale Instabilität

Eine mangelnde motorische Kontrolle der tief liegenden stabilisierenden Muskulatur der Halswirbelsäule wird nur selten als ärztliche Diagnose formuliert. Werden derartige Veränderungen im Sinne von Schmerzen symptomatisch, wird dies diagnostisch in vielen Fällen als Nackenschmerz deklariert. Dieses Kapitel soll neben den Informationen, welche bereits in 5.6.2 dargelegt wurden, zu einer besseren Identifikation von zervikalen Instabilitäten im klinischen Alltag beitragen.

Subjektiv können längere statische Aktivitäten bzw. körperliche Passivität symptomprovozierend wirken. Auch Belastungen, welche eine wieder-

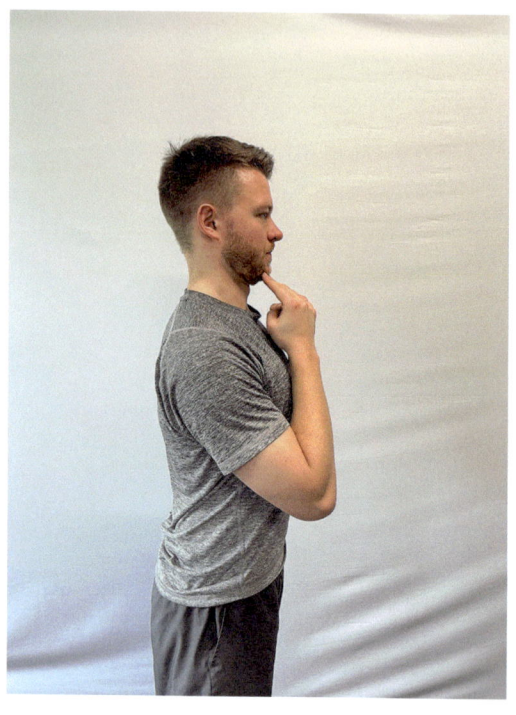

Abb. 5.174 MTT bei Nackenschmerzen – Chin-in-Übung

kehrende muskuläre Stabilisierung der Halswirbelsäule erfordern, können zur Auslösung von Schmerzen bzw. einem Instabilitätsgefühl führen.

Kategorien	Evidenzbasierte Trainingsempfehlung
Einheiten	4-6 Wochen, 5x pro Woche, empfohlen werden 40-60 Minuten pro Einheit
Übungen	Chin-in-Übungen / Rudern in verschiedenen Ausgangsstellungen (Langsitz, vorgebeugter Stand, aufrechter Stand, Sitz) / Retraktion der Schulterblätter gegen Widerstand durch Theraband / Latzug / stehende Brustpresse / Haltungsschulung durch Optimierung des Gelenkalignments / Haltungsübungen in Rückenlage und im Stand / Kräftigung der tiefen Nackenextensoren / Biofeedbackassoziierte Kräftigung der tiefen Nackenflexoren / Sensomotorische Übungen mit dem Visual-Feedback-Rehab-Laser / Training der motorischen Kontrolle / Pilates / traditionell-chinesische-Übungsprogramme / Yoga

Abb. 5.173 Zusammenfassung MTT bei Nackenschmerzen

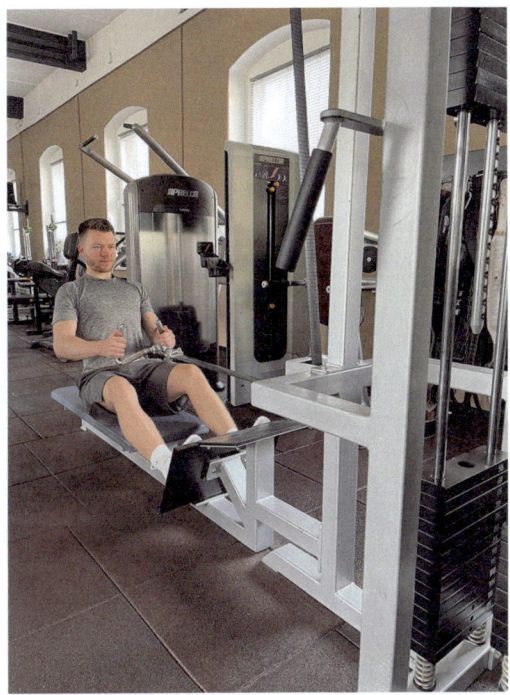

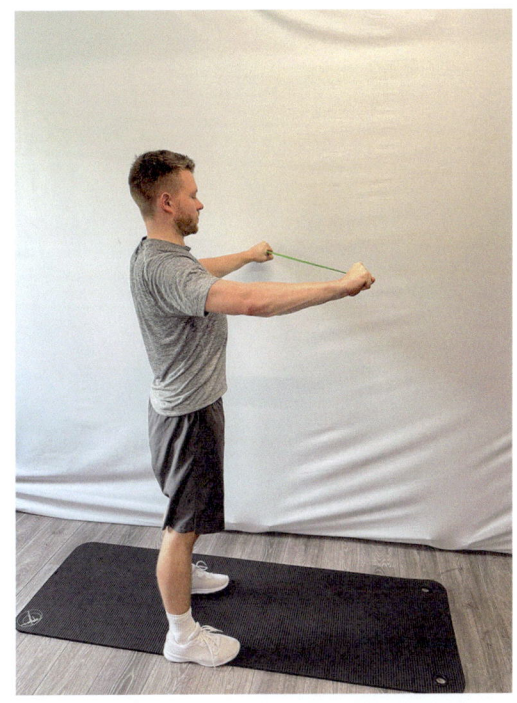

Abb. 5.175 MTT bei Nackenschmerzen – Rudern in verschiedenen Ausgangsstellungen (Langsitz, vorgebeugter Stand, aufrechter Stand, Sitz)

Abb. 5.176 MTT bei Nackenschmerzen – Retraktion der Schulterblätter gegen Widerstand durch Theraband

Aus objektiver Perspektive kann mittels des biofeedbackassoziierten kraniozervikalen Flexionstest eine Aussage über die Rekrutierungsfähigkeit der tiefen Halswirbelsäulenflexoren getroffen werden (vgl. Jull et al. 2008; Koning et al. 2008). Zusätzlich kann der Ausdauertest für die Halswirbelsäulenflexoren zum Einsatz kommen (vgl. Domenech et al. 2011; Childs et al. 2008). Daneben kann auch die Ausdauerleistung der Halswirbelsäulenextensoren überprüft werden (vgl. Sebastian et al. 2015).

Insbesondere der biofeedbackassoziierte kraniozervikale Flexionstest kann neben seiner Funktion als Assessment auch als Trainingsmethode der tiefen Halswirbelsäulenflexoren eingesetzt werden. Für ein Training der Rekrutierungsfähigkeit der tiefen Nackenextensoren propagieren Schomacher und Falla (2013) eine dorsale Fazilitation bzw. Widerstandsgabe an der Halswirbelsäule mit einem aktiven Dorsalschub durch den zu Trainierenden. Genauere Informationen zu den einzelnen

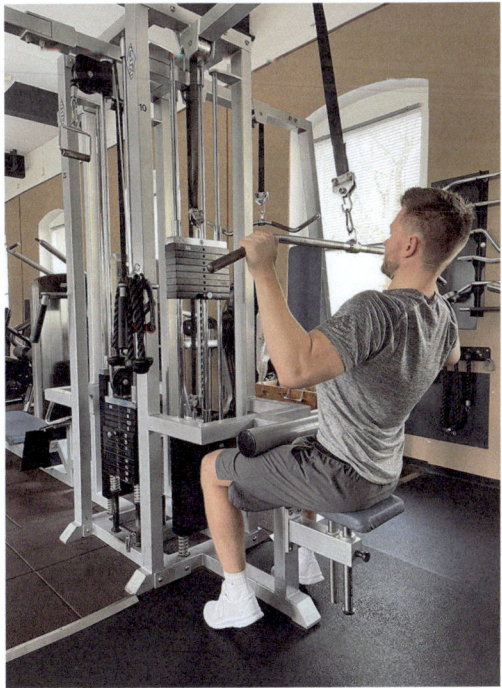

Abb. 5.177 MTT bei Nackenschmerzen – Latzug

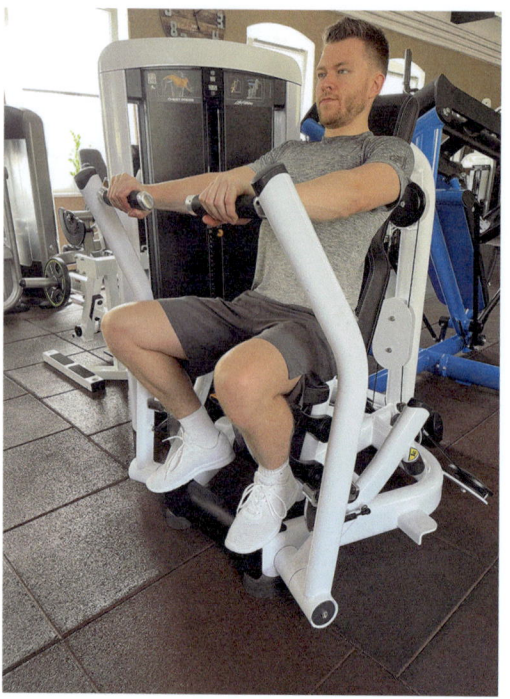

Abb. 5.178 MTT bei Nackenschmerzen – Brustpresse

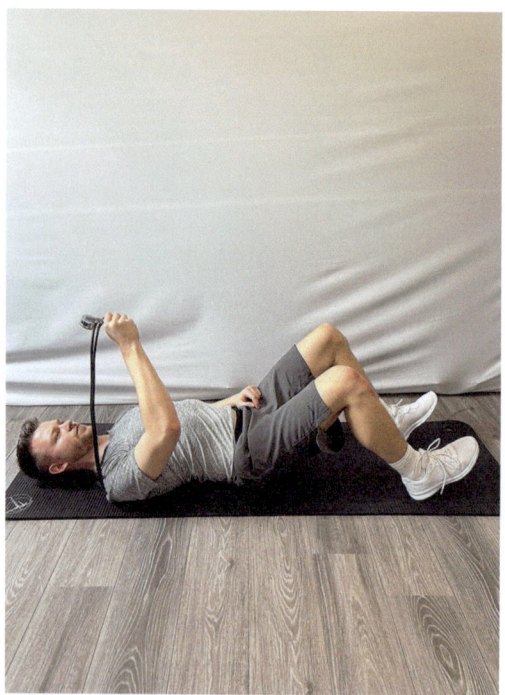

Abb. 5.179 MTT bei Nackenschmerzen – Kräftigung der tiefen Nackenextensoren Nackenflexoren (Bio-Feedback)

Assessments können aus der Assessmentliste im Anhang dieses Buches entnommen werden.

Zweckdienliche Visualisierungen können der Abb. 5.181 und der Abb. 5.182 entnommen werden.

Zusammenfassung für die Praxis

Dieses Kapitel steht ergänzend zum Abschn. 5.6.2 und stellt in den Vordergrund, dass bei einer zervikalen Instabilität der Fokus auf die tiefen Halswirbelsäulenflexoren sowie die tiefen Nackenextensoren gelegt werden sollte.

Mithilfe von Biofeedbackmechanismen und der gezielten Fazilitation können positive Effekte erreicht werden.

Abb. 5.180 bietet eine Übersicht der genannten Informationen.

5.7 Areal Schultergürtel / Schultergelenk

5.7.1 Glenohumerale Instabilität

Sowohl Warby et al. (2014) als auch Warby et al. (2016) beklagen den Mangel an Homogenität der vorhandenen Studien. Zudem herrscht bei den einbezogenen Studien ein hohes Biasrisiko. Diese Gegebenheiten erschweren es, Aussagen über den Effekt der medizinischen Trainingstherapie zu treffen bzw. einen Vergleich zu Operationen anzustreben.

Eine Metaanalyse aus dem Jahr 2021 beschäftigte sich mit der Effektivität der konservativen Therapie bei multidirektionaler Instabilität des Schultergelenkes. Dabei wurde die medizinische Trainingstherapie als wichtiger Therapiebaustein anerkannt. Die Trainingstherapie hat einen hohen Stellenwert bei Instabilitäten, welche nicht durch eine Verletzung entstanden sind. Die Praktizierung des Watson-Trainingsprogrammes wird derzeit als bestes Instrument zur Therapie der multidirektionalen Instabilität angesehen (vgl. Kłaptocz et al. 2021).

Kategorien	Evidenzbasierte Trainingsempfehlung
Einheiten	4-6 Wochen, 5x pro Woche, empfohlen werden 40-60 Minuten pro Einheit
Übungen	Biofeedbackassoziierte kraniozervikale Flexion / Dorsale Fazilitation bzw. Widerstandsgabe an HWS mit aktivem Dorsalschub / Chin-in-Übungen / Rudern in verschiedenen Ausgangsstellungen (Langsitz, vorgebeugter Stand, aufrechter Stand, Sitz) / Retraktion der Schulterblätter gegen Widerstand durch Theraband / Latzug / Stehende Brustpresse / Haltungsschulung durch Optimierung des Gelenkalignments / Haltungsübungen in Rückenlage und im Stand / Kräftigung der tiefen Nackenextensoren / Biofeedbackassoziierte Kräftigung der tiefen Nackenflexoren / Sensomotorische Übungen mit dem Visual-Feedback-Rehab-Laser / Training der motorischen Kontrolle / Pilates / Traditionell-chinesische-Übungsprogramme / Yoga

Abb. 5.180   Zusammenfassung MTT bei zervikaler Instabilität

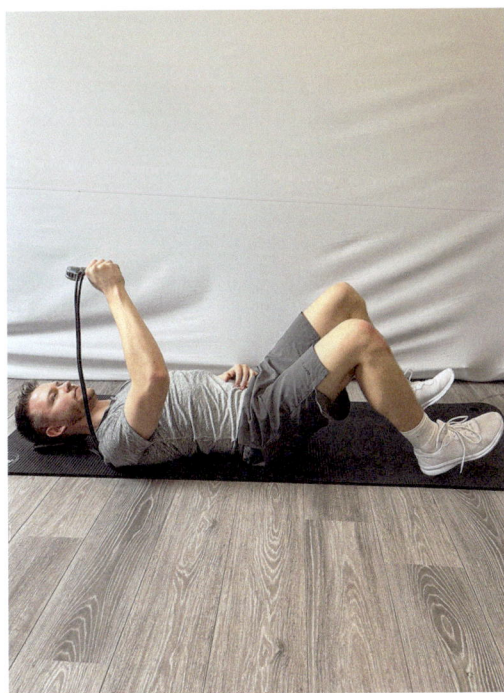

Abb. 5.181   MTT bei zervikaler Instabilität – Biofeedbackassoziierte kraniozervikale Flexion

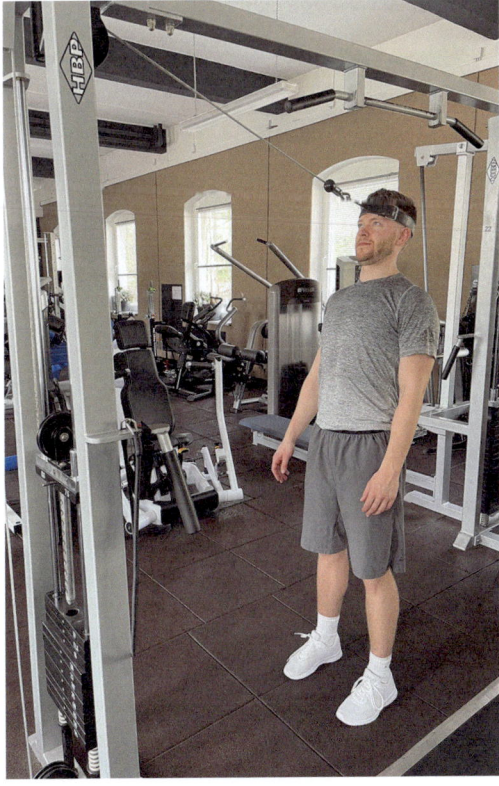

Abb. 5.182   MTT bei zervikaler Instabilität – Widerstandsgabe an HWS mit aktivem Dorsalschub

Das Forschungsteam um Cools et al. (2016) empfiehlt die medizinische Trainingstherapie an die Art der vorliegenden glenohumeralen Instabilität anzupassen. Generell wird eine Kräftigung der Rotatorenmanschette mit einer Fokussierung der intermuskulären Balance als sinnvoll erachtet. Zudem sollten die Außenrotatoren des Articulatio glenohumeralis gezielt exzentrisch trainiert werden. Auch die Flexibilität sowie die Kraftfähigkeit der Muskulatur, welche eine anatomische Verbindung zur Scapula aufweist, spielt trainingstherapeutisch eine wichtige Rolle (vgl. Cools et al. 2016).

In einer randomisiert kontrollierten Studie von Warby et al. (2018) wurde der Effekt von Trainingsprogrammen bei einer Stichprobe mit einer multidirektionalen Instabilität des Schultergelenkes untersucht. Dabei kristallisierte sich das Watson-Trainingsprogramm als effektivste Vorgehensweise heraus (vgl. Watson et al. 2016, 2017). Jenes Trainingsprogramm ist progressiv aufgebaut und konzentriert sich anfänglich auf die individuell angepasste Herstellung des optimalen glenohumeralen Alignments. Unter Beibehaltung des Alignments wird die motorische Kontrolle der Scapula trainiert. Hierbei wird aus einem Winkel von 45° Flexion eine Ruderbewegung bis in die Neutral-Null-Position durchgeführt. In Bezug auf die Bewegungsrichtungen der Außen- und Innenrotation des Schultergelenkes wird mit einem leichten Widerstand in einem Ausmaß von der Neutrall-Null-Position bis 45° trainiert. Die Übungen dieser Phase werden im aufrechten Stand ausgeführt. Die folgende Phase konzentriert sich auf einen muskulären Aufbau im posterioren Schulterbereich. Dazu werden Ruderübungen mit vorgebeugtem und aufrechtem Oberkörper durchgeführt. Zusätzlich werden die Außenrotatoren in Seitlage beübt. Im Anschluss daran konzentriert sich das Trainingsprogramm auf eine Verbesserung der motorischen Kontrolle in der sagittalen Ebene. Dazu wird unter Widerstandssetzung in die Anteversion trainiert. In der nächsten Phase werden die Bewegungsrichtungen Außenrotation, Innenrotation sowie Flexion unter Widerstand in einem Ausmaß von 45°-90° trainiert. Im Anschluss daran liegt der Fokus auf einer Kräftigung des Musculus deltoideus und dessen Anteile. Final erfolgt die Integration in Alltagsaktivitäten bzw. sportspezifische Belastungsmuster. Für ein Voranschreiten durch die sich aufeinander aufbauenden Trainingsphasen ist eine korrekte Übungsausführung bei gleichzeitiger Schmerzfreiheit Voraussetzung. Durch diese Vorgehensweise kann in einem Trainingszeitraum von zwölf Wochen sowohl die Instabilität als auch die Schmerzintensität signifikant reduziert werden (vgl. Warby et al. 2018).

Auch Jeon und Chon (2018) weisen auf die Relevanz von glenohumeralen Stabilisationsübungen und deren zentralisierenden Effekt auf den Humeruskopf hin.

Als Assessments dienen der Melbourne Instability Shoulder Score sowie der Western Ontario Shoulder Index (vgl. Warby et al. 2018). Genauere Informationen zu den einzelnen Assessments können aus der Assessmentliste im Anhang dieses Buches entnommen werden.

Zweckdienliche Visualisierungen können der Abb. 5.184, 5.185, 5.186, 5.187, 5.188, 5.189 und der Abb. 5.190 entnommen werden.

Zusammenfassung für die Praxis

Trotz eines erhöhten Biasrisikos zahlreicher einbezogener Studien kann im Ergebnis festgehalten werden, dass die medizinische Trainingstherapie und insbesondere das Watson-Trainingsprogramm, sowohl die Schmerzintensität als auch die Instabilität im Schultergelenk positiv beeinflussen können. Wichtig dabei sind die korrekte Übungsausführung bei gleichzeitiger Schmerzfreiheit.

Als Basis dienen die Herstellung des optimalen glenohumeralen Alignments bei gleichzeitiger motorischer Kontrolle der Scapula und Kräftigung der Rotatorenmanschette.

Abb. 5.183 bietet eine Übersicht der genannten Informationen.

Kategorien	Evidenzbasierte Trainingsempfehlung
Übungen	12 Wochen / Herstellung des optimalen glenohumeralen Alignments im Stand / motorische Kontrolle der Scapula unter Einhaltung des Alignments im Stand / Ruderbewegung aus einer Flexionsstellung von 45° bis in Neutral-Null-Position unter Einhaltung des Alignments im Stand / Bewegung in 45° Außen- und Innenrotation aus Null-Stellung gegen Widerstand unter Einhaltung des Alignments im Stand / Ruderübung mit vorgebeugtem und aufrechtem Körper / Training der Außenrotatoren in Seitlage / Training der Anteversion gegen Widerstand / Training Außenrotation, Innenrotation, Flexion gegen Widerstand im Ausmaß 45-90° / Kräftigung des M. deltoideus mit allen Anteilen / Integration in Alltagsbewegungen/sportspezifische Belastungsmuster

Abb. 5.183 Zusammenfassung MTT bei glenohumeraler Instabilität

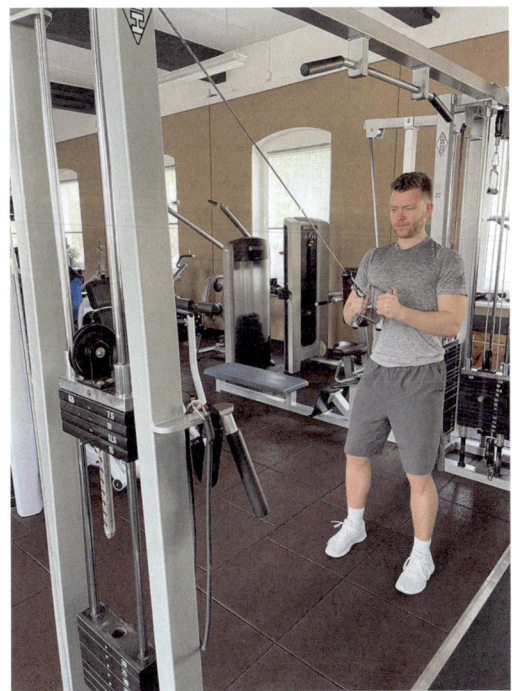

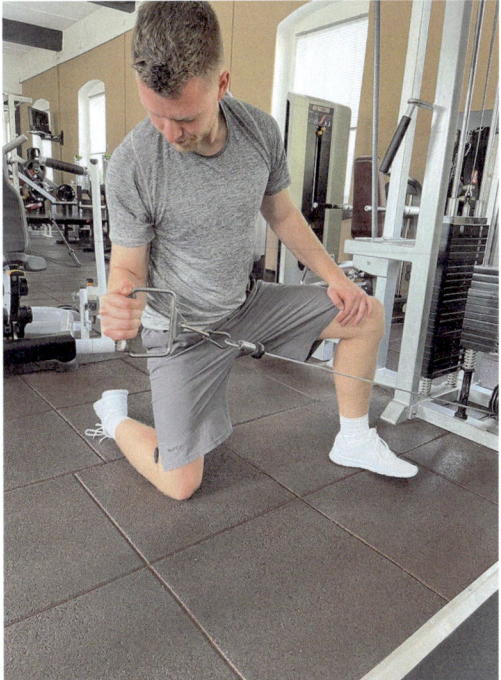

Abb. 5.184 MTT bei glenohumeraler Instabilität – Ruderbewegung aus einer Flexionsstellung von 45° bis in Neutral-Null-Position unter Einhaltung des Alignments im Stand

Abb. 5.185 MTT bei glenohumeraler Instabilität – Bewegung in 45° Außen- und Innenrotation aus Null-Stellung gegen Widerstand unter Einhaltung des Alignments im Stand

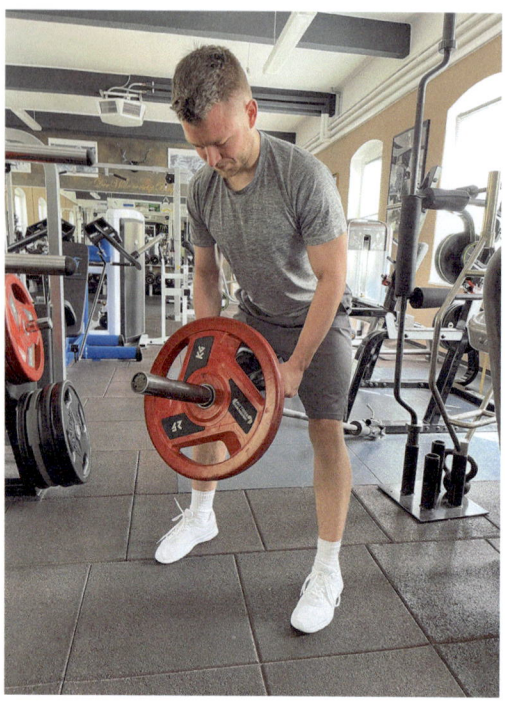

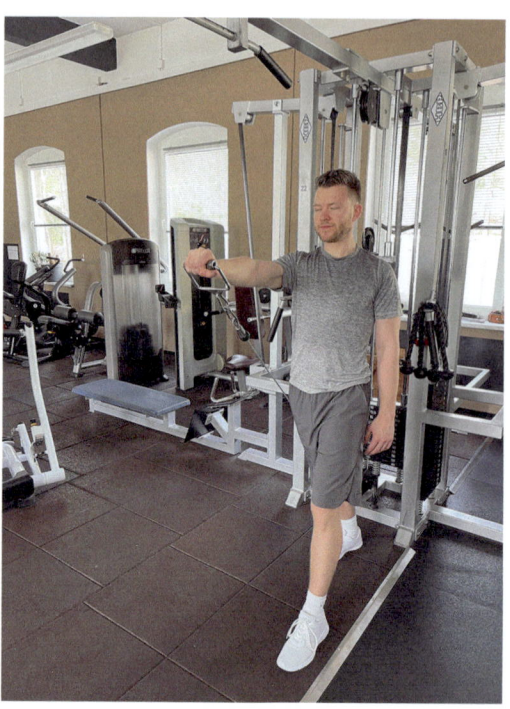

Abb. 5.186 MTT bei glenohumeraler Instabilität – Ruderübung mit vorgebeugtem und aufrechtem Körper

Abb. 5.188 MTT bei glenohumeraler Instabilität – Training der Anteversion gegen Widerstand

5.7.2 Frozen-Shoulder

Eine Metaanalyse aus dem Jahr 2022 erkennt, dass sowohl die alleinige Anwendung von medizinischer Trainingstherapie als auch die Kombination von medizinischer Trainingstherapie und anderer Interventionen in der Lage ist, die Beweglichkeit des Schultergelenkes sowie die Schmerzintensität positiv zu beeinflussen. Die Anwendung von Muscle-Energy-Techniken wird mit der Zielstellung der Funktionsverbesserung empfohlen (vgl. Mertens et al. 2022).

Challoumas et al. (2020) stellen die intraartikuläre Kortikosteroidversorgung in Kombination mit Heimübungsprogrammen als effektivste Therapiemethode bei Frozen-Shoulder dar.

Die metaanalytischen Informationen von Lee et al. (2023) legen nahe, dass das verwendete Trainingsprogramm individuell an die Bedürfnisse, die Symptome sowie das Bewegungsausmaß der Betroffen anzupassen ist.

Eine jüngst durchgeführte randomisiert kontrollierte Studie von Wang et al. (2023) beschäftigte

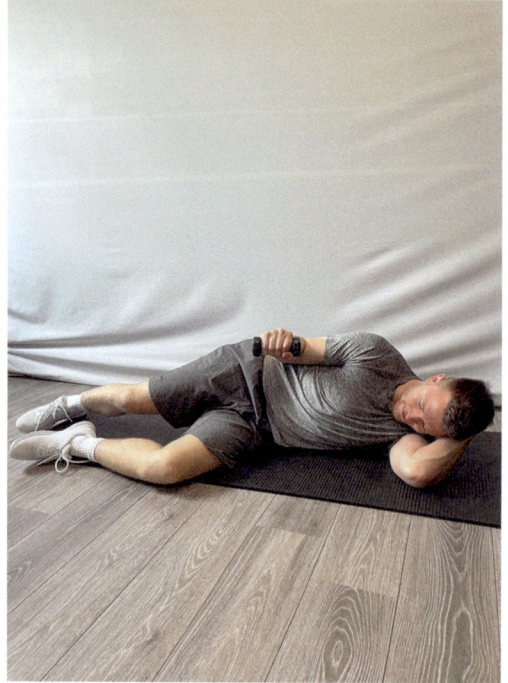

Abb. 5.187 MTT bei glenohumeraler Instabilität – Training der Außenrotatoren in Seitlage

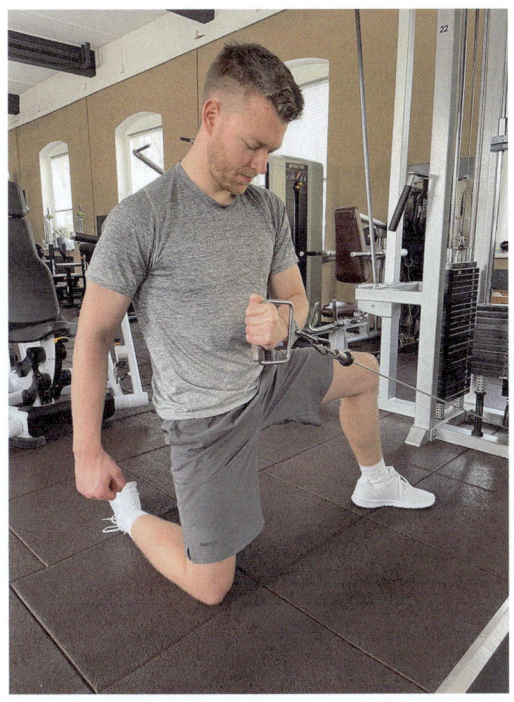

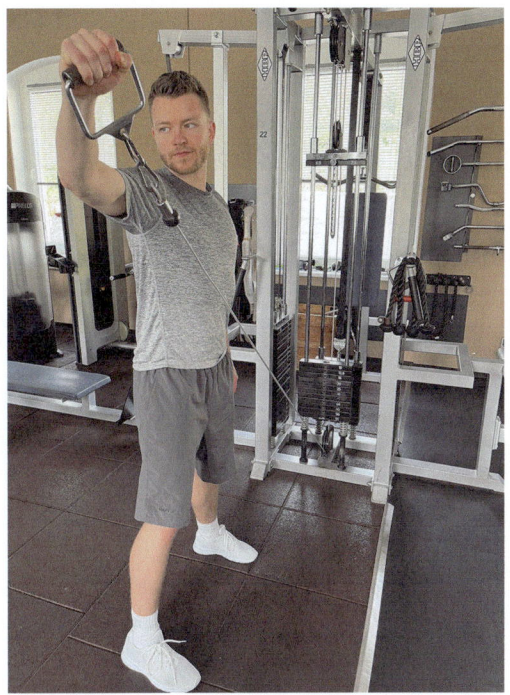

Abb. 5.189 MTT bei glenohumeraler Instabilität – Training Außenrotation, Innenrotation, Flexion gegen Widerstand im Ausmaß 45–90°

Abb. 5.190 MTT bei glenohumeraler Instabilität – Kräftigung des M. deltoideus

sich mit dem Einfluss von neuromuskulärem Training und der Kombination weiterer therapeutischer Maßnahmen. Das neuromuskuläre Training wurde auf einem Gerät praktiziert, welches Kraft-, Koordinations-, Gleichgewichts- und propriozeptives Training zulässt (vgl. Eshoj et al. 2020). Zusätzlich ermöglicht das Gerät eine visuelle Darstellung des Körperschwerpunkts. Die Stichprobe mit der Diagnose Frozen-shoulder führte insgesamt sechs isometrische Spannungsübungen in verschiedenen Gelenkstellungen des Schultergelenkes aus. Jede Gelenkstellung wurde mittels eines Therabandes für 10 s isometrisch gehalten. Zwischen den acht Sätzen je Übung wurde eine Pausenzeit von 10 s eingehalten. Zu den Ausgangsstellungen zählten die Außen- und Innenrotation in Neutralstellung, Außen- und Innenrotation in 90° Abduktion und Außen- und Innenrotation in 90° Anteversion. Die Intensität wurde durch Steigerungen der Geschwindigkeit, der Beschleunigung und Amp-

litude des Gerätes progressiv in fünf Stufen gesteigert. Das Training wurde über einen Zeitraum von zwei Monaten wöchentlich fünfmal durchgeführt. Zudem wurden passive sowie aktive Mobilisationstechniken und Dehnübungen praktiziert. Durch dieses Vorgehen konnte die Schmerzintensität signifikant verringert werden und gleichzeitig wurde die aktive Anteversion, Außen- und Innenrotation signifikant in der Beweglichkeit erweitert (vgl. Wang et al. 2023).

Eine randomisiert kontrollierte Studie, welche ebenfalls Biofeedback verwendet, wurde im Jahr 2020 von Mohamed et al. durchgeführt. Dabei wurde ein Bewegungssensor auf die Haut im Bereich der Spina scapulae angebracht. Dieser Sensor war in der Lage die Rotation der Scapula während der Abduktion zu detektieren. Die Probanden wurden aufgefordert in einem Zeitraum von 15 min aktiv unter maximal möglicher Scapularotation in die Schultergelenksabduktion zu bewegen. Mit zunehmender Scapularotation, welche vom Sensor gemessen wurde, erfolgte ein lauter werdendes auditives Feedback. Zusätzlich wurden eine heiße Packung sowie eine passive Scapulamobilisation praktiziert. In einem Zeitraum von zwei Wochen wurden wöchentlich drei Therapieeinheiten zu je 40 min Therapiezeit durchgeführt. Durch dieses Vorgehen konnte die Außenrotation der Scapula als auch das Bewegungsausmaß in Anteversion, Abduktion und Außenrotation des Schultergelenkes und auch der Schmerz- und Behinderungsgrad signifikant verbessert werden. Diese Effekte hielten sechs Monate nach Beendigung des Interventionszeitraums an (vgl. Mohamed et al. 2020).

Lin et al. (2022) konnten zeigen, dass die Durchführung von Techniken aus dem Konzept der propriozeptiven-neuromuskulären-Fazilitation im Bereich des Schultergürtels bzw. im Areal des Schultergürtels ein probates Mittel zur Therapie von Probanden mit Frozen-Shoulder ist.

Als Assessment kann der Shoulder-Pain-and-Disability-Index verwendet werden (vgl. Mohamed et al. 2020). Genauere Informationen zu den einzelnen Assessments können aus der Assessmentliste im Anhang dieses Buches entnommen werden.

Zweckdienliche Visualisierungen können der Abb. 5.192, 5.193, und der Abb. 5.194 entnommen werden.

Zusammenfassung für die Praxis
Die Kombination aus medizinischer Trainingstherapie und weiteren Interventionen kann sowohl die Beweglichkeit als auch die Schmerzen bei Patienten mit Frozen-Shoulder positiv beeinflussen. Hierzu zählen unter anderem Muscle-Energy-Techniken, neuromuskuläres Training, Training mit Biofeedback, Kraft-, Koordinations- sowie Gleichgewichtstraining und die propriozeptive-neuromuskuläre-Fazilitation im Bereich des Schultergürtels. Auch heiße Packungen sowie passive Scapulamobilisatoren kön-

nen das Ergebnis positiv beeinflussen. Die Übungen sollten dabei immer an die Bedürfnisse, Symptome sowie das Bewegungsausmaß angepasst und als Heimübungen kontinuierlich absolviert werden. Auch eine intraartikuläre Corticosteroidversorgung in Kombination mit einem Heimübungsprogramm kann einen positiven Effekt erwirken.

Abb. 5.191 bietet eine Übersicht der genannten Informationen.

5.7.3 Impingement-Syndrom

In ihrer Metaanalyse erkannten Dong et al. (2015), dass die Anwendung der medizinischen Trainingstherapie beim Impingement-Syndrom der Schulter durch eine Kopplung mit weiteren Maßnahmen an Effektivität gewinnt. Zu den kombinierbaren Therapiemaßnahmen zählen beispielsweise Kinesiotape oder auch Akupunktur. Zudem wird erwähnt, dass das operative Vorgehen mit Bedacht umgesetzt werden sollte, da die medizinische Trainingstherapie in vielen Fällen simultane Ergebnisse erzeugen kann (vgl. Dong et al. 2015).

Beim Vergleich zwischen spezifischen und globalen Trainingsansätzen bezüglich des Impingement-Syndroms konnten bei den sechs einbezogenen randomisiert kontrollierten Studien keine signifikanten Unterschiede festgestellt werden (vgl. Shire et al. 2017).

Park et al. (2020) erkannten, dass die Größe des subacromialen Raumes keine Beziehung zu subacromialen Schmerzen darstellt. Weder die operative noch die trainingstherapeutische Versorgung sollte sich daher auf eine Vergrößerung des subacromialen Raumes konzentrieren. Vielmehr sollte der Einbezug von psychosozialen Faktoren verfolgt werden (vgl. Park et al. 2020).

Eine randomisiert kontrollierte Studie von Al Anazi et al. (2022) untersuchte den Einfluss einer Steigerung der Griffkraft auf das subacromiale

Kategorien	Evidenzbasierte Trainingsempfehlung
Einheiten	2-8 Wochen, empfohlen werden 3-5x pro Woche, empfohlen werden 40-60 Minuten pro Einheit
Übungen	Muscle-Energy-Techniken für Schultergürtel und Schultergelenk / Neuromuskuläres Training am Gerät (Kraft-, Koordinations-, Gleichgewichts-, propriozeptives Training) / Isometrische Spannungsübungen mit Theraband in verschiedenen Gelenkstellungen 10 Sekunden halten, Spannung in Außen-, Innenrotation in 0-Stellung, Spannung in Außen-, Innenrotation in 90° Abduktion, Spannung in Außen-, Innenrotation in 90° Anteversion / Intensität durch Steigerung der Geschwindigkeit, der Beschleunigung und der Amplitude des Geräts anpassen / passive Mobilisationstechniken der Scapula in alle Richtungen / Biofeedback mittels Bewegungssensor auf Haut im Bereich der Spina scapulae welcher die Abduktion detektiert und lauter wird je mehr Scapularotation während einer aktiven Schultergelenksabduktion erfolgt, Übungszeitraum 15 Minuten / heiße Packung / PNF im Bereich des Schultergürtels
Übungsparameter	Spannungsübungen: 8 Sätze zu je 10 Sekunden halten, Pausenzeit 10 Sekunden / Alle anderen Übungen: empfohlen 3-5 Sätze á 10-15 Wiederholungen

Abb. 5.191 Zusammenfassung MTT bei Frozen-Shoulder

Impingement-Syndrom. 58 Probanden im Alter zwischen 18–50 Jahren unterzogen sich in einem Zeitraum von zwei Monaten wöchentlich zwei Trainingseinheiten. Die Kontrollgruppe praktizierte Ultraschall, Dehnungen der Außenrotatoren des Schultergelenkes, des Musculus pectoralis major sowie der posterioren Schultermuskulatur und erhielt eine Eisanwendung. Jede Dehnung wurde für 10 Sätze bei 10 s Haltezeit praktiziert. Zusätzlich wurde die Brustwirbelsäule im Sitz für 10 Sätze bei 10 s in Extension gelagert. Die Interventionsgruppe führte zusätzlich ein Training der Griffkraft in verschiedenen Ausgangstellungen des Schultergelenkes durch. Zu den Ausgangstellungen zählten 30°-, 60°- und 90° Schulterabduktion bei extendierten Ellenbogengelenk. Zudem wurde die Griffkraft in 90° Abduktion bei gleichzeitiger 90° Ellenbogenflexion trainiert. Je Ausgangsstellung wurden drei Sätze zu je 10 Wiederholungen durchgeführt. Der Widerstand des Griffkrafttrainingsgerätes wurde alle zwei Wochen an den aktuellen Leistungsstand adaptiert. Durch die Anwendung der kombinierten Trainingsvariante der Interventionsgruppe konnte eine signifikante Schmerzreduktion bei gleichzeitiger Funktionsverbesserung erreicht werden. Zudem konnte die Kraftfähigkeit der Rotatorenmanschette signifikant gesteigert werden. Das schmerzfreie Bewegungsausmaß der Bewegungsrichtungen Anteversion, Abduktion und Außenrotation konnte ebenfalls signifikant erweitert werden. Daher wird die Addition des Trainings der Griffkraft zu konventionellen Therapiemaßnahmen angeraten (vgl. AlAnazi et al. 2022).

Auch Tahran und Yeşilyaprak (2020) sprechen sich für die Anwendung von Dehnübungen der posterioren Schultermuskulatur aus.

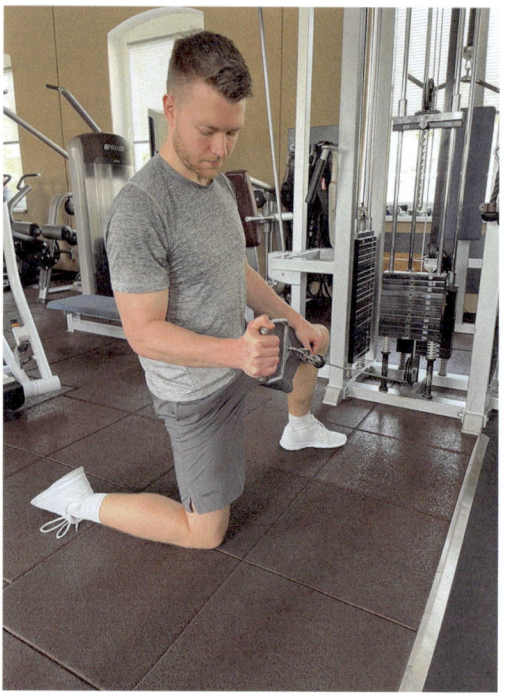

Abb. 5.192 MTT bei Frozen-Shoulder – Spannung in Außen-, Innenrotation in 0-Stellung

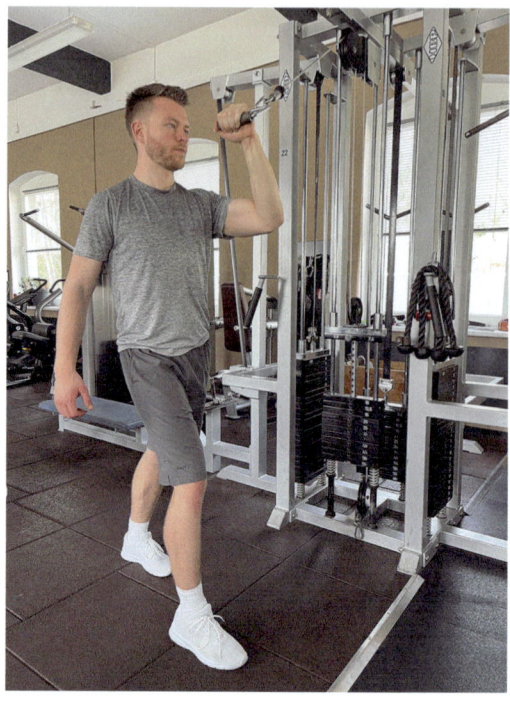

Abb. 5.194 MTT bei Frozen-Shoulder – Spannung in Außen-, Innenrotation in 90° Anteversion

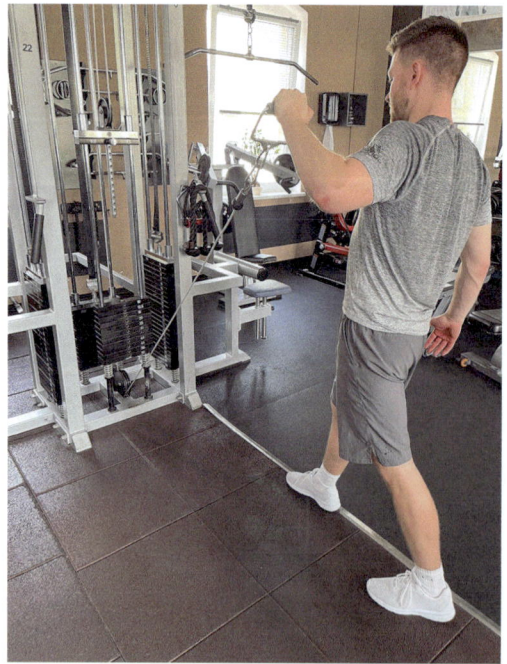

Abb. 5.193 MTT bei Frozen-Shoulder – Spannung in Außen-, Innenrotation in 90° Abduktion

Es existiert Evidenz, dass die Kombination von konventioneller Physiotherapie bzw. myofaszialer Releasetechniken und Interventionen aus dem Konzept der propriozeptiven neuromuskulären Fazilitation einen positiven Beitrag zur Therapie des subacromialen Impingement-Syndroms beitragen kann (vgl. İğrek und Çolak 2022; Çelik et al. 2022).

Turgut et al. (2017) schlussfolgern, dass die progressive Kräftigung der Rotatorenmanschette in Kombination mit Dehnübungen der Muskulatur des Schultergürtels bzw. des Schultergelenks eine sinnvolle trainingstherapeutische Strategie zur Reduzierung der Schmerzintensität bzw. zur Linderung des Behinderungsgrades darstellen. Zu den untersuchten Muskeln in Bezug auf Dehnübungen zählen der Musculus pectoralis minor, der Musculus levator scapulae, der Musculus latissimus dorsi als auch die posteriore Schultermuskulatur bzw. posteriore Schulterkapsel. Bei den Kräftigungsübungen sollte unter progressivem Widerstand in die Außenrotation, die Innenrotation sowie unter Außenrotation in die Abduktion trainiert werden. Es werden drei Sätze zu je 10 Wiederholungen empfohlen (vgl. Turgut et al. 2017).

Eliason et al. (2021) konnten bei Menschen mit subacromialen Impingement durch die Kombination aus Trainingstherapie und passiver translatorischer Humeruskopfmobilisation sowohl die Funktions- als auch die Schmerzsituation verbessern. Neben des Trainings der Rotatorenmanschette und Dehnungen des Musculus pectoralis major bzw. des Musculus trapezius pars descendens, wurde sich in der Trainingsausführung auf eine Kräftigung der Schultergürtelmuskulatur konzentriert (vgl. Eliason et al. 2021).

Als Assessments dienen unter anderem der Constant-Murley-Score sowie der Disabilities-of-the-Arm-Shoulder-and-Hand-score (vgl. İğrek und Çolak 2022). Zusätzlich kann der Shoulder-Rating-Questionnaire zum Einsatz kommen (vgl. Schydlowsky et al. 2022). Genauere Informationen zu den einzelnen Assessments können aus der Assessmentliste im Anhang dieses Buches entnommen werden.

Zweckdienliche Visualisierungen können der Abb. 5.196, 5.197, 5.198, 5.199 und der Abb. 5.200 entnommen werden.

Zusammenfassung für die Praxis
Die Studienlage zur medizinischen Trainingstherapie bei Impingement Syndrom im Bereich des Schultergelenks ist sehr vielseitig und kann in Summe zu einer Schmerzreduktion sowie einer Funktionsverbesserung führen. Alle vereint ein gezieltes Training im Bereich der Kräftigung der Rotatorenmanschette und der Griffkraft sowie einer Dehnung der Muskulatur im Bereich des Schultergürtels und Schultergelenks (Schultergelenksaußenrotatoren, M. pectoralis major, posteriore Schultermuskulatur, M. pectoralis minor, M. levator scapulae, M. latissimus dorsi, M. trapezius pars descendens)

sowie der posterioren Schultergelenkskapsel. Auch eine passive translatorische Humeruskopfmobilisation, propriozeptive-neuromuskuläre-Fazilitation, Ultraschall, Akupunktur und Kinesiotaping sowie myofasciale Releasetechniken können positiv auf die Schmerzintensität und den Behinderungsgrad einwirken.

Es ist ratsam zunächst den konservativen Weg dem operativen Weg vorzuziehen, da die medizinische Trainingstherapie in vielen Fällen simultane Ergebnisse erzeugen kann.

Abb. 5.195 bietet eine Übersicht der genannten Informationen.

5.7.4 Scapuladyskinesie

Die medizinische Trainingstherapie der Scapuladyskinesie kann individuell an die Dysfunktion des Betroffenen angepasst werden. Dazu sollte die Scapulastellung mittels Inspektion in der Statik beurteilt werden. Zusätzlich sollte eine Beurteilung der Dynamik durch Bewegungen des Schultergürtels und Schultergelenkes erfolgen (vgl. Dexel et al. 2014).

Nowotny et al. (2018) erkannten, dass eine spezifische Ausrichtung der medizinischen Trainingstherapie auf die scapulasteuernde Muskulatur bei vorhandener Scapuladyskinesie in der Lage ist die Schmerzintensität signifikant zu reduzieren. Kamonseki et al. (2023) sprechen sich sowohl für die Anwendung eines spezifischen als auch eines allgemeinen Trainings der scapulaumgebenden Muskulatur bei Scapuladyskinesie aus.

Die gezielte Haltungsschulung bei Betroffenen von Scapuladyskinesie ist in der Lage sowohl signifikant Schmerzen zu reduzieren als auch die Lebensqualität zu steigern (vgl. Amorim et al. 2014).

Als Assessment dient unter anderem die SICK-scapula-rating-scale (vgl. Nowotny et al. 2018). Zudem kann der Disabilities-of-the-Arm-

Kategorien	Evidenzbasierte Trainingsempfehlung
Einheiten	8 Woche á 2 Einheiten pro Woche
Übungen	Krafttraining der Griffkraft mit Gerät in folgenden Positionen (in 30°, 60°, 90° Abduktion des Schultergelenks bei extendiertem Ellenbogen, in 90° Abduktion bei 90° Flexion Ellenbogen) / Allgemeine Kräftigung der Rotatorenmanschette in Außen- und Innenrotation sowie unter Außenrotation in Abduktion / Kräftigung Schultergürtelmuskulatur / PNF
Übungsparameter	jeweils 3 Sätze á 10 Wiederholungen, Anpassung des Widerstandes alle zwei Wochen
Dehnung	Dehnung der Außenrotatoren des Schultergelenks, M. pectoralis major, posteriore Schultermuskulatur, M. pectoralis minor, M. levator scapulae, M. latissimus dorsi, M. trapezius pars descendens, posteriore Schultergelenkskapsel / Lagerung der BWS in Extension / Für alle Dehnungen jeweils 10 Sätze bei 10 Sekunden Haltezeit

Abb. 5.195 Zusammenfassung MTT bei Impingement-Syndrom

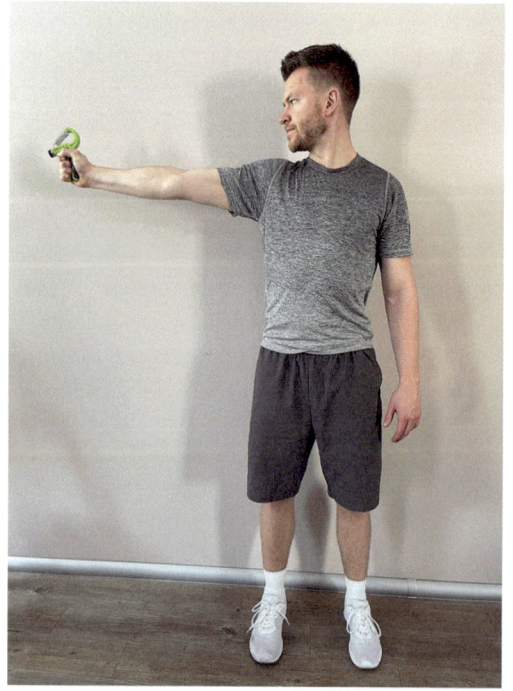

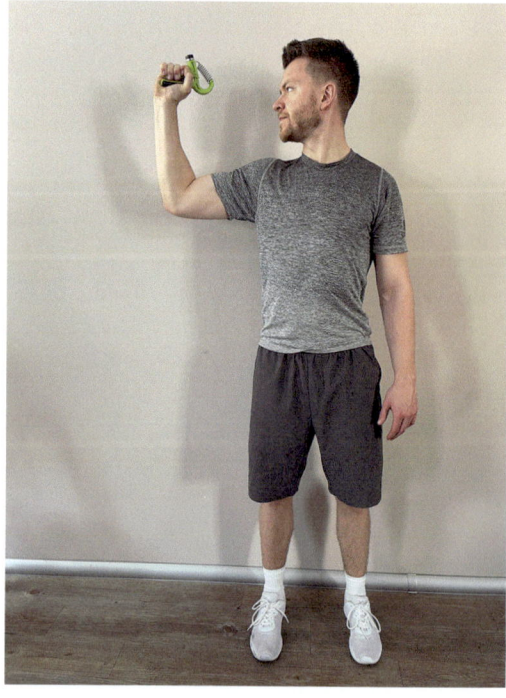

Abb. 5.196 MTT bei Impingement-Syndrom – Krafttraining der Griffkraft mit Gerät in 30°, 60°, 90° Abduktion des Schultergelenks bei extendiertem Ellenbogen

Abb. 5.197 MTT bei Impingement-Syndrom – Krafttraining der Griffkraft mit Gerät in 90° Abduktion bei 90° Flexion im Ellenbogen

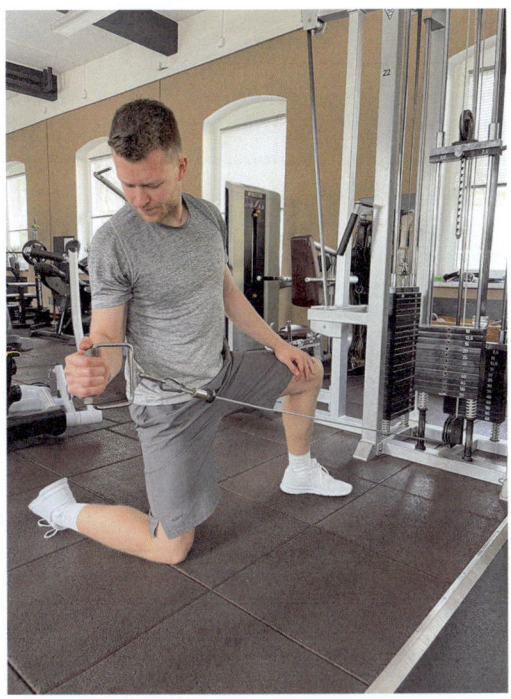

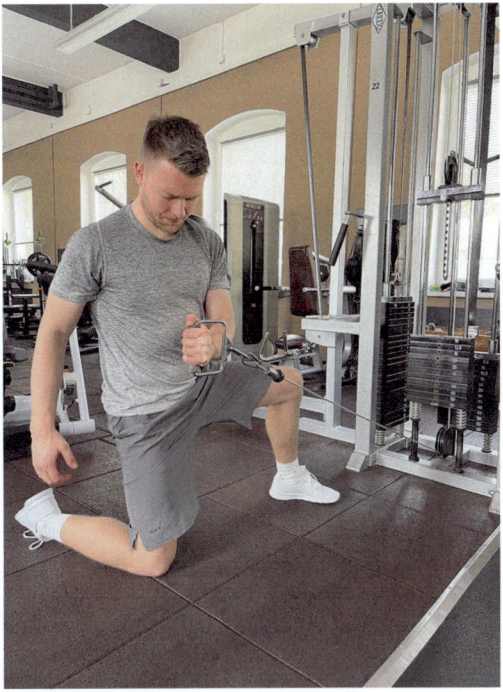

Abb. 5.198 MTT bei Impingement-Syndrom – Allgemeine Kräftigung der Rotatorenmanschette in Außenrotation

Abb. 5.199 MTT bei Impingement-Syndrom – Allgemeine Kräftigung der Rotatorenmanschette in Innenrotation

Shoulder-and-Hand-questionnaire zum Einsatz kommen (vgl. Amorim et al. 2014). Genauere Informationen zu den einzelnen Assessments können aus der Assessmentliste im Anhang dieses Buches entnommen werden.

Zusammenfassung für die Praxis
Die medizinische Trainingstherapie kann bei Patienten mit Scapuladyskinesie einen positiven Einfluss auf die Schmerzintensität sowie die Lebensqualität erzeugen. Hierzu ist es wichtig die Statik und Dynamik im Vorfeld zu analysieren, um gezielt die scapulasteuernde bzw. scapulaumgebenden Muskulatur zu trainieren.

Abb. 5.201 bietet eine Übersicht der genannten Informationen.

5.8 Areal Ellenbogengelenk

5.8.1 Epicondylopathia lateralis humeri

Die Ergebnisse von Hoogvliet et al. (2013) deuten darauf hin, dass die medizinische Trainingstherapie in Form von Krafttraining und Dehnübungen zu einer Symptomreduktion bei vorhandener Epicondylopathia lateralis humeri beitragen kann.

Seitens des Krafttrainings ist die Anwendung einer exzentrischen Übungsausführung anzuraten (vgl. Landesa-Piñeiro und Leirós-Rodríguez 2022; Tyler et al. 2010). Cullinane et al. (2014) konnten in einer systematischen Übersichtsarbeit einen Effekt von exzentrischem Training feststellen. Neben einer analgetischen Wirkung wurde eine Verbesserung im Bereich der Funktion als auch der Griffkraft hervorgerufen.

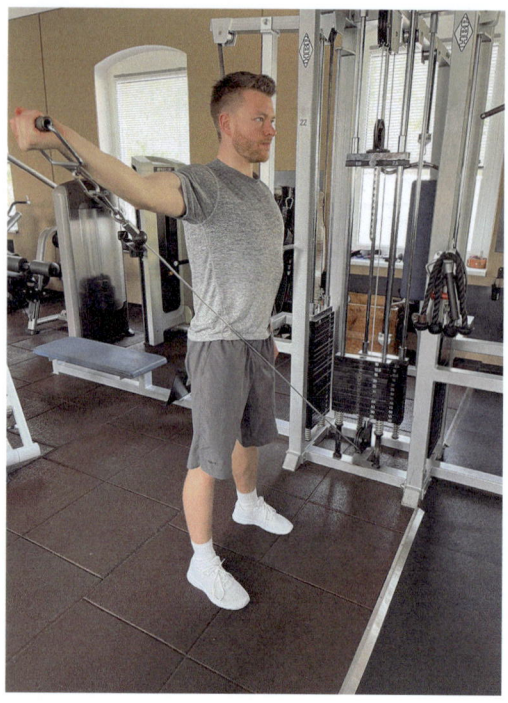

Abb. 5.200 MTT bei Impingement-Syndrom – Allgemeine Kräftigung in Abduktion unter gehaltener Außenrotationsstellung

Giray et al. (2019) konnten in ihrer Untersuchung die besten Ergebnisse mit einer Kombination aus einem progressiven exzentrischen Hypertrophietraining der Handgelenksflexoren und Handgelenksextensoren, Dehnungen der Unterarmmuskulatur und einer Kinesiotapeanlage der Handgelenksextensoren erzielen. Bei der Gegenüberstellung verschiedener Trainingsformen konnte gezeigt werden, dass die exzentrisch-konzentrische Übungsausführung in Kombination mit isometrischen Kontraktionen die

effektivste Trainingsform ist, um Schmerzen beim Tennisellenbogen zu reduzieren (vgl. Stasinopoulos D. und Stasinopoulos I. 2017). Viswas et al. (2012) empfehlen, neben einer exzentrischen Kräftigung der Handgelenksextensoren bei extendiertem und proniertem Ellenbogengelenk, die Dehnung des Musculus extensor carpi radialis brevis.

Yilmaz et al. (2022) liefern Evidenz für die Anwendung der neurodynamischen Automobilisation des Nervus radialis in Bezug auf eine Schmerzlinderung bei Epicondylopathia lateralis humeri. Hierzu wurde in einem Zeitraum von sechs Wochen täglich ein Heimübungsprogramm durchgeführt.

In einer randomisiert kontrollierten Studie wiesen Schiffke-Juhász et al. (2021) die Wirksamkeit des Trainings mit dem Flexibar® nach. In die Studie wurde eine Stichprobe von 71 Menschen, welche länger als drei Monate an einem Tennisellenbogen litten, aufgenommen. In einem Zeitraum von zwölf Wochen trainierte die Interventionsgruppe täglich für neun Minuten mit dem Flexibar®. Die Übungsdurchführung erfolgte vor dem Körper, seitlich zum Körper und über Kopf. Die Griffhaltung wechselte je Ausgangsstellung zwischen einer neutralen-, einer pronierten- sowie einer supinierten Position. Nach dem Interventionszeitraum verbesserte sich die Schmerzsituation, die Griffkraft sowie die Lebensqualität signifikant (vgl. Schiffke-Juhász et al. 2021).

Als Assessments dienen unter anderem der patient-rated tennis-elbow-evaluation, die Pain-visual-analogue-scale, die Beurteilung der Griffkraft sowie die disabilities-of-the-arm-shoulder-and-hand-scales (vgl. Giray et al. 2019). Genauere Informationen zu den einzelnen Assessments

Kategorien	Evidenzbasierte Trainingsempfehlung
Übungen	Als erste Beurteilung der Statik und der Dynamik der Scapula / Anhand des Befundes gezieltes Krafttraining der scapulaumgebenden Muskulatur

Abb. 5.201   Zusammenfassung MTT bei Scapuladyskinesie

können aus der Assessmentliste im Anhang dieses Buches entnommen werden.

Zweckdienliche Visualisierungen können der Abb. 5.203, 5.204, 5.205 und der Abb. 5.206 entnommen werden.

Zusammenfassung für die Praxis
Eine gezielte medizinische Trainingstherapie kann die Schmerzintensität, die Funktion sowie die Griffkraft und die Lebensqualität bei Patienten mit einem Tennisellenbogen positiv beeinflussen. Im Fokus steht dabei ein Krafttraining im Sinne eines exzentrischen Hypertrophietrainings der Handgelenksextensoren und -flexoren sowie die Dehnung des M. extensor carpi radialis brevis. Eine Kinesiotapeanlage auf die Handgelenksextensoren kann den Prozess positiv beeinflussen und sollte daher zusätzlich angelegt werden. Weiterführend kann eine tägliche neurodynamische Automobilisation des N. radialis über sechs Wochen die Symptome lindern.

Auch ein tägliches 9-minütiges Training mit dem Flexibar® in verschiedene Ausgangsstellungen wirkt sich positiv auf die Symptome aus.

Abb. 5.202 bietet eine Übersicht der genannten Informationen.

5.9 Areal Handgelenk

5.9.1 Karpaltunnelsyndrom

In einer randomisiert kontrollierten Studie wurde anhand der Datensätze von 41 Personen die Intervention der neurodynamischen Mobilisation einem Trainingsprogramm zur Therapie des Carpaltunnelsyndroms gegenübergestellt. Die Neurodynamik-Gruppe erhielt in einem Zeitraum von einem Monat eine wöchentliche Therapieeinheit von 60 min. In dieser wurden unter Supervision neurodynamische Mobilisationen des Nervus medianus durchgeführt. Im Anschluss wurden die Probanden dazu aufgefordert, täglich zuhause zwei neurodynamische

Kategorien	Evidenzbasierte Trainingsempfehlung
Einheiten	Neurodynamische Mobilisation N. radialis 6 Wochen, täglich empfohlen 15 Minuten / Training mit dem Flexibar® 12 Wochen, täglich á 9 Minuten
Übungen	Exzentrisches Hypertrophietraining Handgelenksflexoren und -extensoren / Exzentrisch-konzentrische Übungsdurchführung mit isometrischen Kontraktionen der Handgelenksflexoren und -extensoren / Durchführung bei extendiertem und proniertem Ellenbogengelenk / Neurodynamische Automobilisation N. radialis als Eigenmobilisation / Training mit Flexibar vor dem Körper, seitlich zum Körper, Überkopf jeweils mit Griff in neutraler, pronierter, supinierter Position
Dehnung	Dehnung der Unterarmmuskulatur sowie explizit des M. extensor carpi radialis brevis

Abb. 5.202 Zusammenfassung MTT bei Epicondylopathia lateralis humeri

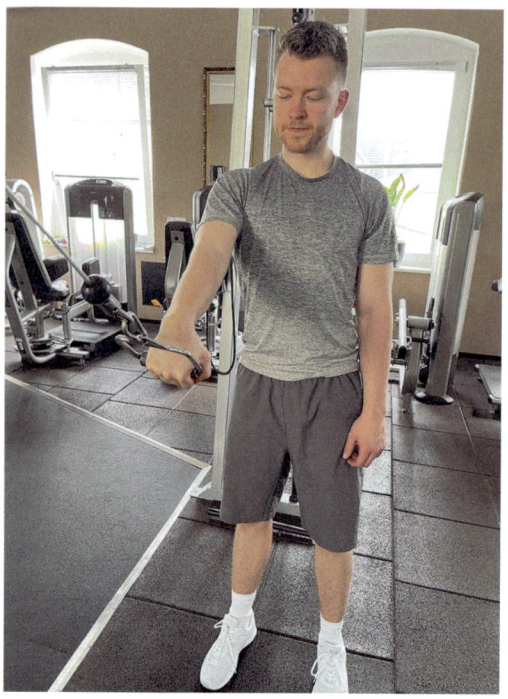

Abb. 5.203 MTT bei Epicondylopathia lateralis humeri – Exzentrisches Hypertrophietraining Handgelenksflexoren bei extendiertem und proniertem Ellenbogengelenk

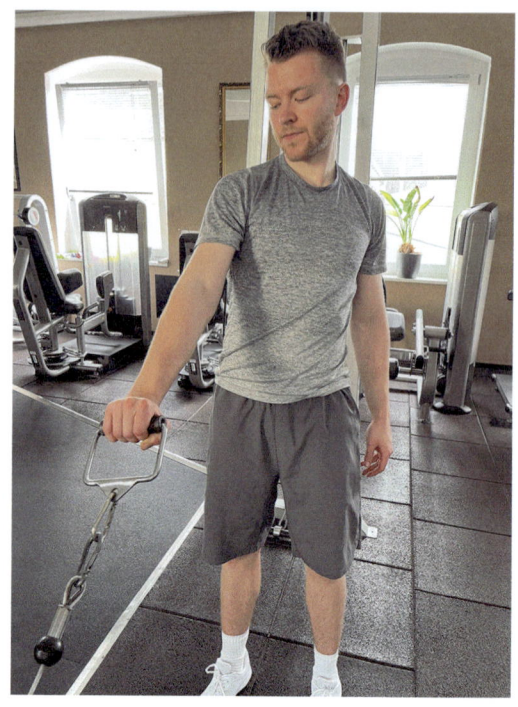

Abb. 5.204 MTT bei Epicondylopathia lateralis humeri – Exzentrisches Hypertrophietraining Handgelenksextensoren bei extendiertem und proniertem Ellenbogengelenk

Automobilisationseinheiten durchzuführen. Die Trainingsgruppe erhielt ebenfalls wöchentlich über einen Zeitraum von einem Monat eine unter Supervision stattfindende Therapieeinheit. Zudem wurden die Übungen zweimal täglich zuhause praktiziert. Neben Sehnengleitübungen kamen Kräftigungsübungen der Unterarm- und Handmuskulatur, Dehnübungen sowie aktive Beweglichkeitsübungen zum Einsatz. Nach Auswertung der erhobenen Daten wurde ersichtlich, dass beide Interventionen zu einer positiven Entwicklung beitragen. Die neurodynamische Intervention war dem Trainingsprogramm jedoch in Bezug auf eine Schmerzreduktion, eine Verbesserung der Kraft sowie einer Funktionsverbesserung überlegen (vgl. Hamzeh et al. 2021).

Die Durchführung von Nerven- und Sehnengleitmobilisation kann auch bei schwangeren Frauen mit der Zielsetzung einer Symptomreduktion bei gleichzeitig verbesserter Funktion eingesetzt werden (vgl. Keskin et al. 2020). Ijaz et al. (2022) empfehlen ebenfalls die Addition einer neurodynamischen Mobilisation zur klassischen Versorgung anhand einer Stichprobe, welche unter drei Monaten am Carpaltunnelsyndrom litt.

In einer Übersichtsarbeit weißen Page et al. (2012) auf die limitierte bis qualitativ sehr schlechte Evidenz der Wirksamkeit der medizinischen Trainingstherapie bzw. von Mobilisationstechniken hin. Gleichzeitig wird der Bedarf nach qualitativ hochwertiger Literatur beschrieben. In einer Metaanalyse, welche die Wirksamkeit der neurodynamischen Mobilisation überprüfte, konnte keine klinische Relevanz der Maßnahme bei milden bis modera-

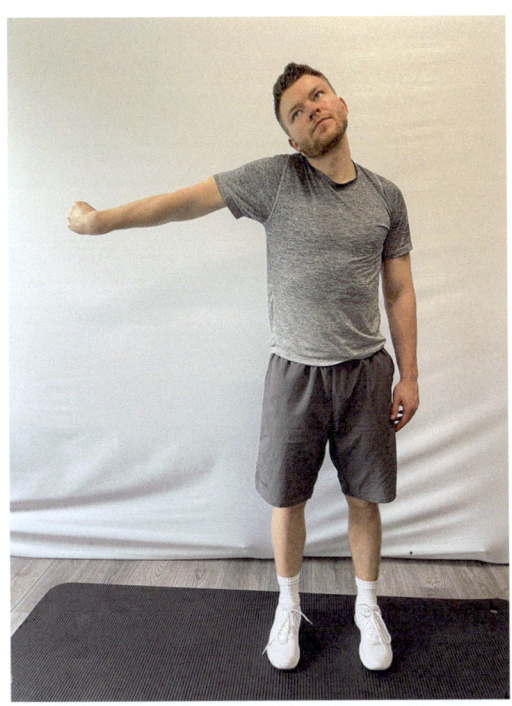

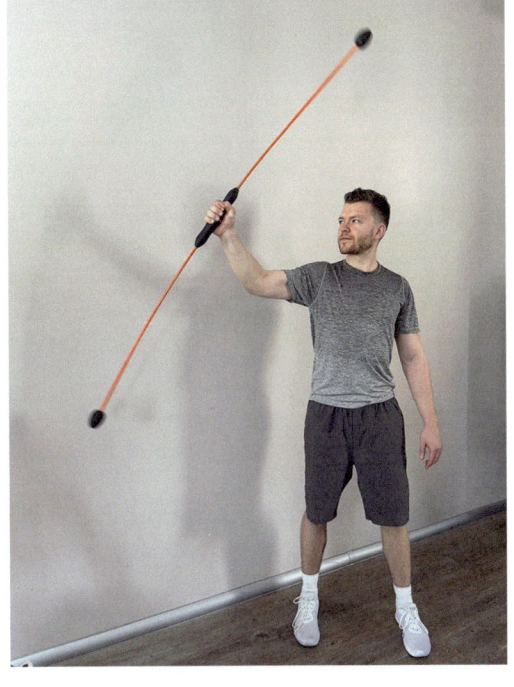

Abb. 5.205 MTT bei Epicondylopathia lateralis humeri – Neurodynamische Automobilisation N. radialis als Eigenmobilisation

Abb. 5.206 MTT bei Epicondylopathia lateralis humeri – Training mit Flexibar vor dem Körper, seitlich zum Körper, Überkopf jeweils mit Griff in neutraler, pronierter, supinierter Position

tem Karpaltunnelsyndrom festgestellt werden (vgl. Paraskevopoulos et al. 2023). Diametral dazu stehen die Ergebnisse von Arenas-Arroyo et al. (2021). Sie konnten, bei vorhandener großer Unsicherheit, eine positive Wirkung der neurodynamischen Mobilisation in Bezug auf Schmerz und Funktion nachweisen (vgl. Arenas-Arroyo et al. 2021).

Als Assessments dienen unter anderem die Symptom-Severity-Scale, die Functional-Status-Scale sowie die Shortened-version-of-the-Disabilities-of-the-Arm-Shoulder-and-Hand. Zusätzlich kann die Griffkraft als auch die Numerical-Pain-Rating-Scale beurteilt werden (vgl. Hamzeh et al. 2021; Ijaz et al. 2022). Genauere Informationen zu den einzelnen Assessments können aus der Assessmentliste im Anhang dieses Buches entnommen werden.

Zweckdienliche Visualisierungen können der Abb. 5.208 und der Abb. 5.209 entnommen werden.

Zusammenfassung für die Praxis

Bei Patienten, die an einem Carpaltunnelsyndrom leiden, sollte der Fokus auf die neurodynamische Mobilisation des N. medianus sowie auf die Kräftigung und Dehnung der Unterarm- und Handmuskulatur liegen. Auch aktive Beweglichkeitsübungen können zu einer positiven Entwicklung beitragen.

Abb. 5.207 bietet eine Übersicht der genannten Informationen.

Kategorien	Evidenzbasierte Trainingsempfehlung
Einheiten	4 Wochen, 2x täglich 2 Übungen zzgl. einmal pro Woche für 60 Minuten unter Supervision
Übungen	Neurodynamische Mobilisation des N. medianus / Sehnengleitübungen / Kräftigungsübungen für Unterarm- und Handmuskulatur / Aktive Beweglichkeitsübungen
Dehnung	Dehnung der Unterarm- und Handmuskulatur

Abb. 5.207 Zusammenfassung MTT bei Karpaltunnelsyndrom

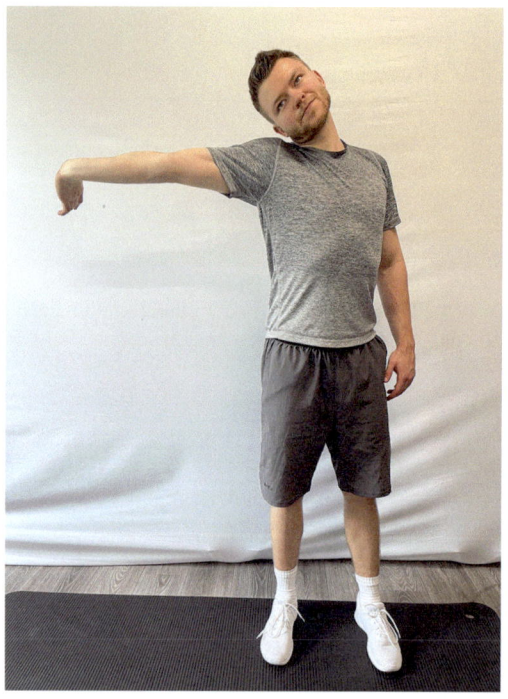

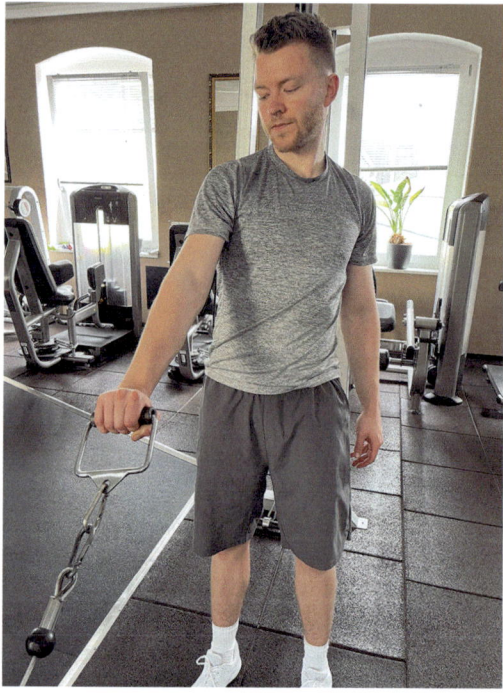

Abb. 5.208 MTT bei Karpaltunnelsyndrom – Neurodynamische Mobilisation des N. medianus

Abb. 5.209 MTT bei Karpaltunnelsyndrom – Kräftigungsübungen für Unterarm- und Handmuskulatur

5.10 Anhang

	Assessmentlise
6m-timed-up-and-hop-Test	Der 6m-timed-up-and-go-Test ist ein einfaches Assessment, das darauf abzielt, die funktionelle Mobilität und das Gleichgewicht von Personen, insbesondere älteren Erwachsenen oder Personen nach einer Operation, zu bewerten. Der Test umfasst das Aufstehen von einem Stuhl, das schnelle Gehen über eine Distanz von sechs Metern, das Umdrehen, Zurückgehen zum Stuhl und erneutes Hinsetzen, wobei die benötigte Zeit gemessen wird, um Rückschlüsse auf die Mobilität der Person zu ziehen.
6-Point-Likert-Scale	Die 6-Point-Likert-Scale ist ein quantitatives Forschungsinstrument, das dazu dient, Einstellungen, Meinungen oder Wahrnehmungen von Individuen zu spezifischen Aussagen oder Fragen zu erfassen, indem es sechs Antwortmöglichkeiten bietet, die von starker Zustimmung bis zu starker Ablehnung reichen. Diese Skala wird häufig in Umfragen und Fragebögen in verschiedenen Bereichen wie der Marktforschung, der Psychologie und den Sozialwissenschaften eingesetzt, um Nuancen in den Antworten zu erfassen und eine differenzierte Analyse von Meinungstrends oder Einstellungsänderungen zu ermöglichen.
ACL-return-to-sports-after-injury-scale	Die ACL-return-to-sports-after-injury-scale ist ein spezifisches Assessment-Tool, das dazu entwickelt wurde, zu bestimmen, wann Athleten nach einer Verletzung des vorderen Kreuzbandes (ACL) sicher zum Sport zurückkehren können. Es bewertet verschiedene Faktoren wie die physische Leistungsfähigkeit, das psychologische Wohlbefinden und die spezifische Sportfähigkeit des Athleten, um eine fundierte Entscheidung über die Rückkehr zum Wettkampfsport zu treffen.
active-reproduction-of-a-passive-position-test	Der Active Reproduction of a Passive Position Test ist ein Assessment, das die propriozeptive Genauigkeit eines Individuums misst, indem die Fähigkeit beurteilt wird, eine zuvor passiv eingenommene Gliedmaßenposition aktiv zu reproduzieren. Dieser Test wird häufig in der Rehabilitation und in der Sportmedizin eingesetzt, um die Sensibilität und das Bewusstsein für die Positionierung von Gliedmaßen nach Verletzungen oder im Rahmen von Erholungsprogrammen zu bewerten.
Activity-Specific-Balance-Confidence-scale	Die Activity-Specific Balance Confidence (ABC) Scale ist ein subjektives Bewertungsinstrument, das das Vertrauen einer Person in ihre Fähigkeit misst, verschiedene tägliche Aktivitäten, ohne zu stürzen sicher durchzuführen. Es wird vor allem bei älteren Erwachsenen oder Personen, die von Gleichgewichtsstörungen betroffen sind, angewendet, um das Risiko von Stürzen zu beurteilen und spezifische Interventionsbereiche zur Verbesserung der Balance und Mobilität zu identifizieren.
Adam's test	Der Adam's Test ist ein klinisches Untersuchungsverfahren, das zur Beurteilung der Wirbelsäulenkrümmung, insbesondere zur Identifikation von Skoliose, eingesetzt wird. Während der Durchführung beugt sich die Testperson nach vorne, wobei die Arme locker hängen, und die Füße zusammenstehen, um eventuelle Asymmetrien oder abnormale Krümmungen der Wirbelsäule sichtbar zu machen, die auf eine Skoliose oder andere Wirbelsäulendeformitäten hinweisen könnten.
ankylosing-spondylitis-quality-of-life-questionnaire	Der Ankylosing Spondylitis Quality of Life (ASQoL) Questionnaire ist ein spezifisches Selbstbeurteilungsinstrument, das entwickelt wurde, um die Lebensqualität von Personen mit ankylosierender Spondylitis, einer Form von entzündlicher Arthritis, die hauptsächlich die Wirbelsäule betrifft, zu messen. Der Fragebogen umfasst Fragen, die sich auf verschiedene Aspekte des täglichen Lebens und das Wohlbefinden der Betroffenen konzentrieren, um den Einfluss der Erkrankung auf ihre Lebensqualität zu bewerten und die Behandlung entsprechend anzupassen.
anterior-posterior-stability-index des Biodex-Balance-System	Der Anterior-Posterior Stability Index des Biodex Balance Systems ist ein quantitatives Maß für die Gleichgewichtsfähigkeit und Stabilität einer Person, das speziell die Vorwärts- und Rückwärtsbewegungen analysiert. Dieses Assessment wird typischerweise in Rehabilitationszentren und klinischen Settings eingesetzt, um die Balance und posturale Stabilität nach Verletzungen oder bei bestimmten Erkrankungen zu beurteilen, und dient als Grundlage für die Entwicklung individuell angepasster Rehabilitationsprogramme.

	Assessmentlise
Ashworth-Scale	Die Ashworth-Skala ist ein klinisch etabliertes Instrument zur Beurteilung der Spastizität, also des Widerstands der Muskeln gegenüber passiven Bewegungen, der bei verschiedenen neurologischen Störungen wie Schlaganfall, Multipler Sklerose oder nach schweren Schädel-Hirn-Verletzungen auftritt. Sie wird angewendet, indem ein Arzt oder Therapeut eine passive Bewegung in einem spezifischen Gelenk durchführt und den Widerstand bewertet, um das Ausmaß der Spastik zu quantifizieren, was für die Planung der Behandlung und Überwachung des Fortschritts von großer Bedeutung ist.
bath-ankylosing-spon-dylitis-disease-activity-index	Der Bath Ankylosing Spondylitis Disease Activity Index (BASDAI) ist ein von Patienten selbst ausgefüllter Fragebogen, der speziell entwickelt wurde, um die Krankheitsaktivität bei Personen mit ankylosierender Spondylitis (AS) zu messen. Der Index bewertet die Intensität von Symptomen wie Ermüdung, Rücken- und Gelenkschmerzen, Steifigkeit und Entzündung anhand einer Skala, wodurch Ärzte die Effektivität von Behandlungen beurteilen und bei Bedarf Anpassungen vornehmen können.
Beck-Depression-Inventory-II	Das Beck Depression Inventory-II (BDI-II) ist ein weit verbreitetes Selbstbeurteilungsinstrument, das zur Messung der Schwere von Depressionssymptomen bei Jugendlichen und Erwachsenen ab 13 Jahren eingesetzt wird. Es besteht aus 21 Fragen, die auf einer 4-Punkte-Skala bewertet werden, um Aspekte wie Traurigkeit, Pessimismus, Schlafstörungen und Verlust des Interesses an Aktivitäten zu erfassen, wodurch Fachleute einen umfassenden Einblick in den emotionalen Zustand des Befragten erhalten und entsprechende Behandlungspläne entwickeln können.
Berg-Balance-Scale	Die Berg-Balance-Scale (BBS) ist ein objektives, klinisches Assessment-Tool, das entwickelt wurde, um die statische und dynamische Balancefähigkeiten bei älteren Erwachsenen zu beurteilen. Es besteht aus 14 Aufgaben, die Alltagsaktivitäten wie Aufstehen von einem Stuhl, Stehen auf einem Bein und Rückwärtsgehen umfassen, um das Sturzrisiko zu bewerten und entsprechende präventive Maßnahmen zu planen.
Box-and-Block-Test	Der Box-and-Block-Test ist ein standardisiertes Assessment zur Messung der manuellen Geschicklichkeit und Handmotorik, bei dem die Fähigkeit einer Person bewertet wird, innerhalb einer Minute so viele kleine Blöcke wie möglich von einem Bereich der Box in einen anderen zu verschieben. Dieser Test wird häufig in der Ergotherapie und in der Rehabilitation von Patienten mit neurologischen Schädigungen, wie z.B. nach einem Schlaganfall, eingesetzt, um Fortschritte in der Handfunktion und Feinmotorik zu messen und zu dokumentieren.
British-Medical-Research-Council-questionnaire	Der British Medical Research Council (BMRC) Fragebogen ist ein standardisiertes Instrument, das zur Bewertung der Atemfunktion und der Auswirkungen von Atemwegserkrankungen auf die Lebensqualität der Patienten eingesetzt wird. Er beinhaltet Fragen zu Symptomen wie Husten, Auswurf, Atemnot und deren Einfluss auf alltägliche Aktivitäten, wodurch Ärzte einen umfassenden Überblick über den Zustand des Patienten erhalten und die Wirksamkeit von Behandlungen beurteilen können.
Chronic-Respiratory-Questionnaire-dyspnea-score	Der Chronic Respiratory Questionnaire Dyspnea Score ist ein spezialisiertes Bewertungsinstrument, das sich auf die Messung der Dyspnoe (Atemnot) bei Patienten mit chronischen Atemwegserkrankungen konzentriert. Es bewertet, wie Atemnot die Fähigkeit der Patienten beeinträchtigt, alltägliche Aktivitäten wie Gehen, Treppensteigen oder Tragen von Lasten auszuführen, und spielt eine wesentliche Rolle bei der Planung individueller Behandlungsstrategien und der Überwachung des Krankheitsverlaufs.
Cobb-Winkel	Der Cobb-Winkel ist ein radiologisches Messverfahren, das zur Bestimmung des Grades einer Wirbelsäulenverkrümmung, insbesondere bei Skoliose, verwendet wird. Durch das Zeichnen von Linien parallel zu den Deckplatten der am stärksten geneigten Wirbelkörper oben und unten der Krümmung und dem anschließenden Messen des Schnittwinkels dieser Linien ermöglicht der Cobb-Winkel eine präzise Einschätzung des Schweregrads der Skoliose, die für die Planung der Behandlung und Überwachung des Fortschritts entscheidend ist.

	Assessmentlise
Constant-Murley-Score	Der Constant-Murley-Score ist ein umfassendes Bewertungssystem, das speziell für die Beurteilung der Funktion und Schmerzen der Schulter entwickelt wurde. Es kombiniert Patientenselbsteinschätzungen und klinische Tests zu Schmerz, Alltagsaktivitäten (wie Schlafen, Arbeiten und Freizeitaktivitäten), Bewegungsumfang und Muskelkraft, um eine detaillierte Einsicht in den Zustand der Schulter zu geben und den Erfolg von Behandlungsmaßnahmen zu überwachen.
Corbin postural assessment scale	Die Corbin Postural Assessment Scale ist ein Instrument zur Bewertung der Körperhaltung, das dazu dient, Haltungsabweichungen und -asymmetrien bei Kindern und Erwachsenen zu identifizieren. Es basiert auf einer visuellen Beurteilung der Körperhaltung von der Seite und von vorne, wobei spezielle Aufmerksamkeit auf die Ausrichtung von Kopf, Schultern, Wirbelsäule, Becken und Knien gelegt wird, um potenzielle Problembereiche zu erkennen und gezielte Interventionsstrategien zu entwickeln.
Cranio-cervical-flexion-test	Der Cranio-cervical-flexion-test ist ein klinisches Assessment, das zur Bewertung der Funktion und Stärke der tiefen Halsbeugemuskulatur, insbesondere des Musculus longus colli, verwendet wird. Bei diesem Test führt der Patient eine Reihe von fünf gestuften Kraniokervikalflexionsbewegungen in Rückenlage durch, während ein aufblasbares Druckmessgerät unter dem Nacken platziert wird, um die Aktivierung und Ausdauer der Muskulatur zu messen, was für die Diagnose und Behandlung von Nackenschmerzen und -dysfunktionen entscheidend ist.
Cumberland-ankle-instability-tool	Das Cumberland Ankle Instability Tool (CAIT) ist ein selbstverwalteter Fragebogen, der entworfen wurde, um das Vorhandensein und den Schweregrad von chronischer Instabilität des Sprunggelenks zu beurteilen. Es umfasst Fragen zu vergangenen Verletzungen, wahrgenommener Instabilität während täglicher und sportlicher Aktivitäten sowie zu Schmerzen und Funktionseinschränkungen, wodurch es ein wertvolles Tool für die Diagnose und Planung der Behandlung von Sprunggelenksproblemen darstellt.
Disabilities-of-the-Arm-Shoulder-and-Hand-questionnaire	Der Disabilities of the Arm, Shoulder, and Hand (DASH) Fragebogen ist ein selbstverwaltetes Instrument, das entwickelt wurde, um die funktionellen Einschränkungen und Symptome von Personen mit muskuloskeletalen Erkrankungen der oberen Extremitäten zu bewerten. Der Fragebogen umfasst 30 Punkte, die sich auf die körperliche Funktion, Symptome und die soziale Funktion beziehen, und ermöglicht es den Behandlern, den Einfluss der Erkrankung auf die alltäglichen Aktivitäten und die Lebensqualität der Patienten zu beurteilen und die Wirksamkeit von Behandlungen zu überwachen.
Dynamische-Gait-Index	Der Dynamische-Gait-Index (DGI) ist eine klinische Bewertungsskala, die verwendet wird, um die Gangsicherheit und das Gleichgewicht während des Gehens unter verschiedenen Bedingungen zu beurteilen. Bei diesem Assessment führt der Patient acht spezifische Aufgaben aus, die alltägliche Herausforderungen imitieren, wie das Gehen mit veränderten Geschwindigkeiten, das Überwinden von Hindernissen und das Umdrehen, um die Fähigkeit zur Anpassung des Gangs zu messen.
Fear–Avoidance-Beliefs-Questionnaire	Der Fear-Avoidance Beliefs Questionnaire (FABQ) ist ein psychometrisches Instrument, das darauf abzielt, die Überzeugungen von Patienten über den Zusammenhang zwischen ihren körperlichen Aktivitäten bzw. ihrer Arbeit und dem Schmerz zu bewerten, insbesondere im Kontext von Rückenschmerzen. Der Fragebogen hilft dabei, das Ausmaß zu erfassen, in dem eine Person glaubt, dass körperliche Aktivitäten und Arbeitssituationen ihre Schmerzen verschlimmern könnten, was für die Planung von Behandlungsstrategien bei Schmerzmanagement und Rehabilitation wesentlich ist, um maladaptive Überzeugungen zu adressieren und zu modifizieren.
figure-8-hop-test-for-time	Der Figure-8 Hop Test for Time ist ein funktionelles Assessment, das zur Bewertung der Agilität, Koordination und der unteren Extremitätenfunktion, insbesondere nach Verletzungen wie einem vorderen Kreuzbandriss, eingesetzt wird. Während des Tests wird von der getesteten Person erwartet, so schnell wie möglich in einer Acht-Form um zwei Markierungen zu hüpfen, wobei die Zeit gemessen wird, um die Leistungsfähigkeit und Fortschritte in der Rehabilitation zu beurteilen.

	Assessmentlise
Figure-8-Walk-Tests	Der Figure-8-Walk-Test ist ein funktionelles Assessment zur Bewertung der Gangagilität und -kontrolle, bei dem der Patient aufgefordert wird, in Form einer Acht zu gehen, um seine Fähigkeit zur Richtungsänderung und Geschwindigkeitskontrolle zu testen. Dieser Test misst die Koordination und Balancefähigkeit des Patienten und wird häufig eingesetzt, um die motorischen Fähigkeiten bei Personen mit neurologischen Erkrankungen oder nach Verletzungen zu beurteilen.
foot-and-ankle-ability-measure	Das Foot and Ankle Ability Measure (FAAM) ist ein selbstberichteter Fragebogen, der entwickelt wurde, um die funktionelle Leistungsfähigkeit von Personen mit verschiedenen Erkrankungen des Fußes und des Sprunggelenks zu bewerten. Es besteht aus zwei Teilen: der Aktivitäten des täglichen Lebens (ADL) Subskala und der Sport-Subskala, die jeweils darauf abzielen, Einschränkungen bei alltäglichen Aktivitäten und sportlichen Unternehmungen zu erfassen, um den Einfluss von Fuß- und Sprunggelenksproblemen auf die Lebensqualität zu beurteilen und die Effektivität von Behandlungen zu überwachen.
foot-lift-test	Der Foot Lift Test ist eine einfache, klinische Untersuchung, die dazu dient, die Kraft und Stabilität des Fußes und des Sprunggelenks zu bewerten, indem die Fähigkeit einer Person beurteilt wird, das Gewicht des Körpers auf einem Fuß zu balancieren und den anderen Fuß vom Boden zu heben. Dieser Test wird häufig eingesetzt, um nach Verletzungen des unteren Extremitätenbereichs oder bei Erkrankungen, die die Fußfunktion beeinträchtigen, wie etwa bei Plantarfasziitis oder nach Sprunggelenksdistorsionen, die funktionelle Wiederherstellung und das Gleichgewicht zu bewerten.
Fugl-Meyer-Assessment-Upper Extremity	Das Fugl-Meyer Assessment für die obere Extremität ist ein standardisiertes Testverfahren, das speziell entwickelt wurde, um den Grad der motorischen Erholung nach einem Schlaganfall zu beurteilen. Es umfasst verschiedene Aufgaben, die Beweglichkeit, motorische Funktion, Gelenkfunktion und Sensibilität der Arme und Hände bewerten, und dient als wichtiges Instrument in der Rehabilitation, um Fortschritte zu messen und spezifische Therapieziele für die Wiederherstellung der Funktion der oberen Extremitäten festzulegen.
Functional-Independence-Measure	Der Functional Independence Measure (FIM) ist ein umfassendes Bewertungsinstrument, das entwickelt wurde, um den Grad der Unabhängigkeit einer Person bei der Ausführung von Alltagsaktivitäten vor und nach einer Rehabilitation zu beurteilen. Es deckt 18 Items ab, die sich auf sechs Bereiche der physischen und kognitiven Funktion erstrecken, einschließlich Selbstpflege, Ausscheidung, Mobilität, Lokomotion, Kommunikation und soziale Kognition, und ist ein entscheidendes Werkzeug zur Planung von Rehabilitationszielen und zur Messung des Rehabilitationsfortschritts.
Functional-Status-Scale	Die Functional Status Scale (FSS) ist ein Bewertungsinstrument, das zur Einschätzung des Funktionszustands und der Alltagskompetenzen von Patienten, insbesondere von Kindern mit chronischen Krankheiten oder nach akuten medizinischen Ereignissen, eingesetzt wird. Sie misst den Grad der Unabhängigkeit und die Fähigkeit zur Teilnahme an altersentsprechenden Aktivitäten in verschiedenen Bereichen wie Mobilität, Selbstversorgung, Kommunikation und sozialer Interaktion, was für die Entwicklung individueller Behandlungspläne und die Überwachung des Fortschritts in der Rehabilitation oder langfristigen Betreuung entscheidend ist.
Harris-Hip-Score	Der Harris Hip Score ist ein klinisch etabliertes Bewertungssystem, das speziell für Patienten nach Hüftoperationen, wie zum Beispiel einer Hüftgelenksarthroplastik, entwickelt wurde, um Schmerz, Funktion, Bewegungsumfang und die Fähigkeit zur Ausführung von Alltagsaktivitäten zu beurteilen. Dieses Instrument hilft Ärzten und Therapeuten, den Erfolg der Behandlung zu bewerten, indem es eine quantitative Messung der Hüftfunktion bietet, die auf den Antworten des Patienten auf standardisierte Fragen basiert, und ist entscheidend für die Planung der postoperativen Rehabilitation und die Langzeitüberwachung des Patienten.

	Assessmentlise
HeartQoL	HeartQoL ist ein spezifischer Fragebogen zur Lebensqualität, der für Patienten mit Herzerkrankungen entwickelt wurde, um die Auswirkungen von kardiovaskulären Erkrankungen und Behandlungen auf die Lebensqualität zu bewerten. Er umfasst Fragen zu physischen und emotionalen Aspekten, die mit Herzerkrankungen verbunden sind, einschließlich Symptome wie Brustschmerzen, Atemnot, emotionale Belastungen und deren Einfluss auf alltägliche Aktivitäten, und dient als wertvolles Instrument in der klinischen Praxis und Forschung, um Behandlungspläne zu optimieren und den Patientenwohlstand zu verbessern.
heel-to-buttock-Test	Der Heel-to-Buttock-Test ist eine einfache physische Untersuchung, die dazu dient, die Flexibilität und den Bewegungsumfang des Quadrizeps und des Kniegelenks zu beurteilen. Bei diesem Test wird der Patient oder Proband aufgefordert, den Ferse so nah wie möglich an das Gesäß zu ziehen, um mögliche Einschränkungen oder Schmerzen im vorderen Bereich des Oberschenkels oder im Kniegelenk zu identifizieren, was besonders nützlich bei der Diagnose von Verletzungen oder Erkrankungen wie Quadrizepsverkürzung oder Patellofemoralen Schmerzsyndrom ist.
Hip-and-Groin-Outcome-Score	Der Hip-and-Groin-Outcome-Score (HAGOS) ist ein patientenspezifisches Fragebogeninstrument, das entwickelt wurde, um Schmerzen, Symptome, körperliche Funktion im Alltag, sportliche Aktivitäten, Teilnahme an sportlichen Aktivitäten und die Lebensqualität bei jungen Personen mit Hüft- und Leistenbeschwerden zu beurteilen. Dieses Assessment wird häufig in der klinischen Praxis und Forschung eingesetzt, um die Auswirkungen von Hüft- und Leistenerkrankungen zu bewerten und die Wirksamkeit von Behandlungen zu überwachen, wobei es auf die spezifischen Bedürfnisse und Herausforderungen dieser Patientengruppe zugeschnitten ist.
Hop-for-Distance-Test	Der Hop-for-Distance-Test ist eine funktionelle Leistungsbewertung, die darauf abzielt, die Kraft und Stabilität der unteren Extremitäten, insbesondere nach Verletzungen oder Operationen am Kniegelenk, zu messen. Bei diesem Test wird der Teilnehmer aufgefordert, von einem Bein abzuspringen und auf demselben Fuß so weit wie möglich zu landen, wobei die Sprungdistanz gemessen wird, um die Wiederherstellung und die Fähigkeit zur Rückkehr zu sportlichen Aktivitäten zu bewerten.
Interactive-Functional-Reach-Test	Der Interactive-Functional-Reach-Test ist eine moderne Variante des traditionellen Functional Reach Tests, der die Reichweite einer Person misst, während sie sich nach vorne beugt, um die Balance und die Stabilität der Rumpfmuskulatur zu bewerten. Dieses Assessment wird oft interaktiv durchgeführt, indem Technologien wie Bewegungssensoren oder virtuelle Realität genutzt werden, um präzise Daten über die Bewegungsdynamik und die Reaktionsfähigkeit des Patienten in Echtzeit zu erfassen.
Jebsen-Hand-Function-Test	Der Jebsen-Hand-Function-Test ist ein standardisiertes Verfahren zur Bewertung der Feinmotorik und Handfertigkeiten, das häufig in der Ergotherapie und Rehabilitation eingesetzt wird. Er misst die Zeit, die eine Person benötigt, um verschiedene alltagsnahe Handaufgaben auszuführen, um so die funktionelle Leistungsfähigkeit der Hände zu bewerten.
KOOS- questionnaire-of-pain-and-quality-of-life	Der KOOS-Fragebogen zur Schmerz- und Lebensqualität ist ein instrumentelles Assessment, das verwendet wird, um den Grad der Beeinträchtigung durch Knieverletzungen oder -erkrankungen zu bewerten. Er wird häufig in klinischen Studien, orthopädischen Praxen und Rehabilitationseinrichtungen eingesetzt, um die Schmerzen, Funktionseinschränkungen und die Lebensqualität von Patienten mit Knieproblemen zu erfassen.
Korean-version-of-fear-avoidance-beliefs- questionnaire	Der koreanische Fear Avoidance Beliefs Questionnaire ist ein Werkzeug zur Bewertung von Überzeugungen und Einstellungen bezüglich der Vermeidung von Aktivitäten aufgrund von Schmerzen. Er wird in klinischen Umgebungen sowie in der Forschung verwendet, um das Ausmaß der Furcht vor Schmerzen und die damit verbundene Vermeidungsverhalten bei koreanischsprachigen Patienten zu erfassen.
KT-1000-arthrometer	Der KT-1000 Arthrometer ist ein diagnostisches Instrument, das verwendet wird, um die Stabilität des vorderen Kreuzbandes im Knie zu messen. Es wird typischerweise in orthopädischen Kliniken und Rehabilitationseinrichtungen eingesetzt, um Verletzungen des vorderen Kreuzbandes zu beurteilen und den Fortschritt der Rehabilitation zu überwachen.

	Assessmentlise
Lumbar-spine-instabi-lity-questionnaire	Der Lumbar Spine Instability Questionnaire ist ein Tool zur Bewertung von Symptomen und funktionellen Einschränkungen im Zusammenhang mit Instabilität der Lendenwirbelsäule. Er wird häufig in klinischen Umgebungen, insbesondere in der Orthopädie und Neurochirurgie, verwendet, um die Auswirkungen von Lendenwirbelsäuleninstabilität auf die Lebensqualität und Funktionalität der Patienten zu bewerten.
Lysholm-knee-score	Der Lysholm-Knee-Score ist ein Bewertungsinstrument, das verwendet wird, um die Funktion und Stabilität des Knies nach Verletzungen oder Operationen zu beurteilen. Dieser Fragebogen wird häufig in klinischen Umgebungen und in der orthopädischen Rehabilitation eingesetzt, um den Zustand des Knies sowie den Erfolg der Behandlung zu messen.
Manual-Function-Test	Der Manual Function Test ist ein standardisiertes Verfahren zur Bewertung der Handfunktion und Grifffähigkeit, das in der Ergotherapie und Rehabilitation eingesetzt wird. Er ermöglicht es Therapeuten und Ärzten, die feinmotorischen Fähigkeiten und die Kraft der Hände zu bewerten sowie den Fortschritt bei der Rehabilitation von Handverletzungen oder Erkrankungen zu verfolgen.
Melbourne Instability Shoulder Score	Der Melbourne Instability Shoulder Score ist ein Bewertungsinstrument, das verwendet wird, um die funktionelle Instabilität der Schulter zu messen, insbesondere nach Verletzungen oder Operationen. Er wird in klinischen Umgebungen wie orthopädischen Praxen und Rehabilitationszentren eingesetzt, um den Zustand der Schulter zu beurteilen, die Behandlungsergebnisse zu verfolgen und den Rehabilitationsfortschritt zu bewerten.
modified-Ashworth-Scale	Die modifizierte Ashworth-Skala ist ein Instrument zur Bewertung des Muskeltonus und der Spastizität bei Patienten mit neurologischen Erkrankungen wie z. B. zerebraler Lähmung oder Schlaganfall. Sie wird von Ärzten und Therapeuten in klinischen Umgebungen eingesetzt, um den Schweregrad der Spastizität zu quantifizieren, den Verlauf der Behandlung zu überwachen und die Wirksamkeit von therapeutischen Interventionen zu beurteilen.
modified-Biering-Soren-sen -test	Der modifizierte Biering-Sorensen-Test ist ein Verfahren zur Bewertung der Rumpfstabilität und Rückenmuskelfunktion, indem die Fähigkeit einer Person gemessen wird, eine isometrische Rumpfextension zu halten. Er wird häufig in klinischen Umgebungen wie Physiotherapiepraxen und Sportmedizinzentren eingesetzt, um die Rückenmuskulatur zu beurteilen, insbesondere bei Patienten mit Rückenschmerzen oder zur Bewertung der Leistungsfähigkeit von Athleten.
modified-Borg-score-du-ring-exercise	Der modifizierte Borg-Score während des Trainings ist ein subjektives Maß für die wahrgenommene Anstrengung oder Belastung während körperlicher Aktivität. Er wird häufig während des Trainings und der körperlichen Rehabilitation verwendet, um die Intensität der Übung zu überwachen und anzupassen, indem die Teilnehmer gebeten werden, ihre empfundene Belastung auf einer Skala einzuschätzen.
modified-Rankin-Scale	Die modifizierte Rankin-Skala ist ein Bewertungsinstrument zur Einschätzung des funktionellen Outcomes nach einem Schlaganfall oder anderen neurologischen Erkrankungen. Sie wird von Ärzten und Therapeuten in klinischen Umgebungen verwendet, um den Grad der Behinderung und die Beeinträchtigung der täglichen Aktivitäten zu erfassen sowie den Rehabilitationsfortschritt zu bewerten.
Neck Disability Index	Der Neck Disability Index ist ein Fragebogen, der verwendet wird, um die funktionelle Beeinträchtigung und die Auswirkungen von Nackenschmerzen auf das tägliche Leben zu bewerten. Er wird häufig in klinischen Praxen, insbesondere in der Orthopädie und Physiotherapie, eingesetzt, um den Schweregrad von Nackenbeschwerden zu messen, die Wirksamkeit von Behandlungen zu überwachen und den Rehabilitationsfortschritt zu verfolgen.
Neck-flexors-endur-ance-test	Der Neck-Flexors-Endurance-Test ist eine spezifische Bewertungsmethode, die darauf abzielt, die Ausdauerfähigkeit der Nackenbeugemuskulatur zu messen, indem die Dauer erfasst wird, in der eine Person eine bestimmte Kopfhaltung gegen die Schwerkraft halten kann. Dieser Test wird häufig in klinischen und sportlichen Umgebungen eingesetzt, um die Muskelkraft und -ausdauer im Nackenbereich zu beurteilen und ist relevant für die Entwicklung von Rehabilitations- oder Trainingsprogrammen, insbesondere nach Verletzungen oder zur Prävention von Nackenbeschwerden.

	Assessmentlise
Neck-Pain-and-Disabi-lity-Scale	Die Neck Pain and Disability Scale (NPAD) ist ein Fragebogen, der entwickelt wurde, um das Ausmaß von Schmerzen und Beeinträchtigungen zu messen, die Personen mit Nackenbeschwerden erleben. Er wird üblicherweise in klinischen Settings angewendet, um den Einfluss von Nackenschmerzen auf die täglichen Aktivitäten und die Lebensqualität der Betroffenen zu bewerten, und dient als Grundlage für die Planung von Behandlungsstrategien sowie zur Überwachung des Therapiefortschritts.
Numerical-Pain-Rating-Scale	Die Numerical Pain Rating Scale (NPRS) ist eine einfache und weit verbreitete Methode zur Selbstbewertung von Schmerzen, bei der Personen gebeten werden, ihren Schmerz auf einer Skala von 0 (kein Schmerz) bis 10 (schlimmstmöglicher Schmerz) zu quantifizieren. Dieses Assessment wird in vielfältigen klinischen Kontexten sowie in der Forschung eingesetzt, um schnell und effektiv die Schmerzintensität zu messen und Veränderungen über die Zeit oder als Reaktion auf Behandlungen zu erfassen. Im Deutschen ist das Assessment bekannt als Numerische Analogskala (NAS) oder Numerische Ratingskala (NRS).
one-leg-hop-for-distance-Test	Der One-Leg-Hop-for-Distance-Test ist eine funktionelle Leistungsbewertung, die darauf abzielt, die Beinkraft, Stabilität und das Gleichgewicht zu messen, indem die maximale Distanz bewertet wird, die eine Person auf einem Bein hüpfend zurücklegen kann. Dieser Test wird häufig in der Rehabilitation, insbesondere nach Verletzungen des unteren Extremitätenbereichs wie ACL-Rissen, sowie in der sportmedizinischen Leistungsdiagnostik angewendet, um die Fortschritte in der Heilung zu beurteilen und die Entscheidung für eine sichere Rückkehr zum Sport zu unterstützen.
Oswestry-Disability-Index	Der Oswestry Disability Index (ODI) ist ein spezifischer Fragebogen, der zur Bewertung des Grades der Behinderung und der Einschränkungen im täglichen Leben aufgrund von Rückenschmerzen bei Patienten eingesetzt wird. Er wird vorrangig in klinischen Umgebungen angewendet, um den Einfluss von unteren Rückenschmerzen auf verschiedene Aspekte des alltäglichen Lebens zu messen und ist ein wichtiges Instrument für die Planung von Behandlungsstrategien und die Überwachung des Therapieerfolgs.
Pain-Catastrophizing-Scale	Die Pain Catastrophizing Scale (PCS) ist ein psychologisches Bewertungsinstrument, das dazu dient, die Neigung einer Person zu katastrophisierenden Gedanken und Gefühlen in Bezug auf Schmerzen zu messen. Es wird vor allem in klinischen und forschungsorientierten Settings eingesetzt, um zu verstehen, wie katastrophisierende Einstellungen zu Schmerzen die Schmerzwahrnehmung, -bewältigung und das Behandlungsergebnis beeinflussen, und um gezielte psychologische Interventionen oder Therapieansätze zu entwickeln.
pain-on-palpation-test	Der Pain-on-Palpation-Test ist eine klinische Untersuchungsmethode, bei der Druck auf bestimmte Körperbereiche oder -strukturen ausgeübt wird, um Schmerzempfindlichkeit oder Triggerpunkte zu identifizieren. Dieser Test wird häufig von Ärzten, Physiotherapeuten und anderen Gesundheitsfachkräften angewendet, um die Ursache von Schmerzen zu diagnostizieren und um Entzündungen, Verletzungen oder andere pathologische Zustände in Muskeln, Gelenken und anderen Geweben zu erkennen.
Pain-Self-Efficacy-Questionnaire	Der Pain Self-Efficacy Questionnaire (PSEQ) ist ein psychometrisches Instrument, das darauf ausgelegt ist, das Ausmaß der Überzeugung einer Person zu bewerten, bestimmte Aktivitäten oder Verhaltensweisen trotz Schmerzen ausführen zu können. Er findet vor allem in klinischen Settings Anwendung, um die Selbstwirksamkeitserwartungen von Patienten mit chronischen Schmerzen zu messen, was entscheidend für die Planung individueller Behandlungsstrategien und die Förderung von Bewältigungsmechanismen ist.
Pain-visual-analogue-scale	Die Pain Visual Analogue Scale (VAS) ist ein Messinstrument, das zur Bewertung der Schmerzintensität verwendet wird, indem Patienten aufgefordert werden, ihren Schmerz auf einer Linie ohne Skaleneinteilungen, die üblicherweise von "kein Schmerz" bis "schlimmstmöglicher Schmerz" reicht, einzuordnen. Dieses einfache und effektive Assessment wird weitverbreitet in klinischen und forschungsbezogenen Kontexten eingesetzt, um schnell die subjektive Schmerzwahrnehmung einer Person zu erfassen und Veränderungen im Laufe der Zeit oder als Antwort auf Behandlungen zu verfolgen.

	Assessmentlise
passive-reproduction-of-a-passive-position-test	Der Passive Reproduction of a Passive Position Test ist eine neuromuskuläre Bewertungsmethode, die darauf abzielt, die propriozeptive Genauigkeit einer Person zu messen, indem ihre Fähigkeit überprüft wird, eine zuvor eingenommene Gliedmaßenposition ohne visuelle Hilfen zu reproduzieren. Dieser Test wird häufig in der Rehabilitation und in der sportmedizinischen Bewertung eingesetzt, um die propriozeptive Funktion nach Verletzungen zu beurteilen und um die Effektivität von Rehabilitationsprogrammen zu überwachen, insbesondere bei Verletzungen, die die Gelenke betreffen.
patient-rated tennis-elbow-evaluation	Die Patient-Rated Tennis Elbow Evaluation (PRTEE) ist ein spezifischer Fragebogen, der entwickelt wurde, um die Schmerzintensität und funktionellen Beeinträchtigungen bei Patienten mit Tennisarm (lateraler Epikondylitis) zu bewerten. Er wird in klinischen Settings eingesetzt, um das Ausmaß der Symptome und die Auswirkungen auf die täglichen Aktivitäten und die Lebensqualität der Betroffenen zu ermitteln, was für die Planung von Behandlungsstrategien und die Überwachung des Therapieerfolgs wesentlich ist.
quality of life (QoL)	Quality of Life (QoL) Assessments umfassen eine Reihe von Fragebögen und Skalen, die darauf abzielen, das allgemeine Wohlbefinden und die Lebensqualität einer Person aus ihrer eigenen Perspektive zu bewerten. Diese Assessments werden in einer Vielzahl von Kontexten angewendet, einschließlich klinischer Forschung, öffentlicher Gesundheit und in der direkten Patientenversorgung, um den Einfluss von Krankheiten, Behinderungen und Behandlungen auf das tägliche Leben und die subjektive Zufriedenheit der Individuen zu verstehen und zu überwachen.
roland-morris-disability-questionnaire	Der Roland-Morris Disability Questionnaire (RMDQ) ist ein spezifisches Assessment-Instrument, das entwickelt wurde, um die funktionellen Beeinträchtigungen zu messen, die Personen mit Rückenschmerzen im täglichen Leben erfahren. Es wird vorrangig in klinischen und Forschungsumgebungen eingesetzt, um den Grad der Behinderung und die Veränderungen im Zustand des Patienten über die Zeit zu beurteilen, was für die Planung von Behandlungsstrategien und die Überwachung des Therapiefortschritts bei Personen mit akuten und chronischen Rückenschmerzen entscheidend ist.
Roland-Morris-low-back-pain-and-disability-questionnaire	Der Roland-Morris Low Back Pain and Disability Questionnaire ist ein Bewertungsinstrument, das speziell für Personen mit niedrigem Rückenschmerz entwickelt wurde, um das Ausmaß ihrer funktionellen Beeinträchtigungen im täglichen Leben zu erfassen. Dieser Fragebogen wird häufig in klinischen Settings sowie in der Forschung eingesetzt, um die Auswirkungen von Rückenschmerzen auf die Aktivitäten des täglichen Lebens zu bewerten und um die Wirksamkeit von Behandlungen zu überwachen, was für die Entwicklung individueller Therapiepläne und die Verbesserung der Patientenbetreuung entscheidend ist.
Romberg-Test	Der Romberg-Test ist eine neurologische Untersuchungsmethode, die dazu dient, die Balance und die propriozeptive Funktion eines Patienten zu bewerten. Während des Tests steht der Patient mit geschlossenen Augen und zusammengeführten Füßen, um festzustellen, ob Schwankungen oder das Gleichgewicht beeinträchtigt sind, was auf Störungen des sensomotorischen Systems hinweisen kann.
Scoliosis-Research-Society-22-questionnaire	Der Scoliosis Research Society-22 Fragebogen (SRS-22) ist ein spezialisiertes Bewertungsinstrument, das entworfen wurde, um die Lebensqualität von Personen mit Skoliose in Bezug auf Schmerz, Funktion, Selbstbild und mentale Gesundheit zu erfassen. Er wird hauptsächlich in klinischen und Forschungskontexten eingesetzt, um den Einfluss von Skoliose auf das tägliche Leben der Betroffenen zu bewerten und die Ergebnisse von konservativen oder chirurgischen Behandlungen zu überwachen, was für die individuelle Behandlungsplanung und -anpassung entscheidend ist.
self-paced -walking-test	Der Self-Paced Walking Test ist eine Bewertungsmethode, bei der die Testperson gebeten wird, eine bestimmte Strecke unter ihrer eigenen Geschwindigkeitswahl, basierend auf ihrem Komfort und ihren Fähigkeiten, zu gehen, um ihre Ausdauer und funktionelle Mobilität zu messen. Dieser Test wird oft in klinischen Settings sowie in der Rehabilitationsmedizin verwendet, um die Fortschritte von Patienten mit verschiedenen gesundheitlichen Bedingungen, einschließlich Herz-Kreislauf-Erkrankungen, Atemwegserkrankungen und nach orthopädischen Eingriffen, zu beurteilen und um individuelle Trainings- und Rehabilitationsprogramme anzupassen.

	Assessmentlise
Short-Form-36	Der Short-Form-36 (SF-36) ist ein allgemeiner Fragebogen zur Gesundheitsumfrage, der entwickelt wurde, um die allgemeinen Gesundheitszustände und Lebensqualität aus der Perspektive der Patienten zu bewerten, indem er acht wesentliche Gesundheitsbereiche abdeckt, einschließlich physischer Funktion, körperlicher Schmerzen, allgemeiner Gesundheitswahrnehmung, Vitalität, sozialer Funktion, emotionaler Rolle, psychischem Wohlbefinden und Rollenfunktion aufgrund körperlicher Probleme. Er wird in einer Vielzahl von medizinischen und gesundheitsbezogenen Forschungskontexten sowie in der klinischen Praxis eingesetzt, um Behandlungsauswirkungen zu messen, die Gesundheitsversorgung zu überwachen und die Lebensqualität von Patienten mit unterschiedlichen medizinischen Zuständen zu beurteilen.
Shortened-version-of-the-Disabilities-of-the-Arm-Shoulder-and-Hand	Die verkürzte Version des Disabilities of the Arm, Shoulder and Hand (DASH) Fragebogens, bekannt als QuickDASH, ist ein Assessment-Instrument, das entwickelt wurde, um den Grad der Beeinträchtigung und funktionellen Einschränkungen in den Armen, Schultern und Händen zu messen. Es wird häufig in klinischen Settings sowie in der Forschung eingesetzt, um die Auswirkungen von Verletzungen, Erkrankungen oder Behandlungen auf die Fähigkeit des Patienten, alltägliche Aufgaben auszuführen, schnell zu bewerten und um den Fortschritt und Erfolg von Rehabilitationsmaßnahmen zu überwachen.
Shoulder-Pain-and-Disability-Index	Der Shoulder Pain and Disability Index (SPADI) ist ein spezifischer Fragebogen, der entwickelt wurde, um Schmerzen und funktionelle Einschränkungen im Schulterbereich zu bewerten. Er wird häufig in klinischen Settings angewendet, um den Einfluss von Schulterbeschwerden auf die täglichen Aktivitäten und die allgemeine Lebensqualität der Betroffenen zu messen und ist ein wichtiges Werkzeug für die Planung von Behandlungsstrategien sowie für die Überwachung des Therapiefortschritts bei Patienten mit Schultererkrankungen oder -verletzungen.
Shoulder-Rating-Questionnaire	Der Shoulder Rating Questionnaire (SRQ) ist ein diagnostisches Instrument, das zur Bewertung der Funktion und des Schmerzniveaus der Schulter in Patienten verwendet wird, um spezifische Beeinträchtigungen und die allgemeine Leistungsfähigkeit der Schulter zu erfassen. Dieser Fragebogen findet breite Anwendung in der Orthopädie und Sportmedizin, sowohl in der klinischen Praxis als auch in der Forschung, um die Auswirkungen von Verletzungen, Erkrankungen oder Behandlungen auf die Schulterfunktion zu bewerten und den Therapieerfolg zu überwachen.
SICK-scapula-rating-scale	Die SICK Scapula Rating Scale ist ein spezialisiertes Bewertungsinstrument, das zur Diagnose und Bewertung des Scapular Dyskinesis, einer Funktionsstörung des Schulterblatts, die häufig bei Athleten und Personen mit Schulterverletzungen auftritt, eingesetzt wird. Es beurteilt die sichtbaren Anzeichen von Schulterblattfehlstellungen und -bewegungen während bestimmter Bewegungen und Aktivitäten, und wird vor allem in der Sportmedizin und orthopädischen Rehabilitation verwendet, um die Notwendigkeit von spezifischen therapeutischen Interventionen zu bestimmen und den Fortschritt der Behandlung zu überwachen.
side-hop functional performance test	Der Side-Hop Functional Performance Test ist ein funktionelles Assessment, das entwickelt wurde, um die Stabilität, Kraft und Ausdauer des unteren Extremitätenbereichs zu messen, insbesondere nach Verletzungen wie einem vorderen Kreuzbandriss. Dabei führt die testende Person eine Reihe von seitlichen Sprüngen über eine festgelegte Distanz aus, was in klinischen und sportlichen Settings angewendet wird, um die Eignung für eine Rückkehr zu sportlichen Aktivitäten zu beurteilen und den Rehabilitationsfortschritt zu überwachen.
single-hop-for-distance-test	Der Single-Hop-for-Distance-Test ist eine einfache, aber effektive funktionelle Leistungsbewertung, die darauf abzielt, die explosive Beinkraft und Stabilität zu messen, indem die maximale Distanz ermittelt wird, die eine Person mit einem einzigen Sprung auf einem Bein zurücklegen kann. Dieser Test wird häufig in der Rehabilitation, insbesondere nach Verletzungen der unteren Extremitäten, sowie in der sportlichen Leistungsdiagnostik verwendet, um die Fortschritte bei der Wiederherstellung der funktionellen Beweglichkeit zu beurteilen und um zu entscheiden, wann eine sichere Rückkehr zum Sport oder zu Aktivitäten des täglichen Lebens möglich ist.

	Assessmentlise
single-leg-hops-for-time-test	Der Single-Leg Hops for Time Test ist ein funktionelles Assessment, das darauf abzielt, die Ausdauer und Stabilität des unteren Extremitätenbereichs zu messen, indem die Zeit erfasst wird, die eine Person in der Lage ist, kontinuierlich auf einem Bein zu hüpfen. Er wird hauptsächlich in der Rehabilitation nach Verletzungen und in der sportlichen Leistungsdiagnostik eingesetzt, um die Wiederherstellung der Beinfunktion zu bewerten und um zu bestimmen, wann eine Rückkehr zu sportlichen Aktivitäten oder zu den täglichen Aktivitäten sicher möglich ist.
single-leg-landing-test	Der Single-Leg Landing Test ist ein funktionelles Bewertungsinstrument, das dazu dient, die Fähigkeit einer Person zu beurteilen, nach einem Sprung sicher und effektiv auf einem Bein zu landen, was auf die Stabilität, Kraft und propriozeptive Kontrolle der unteren Extremitäten hinweist. Dieser Test wird häufig in der Rehabilitation und im sportmedizinischen Bereich eingesetzt, um das Risiko von Verletzungen zu bewerten, insbesondere bei Athleten oder Personen, die nach einer Verletzung zur normalen körperlichen Aktivität zurückkehren, und um spezifische Trainingsprogramme zur Verbesserung der Landungstechnik und zur Stärkung der beteiligten Muskulatur zu entwickeln.
single-leg-vertical-jump-test	Der Single-Leg Vertical Jump Test misst die vertikale Sprungleistung und explosive Kraft eines Individuums, indem die Höhe eines Sprungs ausgeführt mit nur einem Bein ermittelt wird. Er wird vor allem in sportmedizinischen und athletischen Leistungsbewertungen eingesetzt, um die Kraft und Symmetrie der unteren Extremitäten zu beurteilen, was besonders nützlich für Athleten ist, die nach Verletzungen eine Rehabilitation durchlaufen, sowie zur Identifizierung von Leistungsasymmetrien, die das Verletzungsrisiko erhöhen könnten.
sit-to-stand-Test	Der Sit-to-Stand-Test ist ein einfaches, aber effektives funktionelles Assessment, das dazu dient, die untere Körperkraft und die funktionelle Mobilität einer Person zu bewerten, indem gemessen wird, wie oft sie innerhalb eines bestimmten Zeitraums von einem Stuhl aufstehen kann, ohne die Arme zu benutzen. Dieser Test wird häufig in geriatrischen Bewertungen, in der Rehabilitation und in der allgemeinen körperlichen Fitnessbewertung eingesetzt, um die Fähigkeit zur Durchführung alltäglicher Aktivitäten zu beurteilen und um geeignete Trainings- oder Rehabilitationsprogramme zu planen.
six-min-walk-test	Der Six-Minute Walk Test (6MWT) ist ein einfacher Leistungstest, der die maximale Gehstrecke misst, die eine Person in sechs Minuten auf ebener Strecke zurücklegen kann, und dient als Indikator für die aerobe Kapazität und Ausdauer. Er wird weit verbreitet in klinischen Settings, insbesondere in der kardiopulmonalen Rehabilitation, zur Bewertung von Patienten mit Herz- oder Lungenkrankheiten eingesetzt, aber auch zur Beurteilung der funktionellen Mobilität und des allgemeinen Gesundheitszustandes älterer Menschen oder Patienten mit chronischen Erkrankungen.
St.-George's-Respiratory-Questionnaire	Der St. George's Respiratory Questionnaire (SGRQ) ist ein spezifisches Selbstbewertungsinstrument, das entwickelt wurde, um die Auswirkungen von Atemwegserkrankungen auf die Lebensqualität zu messen, indem es Symptome, Aktivitätseinschränkungen und die Wahrnehmung der aktuellen Gesundheitszustände erfasst. Dieser Fragebogen wird hauptsächlich in klinischen und Forschungskontexten eingesetzt, um den Schweregrad und die Behandlungseffekte bei Patienten mit chronisch obstruktiven Lungenerkrankungen (COPD), Asthma und anderen respiratorischen Zuständen zu bewerten und zu überwachen.
stability-index-scores	Stability Index Scores sind quantitative Messwerte, die in der Biomechanik und in klinischen Assessments verwendet werden, um das Gleichgewicht und die posturale Stabilität einer Person zu beurteilen. Diese Scores werden typischerweise durch den Einsatz von Kraftplattformen oder ähnlichen Technologien ermittelt, die die Körperbewegungen und -schwankungen einer stehenden Person unter verschiedenen Bedingungen (wie Augen offen/geschlossen, auf einer oder zwei Beinen stehend) erfassen, und sind besonders wichtig in der Rehabilitation, im Sport und in der Forschung zur Bewertung des Verletzungsrisikos und zur Entwicklung von Trainingsprogrammen zur Verbesserung der Stabilität.

	Assessmentlise
stair-climb-test	Der Stair Climb Test ist ein funktionelles Assessment, das darauf abzielt, die Beinkraft und die kardiorespiratorische Fitness einer Person zu messen, indem erfasst wird, wie schnell sie eine festgelegte Anzahl von Treppenstufen steigen kann. Dieser Test wird häufig in der physikalischen Therapie und Rehabilitation sowie in der prä- und postoperativen Bewertung eingesetzt, um die funktionelle Mobilität von Patienten zu beurteilen, insbesondere bei solchen mit orthopädischen oder kardiopulmonalen Erkrankungen, und um den Fortschritt im Rahmen der Behandlung zu überwachen.
star-excursion-balance-test	Der Star Excursion Balance Test (SEBT) ist eine umfassende Bewertungsmethode, die darauf abzielt, die dynamische Balance, die Beweglichkeit und die propriozeptive Kontrolle der unteren Extremitäten durch die Fähigkeit einer Person zu messen, das Gleichgewicht zu halten, während sie mit dem Fuß in verschiedene Richtungen nach einem Sternmuster ausgreift. Dieser Test wird häufig in der Rehabilitation, in der Sportmedizin und in der Leistungsdiagnostik eingesetzt, um das Verletzungsrisiko zu bewerten, den Rehabilitationsfortschritt zu überwachen und um individuelle Trainingsprogramme zur Verbesserung der funktionellen Stabilität und Mobilität zu entwickeln.
Stroke-Impact-Scale	Die Stroke Impact Scale (SIS) ist ein spezifisches Bewertungsinstrument, das entwickelt wurde, um die Auswirkungen eines Schlaganfalls auf die physische Funktion, die Mobilität, die Handfunktion, die täglichen Aktivitäten, die Kommunikation, die Emotionen, das Gedächtnis und die soziale Teilhabe der betroffenen Personen zu messen. Dieser Fragebogen wird in der Rehabilitation nach Schlaganfall eingesetzt, um individuelle Beeinträchtigungen und Fortschritte zu bewerten, was für die Planung der Therapie, die Festlegung von Rehabilitationszielen und die Verbesserung der Lebensqualität der Betroffenen entscheidend ist.
subjective-international-knee-documentation-committee-score	Der Subjective International Knee Documentation Committee (IKDC) Score ist ein selbstberichteter Fragebogen, der entworfen wurde, um die subjektive Funktion des Knies, Symptome und die Fähigkeit zur Teilnahme an sportlichen Aktivitäten aus der Perspektive des Patienten zu bewerten, insbesondere im Kontext von Knieverletzungen und -erkrankungen. Er wird häufig in klinischen Settings und in der Forschung eingesetzt, um den Einfluss von Knieproblemen auf das tägliche Leben und die sportliche Leistungsfähigkeit zu bewerten und um die Wirksamkeit von Behandlungen und Rehabilitationsmaßnahmen zu überwachen.
Symptom-Severity-Scale	Die Symptom Severity Scale (SSS) ist ein Bewertungsinstrument, das dazu dient, die Schwere und Häufigkeit spezifischer Symptome zu erfassen, oft im Zusammenhang mit psychischen Störungen oder anderen gesundheitlichen Bedingungen. Sie wird in klinischen und Forschungskontexten eingesetzt, um den Zustand eines Patienten zu beurteilen, die Auswirkungen von Behandlungen zu überwachen und die Notwendigkeit von therapeutischen Interventionen zu bestimmen, indem sie einen quantitativen Wert zu den selbstberichteten Symptomen des Patienten liefert.
Tampa-scale-of-kinesiophobia	Die Tampa Scale of Kinesiophobia (TSK) ist ein psychologisches Bewertungsinstrument, das dazu entwickelt wurde, die Furcht vor Bewegung und die Wiedererlebensangst bei Individuen mit chronischen Schmerzzuständen zu messen. Sie wird häufig in der physiotherapeutischen Praxis, Schmerztherapie und in der Forschung eingesetzt, um die Auswirkungen von Kinesiophobie auf die Rehabilitation und das allgemeine Wohlbefinden zu bewerten und um spezifische Therapieansätze zur Überwindung dieser Ängste zu entwickeln.
Tandemstand	Der Tandemstand ist eine Gleichgewichtsübung, die häufig zur Beurteilung der Koordinationsfähigkeit und Stabilität verwendet wird. Dabei steht der Patient auf einer Linie, indem er einen Fuß direkt vor den anderen setzt und versucht, diese Position für eine bestimmte Zeit zu halten, was die Fähigkeit zur Aufrechterhaltung der posturalen Kontrolle unter erschwerten Bedingungen testet.

	Assessmentlise
Tandemgang	Der Tandemgang ist ein Assessment zur Überprüfung des Gleichgewichts und der motorischen Koordination, bei dem der Patient aufgefordert wird, in einer geraden Linie zu gehen, wobei jeder Schritt so erfolgt, dass die Ferse des einen Fußes die Spitze des anderen berührt. Diese Übung simuliert eine Situation mit erhöhten Anforderungen an die Balance und wird oft verwendet, um Störungen in den Bereichen der propriozeptiven oder vestibulären Systeme zu identifizieren.
Tegner-level-of-activity-score	Der Tegner Activity Level Score ist ein Bewertungssystem, das dazu dient, das Aktivitätsniveau von Personen vor und nach Knieverletzungen, insbesondere Kreuzbandverletzungen, zu quantifizieren und zu vergleichen. Es wird häufig in der Orthopädie und Sportmedizin eingesetzt, um die Rückkehr zu sportlichen und beruflichen Aktivitäten zu bewerten und um die Auswirkungen der Verletzung und der nachfolgenden Behandlung auf die Lebensqualität und die körperliche Leistungsfähigkeit des Patienten zu beurteilen.
time-in-balance-test	Der Time-in-Balance-Test ist eine Bewertungsmethode zur Messung der Gleichgewichtsfähigkeit und Stabilität einer Person, indem die Zeit erfasst wird, die sie in einer bestimmten Position, oft auf einem Bein stehend oder auf einer instabilen Oberfläche, ohne Unterstützung verbringen kann. Dieser Test wird häufig in der physikalischen Therapie, in der Rehabilitation nach Verletzungen und in der geriatrischen Bewertung eingesetzt, um die Fortschritte in der Gleichgewichtsfähigkeit zu überwachen und um individuelle Übungsprogramme zur Verbesserung der Stabilität und zur Sturzprävention zu entwickeln.
time-to-boundery-Messungen	Time-to-Boundary (TTB) Messungen sind biomechanische Analysen, die dazu dienen, die posturale Stabilität und Gleichgewichtskontrolle einer Person zu bewerten, indem die Zeit berechnet wird, die benötigt wird, bis der Schwerpunkt des Körpers eine theoretische Stabilitätsgrenze erreicht. Diese Messungen werden hauptsächlich in der Forschung und in klinischen Settings angewendet, um das Gleichgewichtsvermögen von Personen mit Gleichgewichtsstörungen, älteren Erwachsenen und Athleten zu beurteilen oder um die Rehabilitation nach Verletzungen zu überwachen, indem sie detaillierte Einblicke in die dynamischen Gleichgewichtsfähigkeiten liefern.
Timed-Up-and-Go-Test	Der Timed-Up-and-Go-Test (TUG) ist ein einfaches, standardisiertes Assessment, das dazu dient, die Mobilität, Balance und das Sturzrisiko insbesondere bei älteren Erwachsenen zu bewerten, indem die Zeit gemessen wird, die eine Person benötigt, um von einem Stuhl aufzustehen, drei Meter zu gehen, umzukehren, zurückzukehren und sich wieder hinzusetzen. Dieser Test wird häufig in der geriatrischen Medizin, in der Rehabilitation und in der häuslichen Pflege eingesetzt, um funktionelle Mobilität zu beurteilen, Fortschritte in der physischen Therapie zu überwachen und um geeignete Interventionen zur Verbesserung der Mobilität oder zur Reduzierung des Sturzrisikos zu planen.
transitional-dyspnea-index	Der Transitional Dyspnea Index (TDI) ist ein klinisches Bewertungsinstrument, das speziell entwickelt wurde, um Veränderungen in den Atemnotsymptomen von Patienten über die Zeit zu messen, insbesondere in Reaktion auf eine Behandlung bei chronischen Atemwegserkrankungen wie COPD. Der Index wird in klinischen Studien und in der alltäglichen klinischen Praxis eingesetzt, um die Effektivität von Therapien zu bewerten, indem er die Verschlechterung oder Verbesserung der Dyspnoe (Atemnot) aus der Perspektive des Patienten erfasst, was für die Anpassung der Behandlungspläne entscheidend sein kann.
triple-crossover-hop-test-for-distance	Der Triple Crossover Hop Test for Distance ist ein funktionelles Assessment, das darauf abzielt, die seitliche Stabilität, Kraft und Koordination der unteren Extremitäten zu messen, indem die Gesamtdistanz bewertet wird, die eine Person in drei aufeinanderfolgenden seitlichen Sprüngen auf einem Bein zurücklegen kann. Dieser Test wird häufig in der Rehabilitation und in der sportmedizinischen Bewertung eingesetzt, um die Fortschritte in der Erholung nach Verletzungen wie Kreuzbandrissen zu beurteilen und um die Bereitschaft für eine sichere Rückkehr zu sportlichen Aktivitäten zu bestimmen.

	Assessmentlise
trunk-flexion-endur-ance-test	Der Trunk Flexion Endurance Test ist eine körperliche Fitnessbewertung, die darauf abzielt, die Ausdauerfähigkeit der Bauchmuskulatur zu messen, indem die Zeit erfasst wird, die eine Person eine spezifische Rumpfbeugeposition ohne Unterstützung halten kann. Dieser Test wird häufig in der Physiotherapie, im Sport und in der Fitnessbewertung verwendet, um die Kernkraft und -stabilität zu beurteilen, was für die Entwicklung von Trainingsprogrammen zur Verbesserung der Körperhaltung, der Leistungsfähigkeit und zur Prävention von Rückenschmerzen entscheidend ist.
visuelle Analogskala	Die Visuelle Analogskala (VAS) ist ein einfaches, aber effektives Instrument zur Messung der Intensität von Schmerzen oder anderen subjektiven Empfindungen, bei dem Patienten gebeten werden, ihren aktuellen Zustand auf einer Linie zwischen zwei Endpunkten, die das Minimum und das Maximum der Empfindung repräsentieren, zu markieren. Dieses Assessment wird breit in klinischen Settings, in der Schmerzforschung und in Studien zur Patientenzufriedenheit eingesetzt, um schnell und einfach subjektive Daten zu sammeln, die für die Bewertung von Schmerzzuständen, therapeutischen Interventionen und Patientenwohlbefinden relevant sind.
Walter-Reed-Visual-As-sessment-Scale	Die Walter Reed Visual Assessment Scale ist ein spezifisches Bewertungsinstrument, das in der orthopädischen Medizin und Rehabilitation verwendet wird, um das Ausmaß visuell wahrnehmbarer Deformitäten und funktioneller Einschränkungen bei Patienten mit muskuloskeletalen Erkrankungen oder Verletzungen zu beurteilen. Diese Skala ermöglicht es Ärzten und Therapeuten, durch visuelle Beobachtung und Patientenfeedback, Veränderungen im physischen Erscheinungsbild und in der Funktionalität über die Zeit zu bewerten, was für die Planung von Behandlungsstrategien und die Überwachung des Fortschritts von Rehabilitationsmaßnahmen wichtig ist.
Western Ontario Shoul-der Index	Der Western Ontario Shoulder Index (WOSI) ist ein spezifischer Fragebogen, der zur Beurteilung von Personen mit Schulterbeschwerden entwickelt wurde, um die Auswirkungen dieser Beschwerden auf die Lebensqualität, die körperliche Aktivität und die Schmerzintensität zu messen. Er wird häufig in der orthopädischen Praxis und in der Forschung eingesetzt, um die Effektivität von Behandlungsmaßnahmen zu beurteilen, den Fortschritt der Rehabilitation zu überwachen und individuelle Therapieansätze für Patienten mit Schultererkrankungen oder -verletzungen zu entwickeln.
Wolf-Motor-Function-Test	Der Wolf Motor Function Test (WMFT) ist ein funktionelles Assessment, das speziell entwickelt wurde, um die motorischen Fähigkeiten von Patienten nach einem Schlaganfall zu bewerten, indem die Leistung und die Zeit zur Durchführung von alltagsnahen motorischen Aufgaben gemessen werden. Er wird häufig in der Rehabilitation von Schlaganfallpatienten eingesetzt, um die Fortschritte in der Wiederherstellung der Arm- und Handfunktionen zu beurteilen und um individuell angepasste Therapiepläne zur Verbesserung der motorischen Fähigkeiten und der funktionellen Unabhängigkeit zu entwickeln.
Y-Balance-Test	Der Y-Balance Test ist ein dynamisches Gleichgewichts-Assessment, das entwickelt wurde, um die funktionelle Symmetrie und die Stabilität der unteren Extremitäten zu messen, indem die maximale Reichweite einer Person in drei Richtungen (anterior, posteromedial und posterolateral) aus einer zentralen Standposition heraus bewertet wird. Er wird häufig in der Sportmedizin, in der Rehabilitation und in der Prävention von Verletzungen eingesetzt, um das Risiko von Verletzungen zu bewerten, den Rehabilitationsfortschritt zu überwachen und gezielte Übungsprogramme zur Verbesserung der Balance und der propriozeptiven Fähigkeiten zu entwickeln.
Zurich-Claudication-Questionnaire	Der Zurich Claudication Questionnaire, auch bekannt als Swiss Spinal Stenosis Questionnaire, ist ein spezifisch entwickeltes Instrument zur Selbsteinschätzung, das darauf abzielt, die Symptome, die funktionellen Beeinträchtigungen und die Lebensqualität von Patienten mit einer spinalen Stenose zu messen. Dieser Fragebogen wird in klinischen Settings und in der Forschung eingesetzt, um die Schwere der Symptome wie Schmerz, Taubheitsgefühle und Schwäche in den Beinen zu bewerten und um die Effektivität von konservativen oder chirurgischen Behandlungen bei Patienten mit dieser Erkrankung zu beurteilen.

Literatur

Abdi A, Bagheri S, Shekarbeigi Z, Usefvand S, Alimohammadi E (January 2023) The effect of repeated flexion-based exercises versus extension-based exercises on the clinical outcomes of patients with lumbar disk herniation surgery: a randomized clinical trial. Neurol Res 45(1):28–40. https://doi.org/10.1080/01616412.2022.2116686

Acar Y, İlçin N, Gürpınar B, Can G (January 2023) The effects of clinical pilates training on disease-specific indices, core stability, and balance in patients with ankylosing spondylitis. J Bodyw Mov Ther 33:69–75. https://doi.org/10.1016/j.jbmt.2022.09.010

Akkan H, Gelecek N (2018) The effect of stabilization exercise training on pain and functional status in patients with cervical radiculopathy. J Back Musculoskelet Rehabil 31(2):247–252. https://doi.org/10.3233/BMR-169583

Alam F, Raza S, Moiz J, Bhati P, Anwer S, Alghadir A (September 2019) Effects of selective strengthening of tibialis posterior and stretching of iliopsoas on navicular drop, dynamic balance, and lower limb muscle activity in pronated feet: A randomized clinical trial. Phys Sportsmed 47(3):301–311. https://doi.org/10.1080/00913847.2018.1553466

Alammari A, Spence N, Narayan A, Karnad S, Ottayil Z (2023) Effect of hip abductors and lateral rotators' muscle strengthening on pain and functional outcome in adult patients with patellofemoral pain: A systematic review and meta-analysis. J Back Musculoskelet Rehabil 36(1):35–60. https://doi.org/10.3233/BMR-220017

AlAnazi A, Alghadir A, Gabr S (30. August 2022). Handgrip Strength Exercises Modulate Shoulder Pain, Function, and Strength of Rotator Cuff Muscles of Patients with Primary Subacromial Impingement Syndrome. Biomed Res Int 2022:9151831. https://doi.org/10.1155/2022/9151831

Ammendolia C, Hofkirchner C, Plener J, Bussières A, Schneider M, Young J, Ornelas J (19. January 2022) Non-operative treatment for lumbar spinal stenosis with neurogenic claudication: an updated systematic review. BMJ Open 12(1):e057724. https://doi.org/10.1136/bmjopen-2021-057724

Amorim C, Gracitelli M, Marques A, Alves V (July-August 2014) Effectiveness of global postural reeducation compared to segmental exercises on function, pain, and quality of life of patients with scapular dyskinesis associated with neck pain: a preliminary clinical trial. J Manipulative Physiol Ther 37(6):441–447. https://doi.org/10.1016/j.jmpt.2013.08.011

Anwer S, Alghadir A, Shaphe, M, Anwar D (2015) Effects of Exercise on Spinal Deformities and Quality of Life in Patients with Adolescent Idiopathic Scoliosis. Biomed Res Int 2015:123848. https://doi.org/10.1155/2015/123848

Aoyama M, Ohnishi Y, Utsunomiya H, Kanezaki S, Takeuchi H, Watanuki M, Uchida S (July2019) A Prospective, Randomized, Controlled Trial Comparing Conservative Treatment With Trunk Stabilization Exercise to Standard Hip Muscle Exercise for Treating Femoroacetabular Impingement: A Pilot Study. Clin J Sport Med 29(4):267–275. https://doi.org/10.1097/JSM.0000000000000516

Arenas-Arroyo S, Cavero-Redondo I, Torres-Costoso A, Reina-Gutiérrez S, Álvarez-Bueno C, Martínez-Vizcaíno V (December 2021) Short-term Effects of Neurodynamic Techniques for Treating Carpal Tunnel Syndrome: A Systematic Review With Meta-analysis. J Orthop Sports Phys Ther 51(12):566–580. https://doi.org/10.2519/jospt.2021.10533

Arundale A, Bizzini M, Giordano A, Hewett T, Logerstedt D, Mandelbaum B, Snyder-Mackler L (September 2018) Exercise-Based Knee and Anterior Cruciate Ligament Injury Prevention. J Orthop Sports Phys Ther 48(9):A1–A42. https://doi.org/10.2519/jospt.2018.0303

Attar W, Bakhsh J, Khaledi E, Ghulam H, Sanders R (October 2022) Injury prevention programs that include plyometric exercises reduce the incidence of anterior cruciate ligament injury: a systematic review of cluster randomised trials. J Physiother 68(4):255–261. https://doi.org/10.1016/j.jphys.2022.09.001

Bandak E, Christensen R, Overgaard A, Kristensen L, Ellegaard K, Guldberg-Møller J, Henriksen M (April 2022) Exercise and education versus saline injections for knee osteoarthritis: a randomised controlled equivalence trial. Ann Rheum Dis 81(4):537–543. https://doi.org/10.1136/annrheumdis-2021-221129

Bartels E, Juhl C, Christensen R, Hagen K, Danneskiold-Samsøe B, Dagfinrud H, Lund H (23. March 2016) Aquatic exercise for the treatment of knee and hip osteoarthritis. Cochrane Database Syst Rev 3(3):CD005523. https://doi.org/10.1002/14651858.CD005523.pub3

Basbug G, Gurses H, Zeren M, Elmadag N (June 2023) Effects of inspiratory muscle training on respiratory muscle strength, respiratory function and functional capacity in adolescents with idiopathic scoliosis : A randomized, controlled trial. Wien Klin Wochenschr 135(11–12):282–290. https://doi.org/10.1007/s00508-023-02197-1

Bauer R, Wolfram S (2022) Palpationsatlas. Springer-Verlag, Berlin, Heidelberg. https://doi.org/10.1007/978-3-662-64241-2

Bayraktar D, Guclu-Gunduz A, Lambeck J, Yazici G, Aykol S, Demirci H (2016) A comparison of water-based and land-based core stability exercises in patients with lumbar disc herniation: a pilot study. Disabil Rehabil 38(12):1163–1171. https://doi.org/10.3109/09638288.2015.1075608

Bennell K, Nelligan R, Kimp A, Schwartz S, Kasza J, Wrigley T, Hinman R (June 2020) What type of exercise is most effective for people with knee osteoarthritis and co-morbid obesity?: The TARGET randomized controlled trial. Osteoarthritis Cartilage 28(6):755–765. https://doi.org/10.1016/j.joca.2020.02.838

Berschin G, Sommer B, Behrens A, Sommer H-M, (1. (September 2014) Whole Body Vibration Exercise Protocol versus a Standard Exercise Protocol after ACL Reconstruction: A Clinical Randomized Controlled Trial with Short Term Follow-Up. J Sports Sci Med 13(3):580–589

Bieler T, Sobol N, Andersen L, Kiel P, Løfholm P, Aagaard P, Beyer N (2014) The effects of high-intensity versus low-intensity resistance training on leg extensor power and recovery of knee function after ACL-reconstruction. Biomed Res Int 2014:278512. https://doi.org/10.1155/2014/278512

Bitar A, Demange M, D'Elia C, Camanho G (January 2012) Traumatic patellar dislocation: nonoperative treatment compared with MPFL reconstruction using patellar tendon. Am J Sports Med 40(1):114–122. https://doi.org/10.1177/0363546511423742

Bleakley C, Taylor J, Dischiavi S, Doherty C, Delahunt E (July 2019) Rehabilitation Exercises Reduce Reinjury Post Ankle Sprain, But the Content and Parameters of an Optimal Exercise Program Have Yet to Be Established: A Systematic Review and Meta-analysis. Arch Phys Med Rehabil 100(7):1367–1375. https://doi.org/10.1016/j.apmr.2018.10.005

Boudjani R, Challal S, Semerano L, Sigaux J (December 2023) Impact of different types of exercise programs on ankylosing spondylitis: a systematic review and meta-analysis. Disabil Rehabil 45(24):3989–4000. https://doi.org/10.1080/09638288.2022.2140842

Brech G, Guarnieiro R (December 2006) Evaluation of physiotherapy in the treatment of Legg-Calvé-Perthes disease. Clinics (Sao Paulo) 61(6):521–528. https://doi.org/10.1590/s1807-59322006000600006

Bremander A, Dahl L, Roos E (April 2007) Validity and reliability of functional performance tests in meniscectomized patients with or without knee osteoarthritis. Scand J Med Sci Sports 17(2):120–127. https://doi.org/10.1111/j.1600-0838.2006.00544.x

Brijwasi T, Borkar P (January 2023) A comprehensive exercise program improves foot alignment in people with flexible flat foot: a randomised trial. J Physiother 69(1):42–46. https://doi.org/10.1016/j.jphys.2022.11.011

Buyukturan B, Guclu-Gunduz A, Buyukturan O, Dadali Y, Bilgin S, Kurt E (November 2017) Cervical stability training with and without core stability training for patients with cervical disc herniation: A randomized, single-blind study. Eur J Pain 21(10):1678–1687. https://doi.org/10.1002/ejp.1073

Cain M, Ban R, Chen Y-P, Geil M, Goerger B, Linens S, (1. (August 2020) Four-Week Ankle-Rehabilitation Programs in Adolescent Athletes With Chronic Ankle Instability. J Athl Train 55(8):801–810. https://doi.org/10.4085/1062-6050-41-19

Calik B, Kabul E, Taskın H, Atalay O, Aslan U, Tascı M, Yıldız A (September 2018) The efficiency of inspiratory muscle training in patients with ankylosing spondylitis. Rheumatol Int 38(9):1713–1720. https://doi.org/10.1007/s00296-018-4093-2

Campo M, Zadro J, Pappas E, Monticone M, Secci C, Scalzitti D, Graham P (April 2021) The effectiveness of biofeedback for improving pain, disability and work ability in adults with neck pain: A systematic review and meta-analysis. Musculoskelet Sci Pract 52:102317. https://doi.org/10.1016/j.msksp.2021.102317

Ceballos-Laita L, Carrasco-Uribarren A, Cabanillas-Barea S, Pérez-Guillén S, Pardos-Aguilella P, Barrio S (April 2023) The effectiveness of Schroth method in Cobb angle, quality of life and trunk rotation angle in adolescent idiopathic scoliosis: a systematic review and meta-analysis. Eur J Phys Rehabil Med 59(2):228–236. https://doi.org/10.23736/S1973-9087.23.07654-2

Ceballos-Laita L, Jiménez-Del-Barrio S, Marín-Zurdo J, Moreno-Calvo A, Marín-Boné J, Albarova-Corral M, Estébanez-de-Miguel E (November 2022) Comparison of dry needling and self-stretching in muscle extensibility, pain, stiffness, and physical function in hip osteoarthritis: A randomized controlled trial. Complement Ther Clin Pract 49:101667. https://doi.org/10.1016/j.ctcp.2022.101667

Challoumas D, Biddle M, McLean M, Millar N (1. December 2020) Comparison of Treatments for Frozen Shoulder: A Systematic Review and Meta-analysis. JAMA Netw Open 3(12):e2029581. https://doi.org/10.1001/jamanetworkopen.2020.29581

Chen Y, Zhang Z, Zhu Q (4. September 2023) The effect of an exercise intervention on adolescent idiopathic scoliosis: a network meta-analysis. J Orthop Surg Res 18(1):655. https://doi.org/10.1186/s13018-023-04137-1

Childs J, Cleland J, Elliott J, Teyhen D, Wainner R, Whitman J, Association APT (September 2008) Neck pain: Clinical practice guidelines linked to the International Classification of Functioning, Disability, and Health from the Orthopedic Section of the American Physical Therapy Association. J Orthop Sports Phys Ther 38(9):A1–A34. https://doi.org/10.2519/jospt.2008.0303

Cho W, Park C, Kim B (October 2023) Effects of exercise therapy on pain and disability in patients with non-specific neck pain: A systematic review and meta-analysis. J Bodyw Mov Ther 36:213–220. https://doi.org/10.1016/j.jbmt.2023.07.010

Choi G, Raiturker P, Kim M-J, Chung D, Chae Y-S, Lee S-H (October 2005) The effect of early isolated lumbar extension exercise program for patients with herniated disc undergoing lumbar discectomy. Neurosurgery 57(4):764–772. https://doi.org/10.1093/neurosurgery/57.4.764

Choo Y, Chang M (December 2023) The effect of exercise for stabilizing and strengthening core muscles for patients with symptomatic herniated lumbar disc: A systematic review and meta-analysis. Asian J Surg 23(02010–9):S1015-9584. https://doi.org/10.1016/j.asjsur.2023.12.045

Comer C, Williamson E, McIlroy S, Srikesavan C, Dalton S, Melendez-Torres G, Lamb S (16. September

2023) Exercise treatments for lumbar spinal stenosis: A systematic review and intervention component analysis of randomised controlled trials. Clin Rehabil 2692155231201048. https://doi.org/10.1177/02692155231201048

Cools A, Borms D, Castelein B, Vanderstukken F, Johansson F (February 2016) Evidence-based rehabilitation of athletes with glenohumeral instability. Knee Surg Sports Traumatol Arthrosc 24(2):382–389. https://doi.org/10.1007/s00167-015-3940-x

Cullinane F, Boocock M, Trevelyan F (January 2014) Is eccentric exercise an effective treatment for lateral epicondylitis? A systematic review. Clin Rehabil 28(1):3–19. https://doi.org/10.1177/0269215513491974

Çelik M, Sönmezer E, Acar M (June-December 2022) Effectiveness of proprioceptive neuromuscular facilitation and myofascial release techniques in patients with subacromial impingement syndrome. Somatosens Mot Res 39(2–4):97–105. https://doi.org/10.1080/08990220.2021.2018293

de Jong S, van Caspel D, van Haeff M, Saris D (January 2007) Functional assessment and muscle strength before and after reconstruction of chronic anterior cruciate ligament lesions. Arthroscopy 23(1):21–28. https://doi.org/10.1016/j.arthro.2006.08.024

Dexel J, Kopkow C, Kasten P (March 2014) Scapulothoracic dysbalance in overhead athletes. Causes and therapy strategies. Orthopade 43(3):215–222. https://doi.org/10.1007/s00132-013-2143-8

Diasuke K, Akiraa M, Masatoshia N, Shigekib M, Ichiroa Y, Yoshinaria N, Takahikoa K, (20. (May2013) Dynamic hip stability, strength and pain before and after hip abductor strengthening exercises for patients with dysplastic hips. Isokinet Exerc Sci 21(2):95–100. https://doi.org/10.3233/IES-130480

Doherty C, Bleakley C, Delahunt E, Holden S (January 2017) Treatment and prevention of acute and recurrent ankle sprain: an overview of systematic reviews with meta-analysis. Br J Sports Med 51(2):113–125. https://doi.org/10.1136/bjsports-2016-096178

Dolak K, Silkman C, McKeon J, Hosey R, Lattermann C, Uhl T (August 2011) Hip strengthening prior to functional exercises reduces pain sooner than quadriceps strengthening in females with patellofemoral pain syndrome: a randomized clinical trial. J Orthop Sports Phys Ther 41(8):560–570. https://doi.org/10.2519/jospt.2011.3499

Domenech M, Sizer P, Dedrick G, McGalliard M, Brismee J-M (February 2011) The deep neck flexor endurance test: normative data scores in healthy adults. PM R 3(2):105–110. https://doi.org/10.1016/j.pmrj.2010.10.023

Dong W, Goost H, Lin X.-B, Burger C, Paul C, Wang Z.-L, Kabir K (March 2015) Treatments for shoulder impingement syndrome: a PRISMA systematic review and network meta-analysis. Medicine (Baltimore), 94(10):e510. https://doi.org/10.1097/MD.0000000000000510

Dydyk A, Sapra A (2023) Williams Back Exercises. (S. [Internet], Hrsg.) Treasure Island (FL): StatPearls Publishing

Eliason A, Harringe M, Engström B, Werner S (11. May 2021) Guided exercises with or without joint mobilization or no treatment in patients with subacromial pain syndrome: A clinical trial. J Rehabil Med 53(5):jrm00190. https://doi.org/10.2340/16501977-2806

Elsayed W, Alotaibi S, Shaheen A, Farouk M, Farrag A (June2023) The combined effect of short foot exercises and orthosis in symptomatic flexible flatfoot: a randomized controlled trial. Eur J Phys Rehabil Med 59(3):396–405. https://doi.org/10.23736/S1973-9087.23.07846-2

Emamvirdi M, Letafatkar A, Tazji M (May-June 2019) The Effect of Valgus Control Instruction Exercises on Pain, Strength, and Functionality in Active Females With Patellofemoral Pain Syndrome. Sports Health 11(3):223–237. https://doi.org/10.1177/1941738119837622

Eshoj H, Rasmussen S, Frich L, Hvass I, Christensen R, Boyle E, Juul-Kristensen B (30. January 2020) Neuromuscular Exercises Improve Shoulder Function More Than Standard Care Exercises in Patients With a Traumatic Anterior Shoulder Dislocation: A Randomized Controlled Trial. Orthop J Sports Med 8(1):2325967119896102. https://doi.org/10.1177/2325967119896102

Fernández-Matías R, García-Pérez F, Gavín-González C, Martínez-Martín J, Valencia-García H, Flórez-García M (May2023) Effectiveness of exercise versus arthroscopic partial meniscectomy plus exercise in the management of degenerative meniscal tears at 5-year follow-up: a systematic review and meta-analysis. Arch Orthop Trauma Surg 143(5):2609–2620. https://doi.org/10.1007/s00402-022-04579-y

Fernández-Rodríguez R, Álvarez-Bueno C, Cavero-Redondo I, Torres-Costoso A, Pozuelo-Carrascosa D, Reina-Gutiérrez S, Martínez-Vizcaíno V (August 2022) Best Exercise Options for Reducing Pain and Disability in Adults With Chronic Low Back Pain: Pilates, Strength, Core-Based, and Mind-Body. A Network Meta-analysis. J Orthop Sports Phys Ther 52(8):505–521. https://doi.org/10.2519/jospt.2022.10671

Fernandes T, Méndez-Sánchez R, Puente-González A, Martín-Vallejo F, Falla D, Vila-Chã C (February 2023) A randomized controlled trial on the effects of „Global Postural Re-education" versus neck specific exercise on pain, disability, postural control, and neuromuscular features in women with chronic non-specific neck pain. Eur J Phys Rehabil Med 59(1):42–53. https://doi.org/10.23736/S1973-9087.22.07554-2

Ferreira R, Torres R, Duarte J, Gonçalves R (29 July 2019) Non-Pharmacological and Non-Surgical Interventions for Knee Osteoarthritis: A Systematic Review and Meta-Analysis. Acta Reumatol Port 44(3):173–217

Ferri-Caruana A, Prades-Insa B, Serra-AÑÓ P (August 2020) Effects of pelvic and core strength training on biomechanical risk factors for anterior cruciate ligament injuries. J Sports Med Phys Fitness 60(8):1128–1136. https://doi.org/10.23736/S0022-4707.20.10552-8

Fitzgerald G, Piva S, Irrgang J (September 2003) A modified neuromuscular electrical stimulation protocol for quadriceps strength training following anterior cruciate ligament reconstruction. J Orthop Sports Phys Ther 33(9):492–501. https://doi.org/10.2519/jospt.2003.33.9.492

Flores G, de Oliveira D, Ramos A, Sanada L, Migliorini F, Maffulli N, Okubo R (30. May 2023) Conservative management following patellar dislocation: a level I systematic review. J Orthop Surg Res 18(1):393. https://doi.org/10.1186/s13018-023-03867-6

Freke M, Kemp J, Svege I, Risberg M, Semciw A, Crossley K (October 2016) Physical impairments in symptomatic femoroacetabular impingement: a systematic review of the evidence. Br J Sports Med 50(19):1180. https://doi.org/10.1136/bjsports-2016-096152

Fu C, Yung S, Law K, Leung K, Lui P, Siu H, Chan K (April 2013) The effect of early whole-body vibration therapy on neuromuscular control after anterior cruciate ligament reconstruction: a randomized controlled trial. Am J Sports Med 41(4):804–814. https://doi.org/10.1177/0363546513476473

Fukuda T, Rossetto F, Magalhães E, Bryk F, Lucareli P, Carvalho N (November 2010) Short-term effects of hip abductors and lateral rotators strengthening in females with patellofemoral pain syndrome: a randomized controlled clinical trial. J Orthop Sports Phys Ther 40(11):736–742. https://doi.org/10.2519/jospt.2010.3246

Fukumoto Y, Tateuchi H, Ikezoe T, Tsukagoshi R, Akiyama H, So K, Ichihashi N (January 2014) Effects of high-velocity resistance training on muscle function, muscle properties, and physical performance in individuals with hip osteoarthritis: a randomized controlled trial. Clin Rehabil 28(1):48–58. https://doi.org/10.1177/0269215513492161

Fukumoto Y, Tateuchi H, Tsukagoshi R, Okita Y, Akiyama H, So K, Ichihashi N (June 2017) Effects of High- and Low-Velocity Resistance Training on Gait Kinematics and Kinetics in Individuals with Hip Osteoarthritis: A Randomized Controlled Trial. Am J Phys Med Rehabil 96(6):417–423. https://doi.org/10.1097/PHM.0000000000000640

Gámiz-Bermúdez F, Obrero-Gaitán E, Zagalaz-Anula N, Lomas-Vega R (May 2022) Corrective exercise-based therapy for adolescent idiopathic scoliosis: Systematic review and meta-analysis. Clin Rehabil 36(5):597–608. https://doi.org/10.1177/02692155211070452

Gatz M, Betsch M, Dirrichs T, Schrading S, Tingart M, Michalik R, Quack V (July-August 2020) Eccentric and Isometric Exercises in Achilles Tendinopathy Evaluated by the VISA-A Score and Shear Wave Elastography. Sports Health 12(4):373–381. https://doi.org/10.1177/1941738119893996

Gerber J, Marcus R, Dibble L, Greis P, Burks R, LaStayo P (March 2007) Effects of early progressive eccentric exercise on muscle structure after anterior cruciate ligament reconstruction. J Bone Joint Surg Am 89(3):559–570. https://doi.org/10.2106/JBJS.F.00385

Ghanati H, Letafatkar A, Shojaedin, S, Hadadnezhad, M, Schöllhorn W (15. August 2022) Comparing the Effects of Differential Learning, Self-Controlled Feedback, and External Focus of Attention Training on Biomechanical Risk Factors of Anterior Cruciate Ligament (ACL) in Athletes: A Randomized Controlled Trial. Int J Environ Res Public Health 19(16):10052. https://doi.org/10.3390/ijerph191610052

Gibbs M, Morrison N, Raftry S, Jones M, Marshall P (September 2022) Does a powerlifting inspired exercise programme better compliment pain education compared to bodyweight exercise for people with chronic low back pain? A multicentre, single-blind, randomised controlled trial. Clin Rehabil 36(9):1199–1213. https://doi.org/10.1177/02692155221095484

Giray E, Karali-Bingul D, Akyuz G (July 2019) The Effectiveness of Kinesiotaping, Sham Taping or Exercises Only in Lateral Epicondylitis Treatment: A Randomized Controlled Study. PM R 11(7):681–693. https://doi.org/10.1002/pmrj.12067

Goh S-L, Persson M, Stocks J, Hou Y, Lin J, Hall M, Zhang W (September 2019) Efficacy and potential determinants of exercise therapy in knee and hip osteoarthritis: A systematic review and meta-analysis. Ann Phys Rehabil Med 62(5):356–365. https://doi.org/10.1016/j.rehab.2019.04.006

Goh S-L, Persson M, Stocks J, Hou Y, Welton N, Lin J, Zhang W (May 2019) Relative Efficacy of Different Exercises for Pain, Function, Performance and Quality of Life in Knee and Hip Osteoarthritis: Systematic Review and Network Meta-Analysis. Sports Med 49(5):743–761. https://doi.org/10.1007/s40279-019-01082-0

Gokeler A, Bisschop M, Benjaminse A, Myer G, Eppinga P, Otten E (May 2014) Quadriceps function following ACL reconstruction and rehabilitation: implications for optimisation of current practices. Knee Surg Sports Traumatol Arthrosc 22(5):1163–1174. https://doi.org/10.1007/s00167-013-2577-x

Habets B, van Cingel R, Backx F, van Elten H, Zuithoff P, Huisstede B. (27. October 2021) No Difference in Clinical Effects When Comparing Alfredson Eccentric and Silbernagel Combined Concentric-Eccentric Loading in Achilles Tendinopathy: A Randomized Controlled Trial. Orthop J Sports Med, 9(10):23259671211031254. https://doi.org/10.1177/23259671211031254

Hahne A, Ford J, McMeeken J (15. May 2010) Conservative management of lumbar disc herniation with associated radiculopathy: a systematic review. Spine (Phila Pa 1976) 35(11):E488–504. https://doi.org/10.1097/BRS.0b013e3181cc3f56

Hall E, Chomistek A, Kingma J, Docherty C (June 2018) Balance- and Strength-Training Protocols to Improve Chronic Ankle Instability Deficits, Part I: Assessing Clinical Outcome Measures. J Athl Train 53(6):568–577. https://doi.org/10.4085/1062-6050-385-16

Hall E, Docherty C, Simon J, Kingma J, Klossner J (January 2015) Strength-training protocols to improve deficits in participants with chronic ankle instability: a randomized controlled trial. J Athl Train 50(1):36–44. https://doi.org/10.4085/1062-6050-49.3.71

Hall M, Allison K, Hinman R, Bennell K, Spiers L, Knox G, Dobson F (18. April 2022) Effects of adding aerobic physical activity to strengthening exercise on hip osteoarthritis symptoms: protocol for the PHOENIX randomised controlled trial. BMC Musculoskelet Disord 23(1):361. https://doi.org/10.1186/s12891-022-05282-0

Hammami N, Mechraoui A, Hattabi S, Forte P, Sampaio T, Sortwell A, Bouassida A (20. July 2023) Concentric Isokinetic Strengthening Program's Impact on Knee Biomechanical Parameters, Physical Performance and Quality of Life in Overweight/Obese Women with Chronic Meniscal Lesions. Healthcare (Basel) 11(14):2079. https://doi.org/10.3390/healthcare11142079

Hamzeh H, Madi M, Alghwiri A, Hawamdeh Z (October-December 2021) The long-term effect of neurodynamics vs exercise therapy on pain and function in people with carpal tunnel syndrome: A randomized parallel-group clinical trial. J Hand Ther 34(4):521–530. https://doi.org/10.1016/j.jht.2020.07.005

Han Y, Duan D, Zhao K, Wang X, Ouyang L, Liu G, (January-February 2017) Investigation of the Relationship Between Flatfoot and Patellar Subluxation in Adolescents. J Foot Ankle Surg 56(1):15–18. https://doi.org/10.1053/j.jfas.2016.10.001

Hansen S, Mikkelsen L, Overgaard S, Mechlenburg I (1. June 2020) Effectiveness of supervised resistance training for patients with hip osteoarthritis – a systematic review. Dan Med J 67(6):A08190424

Harpham C, Harpham Q, Barker A (June 2022) The effect of exercise training programs with aerobic components on C-reactive protein, erythrocyte sedimentation rate and self-assessed disease activity in people with ankylosing spondylitis: A systematic review and meta-analysis. Int J Rheum Dis 25(6):635–649. https://doi.org/10.1111/1756-185X.14315

Hayden J, Ellis J, Ogilvie R, Stewart S, Bagg M, Stanojevic S, Saragiotto B (October 2021) Some types of exercise are more effective than others in people with chronic low back pain: a network meta-analysis. J Physiother 67(4):252–262. https://doi.org/10.1016/j.jphys.2021.09.004

Hebert J, Fritz J, Thackeray A, Koppenhaver S, Teyhen D (January 2015) Early multimodal rehabilitation following lumbar disc surgery: a randomised clinical trial comparing the effects of two exercise programmes on clinical outcome and lumbar multifidus muscle function. Br J Sports Med 49(2):100–106. https://doi.org/10.1136/bjsports-2013-092402

Hefti F (2015) Kinderorthopädie in der Praxis. Springer, Berlin

Heijne A, Werner S (April 2007) Early versus late start of open kinetic chain quadriceps exercises after ACL reconstruction with patellar tendon or hamstring grafts: a prospective randomized outcome study. Knee Surg Sports Traumatol Arthrosc 15(4):402–414. https://doi.org/10.1007/s00167-006-0246-z

Hlaing S, Puntumetakul R, Khine, E, Boucaut R (30. November 2021) Effects of core stabilization exercise and strengthening exercise on proprioception, balance, muscle thickness and pain related outcomes in patients with subacute nonspecific low back pain: a randomized controlled trial. BMC Musculoskelet Disord 22(1):998. https://doi.org/10.1186/s12891-021-04858-6

Hoang N.-T.-T, Chen S, Chou L.-W (29. July 2021) The Impact of Foot Orthoses and Exercises on Pain and Navicular Drop for Adult Flatfoot: A Network Meta-Analysis. Int J Environ Res Public Health 18(5):8063. https://doi.org/10.3390/ijerph18158063

Hoeksma H, Dekker J, Ronday H, Heering A, van der Lubbe N, Vel C, van den Ende C (15. October 2014) Comparison of manual therapy and exercise therapy in osteoarthritis of the hip: a randomized clinical trial. Arthritis Rheum 51(5):722–729. https://doi.org/10.1002/art.20685

Hoit G, Whelan D, Dwyer T, Ajrawat P, Chahal J (July 2020) Physiotherapy as an Initial Treatment Option for Femoroacetabular Impingement: A Systematic Review of the Literature and Meta-analysis of 5 Randomized Controlled Trials. Am J Sports Med 48(8):2042–2050. https://doi.org/10.1177/0363546519882668

Honkonen E, Sillanpää P, Reito A, Mäenpää H, Mattila V (June 2022) A Randomized Controlled Trial Comparing a Patella-Stabilizing, Motion-Restricting Knee Brace Versus a Neoprene Nonhinged Knee Brace After a First-Time Traumatic Patellar Dislocation. Am J Sports Med 50(7):1867–1875. https://doi.org/10.1177/03635465221090644

Hoogvliet P, Randsdorp M, Dingemanse R, Koes B, Huisstede B (November 2013) Does effectiveness of exercise therapy and mobilisation techniques offer guidance for the treatment of lateral and medial epicondylitis? A systematic review. Br J Sports Med 47(17):1112–1119. https://doi.org/10.1136/bjsports-2012-091990

Hu X, Chen, J, Tang, W, Chen, W, Sang, Y, Jia L (December 2020) Effects of exercise programmes on pain, disease activity and function in ankylosing spondylitis: A meta-analysis of randomized controlled trials. Eur J Clin Invest 50(12):e13352. https://doi.org/10.1111/eci.13352

Hu, H, Zheng, Y, Liu, X, Gong D, Chen, C, Wang, Y, . . . Wang, X. (9. July 2019). Effects of neuromuscular training on pain intensity and self-reported functionality for patellofemoral pain syndrome in runners: study protocol for a randomized controlled clinical trial. Trials 20(1):409. https://doi.org/10.1186/s13063-019-3503-4

Hua J, Sun L, Teng Y (1. April 2023) Effects of High-Intensity Strength Training in Adults With Knee Osteoarthritis: A Systematic Review and Meta-analysis of Randomized Controlled Trials. Am J Phys Med Rehabil 102(4):292–299. https://doi.org/10.1097/PHM.0000000000002088

Huang C, Chen L.-Y, Liao Y.-H, Masodsai K, Lin Y.-Y (22. September 2022) Effects of the Short-Foot Exercise on Foot Alignment and Muscle Hypertrophy in Flatfoot Individuals: A Meta-Analysis. Int J Environ Res Public Health 19(19):11994. https://doi.org/10.3390/ijerph191911994

Huang Y-L, Jung J, Mulligan C, Oh J, Norcross M (May 2020) A Majority of Anterior Cruciate Ligament Injuries Can Be Prevented by Injury Prevention Programs: A Systematic Review of Randomized Controlled Trials and Cluster-Randomized Controlled Trials With Meta-analysis. Am J Sports Med 48(6):1505–1515. https://doi.org/10.1177/0363546519870175

Husby V, Helgerud J, Bjørgen S, Husby O, Benum P, Hoff J (April 2010) Early postoperative maximal strength training improves work efficiency 6–12 months after osteoarthritis-induced total hip arthroplasty in patients younger than 60 years. Am J Phys Med Rehabil 89(4):304–314. https://doi.org/10.1097/PHM.0b013e3181cf5623

Ijaz M, Karimi H, Gillani S, Ahmad A, Chaudhary M (2022) Effect of median nerve neuromobilization on functional status in patients with carpal tunnel syndrome: A double blinded randomized control trial. J Pak Med Assoc 72(4):605–609. https://doi.org/10.47391/JPMA.2212

Ismail M, Gamaleldein M, Hassa K (October 2013) Closed kinetic chain exercises with or without additional hip strengthening exercises in management of patellofemoral pain syndrome: a randomized controlled trial. Eur J Phys Rehabil Med 49(5):687–698

İğrek S, Çolak T (April 2022) Comparison of the effectiveness of proprioceptive neuromuscular facilitation exercises and shoulder mobilization patients with Subacromial Impingement Syndrome: A randomized clinical trial. J Bodyw Mov Ther 30:42–52. https://doi.org/10.1016/j.jbmt.2021.10.015

Jacobi S, Beynon A, Dombrowski S, Wedderkopp N, Witherspoon R, Hébert J (November 2021) Effectiveness of Conservative Nonpharmacologic Therapies for Pain, Disability, Physical Capacity, and Physical Activity Behavior in Patients With Degenerative Lumbar Spinal Stenosis: A Systematic Review and Meta-Analysis. Arch Phys Med Rehabil 102(11):2247–2260. https://doi.org/10.1016/j.apmr.2021.03.033

Jacobsen J, Thorborg K, Sørensen D, Jakobsen S, Nielsen R, Oestergaard L, Mechlenburg I (October 2022) Feasibility and acceptability of a six-month exercise and patient education intervention for patients with hip dysplasia: A mixed methods study. Musculoskeletal Science and Practice 61:102615. https://doi.org/10.1016/j.msksp.2022.102615

Javadian Y, Behtash H, Akbari M, Taghipour-Darzi M, Zekavat H (2012) The effects of stabilizing exercises on pain and disability of patients with lumbar segmental instability. J Back Musculoskelet Rehabil 25(3):149–155. https://doi.org/10.3233/BMR-2012-0321

Javdaneh N, Saeterbakken A, Shams A, Barati A (22. August 2021) Pain Neuroscience Education Combined with Therapeutic Exercises Provides Added Benefit in the Treatment of Chronic Neck Pain. Int J Environ Res Public Health 18(16):8848. https://doi.org/10.3390/ijerph18168848

Jeon N-Y, Chon S-C (2018) Effect of glenohumeral stabilization exercises combined with scapular stabilization on shoulder function in patients with shoulder pain: A randomized controlled experimenter-blinded study. J Back Musculoskelet Rehabil 31(2):259–265. https://doi.org/10.3233/BMR-169612

Jeong H, Lee S-C, Jee H, Song J, Chang H, Lee S (April 2019) Proprioceptive Training and Outcomes of Patients With Knee Osteoarthritis: A Meta-Analysis of Randomized Controlled Trials. J Athl Train 54(4):418–428. https://doi.org/10.4085/1062-6050-329-17

Jeong J, Choi D-H, Shin C (January 2021) Core Strength Training Can Alter Neuromuscular and Biomechanical Risk Factors for Anterior Cruciate Ligament Injury. Am J Sports Med 49(1):183–192. https://doi.org/10.1177/0363546520972990

Jull G, O'Leary S, Falla D (September 2008) Clinical assessment of the deep cervical flexor muscles: the craniocervical flexion test. J Manipulative Physiol Ther 31(7):525–533. https://doi.org/10.1016/j.jmpt.2008.08.003

Kłaptocz P, Solecki W, Grzegorzewski A, Błasiak A, Brzóska R. (29. August 2021) Effectiveness of conservative treatment of multidirectional instability of the shoulder joint. Literature review and meta-analysis. Pol Przegl Chir, 94(1):6–11. https://doi.org/10.5604/01.3001.0015.2415

Kalichman L, Hunter D (March 2008) Diagnosis and conservative management of degenerative lumbar spondylolisthesis. Eur Spine J 17(3):327–335. https://doi.org/10.1007/s00586-007-0543-3

Kamonseki D, Haik M, Ribeiro L, Almeida R, Camargo P (September 2023) Scapular movement training is not superior to standardized exercises in the treatment of individuals with chronic shoulder pain and scapular dyskinesis: randomized controlled trial. Disabil Rehabil 45(18):2925–2935. https://doi.org/10.1080/09638288.2022.2114552

Kang T, Kim B (30. September 2022) Cervical and scapula-focused resistance exercise program versus trapezius massage in patients with chronic neck pain: A randomized controlled trial. Medicine (Baltimore) 101(39):e30887. https://doi.org/10.1097/MD.0000000000030887

Kastrinis A, Koumantakis G, Tsekoura M, Nomikou E, Katsoulaki M, Theodosopoulos E, Dimitriadis Z (2023) The Effect of Schroth Method on Postural Control and Balance in Patients with Adolescent

Idiopathic Scoliosis: A Literature Review. Adv Exp Med Biol 1425:469–476. https://doi.org/10.1007/978-3-031-31986-0_45

Kemp J, Coburn S, Jones D, Crossley K (April 2018) The Physiotherapy for Femoroacetabular Impingement Rehabilitation STudy (physioFIRST): A Pilot Randomized Controlled Trial. J Orthop Sports Phys Ther 48(4):307–315. https://doi.org/10.2519/jospt.2018.7941

Kemp J, King M, Barton C, Schache A, Thorborg K, Roos E, Crossley K (October 2019) Is exercise therapy for femoroacetabular impingement in or out of FASHIoN? We need to talk about current best practice for the non-surgical management of FAI syndrome. Br J Sports Med 53(19):1204–1205. https://doi.org/10.1136/bjsports-2018-100173

Keskin Y, Kilic G, Taspinar O, Posul S, Halac G, Eren F, Aydin T (February 2020) Effectiveness of home exercise in pregnant women with carpal tunnel syndrome: Randomized Control Trial. J Pak Med Assoc 70(2):202–207. https://doi.org/10.5455/JPMA.1846

Kim B, Yim J (July 2020) Core Stability and Hip Exercises Improve Physical Function and Activity in Patients with Non-Specific Low Back Pain: A Randomized Controlled Trial. Tohoku J Exp Med 251(3):193–206. https://doi.org/10.1620/tjem.251.193

Kim J, Choi M, Kong D, Ha J, Chung K (June 2023) Does a Lower Limb Balance Test after Anterior Cruciate Ligament Reconstruction Have a Significant Correlation with Postoperative Clinical Score, Stability, and Functional Performance Test? Clin Orthop Surg 15(3):402–409. https://doi.org/10.4055/cios21218

Kim J, Hwang U, Choi M, Kong D, Chung K, Ha J, Kwon O (1. February 2022) Correlation Between Y-Balance Test and Balance, Functional Performance, and Outcome Measures in Patients Following ACL Reconstruction. Int J Sports Phys Ther 17(2):193–200. https://doi.org/10.26603/001c.31873

Kim J, Lee Y, Yang B, Oh S, Yang S (December 2013) Rehabilitation after posterior cruciate ligament reconstruction: a review of the literature and theoretical support. Arch Orthop Trauma Surg 133(12):1687–1695. https://doi.org/10.1007/s00402-013-1854-y

Kim Y, Kim N, Chang W, Lee S (1. (January 2018) Comparison of the Therapeutic Effects of a Sling Exercise and a Traditional Stabilizing Exercise for Clinical Lumbar Spinal Instability. J Sport Rehabil 27(1):47–54. https://doi.org/10.1123/jsr.2016-0083

Kise N, Risberg M, Stensrud S, Ranstam J, Engebretsen L, Roos E (20 July 2016) Exercise therapy versus arthroscopic partial meniscectomy for degenerative meniscal tear in middle aged patients: randomised controlled trial with two year follow-up. BMJ 354:i3740. https://doi.org/10.1136/bmj.i3740

Kocaman H, Bek, N, Kaya M, Büyükturan B, Yetiş M, Büyükturan Ö (15. April 2021) The effectiveness of two different exercise approaches in adolescent idiopathic scoliosis: A single-blind, randomized-controlled trial. PLoS One 16(4):e0249492. https://doi.org/10.1371/journal.pone.0249492

Koning C, Heuvel S, Staal J, Smits-Engelsman B, Hendriks E (19. October 2008) Clinimetric evaluation of methods to measure muscle functioning in patients with non-specific neck pain: a systematic review. BMC Musculoskelet Disord 9:142. https://doi.org/10.1186/1471-2474-9-142

Kostadinović S, Milovanović N, Jovanović J, Tomašević-Todorović S (2020) Efficacy of the lumbar stabilization and thoracic mobilization exercise program on pain intensity and functional disability reduction in chronic low back pain patients with lumbar radiculopathy: A randomized controlled trial. J Back Musculoskelet Rehabil 33(6):897–907. https://doi.org/10.3233/BMR-201843

Krieg A, Schell R, Neuhaus C (2018) Legg-Calvé-Perthes Disease and Its Physiotherapy – "If the Hip Melts Away". HSOA Journal of Orthopedic Research and Physiotherapy 3:037. https://doi.org/10.24966/ORP-2052/100037

Kruse L, Gray B, Wright R (3. October 2012) Rehabilitation after anterior cruciate ligament reconstruction: a systematic review. J Bone Joint Surg Am 94(19):1737–1748. https://doi.org/10.2106/JBJS.K.01246

la Fuente C, Silvestre R, Baechler P, Gemignani A, Grunewaldt K, Vassiliu M, Carpes F (October 2020) Intrasession Real-time Ultrasonography Feedback Improves the Quality of Transverse Abdominis Contraction. J Manipulative Physiol Ther 43(8):816–823. https://doi.org/10.1016/j.jmpt.2019.10.017

Landesa-Piñeiro L, Leirós-Rodríguez R (2022) Physiotherapy treatment of lateral epicondylitis: A systematic review. J Back Musculoskelet Rehabil 35(3):463–477. https://doi.org/10.3233/BMR-210053

Lane B, McCullagh R, Cardoso J, McVeigh J (December 2022) The effectiveness of group and home-based exercise on psychological status in people with ankylosing spondylitis: A systematic review and meta-analysis. Musculoskeletal Care 20(4):758–771. https://doi.org/10.1002/msc.1641

Lazarou L, Kofotolis N, Pafis G, Kellis E (2018) Effects of two proprioceptive training programs on ankle range of motion, pain, functional and balance performance in individuals with ankle sprain. J Back Musculoskelet Rehabil 31(3):437–446. https://doi.org/10.3233/BMR-170836

Lee D, Yang S, Cho S, Lee J, Kim J (December 2018) Single-leg vertical jump test as a functional test after anterior cruciate ligament reconstruction. Knee 25(6):1016–1026. https://doi.org/10.1016/j.knee.2018.07.014

Lee J, Jang K-M, Kim E, Rhim H, Kim H-D (September-October 2021a) Static and Dynamic Quadriceps Stretching Exercises in Patients With Patellofemoral Pain: A Randomized Controlled Trial. Sports Health 13(5):482–489. https://doi.org/10.1177/1941738121993777

Lee J, Jang K-M, Kim E, Rhim H, Kim H-D (January-February 2021b) Effects of Static and Dynamic

Stretching With Strengthening Exercises in Patients With Patellofemoral Pain Who Have Inflexible Hamstrings: A Randomized Controlled Trial. Sports Health 13(1):49–56. https://doi.org/10.1177/1941738120932911

Lee J, Jeon H, Yoon Y (22. May 2023) Effects of Exercise Intervention (with and without Joint Mobilization) in Patients with Adhesive Capsulitis: A Systematic Review and Meta-Analysis. Healthcare (Basel) 11(10):1504. https://doi.org/10.3390/healthcare11101504

Liang Z, Fu C, Zhang Q, Xiong F, Peng L, Chen L, Wei Q (April 2021) Effects of water therapy on disease activity, functional capacity, spinal mobility and severity of pain in patients with ankylosing spondylitis: a systematic review and meta-analysis. Disabil Rehabil 43(7):895–902. https://doi.org/10.1080/09638288.2019.1645218

Liang L, Feng M, Cui X, Zhou S, Yin X, Wang X, Wei X (November 2019) The effect of exercise on cervical radiculopathy: A systematic review and meta-analysis. Medicine (Baltimore), 98(45):e17733. https://doi.org/10.1097/MD.0000000000017733

Lin P, Yang M, Huang D, Lin H, Wang J, Zhong C, Guan L (20. April 2022) Effect of proprioceptive neuromuscular facilitation technique on the treatment of frozen shoulder: a pilot randomized controlled trial. BMC Musculoskelet Disord, 23(1):367. https://doi.org/10.1186/s12891-022-05327-4

Lu C.-C, Yao H.-I, Fan T.-Y, Lin Y.-C, Lin H.-T, Chou P.-H. (December 2021). Twelve Weeks of a Staged Balance and Strength Training Program Improves Muscle Strength, Proprioception, and Clinical Function in Patients with Isolated Posterior Cruciate Ligament Injuries. Int J Environ Res Public Health 18(23):12849. https://doi.org/10.3390/ijerph182312849

Luan L, Bousie J, Pranata A, Adams R, Han J (April 2021) Stationary cycling exercise for knee osteoarthritis: A systematic review and meta-analysis. Clin Rehabil 35(4):522–533. https://doi.org/10.1177/0269215520971795

Luan L, El-Ansary D, Adams R, Wu S, Han J (March 2022) Knee osteoarthritis pain and stretching exercises: a systematic review and meta-analysis. Physiotherapy 114:16–29. https://doi.org/10.1016/j.physio.2021.10.001

Luc-Harkey B, Safran-Norton C, Mandl L, Katz J, Losina E (27. July 2018) Associations among knee muscle strength, structural damage, and pain and mobility in individuals with osteoarthritis and symptomatic meniscal tear. BMC Musculoskelet Disord 19(1):258. https://doi.org/10.1186/s12891-018-2182-8

Ma J, Chen H, Liu A, Cui Y, Ma X (15. June 2020) Medical exercise therapy alone versus arthroscopic partial meniscectomy followed by medical exercise therapy for degenerative meniscal tear: a systematic review and meta-analysis of randomized controlled trials. J Orthop Surg Res 15(1):219. https://doi.org/10.1186/s13018-020-01741-3

Małecki K, Fabiś J, Flont P, Fabiś-Strobin A, Niedzielski K (28. August 2021) Assessment of knee flexor muscles strength in patients with patellar instability and its clinical implications for the non-surgical treatment of patients after first patellar dislocation – pilot study. BMC Musculoskelet Disord 22(1):740. https://doi.org/10.1186/s12891-021-04636-4

Macedo L, Kuspinar A, Roberts M, Maher C (July 2021) A Rasch analysis of the lumbar spine instability questionnaire. Physiother Theory Pract 37(7):844–851. https://doi.org/10.1080/09593985.2019.1642429

MacLean C, Taunton J, Clement D, Regan W, Stanish W (July 1999) Eccentric kinetic chain exercise as a conservative means of functionally rehabilitating chronic isolated insufficiency of the posterior cruciate ligament. Clin J Sport Med 9(3):142–150. https://doi.org/10.1097/00042752-199907000-00005

Mansell N, Rhon D, Meyer J, Slevin J, Marchant B (May 2018) Arthroscopic Surgery or Physical Therapy for Patients With Femoroacetabular Impingement Syndrome: A Randomized Controlled Trial With 2-Year Follow-up. Am J Sports Med 46(6):1306–1314. https://doi.org/10.1177/0363546517751912

Månsson O, Kartus J, Sernert N (February 2013) Preoperative factors predicting good outcome in terms of health-related quality of life after ACL reconstruction. Scand J Med Sci Sports 23(1):15–22. https://doi.org/10.1111/j.1600-0838.2011.01426.x

Martins N, Furtado G, Campos M, Leitão J, Filaire E, Ferreira J (Ocotber-December 2014) Exercise and ankylosing spondylitis with New York modified criteria: a systematic review of controlled trials with meta-analysis. Acta Reumatol Port 39(4):298–308

McHugh M, Tyler T, Browne M, Gleim G, Nicholas S, (May-June 2002) Electromyographic predictors of residual quadriceps muscle weakness after anterior cruciate ligament reconstruction. Am J Sports Med 30(3):334–339. https://doi.org/10.1177/03635465020300030601

McKeon P, Ingersoll C, Kerrigan D, Saliba E, Bennett B, Hertel J (October 2008) Balance training improves function and postural control in those with chronic ankle instability. Med Sci Sports Exerc 40(10):1810–1819. https://doi.org/10.1249/MSS.0b013e31817e0f92

Melin L, Rendek Z, Hailer Y (16 August 2023) Recommendations for physiotherapy and physical activity for children with Legg-Calvé-Perthes disease: a survey of pediatric orthopedic surgeons and physiotherapists in Sweden. Acta Orthop 94:432–437. https://doi.org/10.2340/17453674.2023.18341

Mertens M, Meert L, Struyf F, Schwank A, Meeus M (May 2022) Exercise Therapy Is Effective for Improvement in Range of Motion, Function, and Pain in Patients With Frozen Shoulder: A Systematic Review and Meta-analysis. Arch Phys Med

Rehabil 103(5):998–1012. https://doi.org/10.1016/j.
apmr.2021.07.806

Minetama M, Kawakami M, Teraguchi M, Kagotani
R, Mera Y, Sumiya T, Nakagawa Y (August 2019)
Supervised physical therapy vs. home exercise for patients with lumbar spinal stenosis: a randomized controlled trial. Spine J, 19(8):1310–1318. https://doi.
org/10.1016/j.spinee.2019.04.009

Mo Z, Zhang R, Chang M, Tang S (July-August 2018)
Exercise therapy versus surgery for lumbar spinal stenosis: A systematic review and meta-analysis. Pak
J Med Sci 34(4):879–885. https://doi.org/10.12669/
pjms.344.14349

Mohamed A, Jan Y-K, Sayed W, Wanis M, Yamany A
(July 2020) Dynamic scapular recognition exercise improves scapular upward rotation and shoulder
pain and disability in patients with adhesive capsulitis: a randomized controlled trial. J Man Manip Ther
28(3):146–158. https://doi.org/10.1080/10669817.20
19.1622896

Mohammadimajd E, Lotfinia I, Salahzadeh Z, Aghaza-
deh N, Noras P, Ghaderi, F, Choopani R (July 2020).
Comparison of lumbar segmental stabilization and
general exercises on clinical and radiologic criteria in grade-I spondylolisthesis patients: A double-
blind randomized controlled trial. Physiother Res Int
25(3):e1843. https://doi.org/10.1002/pri.1843

Mortensen L, Schultz J, Elsner A, Jakobsen S, Søballe
K, Jacobsen J, Mechlenburg I (22. August 2018) Progressive resistance training in patients with hip dysplasia: A feasibility study. J Rehabil Med 50(8):751–
758. https://doi.org/10.2340/16501977-2371

Mueller J, Weinig J, Niederer D, Tenberg S, Mueller S
(August 2023) Resistance, Motor Control, and Mind-
fulness-Based Exercises Are Effective for Treating
Chronic Nonspecific Neck Pain: A Systematic Review With Meta-Analysis and Dose-Response Meta-
Regression. J Orthop Sports Phys Ther 53(8):420–
459. https://doi.org/10.2519/jospt.2023.11820

Nørregaard J, Larsen C, Bieler T, Langberg H (April
2007) Eccentric exercise in treatment of Achilles tendinopathy. Scand J Med Sci Sports 17(2):133–138.
https://doi.org/10.1111/j.1600-0838.2006.00545.x

Namsawang J, Eungpinichpong W, Vichiansiri R, Ratta-
nathongkom S (July 2019) Effects of the Short Foot
Exercise With Neuromuscular Electrical Stimulation on Navicular Height in Flexible Flatfoot in Thai-
land: A Randomized Controlled Trial. J Prev Med Public Health 52(4):250–257. https://doi.org/10.3961/
jpmph.19.072

Narouei S, Barati A, Akuzawa H, Talebian S, Ghiasi F, Akbari A, Alizadeh M (October 2020) Effects of core stabilization exercises on thickness and activity of trunk
and hip muscles in subjects with nonspecific chronic low back pain. J Bodyw Mov Ther 24(4):138–146.
https://doi.org/10.1016/j.jbmt.2020.06.026

Nava-Bringas T, Romero-Fierro L, Trani-Chagoya
Y, Macías-Hernández S, García-Guerrero E, Her-
nández-López M, Roberto C.-Z (1. August 2021)
Stabilization Exercises Versus Flexion Exercises in
Degenerative Spondylolisthesis: A Randomized Controlled Trial. Phys Ther, 101(8):pzab108. https://doi.
org/10.1093/ptj/pzab108

Nowotny J, Kasten P, Kopkow C, Biewener A, Mauch
F (October 2018) Evaluation of a New Exercise
Program in the Treatment of Scapular Dyskinesis. Int J Sports Med 39(10):782–790. https://doi.
org/10.1055/a-0608-4584

Noyes F, Barber S, Mangine R (September-October
1991) Abnormal lower limb symmetry determined
by function hop tests after anterior cruciate ligament
rupture. Am J Sports Med 19(5):513–518. https://doi.
org/10.1177/036354659101900518

Olivares-Jabalera J, Fílter-Ruger A, Dos'Santos T,
Afonso J, Della Villa F, Morente-Sánchez J, Re-
quena B (18. December 2021) Exercise-Based Training Strategies to Reduce the Incidence or Mitigate
the Risk Factors of Anterior Cruciate Ligament Injury
in Adult Football (Soccer) Players: A Systematic Review. Int J Environ Res Public Health 18(24):13351.
https://doi.org/10.3390/ijerph182413351

O'Sullivan P, Phyty G, Twomey L, Allison, G. (15. December 1997). Evaluation of specific stabilizing exercise in the treatment of chronic low back pain with
radiologic diagnosis of spondylolysis or spondylolisthesis. Spine (Phila Pa 1976) 22(24):2959–67. https://
doi.org/10.1097/00007632-199712150-00020

Owen P, Miller C, Mundell N, Verswijveren S, Taglia-
ferri S, Brisby H, Belavy D (November 2020) Which
specific modes of exercise training are most effective for treating low back pain? Network meta-analysis. Br J Sports Med 54(21):1279–1287. https://doi.
org/10.1136/bjsports-2019-100886

Page M, O'Connor D, Pitt V, Massy-Westropp N. (13.
June 2012) Exercise and mobilisation interventions
for carpal tunnel syndrome. Cochrane Database Syst
Rev 6:CD009899. https://doi.org/10.1002/14651858.
CD009899

Paraskevopoulos E, Karanasios S, Gioftsos G, Tatsios P,
Koumantakis G, Papandreou M, (3. October 2023)
The effectiveness of neuromobilization exercises in
carpal tunnel syndrome: Systematic review and meta-
analysis. Physiother Theory Pract 39(10):2037–2076.
https://doi.org/10.1080/09593985.2022.2068097

Park J-H, Jeon H-S, Park H-W (June2018) Effects of the
Schroth exercise on idiopathic scoliosis: a meta-analysis. Eur J Phys Rehabil Med 54:440–449. https://
doi.org/10.23736/S1973-9087.17.04461-6

Park S, Chen Y, Thompson L, Kjoenoe A, Juul-Kristensen B, Cavalheri V, McKenna L (26. November
2020) No relationship between the acromiohume-
ral distance and pain in adults with subacromial pain
syndrome: a systematic review and meta-analysis. Sci
Rep 10(1): 20611. https://doi.org/10.1038/s41598-
020-76704-z

Park S-H, Lee M-M, (7. March 2019) Effects of a Progressive Stabilization Exercise Program Using Respiratory Resistance for Patients with Lumbar Instability:

A Randomized Controlled Trial. Med Sci Monit 25:1740–1748. https://doi.org/10.12659/MSM.913036

Park S.-H, Oh Y.-J, Seo J.-H, Lee M.-M (18. November 2022) Effect of stabilization exercise combined with respiratory resistance and whole body vibration on patients with lumbar instability: A randomized controlled trial. Medicine (Baltimore) 101(46):e31843. https://doi.org/10.1097/MD.0000000000031843

Pécourneau V, Degboé Y, Barnetche T, Cantagrel A, Constantin A, Ruyssen-Witrand A (February 2018) Effectiveness of Exercise Programs in Ankylosing Spondylitis: A Meta-Analysis of Randomized Controlled Trials. Arch Phys Med Rehabil 99(2):383–389. https://doi.org/10.1016/j.apmr.2017.07.015

Pennock A, Bomar J, Johnson K, Randich K, Upasani V (December 2018) Nonoperative Management of Femoroacetabular Impingement: A Prospective Study. Am J Sports Med 46(14):3415–3422. https://doi.org/10.1177/0363546518804805

Petri M, Liodakis E, Hofmeister M, Despang F, Maier M, Balcarek P, Jagodzinski M (February 2013) Operative vs conservative treatment of traumatic patellar dislocation: results of a prospective randomized controlled clinical trial. Arch Orthop Trauma Surg 133(2):209–213. https://doi.org/10.1007/s00402-012-1639-8

Pierce C, O'Brien L, Griffin L, Laprade R (May 2013) Posterior cruciate ligament tears: functional and postoperative rehabilitation. Knee Surg Sports Traumatol Arthrosc 21(5):1071–1084. https://doi.org/10.1007/s00167-012-1970-1

Pourahmadi M, Delavari S, Hayden J, Keshtkar A, Ahmadi M, Aletaha A, Rubinstein S, (14. (June 2022) Does motor control training improve pain and function in adults with symptomatic lumbar disc herniation? A systematic review and meta-analysis of 861 subjects in 16 trials. Br J Sports Med. https://doi.org/10.1136/bjsports-2021-104926

Prudêncio D, Maffulli N, Migliorini F, Serafim T, Nunes L, Sanada L, Okubo R (26. January 2023). Eccentric exercise is more effective than other exercises in the treatment of mid-portion Achilles tendinopathy: systematic review and meta-analysis. BMC Sports Sci Med Rehabil 15(1):9. https://doi.org/10.1186/s13102-023-00618-2

Puntumetakul R, Saiklang P, Tapanya W, Chatprem T, Kanpittaya J, Arayawichanon P, Boucaut R. (23. July 2021) The Effects of Core Stabilization Exercise with the Abdominal Drawing-in Maneuver Technique versus General Strengthening Exercise on Lumbar Segmental Motion in Patients with Clinical Lumbar Instability: A Randomized Controlled Trial with 12-Month Follow-U. Int J Environ Res Public Health 18(15):7811. https://doi.org/10.3390/ijerph18157811

Qi X, Peng C, Fu P, Zhu A, Jiao W (19. December 2023) Correlation between physical activity and adolescent idiopathic scoliosis: a systematic review. BMC Musculoskelet Disord 24(1):978. https://doi.org/10.1186/s12891-023-07114-1

Quentin C, Bagheri R, Ugbolue U, Coudeyre E, Pélissier C, Descatha A, Dutheil F (10. August 2021) Effect of Home Exercise Training in Patients with Nonspecific Low-Back Pain: A Systematic Review and Meta-Analysis. Int J Environ Res Public Health 18(16):8430. https://doi.org/10.3390/ijerph18168430

Rafferty A, Fleming N, Kiely P, Mockler D, Dockrell S (June 2023) Does exercise therapy improve pulmonary function in patients with Adolescent Idiopathic Scoliosis? Physiother Theory Pract 39(6):1095–1105. https://doi.org/10.1080/09593985.2022.2034198

Raj 5th V, Thomas M (October 2023) Measuring transversus abdominis activity using pressure biofeedback unit-A technical report. Physiother Res Int 28(4):e2033. https://doi.org/10.1002/pri.2033

Ramos L, Callegari B, França F, Magalhães M, Nogueira Burke T, Silva A, Marques A (May2018) Comparison Between Transcutaneous Electrical Nerve Stimulation and Stabilization Exercises in Fatigue and Transversus Abdominis Activation in Patients With Lumbar Disk Herniation: A Randomized Study. J Manipulative Physiol Ther 41(4):323–331. https://doi.org/10.1016/j.jmpt.2017.10.010

Ramos L, França F, Callegari B, Burke T, Magalhães M, Marques A (May2016) Are lumbar multifidus fatigue and transversus abdominis activation similar in patients with lumbar disc herniation and healthy controls? A case control study. Eur Spine J 25(5):1435–1442. https://doi.org/10.1007/s00586-015-4375-2

Raposo F, Ramos M, Cruz A (December 2021) Effects of exercise on knee osteoarthritis: A systematic review. Musculoskeletal Care 19(4):399–435. https://doi.org/10.1002/msc.1538

Rasmussen-Barr E, Halvorsen M, Bohman T, Boström C, Dedering Å, Kuster R, Grooten W (12. October 2023) Summarizing the effects of different exercise types in chronic neck pain – a systematic review and meta-analysis of systematic reviews. BMC Musculoskelet Disord 24(1):806. https://doi.org/10.1186/s12891-023-06930-9

Renovato França F, Callegari B, Ramos L, Burke T, Magalhães M, Comachio J, Marques A (March 2019) Motor Control Training Compared With Transcutaneous Electrical Nerve Stimulation in Patients With Disc Herniation With Associated Radiculopathy: A Randomized Controlled Trial. Am J Phys Med Rehabil 98(3):207–214. https://doi.org/10.1097/PHM.0000000000001048

Rewald S, Lenssen A, Emans P, Bie R, van Breukelen G, Mesters I (August 2020) Aquatic Cycling Improves Knee Pain and Physical Functioning in Patients With Knee Osteoarthritis: A Randomized Controlled Trial. Arch Phys Med Rehabil 101(8):1288–1295. https://doi.org/10.1016/j.apmr.2019.12.023

Rogan S, Haehni M, Luijckx E, Dealer J, Reuteler S, Taeymans J (November 2019) Effects of Hip Abductor Muscles Exercises on Pain and Function in Patients With Patellofemoral Pain: A Systematic Review and Meta-Analysis. J Strength Cond

Res 33(11):3174–3187. https://doi.org/10.1519/JSC.0000000000002658

Rostron Z, Zacharias A, Semciw A, Kingsley M, Pizzari T, Woodley S, Green R (February 2023) Comparison between a targeted exercise program and a sham intervention on gluteal muscle activity in people with hip osteoarthritis: Analysis of secondary outcomes from a randomised clinical trial. Gait Posture 100:33–40. https://doi.org/10.1016/j.gaitpost.2022.11.016

Schiffke-Juhász B, Knobloch K, Vogt P, Hoy L (27. July 2021) Proprioceptive elbow training reduces pain and improves function in painful lateral epicondylitis-a prospective trial. J Orthop Surg Res 16(1):468. https://doi.org/10.1186/s13018-021-02602-3

Schneider M, Ammendolia C, Murphy D, Glick R, Hile E, Tudorascu D, Piva S. (4. January 2019) Comparative Clinical Effectiveness of Nonsurgical Treatment Methods in Patients With Lumbar Spinal Stenosis: A Randomized Clinical Trial. JAMA Netw Open 2(1):e186828. https://doi.org/10.1001/jamanetworkopen.2018.6828

Schomacher J, Falla D (October 2013) Function and structure of the deep cervical extensor muscles in patients with neck pain. Man Ther 18(5):360–366. https://doi.org/10.1016/j.math.2013.05.009

Schydlowsky P, Szkudlarek M, Madsen O (15. January 2022) Comprehensive supervised heavy training program versus home training regimen in patients with subacromial impingement syndrome: a randomized trial. BMC Musculoskelet Disord 23(1):52. https://doi.org/10.1186/s12891-021-04969-0

Sebastian D, Chovvath R, Malladi R (April 2015) Cervical extensor endurance test: a reliability study. J Bodyw Mov Ther 19(2):213–216. https://doi.org/10.1016/j.jbmt.2014.04.014

Shaarani S, O'Hare C, Quinn A, Moyna N, Moran R, O'Byrne J (September 2013) Effect of prehabilitation on the outcome of anterior cruciate ligament reconstruction. Am J Sports Med 41(9):2117–2127. https://doi.org/10.1177/0363546513493594

Shen X, Yang Z, Zhang P, Xu Y, Wang J (2023) Effects of balance training combined with Schroth therapy on adolescents with mild idiopathic scoliosis: A six-week randomized controlled trial. J Back Musculoskelet Rehabil 36(6):1365–1373. https://doi.org/10.3233/BMR-220383

Shire A, Stæhr T, Overby J, Dahl M, Jacobsen J, Christiansen D (17. April 2017). Specific or general exercise strategy for subacromial impingement syndrome- does it matter? A systematic literature review and meta analysis. *BMC Musculoskelet Disord, 18*(1), S. 158. https://doi.org/10.1186/s12891-017-1518-0

Silbernagel K, Thomeé R, Thomeé P, Karlsson J (August 2001) Eccentric overload training for patients with chronic Achilles tendon pain–a randomised controlled study with reliability testing of the evaluation methods. Scand J Med Sci Sports 11(4):197–206. https://doi.org/10.1034/j.1600-0838.2001.110402.x

Silvers-Granelli H, Bizzini M, Arundale A, Mandelbaum B, Snyder-Mackler L (October 2017) Does the FIFA 11+ Injury Prevention Program Reduce the Incidence of ACL Injury in Male Soccer Players? Clin Orthop Relat Res 475(10):2447–2455. https://doi.org/10.1007/s11999-017-5342-5

Skou S, Roos E (September-October 2019) Physical therapy for patients with knee and hip osteoarthritis: supervised, active treatment is current best practice. Clin Exp Rheumatol 120(5):112–117

Slater J, Kolber M, Schellhase K, Patel C, Rothschild C, Liu X, Hanney W, (16. February 2015) The Influence of Exercise on Perceived Pain and Disability in Patients With Lumbar Spinal Stenosis: A Systematic Review of Randomized Controlled Trials. Am J Lifestyle Med 10(2):136–147. https://doi.org/10.1177/1559827615571510

Smith T, Chester R, Cross J, Hunt N, Clark A, Donell S (September 2015) Rehabilitation following first-time patellar dislocation: a randomised controlled trial of purported vastus medialis obliquus muscle versus general quadriceps strengthening exercises. Knee 22(4):313–320. https://doi.org/10.1016/j.knee.2015.03.013

Stasinopoulos D, Stasinopoulos I (January-March 2017) Comparison of effects of eccentric training, eccentric-concentric training, and eccentric-concentric training combined with isometric contraction in the treatment of lateral elbow tendinopathy. J Hand Ther 30(1):13–19. https://doi.org/10.1016/j.jht.2016.09.001

Stensrud S, Risberg M, Roos E (June 2015) Effect of exercise therapy compared with arthroscopic surgery on knee muscle strength and functional performance in middle-aged patients with degenerative meniscus tears: a 3-mo follow-up of a randomized controlled trial. Am J Phys Med Rehabil 94(6):460–473. https://doi.org/10.1097/PHM.0000000000000209

Stensrud S, Roos E, Risberg M (November 2012) A 12-week exercise therapy program in middle-aged patients with degenerative meniscus tears: a case series with 1-year follow-up. J Orthop Sports Phys Ther 42(11):919–931. https://doi.org/10.2519/jospt.2012.4165

Straume-Næsheim T, Randsborg P-H, Mikaelsen J (October 2022) Medial patellofemoral ligament reconstruction is superior to active rehabilitation in protecting against further patella dislocations. Knee Surg Sports Traumatol Arthrosc 30(10):3428–3437. https://doi.org/10.1007/s00167-022-06934-3

Şahin M, Ayhan F, Borman P, Atasoy H (17. February 2016) The effect of hip and knee exercises on pain, function, and strength in patientswith patellofemoral pain syndrome: a randomized controlled trial. Turk J Med Sci 46(2):265–277. https://doi.org/10.3906/sag-1409-66

Taşpınar G, Angın E, Oksüz S (January 2023) The effects of Pilates on pain, functionality, quality of life, flexibility and endurance in lumbar disc herniation. J Comp Eff Res 12(1):e220144. https://doi.org/10.2217/cer-2022-0144

Tahran Ö, Yeşilyaprak S (March-April 2020) Effects of Modified Posterior Shoulder Stretching Exercises on Shoulder Mobility, Pain, and Dysfunction in Patients With Subacromial Impingement Syndrome. Sports Health 12(2):139–148. https://doi.org/10.1177/1941738119900532

Tateuchi H, Akiyama H, Goto K, So K, Kuroda Y, Ichihashi N (April 2021) Strategies for increasing gait speed in patients with hip osteoarthritis: their clinical significance and effects on hip loading. Arthritis Res Ther 23(1):129. https://doi.org/10.1186/s13075-021-02514-x

Terrell S, Lynch J (2019) Exploring Nonoperative Exercise Interventions for Individuals with Femoroacetabular Impingement. ACSM's Health & Fitness Journal 23(1):22–30. https://doi.org/10.1249/FIT.0000000000000451

Terrell S, Olson G, Lynch J (1. January 2021) Therapeutic Exercise Approaches to Nonoperative and Postoperative Management of Femoroacetabular Impingement Syndrome. J Athl Train 56(1):31–45. https://doi.org/10.4085/1062-6050-0488.19

Thorlund J, Simic M, Pihl K, Berthelsen D, Day R, Koes B, Juhl C (April 2022) Similar Effects of Exercise Therapy, Nonsteroidal Anti-inflammatory Drugs, and Opioids for Knee Osteoarthritis Pain: A Systematic Review with Network Meta-analysis. J Orthop Sports Phys Ther 52(4):207–216. https://doi.org/10.2519/jospt.2022.10490

Torstensen T, Østerås H, LoMartire R, Rugelbak G, Grooten W, Äng B (February 2023) High- Versus Low-Dose Exercise Therapy for Knee Osteoarthritis: A Randomized Controlled Multicenter Trial. Ann Intern Med 176(2):154–165. https://doi.org/10.7326/M22-2348

Tsiringakis G, Dimitriadis Z, Triantafylloy E, McLean S (December 2020) Motor control training of deep neck flexors with pressure biofeedback improves pain and disability in patients with neck pain: A systematic review and meta-analysis. Musculoskelet Sci Pract 50:102220. https://doi.org/10.1016/j.msksp.2020.102220

Turgut E, Duzgun I, Baltaci G (October 2017) Effects of Scapular Stabilization Exercise Training on Scapular Kinematics, Disability, and Pain in Subacromial Impingement: A Randomized Controlled Trial. Arch Phys Med Rehabil 98(10):1915–1923. https://doi.org/10.1016/j.apmr.2017.05.023

Turk R, Shah S, Chilton M, Thomas T, Anene C, Mousad A, Ramappa A (March 2023) Return to Sport After Anterior Cruciate Ligament Reconstruction Requires Evaluation of >2 Functional Tests, Psychological Readiness, Quadriceps/Hamstring Strength, and Time After Surgery of 8 Months. Arthroscopy 39(3):790–801. https://doi.org/10.1016/j.arthro.2022.08.038

Turner M, Hernandez D, Cade W, Emerson C, Reynolds J, Best T, (March-April 2020) The Role of Resistance Training Dosing on Pain and Physical Function in Individuals With Knee Osteoarthritis: A Systematic Review. Sports Health 12(2):200–206. https://doi.org/10.1177/1941738119887183

Tyler T, Thomas G, Nicholas S, McHugh M (September 2010) Addition of isolated wrist extensor eccentric exercise to standard treatment for chronic lateral epicondylosis: a prospective randomized trial. J Shoulder Elbow Surg 19(6):917–922. https://doi.org/10.1016/j.jse.2010.04.041

Tyler T, McHugh M, Gleim G, Nicholas S (December 1998) The effect of immediate weightbearing after anterior cruciate ligament reconstruction. Clin Orthop Relat Res 357:141–148. https://doi.org/10.1097/00003086-199812000-00019

Utsahachant N, Sakulsriprasert P, Sinsurin K, Jensen M, Sungkue S (July 2023) Effects of short foot exercise combined with lower extremity training on dynamic foot function in individuals with flexible flatfoot: A randomized controlled trial. Gait Posture 104:109–115. https://doi.org/10.1016/j.gaitpost.2023.06.013

van Doormaal M, Meerhoff G, Vlieland T, Peter W (December 2020) A clinical practice guideline for physical therapy in patients with hip or knee osteoarthritis. Musculoskeletal Care 18(4):575–595. https://doi.org/10.1002/msc.1492

van Grinsven S, van Cingel R, Holla C, van Loon C (August 2010) Knee Surg Sports Traumatol Arthrosc. Knee Surg Sports Traumatol Arthrosc 18(8):1128–1144. https://doi.org/10.1007/s00167-009-1027-2

van Melick N, van Cingel R, Brooijmans F, Neeter C, van Tienen T, Hullegie W, Nijhuis-van der Sanden M (December 2016) Evidence-based clinical practice update: practice guidelines for anterior cruciate ligament rehabilitation based on a systematic review and multidisciplinary consensus. Br J Sports Med 50(24):1506–1515. https://doi.org/10.1136/bjsports-2015-095898

Vidmar M, Baroni B, Michelin A, Mezzomo M, Lugokenski R, Pimentel G, Silva M, (September-October, (2020) Isokinetic eccentric training is more effective than constant load eccentric training for quadriceps rehabilitation following anterior cruciate ligament reconstruction: a randomized controlled trial. Braz J Phys Ther 24(5):424–432. https://doi.org/10.1016/j.bjpt.2019.07.003

Vincent K, Vincent H, (Oktober 2020) Concentric and Eccentric Resistance Training Comparison on Physical Function and Functional Pain Outcomes in Knee Osteoarthritis: A Randomized Controlled Trial. Am J Phys Med Rehabil 99(10):932–940. https://doi.org/10.1097/PHM.0000000000001450

Vincent K, Vasilopoulos T, Montero C, Vincent H (October 2019) Eccentric and Concentric Resistance Exercise Comparison for Knee Osteoarthritis. Med Sci Sports Exerc 51(10):1977–1986. https://doi.org/10.1249/MSS.0000000000002010

Viswas R, Ramachandran R, Anantkumar P (2012) Comparison of effectiveness of supervised exercise program and Cyriax physiotherapy in patients with tennis elbow (lateral epicondylitis): a randomized clinical trial. ScientificWorldJournal 2012:939645. https://doi.org/10.1100/2012/939645

Wagemans J, Bleakley C, Taeymans J, Schurz A, Kuppens K, Baur H, Vissers D (8. February 2022). Exercise-based rehabilitation reduces reinjury following acute lateral ankle sprain: A systematic review update with meta-analysis. PLoS One, 17(2):e0262023. https://doi.org/10.1371/journal.pone.0262023

Wall P, Fernandez M, Griffin D, Foster N (May2013) Nonoperative treatment for femoroacetabular impingement: a systematic review of the literature. PM R 5(5):418–426. https://doi.org/10.1016/j.pmrj.2013.02.005

Wang L, Yu G, Zhang R, Wu G, He L, Chen Y (20. January 2023) Positive effects of neuromuscular exercises on pain and active range of motion in idiopathic frozen shoulder: a randomized controlled trial. BMC Musculoskelet Disord 24(1):50. https://doi.org/10.1186/s12891-023-06173-8

Warby S, Ford J, Hahne A, Watson L, Balster S, Lenssen R, Pizzari T (January 2018) Comparison of 2 Exercise Rehabilitation Programs for Multidirectional Instability of the Glenohumeral Joint: A Randomized Controlled Trial. Am J Sports Med 46(1):87–97. https://doi.org/10.1177/0363546517734508

Warby S, Pizzari T, Ford J, Hahne A, Watson L (January 2014) The effect of exercise-based management for multidirectional instability of the glenohumeral joint: a systematic review. J Shoulder Elbow Surg 23(1):128–142. https://doi.org/10.1016/j.jse.2013.08.006

Warby S, Pizzari T, Ford J, Hahne A, Watson L (September 2016) Exercise-based management versus surgery for multidirectional instability of the glenohumeral joint: a systematic review. Br J Sports Med 50(18):1115–1123. https://doi.org/10.1136/bjsports-2015-094970

Watson L, Warby S, Balster S, Lenssen R, Pizzari T (October 2016) The treatment of multidirectional instability of the shoulder with a rehabilitation program: Part 1. Shoulder Elbow 8(4):271–278. https://doi.org/10.1177/1758573216652086

Watson L, Warby S, Balster S, Lenssen R, Pizzari T (January 2017) The treatment of multidirectional instability of the shoulder with a rehabilitation programme: Part 2. Shoulder Elbow 9(1):46–53. https://doi.org/10.1177/1758573216652087

Watson R, Sullivan B, Stone A, Jacobs C, Malone T, Heebner N, Brian Noehren B (5. May 2022) Lateral Patellar Dislocation: A Critical Review and Update of Evidence-Based Rehabilitation Practice Guidelines and Expected Outcomes. JBJS Rev 10(5). https://doi.org/10.2106/JBJS.RVW.21.00159

Weng Q, Goh S-L, Wu J, Persson M, Wei J, Sarmanova A, Zhang W (August 2023) Comparative efficacy of exercise therapy and oral non-steroidal anti-inflammatory drugs and paracetamol for knee or hip osteoarthritis: a network meta-analysis of randomised controlled trials. Br J Sports Med 57(15):990–996. https://doi.org/10.1136/bjsports-2022-105898

Wilhelm M, Donaldson M, Griswold D, Learman K, Garcia A, Learman S, Cleland J (November 2020) The Effects of Exercise Dosage on Neck-Related Pain and Disability: A Systematic Review With Meta-analysis. J Orthop Sports Phys Ther 50(11):607–621. https://doi.org/10.2519/jospt.2020.9155

Wilson F, Walshe M, O'Dwyer T, Bennett K, Mockler D, Bleakley C (December 2018) Exercise, orthoses and splinting for treating Achilles tendinopathy: a systematic review with meta-analysis. Br J Sports Med 52(24):1564–1574. https://doi.org/10.1136/bjsports-2017-098913

Winther S, Foss O, Husby O, Wik T, Klaksvik J, Husby V (June 2018) A randomized controlled trial on maximal strength training in 60 patients undergoing total hip arthroplasty. Acta Orthop 89(3):295–301. https://doi.org/10.1080/17453674.2018.1441362

Wu B, Yuan H, Geng D, Zhang L, Zhang C (July 2020) The Impact of a Stabilization Exercise on Neck Pain: A Systematic Review and Meta-analysis. J Neurol Surg A Cent Eur Neurosurg 81(4):342–347. https://doi.org/10.1055/s-0039-3400953

Xing D, Li W, Yang Z, Dong Z, Kang H, und Wang F (1. November 2022). Active exercise therapy improves the recovery of knee joint function and reduction of muscle atrophy after medial patellofemoral ligament reconstruction for recurrent patellar dislocation. Front Surg 9: 954287. https://doi.org/10.3389/fsurg.2022.954287

Yaşa M, Yıldırım N, Demir P (March 2021) The effects of a 6-Week balance training in addition to conventional physiotherapy on pain, postural control, and balance confidence in patients with cervical disc herniation: a randomized controlled trial. Somatosens Mot Res 38(1):60–67. https://doi.org/10.1080/08990220.2020.1845136

Yilmaz K, Bayramlar K, Ayhan C, Tufekci O, (January-March 2022) Investigating the effects of neuromobilization in lateral epicondylitis. J Hand Ther 35(1):97–106. https://doi.org/10.1016/j.jht.2020.11.003

Zacharias A, Pizzari T, Semciw A, English D, Kapakoulakis T, Green R (July 2020) Gluteus medius and minimus activity during stepping tasks: Comparisons between people with hip osteoarthritis and matched control participants. Gait Posture 80:339–346. https://doi.org/10.1016/j.gaitpost.2020.06.012

Zhong Y, Ding Y, Fu B, Ma G, Cui H, Li M, Guan L (2023) The effectiveness of postoperative exercise based on gait analysis compared with conventional exercise in patients with lumbar spinal stenosis: A randomized clinical trial. J Back Musculoskelet Rehabil 36(6):1399–1409. https://doi.org/10.3233/BMR-220409

Krankheitsassoziierte Testverfahren und medizinische Trainingstherapie innerer Erkrankungen

6

Contents

▶ **Trailer**

Das sechste Kapitel navigiert durch den therapeutischen Einsatz körperlicher Aktivität bei verschiedenen chronischen Erkrankungen und zeigt auf, wie Bewegung gezielt zur Verbesserung der Gesundheit und Lebensqualität beitragen kann. Es bietet einen Einblick in die Behandlung und Rehabilitation von Bedingungen, die das Herz-Kreislauf-System, das Atemsystem, das Nervensystem, das Hormonsystem und das Verdauungssystem betreffen und unterstreicht die Wichtigkeit individuell angepasster Übungsprogramme.

Für das Herz-Kreislauf-System beleuchtet es, wie Bewegung zur Behandlung und Prävention von Krankheiten wie der koronaren Herzkrankheit, Herzinsuffizienz, Vorhofflimmern, Myokardinfarkt, Angina pectoris, Hypertonie, Atherosklerose und der peripheren arteriellen Verschlusskrankheit eingesetzt wird. Durch die Förderung der Durchblutung und die Verbesserung der Herzfunktion kann die medizinische Trainingstherapie dazu beitragen, das Risiko zukünftiger Herzereignisse zu minimieren und die allgemeine Lebensqualität zu erhöhen.

Im Bereich des Atemsystems werden die positiven Auswirkungen der Bewegung auf Erkrankungen wie Asthma bronchiale, chronisch obstruktive Lungenerkrankung (COPD) und die Rehabilitation nach Covid-19 hervorgehoben. Trainingsprogramme, die auf die Verbesserung der Lungenfunktion und die Erleichterung der Atmung abzielen, spielen eine entscheidende Rolle bei der Minderung von Symptomen und der Steigerung der körperlichen Kapazität.

Für Menschen mit Erkrankungen des Nervensystems, einschließlich Morbus Parkinson, Multipler Sklerose, Hirninfarkt, Depression, Migräne, Morbus Alzheimer und Demenz, bietet das Kapitel wertvolle Einsichten, wie gezieltes Training nicht nur physische, sondern auch psychische Vorteile bringen kann. Übungen, die auf die Verbesserung der Koordination, Balance und kognitiven Funktionen abzielen, können dazu beitragen, den Verlauf dieser Erkrankungen positiv zu beeinflussen.

Beim Hormonsystem wird auf die Rolle der Trainingstherapie beim metabolischen Syndrom und Diabetes mellitus Typ II eingegangen. Indem es hilft, den Blutzuckerspiegel zu regulieren und das Gewicht zu kontrollieren, kann ein angepasstes Trainingsregime einen wesentlichen Beitrag zur Behandlung und Prävention dieser Zustände leisten.

Zuletzt wird die Bedeutung der körperlichen Aktivität bei der Bekämpfung von Adipositas, einer weit verbreiteten Erkrankung des Verdauungssystems, betont. Durch die Kombination von Ausdauer- und Krafttraining können betroffene Personen effektiv Gewicht verlieren, ihre Gesundheit verbessern und das Risiko für damit verbundene Krankheiten verringern.

Dieses Kapitel illustriert eindrucksvoll die Kraft der medizinischen Trainingstherapie als eine Säule in der Behandlung und Prävention von chronischen Erkrankungen. Es bietet einen praxisnahen Leitfaden für Fachkräfte und Betroffene gleichermaßen, um durch gezielte Bewegungsprogramme Gesundheit und Wohlbefinden zu fördern.

6.1   Herzkreislaufsystem

6.1.1   Koronare Herzkrankheit/ Herzinsuffizienz

Eine Metaanalyse aus dem Jahr 2023 untersuchte den Einfluss einer trainingsbasierten Rehabilitation bei Menschen mit koronarer Herzkrankheit. Durch die regelmäßige körperliche Betätigung kann die kardiovaskuläre Sterblichkeit sowie das Auftreten von kardialen Rezidiven signifikant reduziert werden. Zudem kann die Anzahl von Krankenhausaufenthalten reduziert und gleichzeitig die Lebensqualität angehoben werden (vgl. Dibben et al. 2023)

Wang et al. (2022a) sprechen sich in Ihrer Metaanalyse für die Anwendung von hochintensivem Intervalltraining in der Frühphase der Rehabilitation von Menschen mit koronarer Herzkrankheit bzw. Herzinsuffizienz aus. Durch dessen Praktizierung kann der VO2max-Wert signifikant gesteigert werden. Des Weiteren kann die anaerobe Schwelle verschoben und gleichzeitig die linksventrikuläre Auswurffraktion optimiert werden (vgl. Wang et al. 2022a). Auch Neto et al. (2018) sprechen sich aufgrund der gezielten Anhebung

des VO2max für die Anwendung von hochintensivem Intervalltraining bei Menschen mit
Herzinsuffizienz und begleitender reduzierter
Auswurffraktion aus. Dies gilt auch für die koronare Herzkrankheit (vgl. Gomes-Neto et al.
2017). Sowohl bei der Herzinsuffizient als auch
bei der koronaren Herzkrankheit sollten die
Pausen aktiv bei einer Intensität von 40–60 %
des VO2max gestaltet werden. Bei der koronaren Herzkrankheit werden wöchentlich mehr als
zwei Trainingseinheiten empfohlen. Bei Herzinsuffizienz werden mehr als drei wöchentliche
Trainingseinheiten angeraten (vgl. García et al.
2019).

Taylor et al. (2020) bestätigen die Anwendung von hochintensivem Intervalltraining,
weißen jedoch auch auf den positiven Effekt
von Ausdauertraining bei moderater Intensität
hin (vgl. Taylor et al. 2020). Reed et al. (2022)
verglichen bei Menschen mit koronarer Herzer-
krankung die Anwendung von hochintensivem
Intervalltraining, moderatem Ausdauertraining
und Nordic-Walking. In einem Zeitraum von
drei Monaten wurde wöchentlich zweimal trainiert. Das hochintensive Intervalltraining erfolgt in viermal vier Minuten bei je 85 % 95 %
der maximalen Herzfrequenz. Sowohl das moderate Ausdauertraining als auch die Nordic-
Walking Intervention wurden bei einer Steigerung von 20–40 Schlägen zur Ruheherzfrequenz
praktiziert. Alle drei Interventionen wurden als
sicher und erfolgreich in Bezug auf die Verbesserung des physischen und psychischen Zu-
standes anerkannt (vgl. Reed et al. January–February 2022).

Zweckdienliche Visualisierungen können der
Abb. 6.1 entnommen werden.

> **Zusammenfassung für die Praxis**
> Einen positiven Effekt für beide Krank-
> heiten liefert sowohl regelmäßige körper-
> liche Betätigung im Sinne eines moderaten
> Ausdauertrainings als auch hochintensives
> Intervalltraining in der Frühphase.

6.1.2 Vorhofflimmern

In einer randomisiert kontrollierten Studie
wurde hochintensives Intervalltraining einem
moderat bis intensiven Ausdauertrainings-
ansatz gegenübergestellt. Die ausgewählte Stichprobe litt an Vorhofflimmern. Das 23-minü-
tige hochintensive Intervalltraining wurde bei
einer Intensität von 80 -100 % der maximalen
Leistungsfähigkeit durchgeführt. Die Dauermethode wurde bei einer Intensität von 67 -95 %
mit einer Trainingsdauer von 60 min umgesetzt.
Der Interventionszeitraum betrug drei Monate.
Wöchentlich fanden zwei Trainingseinheiten
statt. Beide Trainingsformen konnten gleich-
wertige Erfolge erzielen. Es konnte die funktionelle Kapazität als auch die generelle und krankheitsbezogene Lebensqualität positiv beeinflusst
werden. Zudem wurde die Ruheherzfrequenz als
auch das Maß an physischer Aktivität positiv beeinflusst (vgl. Reed et al. October 2022).

In ihrer jüngst publizierten Metaanalyse
vergleichen Yu et al. (2023) den Effekt von

Kategorien	Evidenzbasierte Trainingsempfehlung
Einheiten	drei oder mehr Einheiten pro Woche
Dauer	hochintensives Intervalltraining 4x4Minuten / moderates Ausdauertraining Empfehlung 20-40 Minuten
Intensität	hochintensives Intervalltraining mit 85-95% der maximalen Herzfrequenz / moderates Ausdauertraining mit 30-60 Schläge mehr als Ruhefrequenz

Abb. 6.1 Zusammenfassung MTT bei Koronare Herzkrankheit/Herzinsuffizienz

hochintensivem Intervalltraining mit moderatem Ausdauertraining bei Menschen mit kardiovaskulären Erkrankungen. Nach Auswertung der Datenlage kann festgehalten werden, dass beide Trainingsformen similär in der Lage sind Lebensqualität sowie die mentale Gesundheit signifikant positiv zu beeinflussen.

Als Assessments dienen unter anderem der six-min-walk-test sowie der Beck-Depression-Inventory-II. Die generelle Lebensqualität kann unter der Verwendung des Short-Form-36 beurteilt werden. Die krankheitsbezogene Lebensqualität kann mit dem HeartQoL beurteilt werden (vgl. Reed et al. October 2022). Genauere Informationen zu den einzelnen Assessments können aus der Assessmentliste im Anhang dieses Buches entnommen werden.

Zweckdienliche Visualisierungen können der Abb. 6.2 entnommen werden.

> **Zusammenfassung für die Praxis**
> Sowohl das hochintensive Intervalltraining als auch ein moderates bis intensives Ausdauertraining führen zu einer positiven Beeinflussung der funktionellen Kapazität sowie der krankheitsbezogenen Lebensqualität bei Patienten mit Vorhofflimmern.

6.1.3 Myokardinfarkt/Angina pectoris

Willis et al. (2019) erkannten, dass durch die Kombination einer Einnahme von Ranolazin und medizinischer Trainingstherapie bei Patienten mit chronisch stabiler Angina pectoris eine bessere Wirkung als durch die alleinige Anwendung der Trainingstherapie erzielt werden kann. Durch die Kombination der beiden Interventionen konnte eine Verbesserung der aeroben Fitness, der physischen Aktivität sowie der gesundheitsbezogenen Lebensqualität erreicht werden (vgl. Willis et al. 2019).

Eine Metanalyse aus dem Jahr 2022 verglich den Effekt von moderatem Ausdauertraining und hochintensivem Intervalltraining bei Menschen nach einem Myokardinfarkt. Dabei wurde festgestellt, dass hochintensives Intervalltraining den VO2max-Wert signifikant besser anheben kann als moderates Ausdauertraining. Bezüglich des systolischen und diastolischen Blutdruckes, der maximalen- und Ruheherzfrequenz, der linksventrikulären Auswurffraktion, des linken enddiastolischen Volumens und der Lebensqualität konnten keine Unterschiede zwischen den beiden Maßnahmen errechnet werden (vgl. Qin et al. 2022).

> **Zusammenfassung für die Praxis**
> Die medizinische Trainingstherapie in Form von moderatem Ausdauertraining sowie hochintensivem Intervalltraining haben einen positiven Einfluss in Bezug auf den Blutdruck, die Ruheherzfrequenz, die linksventrikulare Auswurffraktion, des linken enddiastolischen Volumens und der Lebensqualität sowie der Physis.

Kategorien	Evidenzbasierte Trainingsempfehlung
Einheiten	mindestens 2 Einheiten pro Woche
Dauer	hochintensives Intervalltraining 23 Minuten / Ausdauertraining Empfehlung 60 Minuten
Intensität	hochintensives Intervalltraining mit 80-100% der maximalen Leistungsfähigkeit / Ausdauertraining Intensität bei 67-95%

Abb. 6.2 Zusammenfassung MTT bei Vorhofflimmern

6.1.4 Hypertonie

Im Jahr 2023 wurde eine Metaanalyse veröffentlicht, welche sich mit dem Einfluss von medizinischer Trainingstherapie auf den Ruheblutdruck beschäftigt. Insgesamt wurden 270 randomisiert kontrollierte Studien mit der Gesamtprobandenzahl von 15.827 integriert. Es konnte gezeigt werden, dass sowohl aerobes Ausdauertraining als auch dynamisches Widerstandstraining sowie deren Kombination in der Lage sind, den Ruheblutdruck signifikant zu senken. Zudem wirkt isometrisches sowie hochintensives Intervalltraining blutdrucksenkend. Zu den besten Interventionen zählen Wandsitzen und Laufen (vgl. Edwards et al. 2023).

Die Forschungsergebnisse von Lopes et al. (2021) zeigen, dass durch die Anwendung von alleinigem aerobem Ausdauertraining und dessen Kombination mit Krafttraining als auch die Anwendung von isometrischen Übungen in der Lage sind, die Steifigkeit von Arterien und insbesondere die Pulswellengeschwindigkeit bei Hypertoniepatienten positiv zu beeinflussen. Auch Batfour-Awuah et al. (2023) sprechen sich für die Anwendung von isometrischen Widerstandsübungen bei Menschen mit Hypertonie aus.

Teixeira et al. (2023) liefern anfängliche metaanalytische Erkenntnisse, welche hochintensives Intervalltraining in Verbindung mit einer blutdrucksenkenden Wirkung bringen. Auch Souza Mesquita et al. (2023) empfehlen Patienten mit Stadium 1 Hypertonie hochintensives Intervalltraining, sofern sie keine zusätzlichen Risikofaktoren aufweisen.

Bezüglich der Intervention des Krafttrainings sollte mit moderater bis intensiver Intensität trainiert werden, welche über 60 % des 1RM beträgt. Wöchentlich sollten zwei Trainingseinheiten absolviert werden. Erste Ergebnisse im Sinne einer Blutdrucksenkung sind nach etwa zwei Monaten zu erwarten (vgl. Correia et al. 2023).

Zweckdienliche Visualisierungen können der Abb. 6.3 entnommen werden.

> **Zusammenfassung für die Praxis**
> Sowohl aerobes Ausdauertraining und dynamisches Widerstandstraining als auch isometrisches und hochintensives Intervalltraining wirken blutdrucksenkend. Mit diesen Methoden werden die Steifigkeit der Arterien und die Pulswellengeschwindigkeit positiv beeinflusst. Wandsitzen und Laufen sind besonders empfehlenswert. Erste Erfolge sollten nach ca. zwei Monaten eintreten.

6.1.5 Atherosklerose

In einer Metaanalyse wurde der Effekt von medizinischer Trainingstherapie auf das Krankheitsbild der Atherosklerose im Bereich der Arteria carotis untersucht. Dabei konnte sowohl ein präventiver als auch ein reversibler Effekt festgestellt werden. Das Mittel der Wahl stellt aerobes Ausdauertraining dar. Auch hochintensives Intervalltraining kann einen positiven Beitrag leisten (vgl. Gao et al. 2023). Diese Erkenntnisse bestätigen frühere Forschungsergebnisse von Wang et al. (2022b). Jene Forschungsgruppe konnte ebenfalls nachweisen, dass durch die regelmäßige Praktizierung von aerobem Ausdauertraining eine Verbesserung der atherosklerotischen Situation der Arteria carotis erzeugt werden kann. Eine messbare Reduktion der arteriellen Wanddicke konnte nach einem

Kategorien	Evidenzbasierte Trainingsempfehlung
Einheiten	mindestens 2 Einheiten pro Woche
Intensität	Krafttraining mit über 60% des 1RM / aerobes Ausdauertraining

Abb. 6.3 Zusammenfassung MTT bei Hypertonie

Kategorien	Evidenzbasierte Trainingsempfehlung
Einheiten	mindestens 2 Einheiten pro Woche
Intensität	moderate bis intensive Intensität / es sollte nicht über einen milden Schmerz hinaus trainiert werden

Abb. 6.4 Zusammenfassung MTT bei peripherer arterieller Verschlusskrankheit

Trainingszeitraum von mehr als sechs Monaten nachgewiesen werden (vgl. Wang et al. 2022).

> **Zusammenfassung für die Praxis**
> Das Mittel der Wahl bei Patienten mit Atherosklerose ist aerobes Ausdauertraining. Das hochintensive Intervalltraining kann ebenso einen positiven Effekt auf die atherosklerotische Situation erzeugen. Ein messbarer Rückgang der Wanddicke ist nach 6 Monaten zu erwarten.

6.1.6 Periphere arterielle Verschlusskrankheit

Parmenter et al. (2015) fertigten eine Metaanalyse zum Einfluss von medizinischer Trainingstherapie bei Menschen, welche unter der peripheren arteriellen Verschlusskrankheit litten, an. Dabei konnte herausgearbeitet werden, dass ein regelmäßiges Ausdauertraining in der Lage ist, sowohl die schmerzfreie Gehdistanz als auch die insgesamte Gehdistanz zu erweitern. Zudem verbesserte sich die abgestufte Leistung auf dem Laufband. Daraus ergibt sich die Empfehlung der Praktizierung von Ausdauertraining im betroffenen Bereich. An der oberen Extremität könnte beispielsweise ein Handergometer zum Einsatz kommen. Im Bereich der unteren Extremität können Gehen bzw. das Fahrradergometer verwendet werden. Die Intensität kann von moderat bis intensiv variiert werden. Es sollte jedoch während des Trainings nicht über einen milden Schmerz hinausgegangen werden (vgl. Parmenter et al. 2015). Lyu et al. (2016) bestätigen die Wirkung von intensivem Gehen in Bezug auf die Verbesserung der Gangfähigkeit und stellen eine Überlegenheit zu einer üb-

lichen Versorgung der peripheren arteriellen Verschlusskrankheit fest (vgl. Lyu et al. 2016). Eine Superiorität von Nordic-Walking gegenüber supervisiertem Gehen konnte nicht errechnet werden (vgl. Golledge et al. 2018).

Zweckdienliche Visualisierungen können der Abb. 6.4 entnommen werden.

> **Zusammenfassung für die Praxis**
> Regelmäßiges Ausdauertraining führt nachweislich zur Verbesserung der schmerzfreien Gehdistanz sowie zur allgemeinen Erweiterung der Gehdistanz. Je nach Region der PAVK kann mit einem Hand- oder Fahrradergometer sowie durch Gehen trainiert werden.

6.2 Atemsystem

6.2.1 Asthma bronchiale

Eine Metaanalyse von Lista-Paz et al. (2023) beschäftigte sich mit dem Einfluss des Trainings der inspiratorischen Atemmuskulatur auf das Krankheitsbild Asthma bronchiale. Wird das Training mit einer Intensität von über 50 % des maximalen inspiratorischen Drucks über einen Zeitraum von mehr als sechs Wochen durchgeführt, führt dies zu einer gesteigerten Leistungsfähigkeit in Bezug auf den maximalen inspiratorischen Druck. Zudem wird eine verbesserte Ausdauerfähigkeit der Atemmuskulatur als auch ein positiver Einfluss auf die Notfallmedikamentation bzw. die Belastungsdyspnoe suggeriert. Diese Ergebnisse fokussieren sich auf erwachsene Menschen (vgl. Lista-Paz et al. 2023). Die regelmäßige Praktizierung der aeroben

Ausdauermethode, beispielsweise in Form von Schwimmen oder auf dem Laufband, verbessert sowohl die Lungenfunktion als auch die Lebensqualität von Menschen, welche an Asthma bronchiale erkrankt sind (vgl. Wu et al. 2020). Auch Hansen et al. (2020) erwähnen eine verbesserte Lungenfunktion sowie eine optimierte Krankheitskontrolle durch die regelmäßige aerobe Betätigung.

Kinder, welche an Asthma bronchiale leiden, können ihre Lebensqualität sowie die körperliche Leistungsfähigkeit durch die Praktizierung von Intervalltraining signifikant positiv beeinflussen. Die Kombination aus einem Training der Atemmuskulatur und Ausdauertraining entfaltet ihre positive Wirkung im Sinne einer gesteigerten Lungenfunktion (vgl. Jiang et al. 2022; Liu et al. 2021).

> **Zusammenfassung für die Praxis**
> Die Steigerung der Leistungsfähigkeit des maximalen inspiratorischen Drucks sowie eine Verbesserung der allgemeinen Ausdauerfunktion der Atemmuskulatur kann durch ein gezieltes Training der inspiratorischen Atemmuskeln sowie der regelmäßigen Durchführung von aerobem Ausdauertraining erreicht werden. Dies verbessert die Lungenfunktion als auch die Lebensqualität. Auch die Belastungsdyspnoe sowie die Einnahme von Notfallmedikamenten kann dadurch reduziert werden. Weiterführend hat auch ein Intervalltraining einen positiven Einfluss auf die Lungenfunktion. Erste Erfolge sind nach ca. sechs Wochen zu erwarten.

6.2.2 Chronisch obstruktive Lungenerkrankung

Eine Metaanalyse untersuchte den Einfluss von hochintensivem Intervalltraining bei Menschen mit chronisch obstruktiver Lungenerkrankung. Insgesamt wurden zwölf Artikel mit einer Gesamtpopulation von 696 Menschen integriert. Die beschriebene Trainingsform ist in der Lage die pulmonale Funktion, die Leistungsfähigkeit und die Lebensqualität bei chronisch obstruktiver Lungenerkrankung anzuheben (vgl. Gao et al. 2022). Diese Ergebnisse wurden in einer jüngeren Metaanalyse bestätigt (vgl. Wang et al. 2023). Yun et al. (2021) empfehlen zur Therapie der chronisch obstruktiven Lungenerkrankung, mit der Zielsetzung einer Stärkung der inspiratorischen Atemmuskulatur bzw. der Leistungsfähigkeit, eine Integration von Atemübungen.

Die Kräftigung der inspiratorischen und exspiratorischen Muskulatur sowie der Muskulatur der oberen Extremität trägt zu einer Verringerung der Dyspnoe bei Patienten mit chronisch obstruktiver Lungenerkrankung (vgl. Zhang et al. 2021; Ammous et al. 2023).

Als Assessments dienen unter anderem der British-Medical-Research-Council-questionnaire, der transitional-dyspnea-index, der modified-Borg-score-during-exercise, der Chronic-Respiratory-Questionnaire-dyspnea-score, der 6-min-walking-test sowie der St.-George's-Respiratory-Questionnaire (vgl. Higashimoto et al. 2020). Genauere Informationen zu den einzelnen Assessments können aus der Assessmentliste im Anhang dieses Buches entnommen werden.

> **Zusammenfassung für die Praxis**
> Hochintensives Intervalltraining steigert die pulmonale Funktion, die Leistungsfähigkeit und die Lebensqualität bei Patienten mit chronisch obstruktiver Lungenerkrankung. Dabei sollte beim Training der Wert auf die inspiratorische und exspiratorische Muskulatur sowie auf die Muskulatur der oberen Extremität gelegt werden. Dies führt zur Verringerung der Dyspnoe.

6.2.3 Covid-19

Ahmed et al. (2022) empfehlen akut bzw. chronisch erkrankten Covid-19 Patienten die Umsetzung von medizinischer Trainingstherapie. Es konnte gezeigt werden, dass durch Training die

Kategorien	Evidenzbasierte Trainingsempfehlung
Einheiten	mindestens 3 Einheiten pro Woche, mindestens 6 Wochen
Intensität	moderate bis intensive Intensität

Abb. 6.5 Zusammenfassung MTT bei Covid-19

Dyspnoe verbessert werden kann und gleichzeitig die Leistungsfähigkeit steigt. Neben der Lungenfunktion verbesserte sich auch die Fatigue.

Des Weiteren kann regelmäßige physische Aktivität im Bereich von Ausdauer- und Krafttraining eine präventive Wirkung entfalten. Es konnte gezeigt werden, dass Menschen, welche regelmäßig körperliches Training absolvieren und dann an Covid 19 erkranken, eine geringere Hospitalisierungsrate, eine geringere Anzahl an Intensivstationsaufenthalten sowie eine geringere Mortalitätsrate aufweisen (vgl. Rahmati et al. 2022).

In der Rehabilitation von Covid 19 werden Atemübungsprogramme mit wöchentlich drei Trainingseinheiten und einer Mindestdauer von sechs Wochen empfohlen (vgl. Ashra et al. 2023).

Zweckdienliche Visualisierungen können der Abb. 6.5 entnommen werden.

> **Zusammenfassung für die Praxis**
> Sowohl präventiv als auch rehabilitativ führt medizinische Trainingstherapie in Form von Ausdauer- und Kraftübungen sowie Atemübungsprogrammen zur Verbesserung der Dyspnoe, der Lungenfunktion sowie der Fatigue.

6.3   Nervensystem

6.3.1   Morbus Parkinson

In einer Metaanalyse wurde der Effekt von medizinischer Trainingstherapie bei Menschen, welche an Morbus Parkinson erkrankt sind, untersucht. Dabei wurde festgestellt, dass sowohl Ausdauertraining und Krafttraining als auch andere intensive körperliche Anstrengungen positive Effekte evozieren. Neben einer verbesserten Muskelkraft und der Leistungsfähigkeit sind auch antidepressive sowie gleichgewichtsverbessernde Effekte nachweisbar (vgl. Gamborg et al. 2022). Zusätzlich kann neben einer Steigerung der kardiorespiratorischen Leistungsfähigkeit die Lebensqualität verbessert werden. Als Assessments dienen unter anderem der Unified-Parkinson's-Disease-Rating-Scale-III-Score (vgl. Uhrbrand et al. 2015). Kwok et al. (2016) untersuchten metaanalytisch den Effekt von Mind–Body-Trainingsprogrammen wie beispielsweise Joga, Thai-Chi und Tanzen bei Menschen mit Morbus Parkinson. Dabei konnte ein moderater bis großer Effekt auf motorische Symptome, Haltungsinstabilität und die funktionelle Beweglichkeit bei milden und moderat verlaufenden Krankheitsverläufen des Morbus Parkinson festgestellt werden.

Gleichgewichtstraining mit Programmen der virtuellen Realität bzw. der Telerehabilitation können nach Schlaganfall, bei Multipler Sklerose und bei Morbus Parkinson eingesetzt werden (vgl. Truijen et al. 2022).

Als Assessments wurden die Berg-Balance-Scale, der Timed-Up-and-Go-Test sowie der Six-minute-Walk-test verwendet (vgl. Kwok et al. 2016). Für eine Verbesserung des Gleichgewichts bei Morbus Parkinson Patienten empfehlen López-Liria et al. (2023) die Praktizierung von spezifischen Übungen zur Kräftigung der Rumpfmuskulatur. Genauere Informationen zu den einzelnen Assessments können aus der Assessmentliste im Anhang dieses Buches entnommen werden.

Zusammenfassung für die Praxis
Sowohl Ausdauertraining als auch Krafttraining sowie intensive körperliche Anstrengung verbessern die Lebensqualität, die Gleichgewichtsfähigkeit, die kardiorespiratorische und allgemeine Leistungsfähigkeit als auch die Muskelkraft bei Patienten mit Morbus Parkinson. Zusätzlich erzeugen diese Formen der MTT einen antidepressiven Effekt.

Bei milden bis moderaten Verläufen kann Joga, Thai-Chi oder Tanzen sowie Trainingseinheiten zum Gleichgewicht in einer virtuellen Umgebung optimal integriert werden.

6.3.2 Multiple Sklerose

Im Bereich der Multiplen-Sklerose kann zur Verbesserung des Gleichgewichtes Yoga, Training in der virtuellen Realität sowie aerobes Training durchgeführt werden. Gleichgewichtstraining mit Programmen der virtuellen Realität bzw. der Telerehabilitation können nach Schlaganfall, bei Multipler Sklerose und bei Morbus Parkinson eingesetzt werden (vgl. Truijen et al. 2022).

Um eine Verbesserung der Gangfähigkeit zu erreichen, können Trainingsprogramme im Wasser, Training in der virtuellen Realität als auch aerobes Ausdauertraining eingesetzt werden (vgl. Hao et al. 2022).

Zudem kann das Symptom Fatigue bei Multipler Sklerose durch regelmäßige körperliche Aktivität signifikant reduziert werden (vgl. Razazian et al. 2020). Bezugnehmend auf das Symptom Fatigue führen sowohl die Ausführung von aeroben Trainings als auch die Durchführung von Krafttraining zum Ziel (vgl. Taul-Madsen et al. 2021). Dabei kann auch die Trainingsführung im Wasser berücksichtigt werden (vgl. Shariat et al. 2022). Li et al. (2023b) propagieren die Umsetzung von wöchentlich mindestens drei Trainingseinheiten bei einer Trainingszeit von je 60 min. Das Trainingsprogramm sollte verschiedene Trainingskomponenten umfassen. Dadurch kann die kognitive Funktion bei Menschen mit Multipler Sklerose verbessert werden. Jener Effekt ist bei einem vorangeschrittenen Trainingsprogramm bzw. einem höheren Lebensalter noch größer (vgl. Li et al. 2023b). Beim Punkt der Anhebung der gesundheitsbezogenen Lebensqualität scheint supervisiertes aerobes Ausdauertraining sowie Training in der Gruppe das Mittel der Wahl bei Multipler Sklerose zu sein (vgl. Flores et al. 2023). Daneben können sensomotorische bzw. Mind–Body-Trainingsprogramme eingesetzt werden (vgl. Reina-Gutiérrez et al. 2022).

Zweckdienliche Visualisierungen können der Abb. 6.6 entnommen werden.

Zusammenfassung für die Praxis
Die medizinische Trainingstherapie in Form von aerobem Ausdauertraining, Yoga, Gleichgewichtstraining, Training im Wasser sowie Krafttraining hat einen positiven Einfluss auf Patienten mit Multipler Sklerose und insbesondere auf das Symptom Fatigue. Auch sensomotorische Übungen bzw. Mind–Body-Trainingsprogramme und Gruppentherapien wirken sich positiv aus.

Kategorien	Evidenzbasierte Trainingsempfehlung
Einheiten	mindestens 3 Einheiten pro Woche
Dauer	je Trainingseinheit 60 Minuten
Intensität	je nach eigener körperlicher Verfassung anpassbar / Übungen immer variieren, um kognitive Funktion zu trainieren

Abb. 6.6 Zusammenfassung MTT bei Multiple Sklerose

6.3.3 Hirninfarkt

Trainingsprogramme, welche innerhalb von sechs Monaten nach dem Schlaganfall eingeleitet werden und eine wöchentliche Trainingszeit von mindestens 150 min aufweisen, haben eine positive Wirkung in Bezug auf die Lebensqualität bei Schlaganfallpatienten. Interventionsprogramme, welche Widerstandstraining beinhalten, erwiesen sich am effektivsten (vgl. Ali et al. 2021).

In einer systematischen Übersichtsarbeit sprechen sich Mah et al. (2022) für die Anwendung von hochintensiver Trainingstherapie bei Menschen in der akuten und subakuten Rehabilitationsphase nach einem Schlaganfall aus. In den ersten sechs Monaten erwiesen sich hochintensive Rehabilitationsprogramme auf dem Laufband, dem Stepper bzw. dem Fahrradergometer oder im Sinne des Gehens als hilfreich, um die Funktion der unteren Extremität zu verbessern (vgl. Mah et al. 2022). Dies bestätigt die Erkenntnisse von Luo et al. (2020).

Durch das Training der respiratorischen Muskulatur können pulmonale Komplikationen nach Schlaganfall sowie Schluckstörungen minimiert werden (vgl. Zhang et al. 2022b).

Aerobes Training von leichter Intensität nach Schlaganfall ist in der Lage motorische Einschränkungen positiv zu beeinflussen und gleichzeitig die kognitive Funktion anzuheben (vgl. Li et al. 2023a). Neben der generellen Verbesserung der Kognition gibt es wissenschaftliche Hinweise auf den spezifischen Nutzen von aerobem Ausdauertraining auf das Gedächtnis, die Aufmerksamkeit sowie den visuell räumlichen Bereich (vgl. Zheng et al. 2016). Die positiven Effekte äußern sich vor allem in einem Zeitraum von 20–40 min nach dem Ausdauertraining (vgl. Swatridge et al. 2017).

Die Anwendung von Trainingsprogrammen innerhalb der virtuellen Realität ist in der Lage die motorische Funktion der oberen Extremität zu verbessern (vgl. Chen et al. 2022). Gleichgewichtstraining mit Programmen der virtuellen Realität bzw. der Telerehabilitation können nach Schlaganfall, bei Multipler Sklerose und bei Morbus Parkinson eingesetzt werden (vgl. Truijen et al. 2022).

Als Assessment für die motorische Funktion der oberen Extremität dient das Fugl-Meyer-Assessment-Upper Extremity. Die Unabhängigkeit im alltäglichen Leben kann mit dem Functional-Independence-Measure und der modified-Rankin-Scale beurteilt werden. Die Geschicklichkeit der Hand kann mit dem Box-and-Block-Test beurteilt werden. Spastiken können mit der Ashworth-Scale oder der modified-Ashworth-Scale eingestuft werden. Die motorische Aktivität der oberen Extremität wird mit dem Wolf-Motor-Function-Test bzw. dem Manual-Function-Test bzw. Jebsen-Hand-Function-Test evaluiert. Die Stroke-Impact-Scale dient zur Begutachtung der Lebensqualität (vgl. Chen et al. 2022). Genauere Informationen zu den einzelnen Assessments können aus der Assessmentliste im Anhang dieses Buches entnommen werden.

Zweckdienliche Visualisierungen können der Abb. 6.7 entnommen werden.

Zusammenfassung für die Praxis
Den besten Effekt erzeugen Trainingsprogramme, die innerhalb von sechs Monaten nach einem Schlaganfall durchgeführt werden. Der Fokus liegt dabei auf Widerstandstraining, hochintensiver Trainingstherapie mittels Laufband, Stepper und dem Fahrradergometer bzw. dem Gehen. Weiterführend führt das Training der respiratorischen Muskulatur zur

---

Kategorien	Evidenzbasierte Trainingsempfehlung
Einheiten	wöchentliche Trainingszeit von mindestens 150 Minuten

Abb. 6.7 Zusammenfassung MTT bei Hirninfarkt

Minimierung von pulmonalen Komplikationen und Schluckstörungen. Leichtes aerobes Training beeinflusst motorische Einschränkungen und das Gleichgewicht sowie kognitive Funktionen positiv.

6.3.4 Depression

Sowohl bei Kindern als auch bei Erwachsenen ist aerobes Ausdauertraining die effektivste Methode der medizinischen Trainingstherapie, um gegen Depressionen vorzugehen. Das aerobe Ausdauertraining sollte wöchentlich dreimal zu je 40–50 min Trainingszeit angewendet werden (vgl. Li et al. 2023c). Für ältere depressive Menschen mit leichten kognitiven Einschränkungen wird zusätzlich die Verwendung von Mind–Body-Übungen angeraten (vgl. Liu et al. 2023).

Physische Aktivität ist in der Lage die Funktion des Arbeitsgedächtnisses bei Erwachsenen mit Depression zu verbessern (vgl. Contreras-Osorio et al. 2022).

Die Praktizierung von aerobem Ausdauertraining bei moderater Intensität sollte wöchentlich mindestens dreimal in einem Zeitraum von neun Wochen praktiziert werden, um gegen Depressionen vorzugehen (vgl. Stanton und Reaburn 2014). Im Optimalfall wird das aerobe Ausdauertraining supervisiert. Auch ein Training in Gruppenform ist als sinnvoll anzusehen (vgl. Heissel et al. 2023).

Zweckdienliche Visualisierungen können der Abb. 6.8 entnommen werden.

Zusammenfassung für die Praxis
Aerobes Ausdauertraining hat einen positiven Einfluss auf Kinder und Erwachsene mit Depressionen. Bei älteren Patienten werden zusätzliche Mind–Body-Trainingsprogramme empfohlen. Die physische Aktivität führt bei Erwachsenen mit Depressionen zu einem verbesserten Arbeitsgedächtnis.

6.3.5 Migräne

In einer Metaanalyse wurde erkannt, dass Krafttraining die wirksamste Form der medizinischen Trainingstherapie bei Migräne ist. Zudem ist die Effektivität von aerobem Training erwähnt (vgl. Woldeamanuel und Oliveira 2022).

Auch Touche et al. (2020) erkennen den Nutzen von aerobem Ausdauertraining in Bezug auf die Intensität, die Frequenz als auch die Dauer von Schmerzen bei Migräne. Zusätzlich kann die Lebensqualität angehoben werden (vgl. Touche et al. 2020). Lemmens et al. (2019) bestätigen die abnehmende Zahl an Migränetagen durch die regelmäßige Durchführung von aerobem Ausdauertraining. Ein Training in migränefreien Zeiträumen wird empfohlen.

Zusammenfassung für die Praxis
Sowohl Krafttraining als auch aerobes Ausdauertraining haben einen positiven Effekt auf Patienten mit Migräne.

6.3.6 Morbus Alzheimer

Die kognitive Funktion von Menschen, welche an Morbus Alzheimer leiden, kann durch körperliche Betätigung verbessert werden (vgl. Jia et al. 2019). Durch Ausdauertraining kann neben einer verbesserten Kognition auch eine

Kategorien	Evidenzbasierte Trainingsempfehlung
Einheiten	3 x pro Woche
Dauer	40-50 Minuten pro Einheit

Abb. 6.8 Zusammenfassung MTT bei Depression

Anhebung der eingeschränkten intellektuellen Funktion hervorgerufen werden (vgl. Zhou et al. 2022). Zudem können bei einer Trainingsdauer von mehr als 16 Wochen neuropsychiatrische Symptome und Aktivitäten des täglichen Lebens verbessert werden (vgl. Roy et al. 2023).

Die Dauer des Ausdauertrainings sollte pro Trainingseinheit etwa 30 min betragen. Auf wöchentlicher Basis werden drei Trainingsinterventionen empfohlen, welche eine insgesamte Dauer von 150 min nicht überschreiten sollten (vgl. Zhang et al. 2022a).

Auch Krafttraining kann einen positiven Beitrag im Sinne einer verbesserten Kognition und einer verbesserten Gedächtnisleistung erzeugen (vgl. Lv et al. 2023).

Zweckdienliche Visualisierungen können der Abb. 6.9 entnommen werden.

> **Zusammenfassung für die Praxis**
> Durch körperliche Betätigung im Sinne eines Ausdauertrainings und oder Krafttrainings werden kognitive Funktionen, neuropsychiatrische Symptome und die Aktivitäten des täglichen Lebens verbessert.

6.3.7 Demenz

In ihrer Metaanalyse berichten Huang et al. (2022), dass Krafttraining die höchste Effektivität in der Bremsung des kognitiven Verfalles mit sich bringt. Kombinierte Trainingsformen wirken sich des Weiteren positiv auf die Kognition sowie exekutive Funktionen aus (vgl. Huang et al. 2022).

Des Weiteren sind Trainingsprogramme, welche aerobes Ausdauertraining, Gleichgewichtstraining und Beweglichkeitsübungen beinhalten, in

der Lage, die globale Kognition, exekutive Funktionen, die Beweglichkeit, die Agilität und Mobilität, die Muskelkraft sowie die Aktivitäten des täglichen Lebens signifikant positiv bei Menschen mit Demenz und einer milden kognitiven Beeinträchtigung zu beeinflussen (vgl. Yan et al. 2023).

> **Zusammenfassung für die Praxis**
> Ein gezieltes Krafttraining sowie Ausdauertraining, Gleichgewichtstraining und Beweglichkeitsübungen verbessern die Kognition, die Beweglichkeit, die Agilität sowie die Aktivitäten des täglichen Lebens.

6.3.8 Amyotrophe Lateralsklerose

Medizinische Trainingstherapie ist in der Lage, die Verschlechterung des muskulären Status bei Menschen mit amyotropher Lateralsklerose zu verlangsamen (vgl. Ortega-Hombrados et al. 2021). Zudem kann sowohl die funktionelle Leistungsfähigkeit als auch die pulmonale Funktion verbessert werden (vgl. Meng et al. 2020). Zhu et al. (2022) sprechen sich für einen multimodalen Ansatz, welcher aerobes Ausdauertraining als auch Krafttraining beinhaltet, aus. Es wird ein Bedarf an weiteren qualitativ hochwertigen randomisiert kontrollierten Studien deutlich (vgl. Zhu et al. 2022; Rahmati und Malakoutinia 2021).

> **Zusammenfassung für die Praxis**
> Medizinische Trainingstherapie in Form von Kraft- und Ausdauertraining kann die Verschlechterung verlangsamen sowie die pulmonale Funktion und die allgemeine Leistungsfähigkeit verbessern.

Kategorien	Evidenzbasierte Trainingsempfehlung
Einheiten	3 Einheiten pro Woche
Dauer	30-60 Minuten pro Einheit, nicht mehr als 150 Minuten pro Woche

Abb. 6.9 Zusammenfassung MTT bei Morbus Alzheimer

6.4 Hormonsystem

6.4.1 Metabolisches Syndrom

In ihrer Metaanalyse kommen Liang et al. (2021) zu dem Schluss, dass das metabolische Syndrom aus Sichtweise der medizinischen Trainingstherapie bestmöglich mit einer Kombination aus regelmäßigem Ausdauer- und Krafttraining therapiert werden kann. In Bezug auf die optimalen Parameter des Ausdauertrainings zur Therapie des metabolischen Syndroms geben die Forschungsergebnisse von Wewege et al. (2018) Einblicke. Sie empfehlen eine Steigerung der Intensität des Ausdauertrainings von einer aeroben Situation bis hin zu einer intensiven Anstrengung. Wöchentlich sollten möglichst dauerhaft drei Trainingseinheiten absolviert werden (vgl. Wewege et al. 2018). Zusammenfassend kann gegen das metabolische Syndrom bestmöglich durch die alleinige Anwendung von aerobem Ausdauertraining oder dessen Kombination mit Krafttraining vorgegangen werden (vgl. Yousefabadi et al. 2021).

Zweckdienliche Visualisierungen können der Abb. 6.10 entnommen werden.

Zusammenfassung für die Praxis
Regelmäßiges Kraft- und Ausdauertraining in Kombination hat einen positiven Einfluss auf das metabolische Syndrom.

6.4.2 Diabetes mellitus Typ II

Eine Untersuchung von Yang et al. (2014) beschäftigte sich mit der Fragestellung, ob es eine Superiorität zwischen Ausdauer- und Krafttraining bei Menschen mit Diabetes mellitus Typ 2 gibt. Dabei konnte kein Unterschied von klinischer Relevanz zwischen den beiden Interventionen festgestellt werden. Es wird die Empfehlung nach trainingsformunabhängiger körperlicher Aktivität ausgesprochen (vgl. Hou et al. 2023). Mannucci et al. (2021) sprechen sich für die Verwendung der Kombination von Kraft- und Ausdauertraining aus.

Bei übergewichtigen Menschen konnte durch kombinierte Trainingsprogramme eine Verbesserung der glykämischen Kontrolle und der Insulinsensitivität festgestellt werden. Zudem wurde eine Gewichtsabnahme verzeichnet (vgl. Zhao et al. 2021).

In Ihrer Metaanalyse weißen Papagianni et al. (2023) auf die antiinflammatorische Wirkung von aerobem Ausdauertraining und deren Relevanz bei Diabetes mellitus Typ 2 hin.

Die alleinige regelmäßige Umsetzung von aerobem Ausdauertraining oder die Kombination mit Krafttraining ist in der Lage, die Lebensqualität bei Diabetes mellitus Typ 2 anzuheben (vgl. Sabag et al. 2023).

Zusammenfassung für die Praxis
Medizinische Trainingstherapie in Form von aerobem Ausdauertraining sowie Krafttraining hat einen positiven Effekt auf die glykämische Kontrolle, die Insulinsensitivität sowie die Gewichtsabnahme bei übergewichtigen Patienten und hat einen antiinflammatorischen Effekt. Sie steigert ebenfalls die Lebensqualität.

Kategorien	Evidenzbasierte Trainingsempfehlung
Einheiten	3 Einheiten pro Woche
Intensität	aerob beginnen und steigern bis intensive Anstrengung

Abb. 6.10 Zusammenfassung MTT bei Metabolischem Syndrom

6.5 Verdauungssystem

6.5.1 Adipositas

Grundlegend sollte festgehalten werden, dass jede Form der körperlichen Betätigung besser als keine körperliche Betätigung ist. Die besten Ergebnisse können durch die Kombination aus hochintensivem Ausdauertraining und hochintensivem Krafttraining erzielt werden. Dadurch kann das abdominale Bauchfett reduziert, die fettfreie Körpermasse gesteigert, sowie die kardiorespiratorische Fitness verbessert werden (vgl. O'Donoghue et al. 2021).

Das subkutane Bauchfett kann durch die Praktizierung der Kombination aus Ausdauer- und Krafttraining reduziert werden. Den größeren Einfluss hat dabei das Ausdauertraining (vgl. Yarizadeh et al. 2021). Diese Ergebnisse sind sowohl auf Kinder als auch auf erwachsene Menschen übertragbar (vgl. Kelley et al. 2019).

> **Zusammenfassung für die Praxis**
> Für Patienten mit Adipositas ist jegliche Form der körperlichen Betätigung in Sinne des hochintensiven Kraft- und oder Ausdauertrainings zu empfehlen, um Bauchfett zu reduzieren, Gewicht zu lindern und die kardiorespiratorische Fitness zu fördern.

Literatur

Ahmed I, Mustafaoglu R, Yeldan I, Yasaci Z, Erhan B (2022, October) Effect of Pulmonary Rehabilitation Approaches on Dyspnea, Exercise Capacity, Fatigue, Lung Functions, and Quality of Life in Patients With COVID-19: A Systematic Review and Meta-analysis. Arch Phys Med Rehabil 103(10):2051–2062. https://doi.org/10.1016/j.apmr.2022.06.007

Ali A, Tabassum D, Baig S, Moyle B, Redgrave J, Nichols S, Majid A (2021, July) Effect of Exercise Interventions on Health-Related Quality of Life After Stroke and Transient Ischemic Attack: A Systematic Review and Meta-Analysis. Stroke 52(7):2445–2455. https://doi.org/10.1161/STROKEAHA.120.032979

Ammous O, Feki W, Lotfi T, Khamis A, Gosselink R, Rebai A, Kammoun S (2023, January 6) Inspiratory muscle training, with or without concomitant pulmonary rehabilitation, for chronic obstructive pulmonary disease (COPD). Cochrane Database Syst Rev 1(1):CD013778. https://doi.org/10.1002/14651858.CD013778.pub2

Ashra F, Jen H.-J, Liu D, Lee T.-Y, Pien L.-C, Chen R, Chou K.-R (2023, August) Effectiveness of respiratory rehabilitation in patients with COVID-19: A meta-analysis. J Clin Nurs 32(15–16):4972–4987. https://doi.org/10.1111/jocn.16692

Baffour-Awuah B, Pearson M, Dieberg G, Smart N (2023, April) Isometric Resistance Training to Manage Hypertension: Systematic Review and Meta-analysis. Curr Hypertens Rep 25(4):35–49. https://doi.org/10.1007/s11906-023-01232-w

Chen J, Or C, Chen T (2022, June 20) Effectiveness of Using Virtual Reality-Supported Exercise Therapy for Upper Extremity Motor Rehabilitation in Patients With Stroke: Systematic Review and Meta-analysis of Randomized Controlled Trials. J Med Internet Res 24(6): e24111. https://doi.org/10.2196/24111

Contreras-Osorio F, Ramirez-Campillo R, Cerda-Vega E, Campos-Jara R, Martínez-Salazar C, Reigal R, Campos-Jara C (2022, November 18) Effects of Physical Exercise on Executive Function in Adults with Depression: A Systematic Review and Meta-Analysis. Int J Environ Res Public Health 19(22):15270. https://doi.org/10.3390/ijerph192215270

Correia R, Veras A, Tebar W, Rufino J, Batista V, Teixeira G (2023, January 5) Strength training for arterial hypertension treatment: a systematic review and meta-analysis of randomized clinical trials. Sci Rep 13(1):201. https://doi.org/10.1038/s41598-022-26583-3

Dibben G, Faulkner J, Oldridge N, Rees K, Thompson D, Zwisler A.-D, Taylor R (2023, February 7) Exercise-based cardiac rehabilitation for coronary heart disease: a meta-analysis. Eur Heart J 44(6):452–469. https://doi.org/10.1093/eurheartj/ehac747

Edwards J, Deenmamode A, Griffiths M, Arnold O, Cooper N, Wiles J, O'Driscoll J (2023, October) Exercise training and resting blood pressure: a large-scale pairwise and network meta-analysis of randomised controlled trials. Br J Sports Med 57(20):1317–1326. https://doi.org/10.1136/bjsports-2022-106503

Flores V, Šilić P, DuBose N, Zheng P, Jeng B, Motl R (2023, July) Effects of aerobic, resistance, and combined exercise training on health-related quality of life in multiple sclerosis: Systematic review and meta-analysis. Mult Scler Relat Disord 75:104746. https://doi.org/10.1016/j.msard.2023.104746

Gamborg M, Hvid L, Dalgas U, Langeskov-Christensen M (2022, May) Parkinson's disease and intensive exercise therapy – An updated systematic review and meta-analysis. Acta Neurol Scand 145(5):504–528. https://doi.org/10.1111/ane.13579

Gao M, Huang Y, Wang Q, Liu K, Sun G (2022, January) Effects of High-Intensity Interval Training on Pulmonary Function and Exercise Capacity in Individuals with Chronic Obstructive Pulmonary Disease: A Meta-Analysis and Systematic Review. Adv Ther 39(1):94–116. https://doi.org/10.1007/s12325-021-01920-6

Gao P, Zhang X, Yin S, Tuo H, Lin Q, Tang F, Liu W (2023, January 25) Meta-Analysis of the Effect of Different Exercise Mode on Carotid Atherosclerosis. Int J Environ Res Public Health 20(3):2189. https://doi.org/10.3390/ijerph20032189

García I, Arias J, Campo D, González-Moro I, Poyatos M (2019, March) High-intensity Interval Training Dosage for Heart Failure and Coronary Artery Disease Cardiac Rehabilitation. A Systematic Review and Meta-analysis. Rev Esp Cardiol (Engl Ed) 72(3):233–243. https://doi.org/10.1016/j.rec.2018.02.015

Golledge J, Maarij K, Moxon J, Beard J, Girold S, Wrang H, Morris D (2018, October) Systematic Review and Meta-analysis of Clinical Trials Examining the Benefit of Exercise Programmes Using Nordic Walking in Patients With Peripheral Artery Disease. Eur J Vasc Endovasc Surg 56(4):534–543. https://doi.org/10.1016/j.ejvs.2018.05.026

Gomes-Neto M, Durães A, Reis H, Neves V, Martinez B, Carvalho V (2017, November) High-intensity interval training versus moderate-intensity continuous training on exercise capacity and quality of life in patients with coronary artery disease: A systematic review and meta-analysis. Eur J Prev Cardiol 24(16):1696–1707. https://doi.org/10.1177/2047487317728370

Hansen E, Pitzner-Fabricius A, Toennesen L, Rasmusen H, Hostrup M, Hellsten Y, Henriksen M (2020, July 30) Effect of aerobic exercise training on asthma in adults: a systematic review and meta-analysis. Eur Respir J, 56(1):2000146. https://doi.org/10.1183/13993003.00146-2020

Hao Z, Zhang X, Chen P (2022, June 11) Effects of Different Exercise Therapies on Balance Function and Functional Walking Ability in Multiple Sclerosis Disease Patients-A Network Meta-Analysis of Randomized Controlled Trials. Int J Environ Res Public Health 19(12):7175. https://doi.org/10.3390/ijerph19127175

Heissel A, Heinen D, Brokmeier L, Skarabis N, Kangas M, Vancampfort D, Schuch, F (2023, August) Exercise as medicine for depressive symptoms? A systematic review and meta-analysis with meta-regression. Br J Sports Med 57(16):1049–1057. https://doi.org/10.1136/bjsports-2022-106282

Higashimoto Y, Ando M, Sano A, Saeki S, Nishikawa Y, Fukuda K, Tohda Y (2020, September) Effect of pulmonary rehabilitation programs including lower limb endurance training on dyspnea in stable COPD: A systematic review and meta-analysis. Respir Investig 58(5):355–366. https://doi.org/10.1016/j.resinv.2020.05.010

Hou L, Wang Q, Pan B, Li R, Li Y, He J, Yang K (2023, January) Exercise modalities for type 2 diabetes: A systematic review and network meta-analysis of randomized trials. Diabetes Metab Res Rev 39(1):e3591. https://doi.org/10.1002/dmrr.3591

Huang X, Zhao, X, Li, B, Cai, Y, Zhang, S, Wan, Q, Yu, F (2022, March) Comparative efficacy of various exercise interventions on cognitive function in patients with mild cognitive impairment or dementia: A systematic review and network meta-analysis. J Sport Health Sci 11(2):212–223. https://doi.org/10.1016/j.jshs.2021.05.003

Jia R.-X, Liang J.-H, Xu Y, Wang Y.-Q (2019, July 2) Effects of physical activity and exercise on the cognitive function of patients with Alzheimer disease: a meta-analysis. BMC Geriatr 19(1):181. https://doi.org/10.1186/s12877-019-1175-2

Jiang J, Zhang D, Huang Y, Wu Z, Zhang W (2022, December) Exercise rehabilitation in pediatric asthma: A systematic review and network meta-analysis. Pediatr Pulmonol 57(12):2915–2927. https://doi.org/10.1002/ppul.26134

Kelley G, Kelley K, Pate R (2019, November 11) Exercise and adiposity in overweight and obese children and adolescents: a systematic review with network meta-analysis of randomised trials. BMJ Open 9(11):e031220. https://doi.org/10.1136/bmjopen-2019-031220

Kwok J, Choi K, Chan H (2016) December) Effects of mind-body exercises on the physiological and psychosocial well-being of individuals with Parkinson's disease: A systematic review and meta-analysis. Complement Ther Med 29:121–131. https://doi.org/10.1016/j.ctim.2016.09.016

Lemmens J, Pauw J, Soom T, Michiels S, Versijpt J, Breda E, Hertogh W (2019, February 14) The effect of aerobic exercise on the number of migraine days, duration and pain intensity in migraine: a systematic literature review and meta-analysis. J Headache Pain 20(1):16. https://doi.org/10.1186/s10194-019-0961-8

Li W, Luo, Z, Jiang, J, Li, K, Wu, C (2023a, June) The effects of exercise intervention on cognition and motor function in stroke survivors: a systematic review and meta-analysis. Neurol Sci 44(6):1891–1903. https://doi.org/10.1007/s10072-023-06636-9

Li G, You Q, Hou X, Zhang S, Du L, Lv Y, Yu L (2023b, June) The effect of exercise on cognitive function in people with multiple sclerosis: a systematic review and meta-analysis of randomized controlled trials. J Neurol 270(6):2908–2923. https://doi.org/10.1007/s00415-023-11649-7

Li J, Zhou X, Huang Z, Shao T (2023c, October 4) Effect of exercise intervention on depression in children and adolescents: a systematic review and network meta-analysis. BMC Public Health 23(1):1918. https://doi.org/10.1186/s12889-023-16824-z

Liang M, Pan Y, Zhong T, Zeng Y, Cheng A (2021, December 22) Effects of aerobic, resistance, and combined exercise on metabolic syndrome parameters and cardiovascular risk factors: a systematic review and network meta-analysis. Rev Cardiovasc Med 22(4):1523–1533. https://doi.org/10.31083/j.rcm2204156

Lista-Paz A, Cousillas L, Jácome C, Fregonezi G, Labata-Lezaun N, Llurda-Almuzara L, Pérez-Bellmunt

A (2023, April) Effect of respiratory muscle training in asthma: A systematic review and meta-analysis. Ann Phys Rehabil Med 66(3):101691. https://doi.org/10.1016/j.rehab.2022.101691

Liu F, Liu Y.-R, Liu L (2021, October 15) Effect of exercise rehabilitation on exercise capacity and quality of life in children with bronchial asthma: a systematic review. Zhongguo Dang Dai Er Ke Za Zhi 23(10):1050–1057. https://doi.org/10.7499/j.issn.1008-8830.2104124

Liu Q, Ni W, Zhang L, Zhao M, Bai X, Zhang S, Chen L (2023, November) Comparative efficacy of various exercise interventions on depression in older adults with mild cognitive impairment: A systematic review and network meta-analysis. Ageing Res Rev 91:102071. https://doi.org/10.1016/j.arr.2023.102071

Lopes S, Afreixo V, Teixeira M, Garcia C, Leitão C, Gouveia M, Ribeiro F (2021, February 1) Exercise training reduces arterial stiffness in adults with hypertension: a systematic review and meta-analysis. J Hypertens 39(2):214–222. https://doi.org/10.1097/HJH.0000000000002619

Luo L, Meng H, Wang Z, Zhu S, Yuan S, Wang Y, Wang Q (2020, January) Effect of high-intensity exercise on cardiorespiratory fitness in stroke survivors: A systematic review and meta-analysis. Ann Phys Rehabil Med 63(1):59–68. https://doi.org/10.1016/j.rehab.2019.07.006

López-Liria R, Vega-Tirado S, Valverde-Martínez M, Calvache-Mateo A, Martínez-Martínez A, Rocamora-Pérez P (2023 February 6) Efficacy of Specific Trunk Exercises in the Balance Dysfunction of Patients with Parkinson's Disease: A Systematic Review and Meta-Analysis. Sensors (Basel) 23(4):1817. https://doi.org/10.3390/s23041817

Lv S, Wang Q, Liu W, Zhang X, Cui M, Li X, Xu Y (2023, December) Comparison of various exercise interventions on cognitive function in Alzheimer's patients: A network meta-analysis. Arch Gerontol Geriatr 115:105113. https://doi.org/10.1016/j.archger.2023.105113

Lyu X, Li S, Peng S, Cai H, Liu G, Ran X (2016, May) Intensive walking exercise for lower extremity peripheral arterial disease: A systematic review and meta-analysis. J Diabetes 8(3):363–77. https://doi.org/10.1111/1753-0407.12304

Mah S, Goodwill A, Seow H, Teo W.-P (2022, December 22) Evidence of High-Intensity Exercise on Lower Limb Functional Outcomes and Safety in Acute and Subacute Stroke Population: A Systematic Review. Int J Environ Res Public Health 20(1):153. https://doi.org/10.3390/ijerph20010153

Mannucci E, Bonifazi A, Monami M (2021, June 30) Comparison between different types of exercise training in patients with type 2 diabetes mellitus: A systematic review and network metanalysis of randomized controlled trials. Nutr Metab Cardiovasc Dis 31(7):1985–1992. https://doi.org/10.1016/j.numecd.2021.02.030

Meng L, Li X, Li C, Tsang R, Chen Y, Ge Y, Gao Q (2020, September) Effects of Exercise in Patients With Amyotrophic Lateral Sclerosis: A Systematic Review and Meta-Analysis. Am J Phys Med Rehabil 99(9):801–810. https://doi.org/10.1097/PHM.0000000000001419

Neto M, Durães A, Conceição L, Saquetto M, Ellingsen Ø, Carvalho V (2018 June 15) High intensity interval training versus moderate intensity continuous training on exercise capacity and quality of life in patients with heart failure with reduced ejection fraction: A systematic review and meta-analysis. Int J Cardiol 261:134–141. https://doi.org/10.1016/j.ijcard.2018.02.076

O'Donoghue G, Blake C, Cunningham C, Lennon O, Perrotta C (2021, February) What exercise prescription is optimal to improve body composition and cardiorespiratory fitness in adults living with obesity? A network meta-analysis. Obes Rev 22(2):e13137. https://doi.org/10.1111/obr.13137

Ortega-Hombrados L, Molina-Torres G, Galán-Mercant A, Sánchez-Guerrero E, González-Sánchez M, Ruiz-Muñoz M (2021, January 26) Systematic Review of Therapeutic Physical Exercise in Patients with Amyotrophic Lateral Sclerosis over Time. Int J Environ Res Public Health 18(3):1074. https://doi.org/10.3390/ijerph18031074

Papagianni G, Panayiotou C, Vardas M, Balaskas N, Antonopoulos C, Tachmatzidis D, Kadoglou N (2023, April) The anti-inflammatory effects of aerobic exercise training in patients with type 2 diabetes: A systematic review and meta-analysis. Cytokine 164:156157. https://doi.org/10.1016/j.cyto.2023.156157

Parmenter B, Dieberg G, Smart N (2015, February) Exercise training for management of peripheral arterial disease: a systematic review and meta-analysis. Sports Med 45(2):231–44. https://doi.org/10.1007/s40279-014-0261-z

Qin Y, Bundhun P, Yuan Z.-L, Chen M.-H (2022, March 25) The effect of high-intensity interval training on exercise capacity in post-myocardial infarction patients: a systematic review and meta-analysis. Eur J Prev Cardiol 29(3):475–484. https://doi.org/10.1093/eurjpc/zwab060

Rahmati M, Malakoutinia F (2021) December) Aerobic, resistance and combined exercise training for patients with amyotrophic lateral sclerosis: a systematic review and meta-analysis. Physiotherapy 113:12–28. https://doi.org/10.1016/j.physio.2021.04.005

Rahmati M, Shamsi M, Khoramipour K, Malakoutinia F, Woo W, Park S, Smith L (2022, September) Baseline physical activity is associated with reduced mortality and disease outcomes in COVID-19: A systematic review and meta-analysis. Rev Med Virol 32(5):e2349. https://doi.org/10.1002/rmv.2349

Razazian N, Kazeminia M, Moayedi H, Daneshkhah A, Shohaimi S, Mohammadi M, Salari N (2020, March 13) The impact of physical exercise on the fatigue symptoms in patients with multiple sclerosis: a systematic review and meta-analysis. BMC Neurol 20(1):93. https://doi.org/10.1186/s12883-020-01654-y

Reed J, Terada T, Vidal-Almela S, Tulloch H, Mistura M, Birnie D, Pipe A (2022, October 3) Effect of High-Intensity Interval Training in Patients With Atrial Fibrillation: A Randomized Clinical Trial. JAMA Netw Open 5(10):e2239380. https://doi.org/10.1001/jamanetworkopen.2022.39380

Reed J, Terada T, Cotie L, Tulloch H, Leenen F, Mistura M, Pipe A (2022b January-February) The effects of high-intensity interval training, Nordic walking and moderate-to-vigorous intensity continuous training on functional capacity, depression and quality of life in patients with coronary artery disease enrolled in cardiac rehabilitation: A ra. Prog Cardiovasc Dis 70:73–83. https://doi.org/10.1016/j.pcad.2021.07.002

Reina-Gutiérrez S, Cavero-Redondo I, Martínez-Vizcaíno V, Arenas-Arroyo S, López-Muñoz P, Álvarez-Bueno C, Torres-Costoso, A (2022, May) The type of exercise most beneficial for quality of life in people with multiple sclerosis: A network meta-analysis. Ann Phys Rehabil Med 65(3):101578. https://doi.org/10.1016/j.rehab.2021.101578

Roy S, Wang J.-J, Xu Y.-M (2023, July) Effects of exercise interventions in Alzheimer's disease: A meta-analysis. Brain Behav, 13(7):e3051. https://doi.org/10.1002/brb3.3051

Sabag A, Chang C, Francois M, Keating S, Coombes J, Johnson N, Lopez J (2023, August 1) The Effect of Exercise on Quality of Life in Type 2 Diabetes: A Systematic Review and Meta-analysis. Med Sci Sports Exerc 55(8):1353–1365. https://doi.org/10.1249/MSS.0000000000003172

Shariat A, Najafabadi M, Fard Z, Nakhostin-Ansari A, Shaw B (2022, December) A systematic review with meta-analysis on balance, fatigue, and motor function following aquatic therapy in patients with multiple sclerosis. Mult Scler Relat Disord 68:104107. https://doi.org/10.1016/j.msard.2022.104107

Souza Mesquita F, Gambassi B, Silva M, Moreira S, Neves V, Gomes-Neto M, Schwingel P (2023, July-August) Effect of High-Intensity Interval Training on Exercise Capacity, Blood Pressure, and Autonomic Responses in Patients With Hypertension: A Systematic Review and Meta-analysis. Sports Health 15(4):571–578. https://doi.org/10.1177/19417381221139343

Stanton R, Reaburn P (2014, March) Exercise and the treatment of depression: a review of the exercise program variables. J Sci Med Sport 17(2):177–82. https://doi.org/10.1016/j.jsams.2013.03.010

Swatridge K, Regan K, Staines W, Roy E, Middleton L (2017, December) The Acute Effects of Aerobic Exercise on Cognitive Control among People with Chronic Stroke. J Stroke Cerebrovasc Dis 26(12):2742–2748. https://doi.org/10.1016/j.jstrokecerebrovasdis.2017.06.050

Taul-Madsen L, Connolly L, Dennett R, Freeman J, Dalgas U, Hvid L (2021, October) Is Aerobic or Resistance Training the Most Effective Exercise Modality

for Improving Lower Extremity Physical Function and Perceived Fatigue in People With Multiple Sclerosis? A Systematic Review and Meta-analysis. Arch Phys Med Rehabil 102(10):2032–2048. https://doi.org/10.1016/j.apmr.2021.03.026

Taylor J, Holland D, Keating S, Leveritt M, Gomersall S, Rowlands A, Coombes J (2020, December 1) Short-term and Long-term Feasibility, Safety, and Efficacy of High-Intensity Interval Training in Cardiac Rehabilitation: The FITR Heart Study Randomized Clinical Trial. JAMA Cardiol 5(12):1382–1389. https://doi.org/10.1001/jamacardio.2020.3511

Teixeira J, Motta-Santos D, Milanovic Z, Pereira R, Krustrup P, Póvoas S (2023, April) Intermittent high-intensity exercise for pre- to established hypertension: A systematic review and meta-analysis. Scand J Med Sci Sports 33(4):364–381. https://doi.org/10.1111/sms.14299

Touche R, Pérez J, Acosta A, Campodónico L, García S, Juárez D, Paris-Alemany A (2020, June) Is aerobic exercise helpful in patients with migraine? A systematic review and meta-analysis. Scand J Med Sci Sports 30(6):965–982. https://doi.org/10.1111/sms.13625

Truijen S, Abdullahi A, Bijsterbosch D, Zoest E, Conijn M, Wang Y, Saeys W (2022, May) Effect of home-based virtual reality training and telerehabilitation on balance in individuals with Parkinson disease, multiple sclerosis, and stroke: a systematic review and meta-analysis. Neurol Sci 43(5):2995–3006. https://doi.org/10.1007/s10072-021-05855-2

Uhrbrand A, Stenager E, Pedersen M, Dalgas U (2015) Parkinson's disease and intensive exercise therapy–a systematic review and meta-analysis of randomized controlled trials. J Neurol Sci 353(1–2):9–19. https://doi.org/10.1016/j.jns.2015.04.004

Wang C, Xing J, Zhao B, Wang Y, Zhang L, Wang Y, Liu G (2022a, June) The Effects of High-Intensity Interval Training on Exercise Capacity and Prognosis in Heart Failure and Coronary Artery Disease: A Systematic Review and Meta-Analysis. Cardiovasc Ther 2022:4273809. https://doi.org/10.1155/2022/4273809

Wang Y, Wu H, Sun J, Wei M, Wang J, Li H, Wu J (2022b, October 18) Effect of Exercise on Carotid Artery Intima-Media Thickness in Adults: A Systematic Review and Meta-Analysis. J Phys Act Health 19(12):855–867. https://doi.org/10.1123/jpah.2022-0372

Wang H, Liu Q, Liu L, Cao J, Liang Q, Zhang X (2023, March) High-intensity interval training improves the outcomes of patients with chronic obstructive pulmonary disease: A meta-analysis of randomized controlled trials. Respir Med 208:107128. https://doi.org/10.1016/j.rmed.2023.107128

Wewege M, Thom J, Rye K-A, Parmenter B (2018) July) Aerobic, resistance or combined training: A systematic review and meta-analysis of exercise to reduce cardiovascular risk in adults with metabolic syndrome. Atherosclerosis 274:162–171. https://doi.org/10.1016/j.atherosclerosis.2018.05.002

Willis L, Slentz C, Johnson J, Kelly L, Craig K, Hoselton, A, Kraus W (2019, September 1) Effects of Exercise Training With and Without Ranolazine on Peak Oxygen Consumption, Daily Physical Activity, and Quality of Life in Patients With Chronic Stable Angina Pectoris. Am J Cardiol 124(5):655–660. https://doi.org/10.1016/j.amjcard.2019.05.063

Woldeamanuel, Y, Oliveira, A (2022, October 13) What is the efficacy of aerobic exercise versus strength training in the treatment of migraine? A systematic review and network meta-analysis of clinical trials. J Headache Pain 23(1):134. https://doi.org/10.1186/s10194-022-01503-y

Wu X, Gao S, Lian Y (2020, September) Effects of continuous aerobic exercise on lung function and quality of life with asthma: a systematic review and meta-analysis. J Thorac Dis 12(9):4781–4795. https://doi.org/10.21037/jtd-19-2813

Yan J, Li X, Guo X, Lin Y, Wang S, Cao Y, Liu W (2023, December) Effect of Multicomponent Exercise on Cognition, Physical Function and Activities of Daily Life in Older Adults With Dementia or Mild Cognitive Impairment: A Systematic Review and Meta-analysis. Arch Phys Med Rehabil 104(12):2092–2108. https://doi.org/10.1016/j.apmr.2023.04.011

Yang Z, Scott C, Mao C, Tang J, Farmer A (2014, April) Resistance exercise versus aerobic exercise for type 2 diabetes: a systematic review and meta-analysis. Sports Med 44(4):487–99. https://doi.org/10.1007/s40279-013-0128-8

Yarizadeh H, Eftekhar R, Anjom-Shoae J, Speakman J, Djafarian K (2021, February 1) The Effect of Aerobic and Resistance Training and Combined Exercise Modalities on Subcutaneous Abdominal Fat: A Systematic Review and Meta-analysis of Randomized Clinical Trials. Adv Nutr 12(1):179–196. https://doi.org/10.1093/advances/nmaa090

Yousefabadi H, Niyazi A, Alaee S, Fathi M, Rahimi G (2021, April) Anti-Inflammatory Effects of Exercise on Metabolic Syndrome Patients: A Systematic Review and Meta-Analysis. Biol Res Nurs 23(2):280–292. https://doi.org/10.1177/1099800420958068

Yu H, Zhao X, Wu X, Yang J, Wang J, Hou L (2023, August 25) High-intensity interval training versus moderate-intensity continuous training on patient quality of life in cardiovascular disease: a systematic review and meta-analysis. Sci Rep 13(1):13915. https://doi.org/10.1038/s41598-023-40589-5

Yun R, Bai Y, Lu Y, Wu X, Lee S.-D (2021, January 29) How Breathing Exercises Influence on Respiratory Muscles and Quality of Life among Patients with COPD? A Systematic Review and Meta-Analysis. Can Respir J 2021:1904231. https://doi.org/10.1155/2021/1904231

Zhang F, Zhong Y, Qin Z, Li X, Wang W (2021, March 5) Effect of muscle training on dyspnea in patients with chronic obstructive pulmonary disease: A meta-analysis of randomized controlled trials. Medicine (Baltimore) 100(9):e24930. https://doi.org/10.1097/MD.0000000000024930

Zhang S, Zhen K, Su Q, Chen Y, Lv Y, Yu L (2022a, November 25) The Effect of Aerobic Exercise on Cognitive Function in People with Alzheimer's Disease: A Systematic Review and Meta-Analysis of Randomized Controlled Trials. Int J Environ Res Public Health 19(23):15700. https://doi.org/10.3390/ijerph192315700

Zhang W, Pan H, Zong Y, Wang J, Xie Q (2022b, June) Respiratory Muscle Training Reduces Respiratory Complications and Improves Swallowing Function After Stroke: A Systematic Review and Meta-Analysis. Arch Phys Med Rehabil 103(6):1179–1191. https://doi.org/10.1016/j.apmr.2021.10.020

Zhao X, He Q, Zeng Y, Cheng L (2021, October 6) Effectiveness of combined exercise in people with type 2 diabetes and concurrent overweight/obesity: a systematic review and meta-analysis. BMJ Open 11(10):e046252. https://doi.org/10.1136/bmjopen-2020-046252

Zheng G, Zhou W, Xia R, Tao J, Chen L (2016, November) Aerobic Exercises for Cognition Rehabilitation following Stroke: A Systematic Review. J Stroke Cerebrovasc Dis 25(11):2780–2789. https://doi.org/10.1016/j.jstrokecerebrovasdis.2016.07.035

Zhou X.-P, Zhang L.-M, Chen G.-Q, Wang S.-W, He J.-F, Li Z, Zhang B.-S (2022, October 21) Meta analysis of aerobic exercise improving intelligence and cognitive function in patients with Alzheimer's disease. Medicine (Baltimore) 101(42):e31177. https://doi.org/10.1097/MD.0000000000031177

Zhu Y, Xu Y, Xuan, R, Huang J, István B, Fekete G, Gu Y (2022, July 11) Mixed Comparison of Different Exercise Interventions for Function, Respiratory, Fatigue, and Quality of Life in Adults With Amyotrophic Lateral Sclerosis: Systematic Review and Network Meta-Analysis. Front Aging Neurosci 14:919059. https://doi.org/10.3389/fnagi.2022.919059

Einflussnehmende Faktoren der medizinischen Trainingstherapie

7

Inhaltsverzeichnis

▶ **Trailer**

Im siebten Kapitel des Buches wird der Blick auf die vielfältigen Faktoren gerichtet, die die Wirksamkeit und den Erfolg der medizinischen Trainingstherapie beeinflussen können. Es hebt hervor, dass neben dem physischen Training auch andere Lebensstilaspekte wie Flüssigkeitsaufnahme, Ernährung, mentaler Zustand, Schlaf und sogar die Interaktion zwischen den Körperhälften eine wesentliche Rolle spielen.

Flüssigkeitsaufnahme wird als grundlegendes Element für optimale Leistung und Erholung dargestellt. Eine angemessene Hydratation unterstützt nicht nur die körperliche Leistungsfähigkeit, sondern auch die kognitive Funktion und allgemeine Gesundheit.

Ernährung nimmt einen zentralen Platz, mit einem detaillierten Blick auf die Bedeutung der Makro- und Mikronährstoffe, ein. Die Diskussion umfasst verschiedene Ernährungsstrategien wie Kohlenhydratrestriktion, den Einsatz von fettreichen Diäten, BCAA-Supplementierung, sowie die Vorteile von Protein, Leucin, Vitamin D und Omega-3-Fettsäuren. Besondere Aufmerksamkeit wird der Rolle einer gewichtsreduzierenden Ernährung bei der Förderung der Gesundheit und Unterstützung der Therapieziele gewidmet.

© Der/die Autor(en), exklusiv lizenziert an Springer-Verlag GmbH, DE, ein Teil von Springer Nature 2024
S. Wolfram und R. Bauer, *Evidenzbasierte medizinische Trainingstherapie*,
https://doi.org/10.1007/978-3-662-69586-9_7

Mentaler Trainingseinfluss wird als kritischer Faktor für die Motivation und das Durchhaltevermögen erkannt. Techniken und Strategien, die eine positive Einstellung fördern und die mentale Stärke steigern, können die Adhärenz zum Trainingsprogramm und die allgemeine Effektivität der Therapie verbessern.

Die Interaktion der Körperhälften und der wechselseitige Trainingseffekt werden als faszinierende Aspekte der neurologischen Anpassung an das Training beleuchtet. Dieses Konzept unterstreicht, wie Übungen auf einer Seite des Körpers auch die Leistungsfähigkeit und Erholung auf der gegenüberliegenden Seite beeinflussen können.

Der Muscle-Memory-Effekt wird als Schlüsselkomponente für langfristige Trainingsvorteile und die Fähigkeit des Körpers, sich an frühere Trainingszustände zu „erinnern", dargestellt. Dieser Effekt unterstützt die schnelle Wiederherstellung von Muskelmasse und -funktion nach Pausen oder Verletzungen.

Schlaf, oft unterschätzt, wird als fundamentaler Bestandteil der Erholung und des körperlichen Fortschritts hervorgehoben. Ausreichender und qualitativ hochwertiger Schlaf fördert die Heilung, die Regeneration und kann die Leistungsfähigkeit im Training direkt beeinflussen.

Insgesamt bietet das Kapitel ein umfassendes Verständnis dafür, wie eine ganzheitliche Herangehensweise, die Ernährung, Hydratation, psychologische Faktoren, Schlaf und physiologische Interaktionen umfasst, für den Erfolg der medizinischen Trainingstherapie entscheidend ist. Es verdeutlicht, dass der Weg zur optimalen Gesundheit und Leistung weit über das Training hinausgeht und eine integrative Betrachtung aller Lebensbereiche erfordert.

7.1   Flüssigkeitsaufnahme

In einer Metaanalyse aus dem Jahr 2015 wird die trainingsassoziierte Relevanz eines ausreichenden Hydrationsstatus erkannt. Eine Hypohydration äußert sich im Sinne einer verschlechterten Aus-

dauer- und Kraftleistung. Auch die anaerobe Leistungsfähigkeit sowie die anaerobe Kapazität sind dadurch eingeschränkt (vgl. Savoie et al. 2015). Deshayes et al. (2020) bestätigen metaanalytisch die negativen Konsequenzen von Hypohydration auf die Ausdauerleistung.

Die Flüssigkeitszufuhr zwischen 0.15 und 0.34 ml/kg Körpergewicht/min beim Fahrradfahren mit einer Dauer von einer Stunde bei hoher Intensität ist mit einer Verminderung der Ausdauerleistung assoziiert. Wird das Fahrradfahren jedoch bei moderater Intensität in einem Zeitrahmen zwischen einer und zwei Stunden praktiziert, kann eine Flüssigkeitsaufnahme von 0.15–0.20 ml/kg Körpergewicht/min die Ausdauerleistung um mindestens 2 % anheben. Übersteigt die Dauer des Fahrradfahrens die zwei Stunden und wird gleichzeitig bei moderater Intensität ausgeführt, kann eine Flüssigkeitsaufnahme nach Belieben oder in einer Höhe von 0.14–0.27 ml/kg Körpergewicht/min die Ausdauerleistung um mindestens drei Prozent anheben (vgl. Holland et al. 2017).

Bezüglich der Getränkeauswahl raten Rowlands et al. (2022) die Verwendung von kohlenhydrat- und elektrolytreichen hypotonischen Getränken an.

Die Ausdauerleistung bei Temperaturen über 27°C kann durch die Aufnahme von 6 mg/kg Körpergewicht Koffein eine Stunde vor Trainingsbeginn verbessert werden (vgl. Naulleau et al. 2022). Die Verzehrungsempfehlungen schwanken je nach Literaturquelle zwischen 3–6 mg/kg Körpergewicht. Die Wirkung von Koffein äußert sich durch eine verbesserte aerobe und anaerobe Ausdauerleistung bei Hitze bzw. Höhe (vgl. Guest et al. 2021).

7.2   Ernährung

7.2.1   Kohlenhydratrestriktion/ Kohlenhydratarme und fettreiche Diät/BCAA-Supplementierung

Margolis und Pasiakos (2023) beschäftigen sich mit den Auswirkungen einer Kohlenhydratrestriktion in Bezug auf den Stoffwechsel.

Es konnte gezeigt werden, dass eine verminderte Aufnahme von Kohlenhydraten zu einer gesteigerten Fettoxidation führt. Somit wird die Fettmesse verringert. Neben der Fettoxidation wird auch die Proteinoxidation angeregt. Dies hat zur Folge, dass eine verminderte Zufuhr von Kohlenhydraten die zur Verfügung stehenden Aminosäuren einschränkt. Dies ist in Bezug auf verzweigtkettige Aminosäuren (BCAA) bereits nach 24 h Kohlenhydratrestriktion der Fall. Dadurch kann die Muskelproteinsynthese während der Regenerationszeit nicht optimal ablaufen. Wird die verminderte Aufnahme von Kohlenhydraten in einem Zeitraum von acht bis zwölf Wochen praktiziert, hat dies negative Auswirkungen auf die anabole Signalübertragung, die Proteinsynthese als auch die Myogenese. Zusammenfassend kann festgehalten werden, dass eine Restriktion von Kohlenhydraten sich negativ auf die anaerobe Leistungsfähigkeit sowie die Muskelhypertrophie auswirkt (vgl. Margolis und Pasiakos 2023).

Basierend auf den Ergebnissen einer randomisiert kontrollierten Studie empfehlen Dudgeon et al. (2016) bei trainierten Kraftsportlern während einer hypokalorischen Diät die Supplementierung von BCAA. Dies verfolgt die Zielstellung der Erhaltung der vorhandenen Muskulatur bei gleichzeitigem Fettverlust. (vgl. Dudgeon et al. 2016).

Gillen et al. (2019) bestätigen den erhöhten Proteinbedarf bei Ausdaueraktivitäten, welche mit einer vorherigen restriktiven Aufnahme von Kohlenhydraten einhergehen. Auch bei einer kohlenhydratarmen und fettreichen Diät sollte auf eine ausreichende Proteinzufuhr geachtet werden (vgl. Howard und Margolis, 2020).

Eine kohlenhydratarme und fettreiche Ernährung beeinträchtigt die Leistungsfähigkeit bei professionellen Gehsportlern (vgl. Burke et al. 2017).

Kohlenhydratarme- sowie fettreiche Diäten sind nicht in der Lage die aerobe Kapazität sowie die Leistungsfähigkeit im Training zu steigern (vgl. Cao et al. 2021). Die Kombination aus einer kohlenhydratarmen sowie fettreichen Diät bietet gegenüber anderen Ernährungsstrategien keine Vorteile in Bezug auf die Magermasse, den Körperfettanteil, die Körpermasse, den VO2max sowie aerobe Leistungsfähigkeit (vgl. Wang et al. 2022).

7.2.2 Supplementierung von Protein, Leucin und Vitamin D

Sobald Krafttraining praktiziert wird, sollte auf eine ausreichende Proteinzufuhr geachtet werden. Bei einer täglichen Proteinzufuhr von 1,6–2,0 g Eiweiß von Kilogramm Körpergewicht spielt es für den muskulären Stoffwechsel keine Rolle, ob das Eiweiß aus einer tierischen oder nicht-tierischen Quellen gewonnen wird (vgl. Hevia-Larraín et al. 2021; Monteyne et al. 2023). Morton et al. (2018) erkennen den positiven Einfluss einer Proteinsupplementation auf die Muskelkraft und die Muskelgröße bei Menschen, welche ein regelmäßiges wiederkehrendes Krafttraining durchführen. Die Wirksamkeit steigt mit dem Fitnesszustand der Trainierenden und sinkt mit zunehmendem Lebensalter. Eine tägliche Proteinzufuhr von mehr als 1,6 g pro Kilogramm Körpergewicht scheint in Bezug auf eine Steigerung der fettfreien Körpermasse keinen zusätzlichen Effekt mit sich zu bringen (vgl. Morton et al. 2018).

In einer randomisiert kontrollierten Studie wurde der Effekt einer Supplementierung von Protein, Leucin und Vitamin D bei übergewichtigen Menschen im siebten Lebensjahrzehnt getestet. Die Supplementierung erfolgte bei der Interventionsgruppe parallel zu einem täglichem Kaloriendefizit von 600 kcal und wurde der Kontrollgruppe, welche ausschließlich mit einem Kaloriendefizit arbeitete, gegenübergestellt. Durch die Supplementierung mit Protein, Leucin und Vitamin D konnte die Muskelmasse während der Diät signifikant besser beibehalten werden. Daher wird die Supplementierung während einer hypokalorischen Diät bei älteren Menschen zur Prophylaxe einer Sarkopenie angeraten (vgl. Verreijen et al. 2015). In einer weiteren Studie konnte durch die Supplementierung von Eiweiß, Leucin und Vitamin-D eine Erweiterung der Muskelmasse der unteren Extremität nach einem Zeitraum von 13-Wochen bei sarkopenischen Patienten festgestellt werden (vgl. Bauer et al. 2015). Ferner kann durch die Kombination einer ausreichenden Protein-, Leucin-, und Vitamin-D-Zufuhr die Ganggeschwindigkeit bei älteren Menschen erhöht werden (vgl. Lin et al. 2021). Zusammenfassend kann festgehalten werden, dass die Supplementierung von Protein, Leucin und Vitamin D in Kombination mit einem Trainingsprogramm in der Lage ist, die Muskelmasse bei Menschen mit Sarkopenie anzuheben (vgl. Chang und Choo 2023).

7.2.3 Supplementierung von Omega-3-Fettsäuren

In einer Metaanalyse von Cornish et al. (2022) wird der Supplementierung von Omega-3-Fettsäuren eine kraft- und funktionssteigernde Wirkung auf die untere Extremität von älteren Menschen zugeschrieben. Omega-3-Fettsäuren sind bei einer Supplementierung von über 2 g täglich in der Lage sich positiv auf die Muskelmasse auszuwirken. Bei einer Einnahme über einen längeren Zeitraum kann zudem eine Verbesserung der Ganggeschwindigkeit erreicht werden (vgl. Huang et al. 2020).

Die Supplementierung von langkettigen, mehrfachungesättigten Omega-3-Fettsäuren wirkt sich positiv auf die Muskelmasse sowie die Muskelkraft bei Menschen mit Sarkopenie aus (vgl. Bird et al. 2021). Ma et al. (2021) zeigen auf, dass weitere zukünftige Forschungsarbeit zu diesem Thema notwendig ist.

7.2.4 Supplementierung von Kreatin

In einer Metaanalyse von Delpino et al. (2022) wurde erkannt, dass die Supplementierung von Kreatin in Kombination mit Krafttraining zu einer Erhöhung der fettfreien Körpermasse beitragen kann. Hierbei reagieren männliche Probanden deutlicher als weiblicher Studienteilnehmerinnen. Burke et al. (2023) erkannten, dass die Kombination einer Supplementierung von Kreatin und Widerstandstraining die Hypertrophie der Skelettmuskulatur der obe-

ren und unteren Extremität positiv beeinflussen kann. Forbes et al. (2021) erwähnen das optionale Verwenden einer Vorbereitungsphase in der mehr als 20 g pro Tag in einem Zeitraum von 5–7 Tagen konsumiert wird. Anschließend divergieren die Dosierungen bei mehr oder weniger als 5 g täglich.

7.2.5 Supplementierung von Magnesium

Eine Metaanalyse von Wang et al. (2017) kommt zu dem Schluss, dass die Supplementierung von Magnesium bei Athleten und physisch aktiven Personen keine Steigerung der muskulären Leistungsfähigkeit hervorruft. Lediglich Menschen, welche ein nachweisbares Defizit von Magnesium aufweisen, wie häufig alkoholabhängige Menschen, können von einer Supplementierung profitieren (vgl. Wang et al. 2017). Dies befürworten frühere Forschungserkenntnisse von Newhouse und Finstad (2000).

7.2.6 Supplementierung von Vitamin K2

In einer randomisiert kontrollierten Studie wurde der Effekt einer Supplementierung von Vitamin K2 auf ausdauertrainierte männliche und weibliche Athleten untersucht. In Woche 1 bis 4 wurden 300 mg pro Tag und in Woche 5 bis 8 wurden 150 mg pro Tag konsumiert. Das Trainingsverhalten wurde in diesem Zeitraum individuell beibehalten. Die Interventionsgruppe wies nach dem Interventionszeitraum eine signifikante Verbesserung der maximalen kardialen Herzleistung von 13 % auf (vgl. McFarlin et al. 2017).

7.2.7 Gewichtsreduzierende Ernährung

Eine ketogene Diät ist in der Lage bei Menschen mit Übergewicht und der Diagnose Diabetes mellitus Typ 2 eine hochsignifikante Gewichtsreduktion zu bewirken. Die ketogene Diät zeichnet sich durch eine verminderte Kohlenhydratzufuhr von weniger als 50 g pro Tag aus. Zusätzlich werden hohe Mengen an Fett und moderate Mengen an Protein konsumiert. Diese Vorgehensweise führt, mit der Basis einer metaanalytischen Auswertung, neben einer Reduzierung des Körpergewichts, zu einer Verbesserung des Fettstoffwechsels (vgl. Zhou et al. 2022; Luo et al. 2022; Choi et al. 2020).

Roth et al. (2022) beschreiben die hohe Relevanz der ausreichenden Proteinzufuhr während einer trainingsassoziierten Diät und unterstreichen mit ihrer Forschungsarbeit Aussagen, welche bereits in Abschn. 7.2.1 getroffen wurden. Ist eine ausreichende Proteinzufuhr vorhanden, kann der Verlust der fettfreien Masse bei übergewichtigen Erwachsenen bestmöglich eingedämmt werden (vgl. Roth et al. 2022).

Johnston et al. (2014) stellten metaanalytisch eine kohlenhydratarme Diät einer fettarmen Diät gegenüber. Beide Strategien führten zu einem signifikanten Gewichtsverlust von übergewichtigen Erwachsenen. Es wurde keine Superiorität einer Vorgehensweise erkannt.

Für eine bessere Anregung des Fettstoffwechsels während des aeroben Ausdauertrainings empfehlen Vieira et al. (2016) eine Durchführung im nüchternen Zustand.

Flore et al. (2022) weisen darauf hin, dass die Gewichtsabnahme nur der erste Schritt eines langfristigen Prozesses ist. Die Rezidivrate einer erneuten Gewichtszunahme nach einer Diät beträgt etwa 50 %. Daher ist eine langfristige Umstellung der Ernährung sowie eine Steigerung der ernährungs- und gesundheitsspezifischen Bildung unumgänglich.

7.3 Mentaler Trainingseinfluss

In einer Vergleichsstudie untersuchten Ranganathan et al. (2004) den Effekt von rein mentalem Training. Die Trainingseinheit wurde somit ohne körperliche Aktivität nur mittels Vorstellungskraft durchlaufen. In einem Zeitraum von 12 Wochen wurde wöchentlich fünfmal jeweils 15 min mental

trainiert. Je nach Gruppenzuteilung wurde ein rein mentales Training des Musculus abductor digiti minini bzw. der Ellenbogenflexoren praktiziert. Zusätzlich wurde von einer weiteren Gruppe ein physisches Training des Musculus abductor digiti minimi praktiziert. Eine weitere Kontrollgruppe führte weder mentales noch physisches Training durch. Nach dem dreimonatigem Interventionszeitraum konnte bei beiden Trainingsgruppen eine signifikante Kraftzunahme gemessen werden. Die mentale Trainingsgruppe des Musculus abductor digiti minimi konnte einen Kraftzuwachs von 35 % erzielen. Die mentale Trainingsgruppe der Ellenbogenflexoren erzielten einen Kraftzuwachs von 13,5 %. Die Gruppe welche physisch den Musculus abductor digiti minimi trainierte erzielte einen Kraftzuwachs von 53 % (vgl. Ranganathan et al. 2004). Diese Ergebnisse zeigen den großen Einfluss der Outputleistung des zentralen Nervensystems sowie dessen Optimierung durch mentales Training.

Auch Parsowith et al. (2023) stellen fest, dass die mentale motorische Vorstellung von Krafttraining zu einer erhöhten kortikospinalen Erregbarkeit führt.

In einer weiteren Studie wurde der Effekt von einem mentalem Übungsprogramm für die Kräftigung der Hüftabduktoren untersucht. Das mentale Training wurde über einen Zeitraum von zwei Wochen wöchentlich fünfmal mit einer jeweiligen Trainingszeit von 30 min durchgeführt. Nach dem Interventionszeitraum konnte sowohl die beidseitige Kraftfähigkeit der Hüftabduktoren signifikant verbessert werden als auch eine Steigerung der Vorstellungskraft erzielt werden (vgl. Alenezi et al. 2023).

Das mentale Training kann am effektivsten eingesetzt werden, wenn sich der Trainierende die Bewegungen des eigenen Körpers bzw. die eigene Überwindung von Widerständen im Bewegungsverlauf vorstellt. Es soll also die „innere" Perspektive eingenommen werden. Dies ist wichtig, da die Effektivität bei Einnahme einer mentalen Beobachterposition im Sinne einer dritten Person, die das Training „von außen" beobachtet, weniger gute Ergebnisse erzielt werden (vgl. Yao et al. 2023).

▶ **Praxistipp** Der mentale Fokus sollte in der Trainingszeit auf dem Training bzw. der eigenen Körperwahrnehmung liegen. Jegliche mentale Ablenkungen sollten möglichst verhindert werden.

7.4 Interaktion der Körperhälften und wechselseitiger Trainingseffekt

In ihrer Forschungsarbeit geben Lee et al. (2009) einen Einblick über die Effekte eines Trainings der oberen Extremität einer Körperhälfte auf die andere nichttrainierte obere Extremität der Gegenseite. Dabei konnte gezeigt werden, dass ein einseitiges Krafttraining der Handgelenksextensoren die Kraftfähigkeit der Extensoren der Gegenseite erhöht. Während die Kraft auf der trainierten Seite im Mittel um 31,5 % anstieg, verzeichnete auch die nichttrainierte Seite einen Kraftanstieg von 8,2 %. Dieser Effekt wird auf eine erhöhte kortikale Erregbarkeit nach dem einseitigen Training zurückgeführt, welcher sich auf die Gegenseite überträgt (vgl. Lee et al. 2009).

In einer Metaanalyse wurden weitere Forschungsarbeiten dieser Art zusammengefasst, um die Stärke dieses körperhälfteübergreifenden Effektes beurteilen zu können. Dabei wurde errechnet, dass die Kraft der nichttrainierten Extremität in den Studienzeiträumen um etwa 7,8 % ansteigt. Dies sind 35,1 % des Kraftzuwachses auf der trainierten Seite (vgl. Munn et al. 2004).

Für die maximale Ausschöpfung dieses Effektes empfehlen Munn et al. (2005) eine schnelle Übungsausführung sowie mindestens drei Sätze.

▶ **Praxistipp** Wenn aufgrund von Erkrankungen bzw. Verletzungen ein Training von Extremitäten temporär nicht möglich ist, stellt das Training der gegenüberliegenden Extremität ein probates Mittel dar, um den Kraftverlust aufgrund von Inaktivität einzubremsen.

7.5 Der Muscle-Memory-Effekt

Wird die Skelettmuskulatur trainiert, führt dies zu strukturellen, genetischen sowie neuronalen Anpassungen des Körpers (vgl. Snijders et al. 2020). Findet nach einem Trainingszeitraum eine Phase statt, in der kein Training durchgeführt wird, kommt es zu einem allmählichen Kraft- bzw. Masseverlust der Muskulatur (vgl. Blocquiaux et al. 2020). Dies heißt jedoch nicht, dass mit dem Kraft- bzw. Masseverlust alle erzeugten trainingsbedingten Anpassungen verschwinden. Kommt es nach einer Trainingsphase zu einer Trainingspause von mehreren Wochen, startet der Skelettmuskel also nicht beim Ausgangspunkt, sondern kann auf in der Vergangenheit erzeugte Adaptationen zurückgreifen und seine Leistungsfähigkeit in einer erneuten Trainingsphase somit schneller auf sein altes Trainingsniveau steigern. Dieses Phänomen wird in der Literatur als Muscle-Memory-Effekt betitelt.

Die Stichprobe von Seaborne et al. (2018) praktizierte über einen Zeitraum von sieben Wochen ein intensives Krafttraining. Dadurch konnte die Kraft um 9,3 % und der Muskelzuwachs um 6,5 % signifikant zum Ausgangswert gesteigert werden. Anschließend wurde das Training in einem Zeitraum von sieben Wochen eingestellt. Nach der siebenwöchigen Pause reduzierten sich sowohl die Kraft als auch der Muskelzuwachs auf den Ausgangswert. Im Anschluss an die siebenwöchige Pause wurde erneut sieben Wochen intensives Krafttraining praktiziert. Nach der zweiten Trainingsphase stiegen die Kraft um 18 % sowie der Muskelzuwachs um 12,4 % im Vergleich zum Ausgangswert signifikant an (vgl. Seaborne et al. 2018).

In einer randomisiert kontrollierten Studie konnten Ogasawara et al. (2013) zeigen, dass es bei unerfahrenen Kraftsportlern keinen signifikanten Unterschied zwischen einem durchgängigem 24-wöchigem Krafttraining und einem wiederkehrenden Wechsel zwischen sechs Wochen Training und drei Wochen Pause in einem Zeitraum von 24 Wochen in Bezug auf muskuläre Hypertrophie gibt.

Aus physiologischer Sichtweise scheint der Muscle-Memory-Effekt auf unterschiedliche Prozesse zurückzuführen zu sein. Neben neuralen und genetischen Anpassungen wird häufig die Hypothese der persistierenden Myonuklei in trainingsfreien Zeiten diskutiert (vgl. Sharples und Adam 2023). Zur präziseren Klärung jener Mechanismen ist weitere Forschungsarbeit notwendig, wenngleich jene Erkenntnisse nur einen nebensächlichen Einfluss auf die klinische Relevanz der medizinischen Trainingstherapie haben. Interessanter für eine besser werdende Trainingssteuerung sind Informationen über die Dauer, die Intensität, Einflussfaktoren und die optimale Hervorrufbarkeit des Muscle-Memory-Effekts.

▶ **Praxistipp** Je besser die Skelettmuskulatur vor krankheits-, verletzungs- bzw. operationsbedingten Trainingspausen trainiert war, desto schneller kann beim Wiedereinstieg in die medizinische Trainingstherapie das vorherige Leistungsniveau erreicht werden. Anstrengungen der Vergangenheit bewähren sich in der Gegenwart und Zukunft.

7.6   Schlaf

Die Leistungsfähigkeit innerhalb der Trainingstherapie sowie die Schlafqualität stehen in Wechselwirkung zueinander (vgl. Fullagar et al. 2015; Yang et al. 2012). Während Yang et al. (2012) nachweisen konnten, dass sich die Praktizierung von medizinischer Trainingstherapie positiv auf die Schlafqualität bei Menschen ab dem 40. Lebensjahr auswirkt, stellten Fullagar et al. (2015) die negativen Konsequenzen von vollständigem Schlafentzug bei Athleten in Bezug auf die Leistungsfähigkeit innerhalb der Trainingstherapie fest. Anhand einer Untersuchung von zehn Frauen im Alter zwischen 18 bis 35 Jahren konnte der leistungsmindernde Effekt einer Schlafreduktion beim Krafttraining festgestellt werden (vgl. Knowles et al. 2022). Für eine optimale Ausdauerleistungsfähigkeit raten Roberts et al. (2019) eine Schlafdauer von mehr als acht Stunden an.

Bei einer Schlafdauer von jeweils drei Stunden bei zwei aufeinanderfolgenden Nächten konnten Brotherton et al. (2019) die Wirksamkeit eines einstündigen Powernaps, welcher drei Stunden vor dem Training endete, in Bezug auf eine Leistungssteigerung bei einem submaximalen Krafttraining nachweisen.

Für eine maximale trainingsinduzierte Steigerung der Schlafqualität empfehlen Hasan et al. (2022) die Praktizierung von Ausdauertraining in Kombination mit Gehen. Auch Krafttraining kann sich positiv auf die Schlafqualität auswirken (vgl. Kovacevic et al. 2018).

Frimpong et al. (2021) konnten zeigen, dass ein hochintensives Training am Abend in einem Zeitraum von zwei bis vier Stunden vor dem Schlafen keine negativen Effekte auf die Schlafqualität von gesunden jungen und mittelalten Menschen hat. Diese Ergebnisse wurden von Yue et al. (2022) bestätigt.

Neben der Schlafqualität kann durch körperliches Training auch die autonome Funktion des Herzens bei Menschen über dem Alter von 40 Jahren positiv beeinflusst werden (vgl. Tseng et al. 2020).

Literatur

Alenezi M, Hayes A, Lawrence G, Kubis H-P (7 September 2023) Influence of motor imagery training on hip abductor muscle strength and bilateral transfer effect. Front Physiol 14:1188658. https://doi.org/10.3389/fphys.2023.1188658

Bauer J, Verlaan S, Bautmans I, Brandt K, Donini L, Maggio M, Cederholm T (1 September 2015) Effects of a vitamin D and leucine-enriched whey protein nutritional supplement on measures of sarcopenia in older adults, the PROVIDE study: a randomized, double-blind, placebo-controlled trial. J Am Med Dir Assoc 16(9):740–747. https://doi.org/10.1016/j.jamda.2015.05.021

Bird J, Troesch B, Warnke I, Calder P (December 2021) The effect of long chain omega-3 polyunsaturated fatty acids on muscle mass and function in sarcopenia: A scoping systematic review and meta-analysis. Clin Nutr ESPEN 46:73–86. https://doi.org/10.1016/j.clnesp.2021.10.011

Blocquiaux S, Gorski T, Roie E, Ramaekers M, Thienen R, Nielens H, Thomis M (May 2020) The effect of resistance training, detraining and retraining on muscle strength and power, myofibre size, satellite cells and myonuclei in older men. Exp Gerontol 133:110860. https://doi.org/10.1016/j.exger.2020.110860

Brotherton E, Moseley S, Langan-Evans C, Pullinger S, Robertson C, Burniston J, Edwards B (March 2019) Effects of two nights partial sleep deprivation on an evening submaximal weightlifting performance; are 1 h powernaps useful on the day of competition? Chronobiol Int 36(3):407–426. https://doi.org/10.1080/07420528.2018.1552702

Burke L, Ross M, Garvican-Lewis L, Welvaert M, Heikura I, Forbes S, Hawley J (1 May 2017) Low carbohydrate, high fat diet impairs exercise economy and negates the performance benefit from intensified training in elite race walkers. J Physiol 595(9):2785–2807. https://doi.org/10.1113/JP273230

Burke R, Piñero A, Coleman M, Mohan A, Sapuppo M, Augustin F, Schoenfeld B (28 April 2023) The Effects of Creatine Supplementation Combined with Resistance Training on Regional Measures of Muscle Hypertrophy: A Systematic Review with Meta-Analysis. Nutrients 15(9):2116. https://doi.org/10.3390/nu15092116

Cao J, Lei S, Wang X, Cheng S (23 August 2021) The Effect of a Ketogenic Low-Carbohydrate, High-Fat Diet on Aerobic Capacity and Exercise Performance in Endurance Athletes: A Systematic Review and Meta-Analysis. Nutrients 13(8):2896. https://doi.org/10.3390/nu13082896

Chang M, Choo Y (19 January 2023) Effects of Whey Protein, Leucine, and Vitamin D Supplementation in Patients with Sarcopenia: A Systematic Review and Meta-Analysis. Nutrients 15(13):521. https://doi.org/10.3390/nu15030521

Choi Y, Jeon S-M, Shin S (6 July 2020) Impact of a Ketogenic Diet on Metabolic Parameters in Patients with Obesity or Overweight and with or without Type 2 Diabetes: A Meta-Analysis of Randomized Controlled Trials. Nutrients 12(7):2005. https://doi.org/10.3390/nu12072005

Cornish S, Cordingley D, Shaw K, Forbes S, Leonhardt T, Bristol A, Chilibeck P (26 May 2022) Effects of Omega-3 Supplementation Alone and Combined with Resistance Exercise on Skeletal Muscle in Older Adults: A Systematic Review and Meta-Analysis. Nutrients 14(11):2221. https://doi.org/10.3390/nu14112221

Delpino F, Figueiredo L, Forbes S, Candow D, Santos H (November-December 2022) Influence of age, sex, and type of exercise on the efficacy of creatine supplementation on lean body mass: A systematic review and meta-analysis of randomized clinical trials. Nutrition 111791:103–104. https://doi.org/10.1016/j.nut.2022.111791

Deshayes T, Jeker D, Goulet E (March 2020) Impact of Pre-exercise Hypohydration on Aerobic Exercise Performance, Peak Oxygen Consumption and Oxygen Consumption at Lactate Threshold: A Systematic Review with Meta-analysis. Sports Med 50(3):581–596. https://doi.org/10.1007/s40279-019-01223-5

Dudgeon W, Kelley E, Scheett T (5 January 2016) In a single-blind, matched group design: branched-chain amino acid supplementation and resistance training maintains lean body mass during a caloric restricted diet. J Int Soc Sports Nutr 13:1. https://doi.org/10.1186/s12970-015-0112-9

Flore G, Preti A, Carta M, Deledda A, Fosci M, Nardi A, Velluzzi F (16 March 2022) Weight Maintenance after Dietary Weight Loss: Systematic Review and Meta-Analysis on the Effectiveness of Behavioural Intensive Intervention. Nutrients 14(6):1259. https://doi.org/10.3390/nu14061259

Forbes S, Candow D, Ostojic S, Roberts M, Chilibeck P (2 June 2021) Meta-Analysis Examining the Importance of Creatine Ingestion Strategies on Lean Tissue Mass and Strength in Older Adults. Nutrients 13(6):1912. https://doi.org/10.3390/nu13061912

Frimpong E, Mograss M, Zvionow T, Dang-Vu T (December 2021) The effects of evening high-intensity exercise on sleep in healthy adults: A systematic review and meta-analysis. Sleep Med Rev 60:101535. https://doi.org/10.1016/j.smrv.2021.101535

Fullagar H, Skorski S, Duffield R, Hammes D, Coutts A, Meyer T (February 2015) Sleep and athletic performance: the effects of sleep loss on exercise performance, and physiological and cognitive responses to exercise. Sports Med 45(2):161–186. https://doi.org/10.1007/s40279-014-0260-0

Gillen J, West D, Williamson E, Fung H, Moore D (November 2019) Low-Carbohydrate Training Increases Protein Requirements of Endurance Athletes. Med Sci Sports Exerc 51(11):2294–2301. https://doi.org/10.1249/MSS.0000000000002036

Guest N, VanDusseldorp T, Nelson M, Grgic J, Schoenfeld B, Jenkins N, Campbell B (2 January 2021) International society of sports nutrition position stand: caffeine and exercise performance. J Int Soc Sports Nutr 18(1):1. https://doi.org/10.1186/s12970-020-00383-4

Hasan F, Tu Y-K, Lin C-M, Chuang L-P, Jeng C, Yuliana L, Chiu H-Y (October 2022) Comparative efficacy of exercise regimens on sleep quality in older adults: A systematic review and network meta-analysis. Sleep Med Rev 65:101673. https://doi.org/10.1016/j.smrv.2022.101673

Hevia-Larraín V, Gualano B, Longobardi I, Gil S, Fernandes A, Costa L, Roschel H (June 2021) High-Protein Plant-Based Diet Versus a Protein-Matched Omnivorous Diet to Support Resistance Training Adaptations: A Comparison Between Habitual Vegans and Omnivores. Sports Med 51(6):1317–1330. https://doi.org/10.1007/s40279-021-01434-9

Holland J, Skinner T, Irwin C, Leveritt M, Goulet E (November 2017) The Influence of Drinking Fluid on Endurance Cycling Performance: A Meta-Analysis. Sports Med 47(11):2269–2284. https://doi.org/10.1007/s40279-017-0739-6

Howard E, Margolis L (19 August 2020) Intramuscular Mechanisms Mediating Adaptation to Low-Carbohydrate. High-Fat Diets during Exercise Training. Nutrients 12(9):2496. https://doi.org/10.3390/nu12092496

Huang Y-H, Chiu W-C, Hsu Y-P, Lo Y-L, Wang Y-H (4 December 2020) Effects of Omega-3 Fatty Acids on Muscle Mass, Muscle Strength and Muscle Performance among the Elderly: A Meta-Analysis. Nutrients 12(12):3739. https://doi.org/10.3390/nu12123739

Johnston B, Kanters S, Bandayrel K, Wu P, Naji F, Siemieniuk R, Mills E (3 September 2014) Comparison of weight loss among named diet programs in overweight and obese adults: a meta-analysis. JAMA 312(9):923–933. https://doi.org/10.1001/jama.2014.10397

Knowles O, Drinkwater E, Roberts S, Alexander S, Abbott G, Garnham A, Aisbett B (1 December 2022) Sustained Sleep Restriction Reduces Resistance Exercise Quality and Quantity in Females. Med Sci Sports Exerc 54(12):2167–2177. https://doi.org/10.1249/MSS.0000000000003000

Kovacevic A, Mavros Y, Heisz J, Singh M (June 2018) The effect of resistance exercise on sleep: A systematic review of randomized controlled trials. Sleep Med Rev 39:52–68. https://doi.org/10.1016/j.smrv.2017.07.002

Lee M, Gandevia S, Carroll T (April 2009) Unilateral strength training increases voluntary activation of the opposite untrained limb. Clin Neurophysiol 120(4):802–808. https://doi.org/10.1016/j.clinph.2009.01.002

Lin C-C, Shih M-H, Chen C-D, Yeh S-L (March 2021) Effects of adequate dietary protein with whey protein, leucine, and vitamin D supplementation on sarcopenia in older adults: An open-label, parallel-group study. Clin Nutr 40(3):1323–1329. https://doi.org/10.1016/j.clnu.2020.08.017

Luo W, Zhang J, Xu D, Zhou Y, Qu Z, Yang Q, Lv Q (13 December 2022) Low carbohydrate ketogenic diets reduce cardiovascular risk factor levels in obese or overweight patients with T2DM: A meta-analysis of randomized controlled trials. Front Nutr 9:1092031. https://doi.org/10.3389/fnut.2022.1092031

Ma W-J, Li H, Zhang W, Zhai J, Li J, Liu H, Li D (February 2021) Effect of n-3 polyunsaturated fatty acid supplementation on muscle mass and function with aging: A meta-analysis of randomized controlled trials. Prostaglandins Leukot Essent Fatty Acids 165:102249. https://doi.org/10.1016/j.plefa.2021.102249

Margolis L, Pasiakos S (1 July 2023) Low carbohydrate availability impairs hypertrophy and anaerobic performance. Curr Opin Clin Nutr Metab Care 26(4):347–352. https://doi.org/10.1097/MCO.0000000000000934

McFarlin B, Henning A, Venable A (July 2017) Oral Consumption of Vitamin K2 for 8 Weeks Associated With Increased Maximal Cardiac Output During Exercise. Altern Ther Health Med 23(4):26–32

Monteyne A, Coelho M, Murton A, Abdelrahman D, Blackwell J, Koscien C, Wall B (June 2023) Vegan and Omnivorous High Protein Diets Support Comparable Daily Myofibrillar Protein Synthesis Rates

and Skeletal Muscle Hypertrophy in Young Adults. J Nutr 153(6):1680–1695. https://doi.org/10.1016/j.tjnut.2023.02.023

Morton R, Murphy K, McKellar S, Schoenfeld B, Henselmans M, Helms E, Phillips S (March 2018) A systematic review, meta-analysis and meta-regression of the effect of protein supplementation on resistance training-induced gains in muscle mass and strength in healthy adults. Br J Sports Med 52(6):376–384. https://doi.org/10.1136/bjsports-2017-097608

Munn J, Herbert R, Gandevia S (May 2004) Contralateral effects of unilateral resistance training: a meta-analysis. J Appl Physiol 96(5):1861–1866. https://doi.org/10.1152/japplphysiol.00541.2003

Munn J, Herbert R, Hancock M, Gandevia S (November 2005) Training with unilateral resistance exercise increases contralateral strength. J Appl Physiol 99(5):1880–1884. https://doi.org/10.1152/japplphysiol.00559.2005

Naulleau C, Jeker D, Pancrate T, Claveau P, Deshayes T, Burke L, Goulet E (October 2022) Effect of Pre-Exercise Caffeine Intake on Endurance Performance and Core Temperature Regulation During Exercise in the Heat: A Systematic Review with Meta-Analysis. Sports Med 52(10):2431–2445. https://doi.org/10.1007/s40279-022-01692-1

Newhouse I, Finstad E (July 2000) The effects of magnesium supplementation on exercise performance. Clin J Sport Med 10(3):195–200. https://doi.org/10.1097/00042752-200007000-00008

Ogasawara R, Yasuda T, Ishii N, Abe T (April 2013) Comparison of muscle hypertrophy following 6-month of continuous and periodic strength training. Eur J Appl Physiol 113(4):975–985. https://doi.org/10.1007/s00421-012-2511-9

Parsowith E, Stock M, Girts R, Beausejour J, Alberto A, Carr J, Harmon K (25 November 2023) The Influence of Resistance Training Experience on the Efficacy of Motor Imagery for Acutely Increasing Corticospinal Excitability. Brain Sci 13(12):1635. https://doi.org/10.3390/brainsci13121635

Ranganathan V, Siemionow V, Liu J, Sahgal V, Yue G (2004) From mental power to muscle power–gaining strength by using the mind. Neuropsychologia 42(7):944–956. https://doi.org/10.1016/j.neuropsychologia.2003.11.018

Roberts S, Teo W-P, Aisbett B, Warmington SA (December 2019) Extended Sleep Maintains Endurance Performance Better than Normal or Restricted Sleep. Med Sci Sports Exerc 51(12):2516–2523. https://doi.org/10.1249/MSS.0000000000002071

Roth A, Sattelmayer M, Schorderet C, Gafner S, Allet L (5 January 2022) Effects of exercise training and dietary supplement on fat free mass and bone mass density during weight loss – a systematic review and meta-analysis. F1000Res 11:8 https://doi.org/10.12688/f1000research.75539.3

Rowlands D, Kopetschny B, Badenhorst C (February 2022) The Hydrating Effects of Hypertonic, Isotonic and Hypotonic Sports Drinks and Waters on Central Hydration During Continuous Exercise: A Systematic Meta-Analysis and Perspective. Sports Med 52(2):349–375. https://doi.org/10.1007/s40279-021-01558-y

Savoie F-A, Kenefick R, Ely B, Cheuvront S, Goulet E (August 2015) Effect of Hypohydration on Muscle Endurance, Strength, Anaerobic Power and Capacity and Vertical Jumping Ability: A Meta-Analysis. Sports Med 45(8):1207–1227. https://doi.org/10.1007/s40279-015-0349-0

Seaborne R, Strauss J, Cocks M, Shepherd S, O'Brien T, Someren K, Sharples A (30 January 2018) Human Skeletal Muscle Possesses an Epigenetic Memory of Hypertrophy. Sci Rep 8(1):1898. https://doi.org/10.1038/s41598-018-20287-3

Sharples A, Turner D (1 June 2023) Skeletal muscle memory. Am J Physiol Cell Physiol 324(6):C1274–C1294. https://doi.org/10.1152/ajpcell.00099.2023

Snijders T, Aussieker T, Holwerda A, Parise G, Loon L (July 2020) The concept of skeletal muscle memory: Evidence from animal and human studies. Acta Physiol (Oxf) 229(3):e13465. https://doi.org/10.1111/apha.13465

Tseng T-H, Chen H-C, Wang L-Y, Chien M-Y (September 2020) Effects of exercise training on sleep quality and heart rate variability in middle-aged and older adults with poor sleep quality: a randomized controlled trial. J Clin Sleep Med 16(9):1483–1492. https://doi.org/10.5664/jcsm.8560

Verreijen A, Verlaan S, Engberink M, Swinkels S, Bosch J-V, Weijs P (February 2015) A high whey protein-, leucine-, and vitamin D-enriched supplement preserves muscle mass during intentional weight loss in obese older adults: a double-blind randomized controlled trial. Am J Clin Nutr 101(2):279–286. https://doi.org/10.3945/ajcn.114.090290

Vieira A, Costa R, Macedo R, Coconcelli L, Kruel L (October 2016) Effects of aerobic exercise performed in fasted v. fed state on fat and carbohydrate metabolism in adults: a systematic review and meta-analysis. Br J Nutr 116(7):1153–1164 https://doi.org/10.1017/S0007114516003160

Wang R, Chen C, Liu W, Zhou T, Xun P, He K, Chen P (1 November 2017) The effect of magnesium supplementation on muscle fitness: a meta-analysis and systematic review. Magnes Res 30(4):120–132. https://doi.org/10.1684/mrh.2018.0430

Wang Y, Zhou K, Wang V, Bao D, Zhou J (14 September 2022) The Effects of Concurrent Training Combined with Low-Carbohydrate High-Fat Ketogenic Diet on Body Composition and Aerobic Performance: A Systematic Review and Meta-Analysis. Int J Environ Res Public Health 19(18):11542. https://doi.org/10.3390/ijerph191811542

Yang P-Y, Ho K-H, Chen H-C, Chien M-Y (2012) Exercise training improves sleep quality in middle-aged and older adults with sleep problems: a systematic review. J Physiother 58(3):157–163. https://doi.org/10.1016/S1836-9553(12)70106-6

Yao W, Ge S, Zhang J, Hemmat P, Jiang B, Liu X, Yue G (2 June 2023) Bilateral transfer of motor performance as a function of motor imagery training: a systematic review and meta-analysis. Front Psychol 14:1187175. https://doi.org/10.3389/fpsyg.2023.1187175

Yue T, Liu X, Gao Q, Wang Y (14 December 2022) Different Intensities of Evening Exercise on Sleep in Healthy Adults: A Systematic Review and Network Meta-Analysis. Nat Sci Sleep 14:2157–2177. https://doi.org/10.2147/NSS.S388863

Zhou C, Wang M, Liang J, He G, Chen N (22 August 2022) Ketogenic Diet Benefits to Weight Loss, Glycemic Control, and Lipid Profiles in Overweight Patients with Type 2 Diabetes Mellitus: A Meta-Analysis of Randomized Controlled Trails. Int J Environ Res Public Health 19(16):10429. https://doi.org/10.3390/ijerph191610429

Glossarliste

Apoptose	Apoptose bezeichnet den programmierten Zelltod, einen kontrollierten Prozess, durch den Zellen auf geordnete Weise absterben. Dieser Vorgang ist entscheidend für die Entwicklung und Aufrechterhaltung der Gesundheit von Organismen, indem er beschädigte oder unnötige Zellen entfernt.
Autophagie	Autophagie ist ein zellulärer Reinigungsprozess, bei dem Zellen ihre eigenen beschädigten oder überflüssigen Bestandteile abbauen und recyceln. Dieser Mechanismus hilft dabei, die Zellgesundheit zu erhalten und spielt eine wichtige Rolle bei der Antwort auf Zellstress und in der Krankheitsprävention.
auxoton	Auxoton beschreibt den Mechanismus, dass sich bei einer Muskelkontraktion gleichzeitig die Länge und die Spannung des Muskels ändern.
Biasrisiko	Biasrisiko bezieht sich auf die Gefahr, dass systematische Fehler in der Datensammlung, -analyse oder -interpretation zu einer Verzerrung der Ergebnisse führen. Solche Verzerrungen können die Gültigkeit und Zuverlässigkeit von Studienergebnissen beeinträchtigen und zu fehlerhaften Schlussfolgerungen führen.
epikritisch	Epikritisch bezieht sich auf eine Art der Sinneswahrnehmung, die besonders feine Detailerkennung ermöglicht, wie etwa die Unterscheidung von Berührungen oder Temperaturen auf der Haut.
evoziert	bewirken, hervorrufen
Giving Way	"Giving Way" beschreibt ein Phänomen, bei dem ein Gelenk, insbesondere das Knie, plötzlich nachgibt oder instabil wird, was oft zu einem Gefühl des Einsinkens oder der Unsicherheit beim Stehen oder Gehen führt.
helikal	Helikal bezieht sich auf eine Form oder Struktur, die eine spiralförmige oder schraubenartige Konfiguration aufweist.
Hüftmoment	Hüftmoment bezieht sich auf das Drehmoment, das um die Hüftachse eines Menschen wirkt, typischerweise während Bewegungen wie Gehen oder Laufen.

S. Wolfram und R. Bauer, *Evidenzbasierte medizinische Trainingstherapie*, https://doi.org/10.1007/978-3-662-69586-9

Inklinometer	Ein Inklinometer ist ein Instrument, das verwendet wird, um Winkel oder Neigungen relativ zur Schwerkraft zu messen.
isometrisch	Muskelkontraktion bei der sich die Spannung verändert und die Länge des Muskels gleich bleibt.
isotonisch	Muskelkontraktion bei der die Spannung des Muskels gleich bleibt und die Muskellänge sich ändert.
Kniemoment	Kniemoment bezeichnet das Drehmoment, das an der Kniegelenksachse während Bewegungen wie dem Gehen, Laufen oder Springen wirkt.
Komorbiditäten	Komorbiditäten bezeichnen das gleichzeitige Vorhandensein von zwei oder mehr Krankheiten oder medizinischen Zuständen bei einer Person. Diese können sich gegenseitig beeinflussen und die Diagnose, Behandlung sowie den Verlauf der einzelnen Erkrankungen komplizieren.
Mind-Body-Programm	Ein Mind-Body-Programm ist ein therapeutischer Ansatz, der Techniken zur mentalen und physischen Gesundheitsförderung kombiniert, um das allgemeine Wohlbefinden zu verbessern. Solche Programme können Praktiken wie Meditation, Yoga, Atemübungen und Entspannungstechniken umfassen und zielen darauf ab, die Verbindung zwischen Geist und Körper zu stärken und gesundheitliche Vorteile zu fördern.
Motilität	Motilität bezeichnet die Fähigkeit von Zellen, Organismen oder deren spezifischen Teilen, sich selbstständig zu bewegen oder aktiv zu verlagern. Diese Bewegungsfähigkeit ist essentiell für viele biologische Prozesse, wie die Fortbewegung von Mikroorganismen, die Funktion von Muskelzellen oder den Transport von Nährstoffen und Zellen im Körper.
Plyometrie	Plyometrie bezeichnet eine Trainingsform, die darauf abzielt, die Schnellkraft durch explosive Bewegungen wie Sprünge und Sprints zu steigern. Dieses Training nutzt die Muskelverlängerung unmittelbar gefolgt von einer Muskelkontraktion, um die neuro-muskuläre Effizienz zu verbessern und die sportliche Leistung zu erhöhen.
protopathisch	Protopathisch bezieht sich auf eine Art der Sinneswahrnehmung, die vor allem auf das Erkennen grober, diffuser Empfindungen wie Schmerz oder Temperatur spezialisiert ist. Diese Form der Sensibilität ist weniger präzise als die epikritische Wahrnehmung, spielt jedoch eine wichtige Rolle bei der Warnung des Körpers vor potenziellen Schäden oder Gefahren.
Reliabilität	Reliabilität bezeichnet die Zuverlässigkeit und Konsistenz, mit der ein Messinstrument oder Testverfahren unter gleichen Bedingungen gleiche Ergebnisse liefert. Sie ist ein zentraler Qualitätsindikator in der empirischen Forschung und dient dazu, die Stabilität und Genauigkeit von Messungen zu beurteilen.
Synzytiums	Ein Synzytium ist eine mehrkernige Zelle, die durch die Verschmelzung mehrerer Einzelzellen entsteht, wobei die Zellmembranen zwischen ihnen verschwinden. Diese Struktur findet man häufig in bestimmten Geweben, wie Muskelgewebe oder bei der Plazentaentwicklung, und ermöglicht eine effiziente Kommunikation und Stoffwechselaktivität über große Zellverbände.

Validität	Validität bezeichnet das Ausmaß, in dem ein Test oder Messinstrument tatsächlich das misst, was es zu messen vorgibt. Sie ist ein entscheidendes Kriterium für die Qualität und Aussagekraft von Forschungsergebnissen, da sie die Genauigkeit und Relevanz der Messung in Bezug auf das untersuchte Konstrukt bestätigt.
Vasalva-Manöver	Das Valsalva-Manöver ist eine Atemtechnik, bei der man tief einatmet und dann kräftig gegen einen geschlossenen Atemweg ausatmet, was zu einem erhöhten Druck im Brustkorb und Bauchraum führt.
VO2max	VO2max steht für die maximale Sauerstoffaufnahme und ist ein Maß dafür, wie viel Sauerstoff der Körper während intensiver körperlicher Anstrengung maximal verarbeiten kann. Es ist ein wichtiger Indikator für die aerobe Ausdauer und kardiovaskuläre Fitness einer Person und wird häufig zur Beurteilung der Leistungsfähigkeit in Sport und Medizin verwendet.

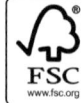